Breast Cancer:
From Bench to Personalized Medicine

乳腺癌：
从实验室到个性化医疗

原著 [美]赛玛·沙基勒·马利克

[巴]诺什恩·马苏德

主译 王红霞　胡　海　葛冠群

陕西新华出版
陕西科学技术出版社
Shaanxi Science and Technology Press
西安

图书在版编目（CIP）数据

乳腺癌：从实验室到个性化医疗 / (美) 赛玛 · 沙基勒 · 马利克, (巴) 诺什恩 · 马苏德著；王红霞, 胡海, 葛冠群主译. -- 西安：陕西科学技术出版社, 2025. 7.
-- ISBN 978-7-5369-9073-9
Ⅰ. R737.9

中国国家版本馆CIP数据核字第2024BK2392号

著作权合同登记号：25-2025-072

RUXIAN'AI : CONG SHIYANSHI DAO GEXINGHUA YILIAO
乳腺癌：从实验室到个性化医疗
[美]赛玛 · 沙基勒 · 马利克　[巴]诺什恩 · 马苏德　**原著**
王红霞　胡　海　葛冠群　**主译**

责任编辑　高　曼　周晞雯
封面设计　段成风

出 版 者　陕西科学技术出版社
西安市曲江新区登高路1388号陕西新华出版传媒产业大厦B座
电话（029）81205187　传真（029）81205155　邮编710061
http://www.snstp.com
发 行 者　陕西科学技术出版社
电话（029）81205180　81205178
印　　刷　运河（唐山）印务有限公司
规　　格　889 mm × 1194 mm　16开本
印　　张　18.25
字　　数　440千字
版　　次　2025 年 7 月第 1 版
2025 年 7 月第 1 次印刷
书　　号　ISBN 978-7-5369-9073-9
定　　价　198.00元

译者名单

主　译　王红霞　复旦大学附属肿瘤医院
胡　海　中国科学院杭州医学研究所 / 浙江省肿瘤医院
葛冠群　西安交通大学第一附属医院

副主译　陈健华　复旦大学附属肿瘤医院
杨　梅　南方医科大学珠江医院
董丹凤　西安交通大学第一附属医院

译　者（按姓氏笔画排序）
王　玮　上海交通大学医学院附属第一人民医院
王　蓉　浙江省肿瘤医院
王传乐　中山大学孙逸仙纪念医院
韦科宏　上海交通大学医学院附属第一人民医院
朱　丽　上海交通大学医学院附属第一人民医院
刘　军　上海交通大学医学院附属第一人民医院
刘　勇　上海交通大学医学院附属第一人民医院
江思源　西北大学附属医院西安市第三医院
杜　鑫　浙江省肿瘤医院
李坤隆　陕西省肿瘤医院
吴胜菊　广州中医药大学第一附属医院白云医院
张浩萌　西北大学附属医院西安市第三医院
陈　思　中山大学孙逸仙纪念医院
陈　鹏　广州中医药大学第一附属医院
孟庆杰　西北大学附属医院西安市第三医院
英德水　上海交通大学医学院附属第一人民医院
胡宇祺　中山大学孙逸仙纪念医院
胡玢婕　上海交通大学医学院附属第一人民医院
钟嘉鑫　中山大学孙逸仙纪念医院
徐迎春　上海交通大学医学院附属仁济医院
唐　雷　上海交通大学医学院苏州九龙医院
曹　君　复旦大学附属肿瘤医院
韩　勇　上海交通大学医学院附属第一人民医院
韩北南　中山大学孙逸仙纪念医院
程　进　上海交通大学医学院附属第一人民医院
程　媛　西安交通大学第一附属医院
樊　东　空军军医大学第二附属医院

主译简介

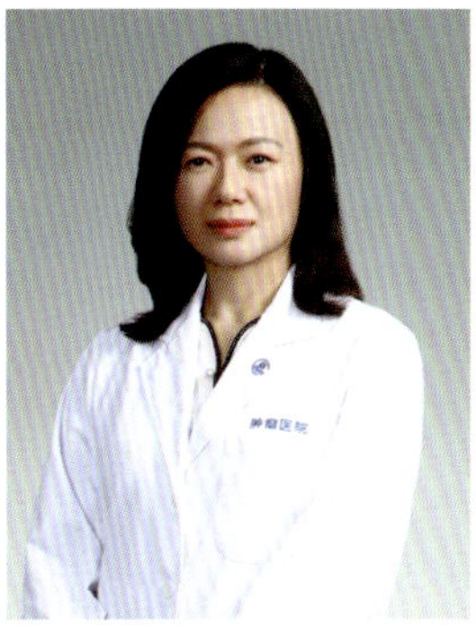

王红霞 主任医师，博士生导师，复旦大学附属肿瘤医院大内科主任、细胞与基因治疗中心主任，复旦大学肿瘤细胞与基因治疗研究所所长，复旦大学与上海交通大学特聘教授。国家杰青，国家重点研发计划首席。

从事肿瘤临床工作近 30 年，主攻方向为乳腺癌的精准诊治与实体肿瘤免疫治疗。长期致力于实体肿瘤的个体化诊治，包括精准分子诊断、分子分型治疗、用药监测、抗肿瘤新药临床研究、生物免疫治疗等。

先后获国家杰青、中国青年女科学家奖、全国三八红旗手、全国巾帼建功标兵、中国肿瘤青年科学家奖、上海市优秀学术带头人、上海“医树奖”、上海医务工匠等。在国际著名学术期刊发表论文 50 余篇；申请发明专利 20 余项，国际 PCT 专利 1 项，牵头 / 参与肿瘤指南与共识制定 7 部。

主译简介

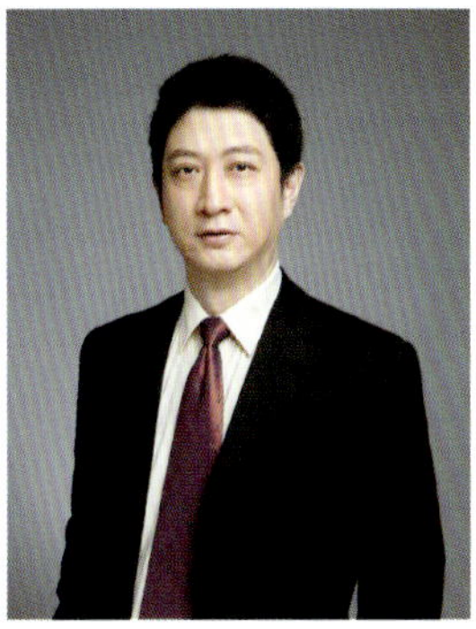

胡　海　中国科学院杭州医学研究所 / 浙江省肿瘤医院乳腺中心主任、院长助理，二级教授，一级主任医师，博士研究生导师。国家杰出青年科学基金项目获得者，国家重点研发项目首席科学家、指南编制专家。承担国家自然科学基金重点项目、科技部新药创制重大专项等国家级项目。在 *Cell* 等期刊发表学术论文 30 余篇，获国内发明专利授权 20 余项，获教育部科学技术进步奖一等奖、教育部自然科学奖二等奖、广东省科技进步奖二等奖。担任中国抗癌协会肿瘤异质性与个体化治疗委员会副主委及候任主委，中国抗癌协会代谢委员会常委，中国研究型医院学会分子肿瘤与免疫治疗专业委员会常委，中国细胞生物学学会代谢委员会理事。担任 *Malignancy Spectrum* 副主编、*Science Bulletin* 编委、*Fundamental Research* 编委。

主译简介

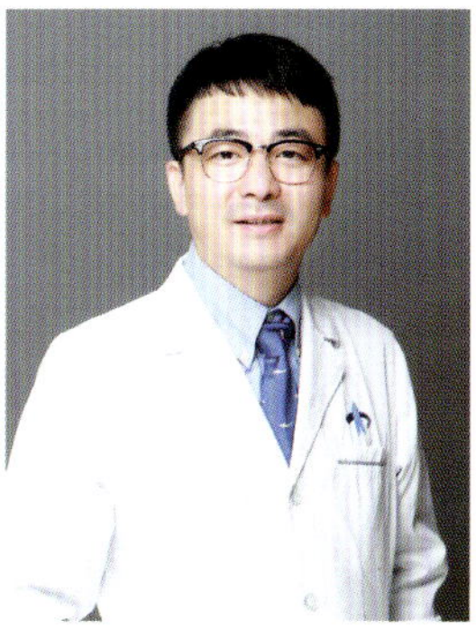

葛冠群 西安交通大学第一附属医院党院办主任、乳腺外科副主任医师，副研究员，外科学博士，西北大学数学学院博士后，硕士研究生导师，陕西省公安厅刑侦局外聘专家。现任中国研究型医院学会网络医院委员会青年委员，陕西省医学传播学会副秘书长，陕西省预防医学会妇女保健委员会委员，陕西省抗癌协会青年委员会常务委员，陕西省科协青年委员，陕西省抗癌协会外科肿瘤委员会、临床肿瘤协作专业委员会委员，陕西省保健协会乳腺保健专业、肿瘤 MDT 专业委员会委员。

毕业于西安交通大学医学院，获外科学博士学位并留校从事肿瘤外科临床及科研工作，拥有丰富的临床经验，精通肿瘤学专业理论。特别擅长处理乳腺良性及恶性疾病的预防、早期诊断、手术、多学科综合治疗以及乳腺癌全程管理，对非哺乳期乳腺炎、乳腺畸形等难治性、复杂性疾病的内、外科治疗有深入研究。

2016—2017 年受医院派遣，以访问学者身份赴美国得克萨斯州休斯敦大学及 MD. Anderson 肿瘤医院进行学术交流，熟练掌握多种乳腺肿瘤微创腔镜手术、射频消融、乳腺肿瘤整形外科手术等国际先进技术。主持国家自然科学基金项目 1 项、省部级项目 1 项、企业横向课题 5 项，以第一作者及通讯作者发表 SCI 论文数十篇。

2018 年 7 月至 2019 年 12 月加入第四批医疗专家组团式援藏队赴西藏阿里地区人民医院进行医疗援藏工作，被聘为“西藏自治区组团式医疗援藏首席专家”，主持并开展西藏阿里地区首次“两癌筛查”工作。

编者简介

赛玛·沙基勒·马利克（Saima Shakil Malik）目前在阿拉巴马大学伯明翰分校遗传学系担任研究员，在拉瓦尔品第的法蒂玛真纳女子大学获得生物技术博士学位。此前，曾担任拉瓦尔品第武装部队病理研究所科学主任、古吉拉特大学助理教授，以及英国布里斯托尔大学细胞与分子医学院客座研究员。研究兴趣主要集中在分子肿瘤学，强调疾病流行病学、翻译后修饰、表观遗传学、DNA 修复机制、药物相关细胞毒性以及基因与环境的相互作用。曾参与了许多由国家和国际组织资助的研究项目，也是多家知名期刊的编辑委员会成员。

诺什恩·马苏德（Nosheen Masood）目前在巴基斯坦拉瓦尔品第的法蒂玛真纳女子大学生物技术系担任助理教授，在巴基斯坦伊斯兰堡 COMSATS 大学获得人类分子遗传学博士学位。主要研究兴趣包括分子生物学和癌症遗传学，主要集中在流行病学研究、风险评估、基因组分析、基于免疫组化的诊断以及蛋白质与蛋白质之间的相互作用。曾获得各种著名奖项，2010 年至 2015 年连续 6 年获得巴基斯坦科学技术委员会（PCST）颁发的 D 类科研生产力奖，以及 COMSATS 信息技术研究所颁发的科研生产力奖。曾担任多家国际期刊的审稿人，并在生物技术、分子生物学、比较基因组学、环境生物学、基因表达调控和分子进化方面拥有丰富的教学经验，在权威的同行评审国际期刊上发表了多篇研究文章，并撰写或合作撰写了多部书籍。

主译前言

乳腺癌发病率居于女性恶性肿瘤发病率的首位，严重威胁着女性生命健康。其发病是一个多因素、多阶段导致的疾病过程，机制复杂，是由遗传因素、环境因素及个体差异长期相互作用导致的结果。过去几十年间，中国每年新增乳腺癌病例数和死亡人数持续增长，分别占全球发病和死亡人数的12.2% 和 9.6%。此外，中国乳腺癌有着自己独特的特点，不仅表现在发病率、死亡率、年轻化趋势等流行病学特征上，也体现在临床诊断、分期与治疗现状上。2000 年乳腺癌分子亚型的概念提出后，分子亚型不但成为判断患者预后的重要指标，也是指导不同亚型乳腺癌治疗的重要依据。目前，临床上常用基于免疫组织化学和原位杂交检测的方法进行分类，将乳腺癌分为 Luminal A 亚型、Luminal B/HER2 阴性型、Luminal B/HER2 阳性型、HER2 过表达型和三阴性不同的分子亚型，不同亚型患者临床治疗策略不同。然而实际上，乳腺癌的异质性比五分型要复杂得多：遗传易感基因突变、免疫原性特点、新驱动基因发现以及在疾病进展不同阶段分子亚型的动态变化等。近年来，基因组、转录组、蛋白质组和代谢组学等多组学技术的发展，以及纳米生物技术等的发展，全面推动了对乳腺癌分子病理的理解，也不断改进我们的临床治疗。

《乳腺癌：从实验室到个性化医疗》一书共 3 个部分，总 21 章。第一部分涵盖了乳腺癌流行病学、危险因素、组织病理分类、分期、癌症护理和心理等内容；第二部分从细胞和分子生物学层面出发，内容包括了 *BRCA1*、*BRCA2* 突变相关乳腺癌，非侵入性生物标志物检测，以及微小 RNA/ 非编码 RNA 和循环肿瘤细胞在乳腺癌中的潜在应用价值等；第三部分重点阐述了特殊类型乳腺癌治疗、疗效预测及与预后相关的生物标志物、不同亚型乳腺癌个体化药物应用、分子和病理研究进展、临床试验、放射治疗技术，以及纳米医学的临床转化等不同方面。本书阐述了乳腺癌的各个方面，内容紧密连贯，是一本基础理论与临床实践相结合的兼具专业性、实用性的专著，全面阐述了乳腺癌的分子和病理基础，从治疗方案选择到治疗耐受，再到个体化治疗及前沿进展进行了系统性的梳理。期待本书的出版对从事乳腺肿瘤的相关医师、乳腺肿瘤患者及大众快速了解乳腺恶性肿瘤，以及从基础研究、转化到个体化医疗等方面的知识普及发挥积极的作用。

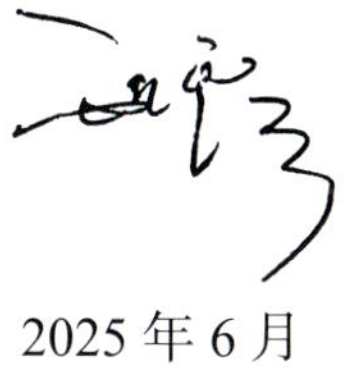

2025 年 6 月

本书献给过去和未来的患者及其家属，感谢他们对本书的鼓励，他们也将从癌症基因组学的进步中获益；同时，也献给我们的家人，感谢他们一直以来对本书的耐心支持。

原著序言

在过去的20~30年间，我们见证了对有助于理解乳腺癌生物学做出了巨大贡献的新领域。随着类固醇激素核受体领域的研究进展，发现其负责控制各种基因程序及其在细胞过程中的表达，这些细胞过程对正常和异常细胞生长至关重要，在激素依赖性癌症的治疗和预防中发挥着关键作用。遗传性乳腺癌与 *BRCA1* 和 *BRCA2* 基因突变之间的相关性，以及它们广泛代表特定家族中不同外显度的各种突变概念，使人们对乳腺癌的分子和病理基础有了实质性的理解。这些进步与重组 DNA 技术的发展紧密相连，成为探索人类基因组的革命性工具。乳腺癌基因和激素基础知识的激增，及其早期检测和治疗策略的重大进展，为攻克这种疾病带来了巨大的希望。然而，可能是由于生育模式的改变和西方化的生活方式，发达国家和发展中国家仍然面临着乳腺癌死亡率的重大负担。

传统概念的发展需要为阐明这些现代技术和新的治疗靶点产生的数据提供基本议程，来解释乳腺癌的病因、发病机制和进展，这促使 Saima 博士和她的合作编辑编纂了这本书。本书很好地解释了乳腺癌的各个方面，从激素状态到分子水平，从诊断到治疗选择，再到化疗耐受，再到个体化药物的介绍。

最后，我要祝贺 Saima 博士和她的合作编辑完成了这项富有挑战性的任务，为病理学家、医疗保健专业人员和乳腺癌患者撰写了一部科学书籍。在不影响读者兴趣的情况下简化困难术语是非常令人愉快的。我高度评价 Saima 博士和 Nosheen 博士为将这本期待已久的书变成现实所做的巨大努力！

Mehreen Baig
伊斯兰堡基金会大学
巴基斯坦，伊斯兰堡

原著前言

本书的第一部分介绍了乳腺癌的基础，简要介绍了该疾病的简介、流行病学、危险因素、组织病理学分类、取决于受体状态的亚型，以及临床和病理分期。还揭示了乳腺癌和其他激素敏感性癌症的关系。这些知识对于确定癌症发生和发展过程中激素和基因组变化的功能相关性，以及乳腺癌预防策略及其与其他癌症的相关性至关重要。关于癌症护理和心理社会需求的一章将是对这一部分的宝贵补充。乳腺癌具有复杂的情况，需要不同的策略来治疗这种疾病的不同的分子亚型。分子生物学领域的快速发展让那些参与其研究、检测和管理的人感到困惑。

随着下一代测序技术的出现，对基因组和转录组调控方面提供了新的见解。DNA 结构 / 序列的改变与各种疾病结果相关，并为新的治疗方法提供了途径。这些先进的技术揭示了表观遗传学机制的广泛贡献，例如组蛋白修饰、非编码 RNA 和选择性剪切。所有这些变化共同导致了产生严重后果的蛋白质组的改变。因此，本书的第二部分涵盖 *BRCA1*、*BRCA2* 相关乳腺癌的发生（筛查、诊断、预防和控制），早期进展（分子分类、高外显率基因和低外显率遗传基因在乳腺癌中的作用）、用于乳腺癌早期检测的非侵入性生物标志物（重点研究突变谱特征），以及它们在对特定药物和可调节剂量方案的反应中的作用。乳腺癌具有可变的疾病异质性，因此，讨论表观遗传学参与、纤维化机制、微小 RNA、非编码 RNA 和循环肿瘤细胞在乳腺癌诊断、预后和治疗中的作用，以及对精准医学概念的特异性影响，将有助于理解复杂和多因素的疾病病因。该书的第二部分还包括关于新型药物靶点的信息，如乳腺癌中的 PARP 抑制剂，从而实现具有更高生存率、新辅助治疗、转移性和联合治疗的个体化治疗，以及与激素受体肿瘤类型的关系。

乳腺癌是由多种蛋白质 / 激素的改变引起的。乳腺癌有许多分子亚型，肿瘤学家已经发现了治疗耐药。三阴性乳腺癌患者对许多化疗药物没有反应，最终导致死亡或复发。本书的第三部分，包括 *BRCA1* 相关乳腺癌治疗选择和系统方法，预测药物反应和疾病严重程度的生物标志物，鉴于药物基因组学方法的当前可用药物方案的利弊，导致乳腺癌病例临床后果的转录控制，不同亚型乳腺癌治疗的个体化药物应用，乳腺癌分子进展与个体化药物的相关性临床试验，乳腺癌的化疗耐受性及其个体化药物管理，乳腺癌外科病理学进展，乳腺癌的放射治疗技术及其毒性的研究进展。还研究了纳米结构和纳米医学的临床前和临床阶段来解决乳腺癌诊疗中的纳米药物转化，解释了新型纳米药物的发现及其在乳腺癌早期诊断和治疗中的作用。这部分重点介绍了乳腺癌纳米药物的设计、特征和标准化，将是本书的一个有力补充。此外，本书汇集了最新信息，并以一种新颖的方式总结了所有治疗方案。随着治疗选择的日益增加，这类书籍总是有空间及时收集所有最新信息，对执业临床肿瘤学家和实习医师来说是一本理想的参考用书。

总的来说，这本书是一本单源的合集，提供了利用基因组学、蛋白质组学、计算、激素和纳米生物技术方法来全面了解乳腺癌的分子和病理基础。

美国，亚拉巴马州，伯明翰　Saima Shakil Malik
巴基斯坦，拉瓦尔品第　Nosheen Masood

致　谢

我们要感谢本书的审稿人，感谢他们对《乳腺癌：从实验室到个性化医疗》的原始提案提供了有益和及时的评论，以及对本书最终定稿前各个版本中的章节提出了详细反馈。

我们要特别感谢 Bhavik Sawhney 博士（*Springer Nature* 生物医学副主编）、Selvakumar Rajendran（制作编辑），以及整个制作团队在本书编写过程中给予的大力支持。

目　录

第一部分　乳腺癌概述

第一章　乳腺癌的流行病学和危险因素…… 3

第一节　引言 …… 4
第二节　乳腺肿瘤的形态学和分子学分类 …… 6
第三节　乳腺癌的全球分布和流行病学 …… 7
第四节　影响肿瘤行为的危险因素 …… 7
第五节　乳腺癌的预防策略和治疗 …… 15
第六节　结论 …… 15

第二章　组织病理学特征：乳腺癌亚型取决于激素受体表达、乳腺癌的临床和病理分期…… 16

第一节　引言 …… 16
第二节　乳腺癌的组织学分类 …… 17
第三节　结论 …… 22

第三章　乳腺癌与其他激素敏感性癌症的关系…… 23

第一节　引言 …… 23
第二节　激素在乳腺癌中的作用 …… 24
第三节　乳腺癌与其他激素相关癌症的关系 …… 27
第四节　乳腺癌和其他激素相关癌症（OHRC）的生物标志物…… 29
第五节　激素敏感性乳腺癌背后的遗传学基础 …… 31
第六节　结论 …… 34

第四章　癌症的护理与社会心理需求…… 35

第一节　引言 …… 35
第二节　与肿瘤相处 …… 37
第三节　肿瘤诱发的应激源 …… 37
第四节　癌症的社会心理方面 …… 39

第二部分 乳腺癌的细胞与分子生物学（诊断与预后）

第五章 *BRCA1*、*BRCA2* 基因在乳腺癌整体发展及预后中的意义 …… 43

第一节 引言 …… 43
第二节 *BRCA* 突变检测的重要性 …… 45
第三节 *BRCA1* 和 *BRCA2* 相关乳腺癌的病理 …… 47
第四节 *BRCA1/2* 在遗传性乳腺癌发病中的意义 …… 51
第五节 筛查和基因检测的利和弊 …… 53
第六节 未来前景 …… 55

第六章 乳腺癌的早期进展 …… 56

第一节 乳腺癌的早期进展 …… 56
第二节 乳腺癌进展中的表观遗传学 …… 57
第三节 乳腺癌的分子分型 …… 57
第四节 雌激素受体阳性肿瘤：Luminal 型 …… 58
第五节 雌激素受体阴性肿瘤 …… 58
第六节 乳腺癌的进展和细胞特异性极性蛋白的作用 …… 59
第七节 高、低外显率基因的作用 …… 59
第八节 高外显率乳腺癌基因 …… 60
第九节 *BRCA1* 和 *BRCA2* …… 60
第十节 低外显率乳腺癌基因 …… 61

第七章 无创生物标志物：乳腺癌早期检测的新趋势 …… 63

第一节 引言 …… 63
第二节 无创生物标志物的类型 …… 64
第三节 参与癌症进展 / 增殖的生物标志物 …… 70
第四节 参与癌症转移的生物标志物 …… 70
第五节 参与癌症耐药的生物标志物 …… 71
第六节 乳腺癌生物标志物研究进展：限制、挑战和未来展望 …… 72
第七节 结论 …… 72

第八章 乳腺癌的表观遗传学研究 …… 73

第一节 引言 …… 73
第二节 表观遗传学与乳腺癌 …… 74
第三节 乳腺癌的表观遗传调控机制 …… 74
第四节 表观遗传学作为乳腺癌的诊断工具 …… 81

第五节 表观遗传学作为预测性生物标志物 …… 85
第六节 表观遗传学作为乳腺癌的预后性标志物 …… 87
第七节 表观遗传学修饰作为治疗靶点 …… 89
第八节 结论 …… 91

第九章 纤溶机制在乳腺癌诊断、预后和治疗中的作用 …… 92

第一节 纤维蛋白溶解和纤维蛋白溶解系统 …… 92
第二节 乳腺癌病因 …… 93
第三节 纤维蛋白溶解系统相关的乳腺癌病理学 …… 94
第四节 纤维蛋白溶解系统的组成 …… 95
第五节 纤维蛋白溶解系统作为诊断靶点 …… 98
第六节 纤维蛋白溶解系统作为治疗靶点 …… 100
第七节 结论和未来方向 …… 103

第十章 作为基因调节剂和潜在治疗药物的 miRNA 和非编码 RNA …… 105

第一节 引言 …… 105
第二节 miRNA 的生物合成 …… 106
第三节 作为基因调控因子的 miRNA …… 107
第四节 非编码 RNA 在乳腺癌中的重要性 …… 108
第五节 以 miRNA 为基础的乳腺癌靶向治疗 …… 113
第六节 miRNA 疗法面临的障碍 …… 113
第七节 miRNA 依赖性治疗的递送策略 …… 114
第八节 未来展望 …… 115
第九节 结论 …… 115

第十一章 脂质生物标志物在乳腺癌诊断中的应用 …… 116

第一节 脂质组学：一种有前景的癌症诊断生物标志物 …… 116
第二节 脂质和脂质组学简介 …… 117
第三节 脂质的代谢 …… 119
第四节 血浆 / 血清中脂质生物标志物的类型 …… 120
第五节 脂质在乳腺癌进展中的作用 …… 123
第六节 脂质生物标志物在乳腺癌中的重要性 …… 123
第七节 人类乳腺癌的代谢和脂质组学分析 …… 124
第八节 脂质分子在耐药中的作用 …… 125
第九节 脂质组学的最新进展 …… 125
第十节 脂质生物标志物对乳腺癌诊断的潜在价值 …… 127

第十一节　质谱分析用于乳腺癌的脂质组学研究 …… 127
第十二节　乳腺癌异种移植模型的代谢和脂质组学 …… 128
第十三节　脂质组学研究中的乳腺癌亚型 …… 129
第十四节　脂质组学在早期乳腺癌诊断中的意义 …… 130
第十五节　肥胖、脂质与乳腺癌的关系 …… 130
第十六节　结论 …… 131

第三部分　乳腺癌治疗

第十二章　*BRCA1* 相关乳腺癌的治疗选择和系统治疗方法 …… 135

第一节　引言 …… 135
第二节　与 *BRCA1* 突变相关的临床和病理危险因素 …… 136
第三节　治疗性干预 …… 138
第四节　结论 …… 141

第十三章　转录调控对乳腺癌临床预后的影响 …… 142

第一节　引言 …… 142
第二节　获得性因素对乳腺癌转录调控的影响 …… 143
第三节　乳腺癌核糖体 RNA 转录的研究进展 …… 148
第四节　表观遗传改变 …… 158
第五节　基因转录的调控 …… 162
第六节　乳腺癌转录控制的治疗策略 …… 164

第十四章　个体化治疗在不同亚型的乳腺癌治疗中的应用 …… 171

第一节　引言 …… 172
第二节　乳腺癌的组织病理学分类 …… 172
第三节　乳腺癌的分子分型 …… 173
第四节　针对乳腺癌不同亚型的个体化肿瘤治疗 …… 175
第五节　个体化治疗的发展策略 …… 177
第六节　采用高通量的技术来辅助乳腺癌的个体化治疗 …… 183
第七节　乳腺癌个体化治疗时代的挑战 …… 184
第八节　未来前景 …… 185
第九节　结论和建议 …… 185

第十五章　乳腺癌的分子进展与个体化治疗临床试验 …… 187

第一节　引言 …… 187

第二节　乳腺癌基因表达谱分析 …… 195
第三节　二代测序带来的发展 …… 197
第四节　分子图谱的临床应用 …… 199
第五节　适应性试验、篮式试验和主方案试验 …… 200
第六节　结论 …… 203

第十六章　乳腺癌化疗耐受性及个体化治疗 …… 205

第一节　引言 …… 205
第二节　乳腺癌的化疗耐受性概述 …… 206
第三节　乳腺癌化疗耐受性的机制 …… 206
第四节　与化疗反应相关的标志物 …… 208
第五节　个体化医疗在药物耐受性管理中的作用 …… 209
第六节　个体化医疗为化疗患者提供更好的生活质量 …… 210
第七节　结论 …… 211

第十七章　乳腺癌病理学研究进展 …… 212

第一节　什么是外科病理学 …… 212
第二节　乳腺癌诊断中的分子病理学与诊断学 …… 212
第三节　乳腺癌的生物标志物 …… 213
第四节　乳腺癌遗传学 …… 214
第五节　外科病理学家在癌症新分子靶向治疗中的作用 …… 214
第六节　新型图像引导，多模式诊疗剂 …… 215
第七节　数字病理学：前进的方向 …… 215
第八节　病理学家在整合基因型和表型以优化患者护理和治疗中的作用 …… 215

第十八章　乳腺癌的现代放射治疗技术及其毒性 …… 217

第一节　定位和固定技术 …… 217
第二节　现代计划和递送技术 …… 219
第三节　毒性问题 …… 225

第十九章　纳米颗粒：乳腺癌治疗领域新兴的诊断和治疗性手段 …… 229

第一节　纳米药物的种类 …… 230
第二节　纳米药物的药代动力学 …… 233
第三节　纳米粒子作为乳腺癌药物传递的载体 …… 235
第四节　纳米粒子作为乳腺癌诊疗一体化制剂（治疗 + 诊断） …… 238
第五节　纳米粒子介导的基因递送用于乳腺癌治疗 …… 241

第二十章　乳腺癌和二代测序：面向临床相关性和未来……243
第一节　乳腺癌和二代测序技术　……243
第二节　NGS 检测　……250
第三节　遗传咨询　……257
第四节　未来展望　……258
第五节　结论　……260

第二十一章　乳腺癌耐药性及治疗的新模式……261
第一节　引言　……261
第二节　癌症基因组学　……262
第三节　癌症进化　……263
第四节　循环肿瘤 DNA　……264
第五节　人工智能和机器学习　……265
第六节　利用液体活检、机器学习和人工智能调控免疫系统　……267
第七节　结论　……268

补充说明

本书所有的参考文献条目已上传至网络，有需要的读者可自行扫码查阅。

第一部分

乳腺癌概述

第一章　乳腺癌的流行病学和危险因素

Tabassum Zafar, Ab Qayoom Naik, Manoj Kumar, Vinoy K. Shrivastava　著

【摘　要】 乳腺癌的主要来源是上皮性腺体组织，其次是小叶腺组织。肿瘤的初始生长仅限于导管或小叶内，无任何症状和转移。这种疾病的进展包括侵犯邻近乳腺组织（浸润性乳腺癌）、影响邻近淋巴结（区域转移），或扩散到其他身体器官（继发性转移或远处转移）。疾病进展导致的肿瘤过度转移则会导致患者死亡。乳腺癌被认为是最常见的肿瘤，据报道，全世界有女性乳腺癌患者 230 万，并导致 68.5 万人死亡。在过去的 5 年里，全球共报告了 780 万例乳腺肿瘤患者。乳腺癌既没有感染性，也没有传染性。除性别（女性）和年龄为危险因素外，乳腺肿瘤在 40 岁前几乎没有疾病表现。导致该疾病的一些重要因素包括有害的酒精摄入、年龄、肥胖、家族史、有害辐射接触和生殖因素。此外，有些因素可能增加了乳腺癌的发病率，如第一次月经时的年龄、吸烟、首次怀孕年龄和绝经后激素治疗。上述因素也是增加乳腺癌风险的变量。

【关键词】 乳腺癌；流行病学；全球分布；风险因素；诊断

缩写

25(OH)D	25-羟基维生素 D	**HCG**	人绒毛膜促性腺激素
AFP	甲胎蛋白	**HER2**	人表皮生长因子受体 2
AICR	美国癌症研究所	**HRT**	激素替代疗法
ATM	共济失调毛细血管扩张突变	**IARC**	国际癌症研究机构
BMI	体重指数	**IGF-1**	胰岛素样生长因子 1
BRCA1	乳腺癌基因 1	**IHC**	免疫组织化学
BRCA2	乳腺癌基因 2	**NBN**	nibrin 蛋白
CDC	美国疾病控制与预防中心	**NF1**	神经纤维蛋白 1
CDH1	钙黏蛋白 1	**NIEHS**	国家环境健康科学研究所
CHEK2	检查点激酶 2	**NTP**	国家毒理学计划
CK5/6	细胞角蛋白 5/6	**PALB2**	BRCA2 伙伴和定位器，也称为 PALB2 或 FANCN

DCIS	导管原位癌	**PR**	孕激素受体
DES	己烯雌酚	**PTEN**	10号染色体上的磷酸酶和张力蛋白同源物缺失
EDC	内分泌干扰物	**SIR**	标准化发病率
EPIC	欧洲癌症前瞻性调查	**TNBC**	三阴性乳腺癌
ER	雌激素受体	**WCRFI**	世界癌症研究基金会
GLOBCON	全球癌症观察站		

第一节 引 言

乳腺癌来源于乳房组织中不受控制的细胞生长，是全球最常见的女性恶性肿瘤，如果在非恶性状态给予治疗，治愈率很高。由于发展为癌症的乳腺细胞类型不同，乳腺癌可发生在乳腺的不同部位，表现为不同类型。乳房组织结构分为3个部分，包括小叶（泌乳腺）、导管和结缔组织（纤维组织和脂肪组织）。乳腺癌发生的主要部位是导管和小叶，并可以通过血液和淋巴管转移到身体其他部位（图1.1）。最常见的乳腺癌包括浸润性导管癌和浸润性小叶癌。

一、浸润性导管癌

肿瘤在进展中，可以远距离转移到导管以外的乳房组织和身体其他部位。

二、浸润性小叶癌

小叶中的肿瘤细胞是潜在的肿瘤扩散细胞，可扩散到邻近的乳房组织和细胞，乃至全身。发病率较低的乳腺癌包括佩吉特病、髓样黏液性和炎性乳腺癌。

导管原位癌（DCIS）是一种早期乳腺癌，癌细胞的扩散只局限在导管内层，没有扩散到其他乳腺组织。乳腺癌的特征性症状因人而异，有些人甚至没有任何症状。乳腺癌的一些主要预警信号包括乳房或腋下出现新的肿块/增生、乳房部分增厚/肿胀、乳房皮肤刺激/凹陷、乳头内或乳头周围皮肤发红或片状脱屑、乳头内陷/乳头区域疼痛、除母乳外的乳头分泌物、乳房大小/形状的变化和乳房任何部位疼痛。

乳房没有典型的性状。乳房的外观和感觉可能会受到月经、生育、体重增加或减轻、药物和年龄的影响而改变。包括癌症在内的许多疾病都会导致乳房肿块。除了癌性肿块，大多数乳腺肿块都是由乳腺纤维囊性疾病引起的，后者常常表现为囊性包块。纤维囊性病变是良性病变的主要原因，可伴随肿块/生长物、乳腺压痛或酸胀等表现。另一方面，乳腺发生的囊肿多充满了液体（癌症预防和控制司，2021）。

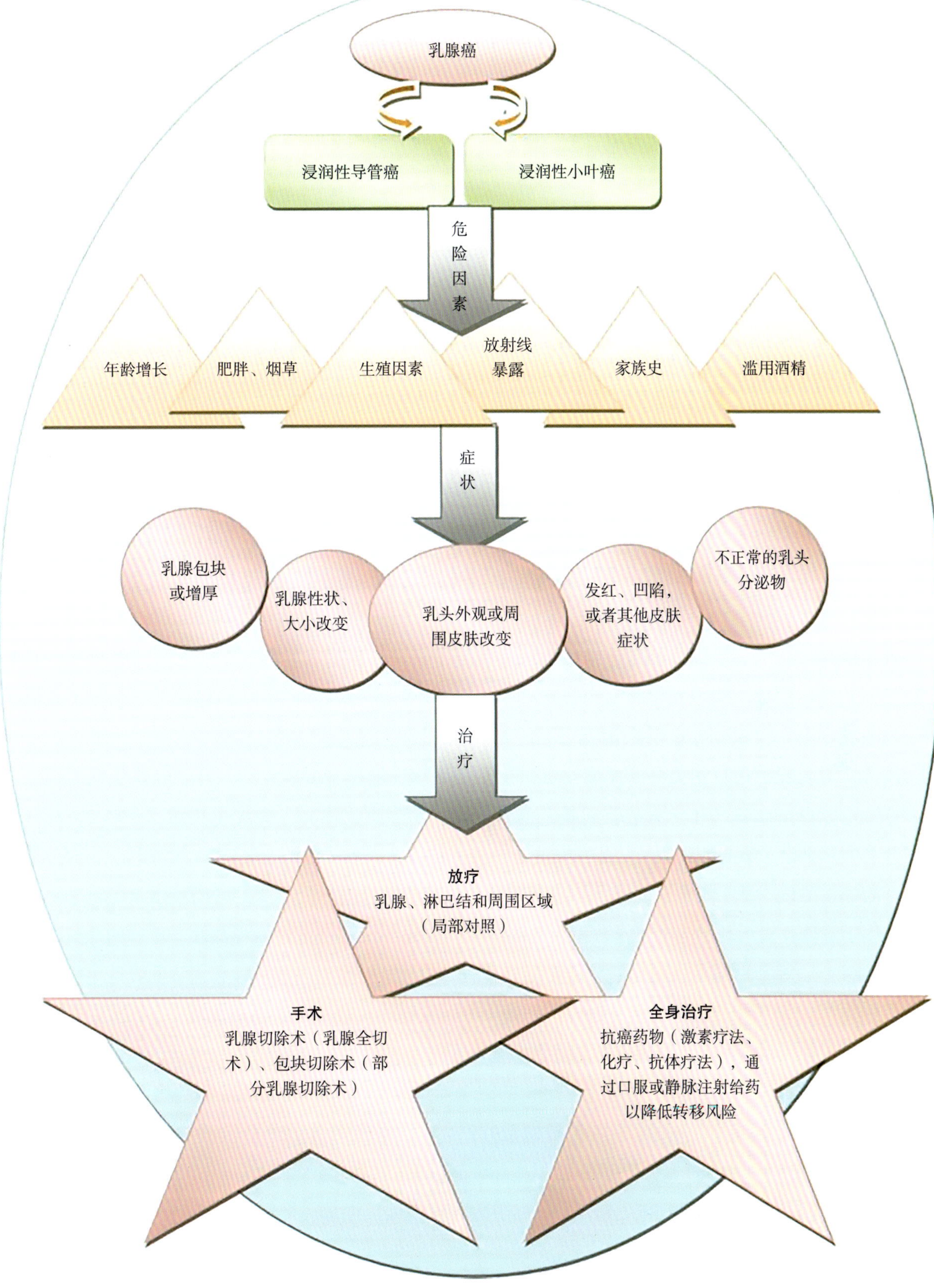

图 1.1　乳腺癌的危险因素、症状和治疗

第二节　乳腺肿瘤的形态学和分子学分类

一、形态学分类

癌症在传统上根据形态划分为生物学行为和预后截然不同的类别。乳腺肿瘤在形态上根据其起源、导管末端小叶单位划分为导管瘤和小叶瘤[1]。除此之外，罕见的形态类型有小管型、粉刺型、髓样型、黏液型和佩吉特型[2]。治疗和预后主要受形态学类型的影响。乳腺肿瘤通常表现为多种形态，这意味着单一遗传背景可以导致各种形态的肿瘤。

浸润性乳腺癌目前经常划分为非特定的导管癌和特定亚型的浸润性乳腺癌。乳腺癌的特定亚型之间具有明显的区分标准。然而，非特殊型乳腺癌则好像是一个垃圾箱，里面装满了无法进行亚型归类的乳腺癌。60%~75% 的乳腺癌是非特殊型浸润性导管癌。这一组中最常见的类型是小叶型、导管型、乳头状和黏液性肿瘤，占所有乳腺肿瘤的 20%~25%[3-4]。存在于单个肿瘤内（肿瘤内）或在形态相同的同类肿瘤之间（肿瘤间）的异质性现在已被广泛认可。因此，病理学家开发了新的技术方法，让医生能够更好地监测患者。这就是通过评估肿瘤分化阶段（小管产生阶段）、细胞核多形性和增殖（有丝分裂率）的“组织学分级”方法。这种分级已经成为病理报告的必要组成部分。

二、分子分型

乳腺癌是一组具有不同的临床、组织病理学和分子特征的疾病。乳腺癌是一种异质性疾病，具有广泛不同的细胞组成、遗传变化和临床表现。基于组织学肿瘤分级和淋巴结转移的乳腺癌分子亚群分型是判断乳腺癌症状和诊断的有力指标。

因此，对乳腺癌进行相关分子亚型分类对于制定治疗计划是至关重要的一环。经典免疫组织化学（immunohistochemistry，IHC）标志物包括雌激素受体、孕激素受体和人表皮生长因子受体 2，在分子亚型分类中起着至关重要的作用[5]。开发先进的方法，包括基因表达谱测定（DNA 微阵列），对分子分类具有治疗重要性。基于雌激素受体、孕激素受体和人表皮生长因子受体 2 的肿瘤免疫组织化学研究已经被应用于临床，对于乳腺癌的分子分型，免疫组化的方法不仅具有更好的可及性、更好的性价比，而且结果可靠[6-7]。基于肿瘤免疫组化的分子亚型分型是目前预测肿瘤对激素治疗和连续曲妥珠单抗治疗反应的金标准[6,8]。基于免疫组织化学、遗传学和分子方面发现的新分类方法也在发展中[9]。大约 30 年前，激素受体标志物（ER 和 PR）的出现标志着乳腺癌分子分型的开始。随着之后的突破，HER2/neu- 为基础的检测方法被开发出来，基于肿瘤免疫组化的分子亚型分类现在已经成为预测肿瘤激素与曲妥珠单抗治疗敏感性的金标准[7,9]。根据 2011 年圣加仑共识[6]，乳腺癌的分子分型包括 4 种类型：管腔 A 亚型（ER+/PR+/HER2/ 低 Ki67）、管腔 B 亚型（ER+/PR+/HER2/+/ 高 Ki67）、HER2- 过表达（ER/PR/HER2+）和三阴性乳腺癌（ER/PR/HER2）。三阴性乳腺癌是一种基底样乳腺癌亚型，表达基底标志物（CK5/6）[10-11]。

第三节　乳腺癌的全球分布和流行病学

乳腺肿瘤的发生率在过去的 50~70 年中呈稳步上升趋势，乳腺癌是全世界女性中报告最多的癌症类型。一般来说，由于发展中国家普遍存在的某些生活方式和生育因素，发达国家的癌症发病率高于发展中国家。发展中国家乳腺癌发病率的增加可能由于筛查率较低和报告不完整而被相对性夸大[12]。在发展中国家，乳腺癌是女性最主要的死亡原因。从一些报告案例来看，导致全球乳腺癌发病率上升最有可能的促成因素之一是发展中国家的西方化趋势[13-14]。乳腺癌的最常见诊断年龄在 55~64 岁间，中位诊断年龄为 61 岁[15]。40 岁以下女性的乳腺癌发生率不到 5%，但乳腺癌发病风险随着年龄的增长而增加（美国国家癌症研究所，2021），但是，它的增长速度会在绝经后下降[16]。乳腺癌是全球女性癌症死亡的主要原因之一，每年每 10 个新诊断的恶性肿瘤中就有一个是乳腺癌。据世界癌症研究基金会的数据，2018 年乳腺癌病例就超过了 200 万。绝经前乳腺癌的发病因素包括酒精饮料、较高的出生体重和成年人实际身高。

根据世界癌症研究基金会持续更新项目小组国际倡议（World Cancer Research Fund International，WCRFI），有显著证据表明，强力体格锻炼和较高的体脂可预防绝经前乳腺肿瘤。小组还发现大量证据表明，酒精饮料、成年后增加的身体脂肪、体重增加和成人实际身高都是绝经后乳腺癌的危险因素。此外，有显著证据表明，年轻时增加的身体脂肪和身体活动（特别是剧烈的体育活动）能够预防绝经后乳腺癌的发生。同样，大量证据表明，母乳喂养可以预防乳腺癌（未特别指明绝经状态）。

根据世界卫生组织（World Health Organization，WHO）国际癌症研究机构的数据，2020 年报告的新患乳腺癌病例（所有年龄和性别）为 2 261 419 例，占所有癌症病例的 11.7%。2020 年全球乳腺癌死亡率（所有年龄和性别）占所有癌症的 6.9%，即各类癌症死亡人数为 9 958 133 人，其中 684 996 人死于乳腺癌。全世界和各地区乳腺癌发病率、死亡率和患病率（男女）将在后面叙述［世界卫生组织（WHO），2020］。

第四节　影响肿瘤行为的危险因素

一、遗传因素

人们认识到有一种基因表达改变虽不改变 DNA 序列，但是可遗传，这就是表观遗传修饰。基因表观修饰是参与癌症进展和预后的关键因子。错误基因调控的积累可以导致乳腺癌。除了遗传因素外，表观遗传学机制在乳腺肿瘤的癌变中起着至关重要的作用。这些基因的任何变化或突变都会改变细胞的生长、存活和细胞功能。DNA 的转录错误会导致错误的沟通和方向，导致细胞发育缺陷（表 1.1），这些操作指令错误导致了自然环境中人类无法控制的疾病进展。

表 1.1　遗传因素及相关基因突变

基因	体外功能	染色体位置	危险度	参考文献
BRCA1	乳腺癌基因-1	17q21.31	45%~87%	Thompson[17]；Antoniou 和 Easton[18]
BRCA2	乳腺癌基因-2	13q13.1	50%~85%	Hoskins 等 [19]；Stratton 和 Rahman[20]；Antoniou 和 Easton[18]
TP53	肿瘤蛋白 p53	17p13.1	20%~40% 甚至更高	Børresen-Dale[21]；Garber 等 [22]；Birch 等 [23]
CDH1	钙黏蛋白-1	16q22.1	63%~83%	Heitzer 等 [24]；Pharoah 等 [25]
PTEN	第 10 号染色体缺失的磷酸酶及张力蛋白同源基因	10q23.31	50%~85%	Fusco 等 [26]；FitzGerald 等 [27]；Tan 等 [28]
CHEK2	检查点肌酶-2	22q12.1	20%~25%	Rainville 等 [29]
PALB2	*BRCA2* 合作伙伴和定位器	16p12.2	33%~58%	Hu 等 [30]
STK11	丝氨酸 / 苏氨酸激酶 11	19p13.3	32%~54%	Angeli 等 [31]；Limet 等 [32]
ATM	共济失调毛细血管扩张症基因突变	11q22.3	20%~60%	Foretová 等 [33]；Marabelli 等 [34]
XRCC2	X 射线修复交叉互补蛋白 1	7q36.1	无数据	Kluźniak 等 [35]
BRIP1	*BRCA1* 相互作用蛋白质 1	17q23.2	无数据	Cantor 和 Guillemette[36]

1. *BRCA*

遗传性变化会在一段时间内积累，并由父母传递给他们的孩子。遗传性 DNA 变化，又被称为生殖系改变或突变，是无法阻止的。*BRCA1* 和 *BRCA2* 的变化是癌症发生的根本原因之一。*BRCA* 基因通常参与 DNA 修复和细胞损伤，并调节乳腺、卵巢和其他细胞的正常生长 [37]。代代相传的突变使个体容易发生癌症。*BRCA1* 和 *BRCA2* 突变已被广泛验证为女性癌症的病因（占所有乳腺癌的 10%，或每 10 例中就有 1 例）。有数个遗传因素导致了乳腺癌的发生。其中，通过常染色体显性遗传的 *BRCA1* 和 *BRCA2* 基因突变导致近 40% 的遗传性乳腺癌病例 [38]。根据一项研究，55%~65% 的 *BRCA1* 突变携带者与 45% 的 *BRCA2* 突变携带者大约在 70 岁时会发展为乳腺癌 [39]。一项前瞻性队列研究发现，*BRCA1* 突变携带者中，80 岁左右进展为乳腺癌的可能性超过 70%[40]。乳腺癌的发病和进展还归因于人类干扰素 α-2b 的变化以及其他风险因素 [41-42]。

2. *PALB2*

PALB2 因子编码一种与 *BRCA2* 一起修复断裂 DNA 并减慢发育的大分子物质。另一个被称为 PTEN 的因子与细胞生长调节相关。Cowden 综合征与乳腺和其他一些器官（如胃肠道、甲状腺、子宫和卵巢）的良性（非癌性）和恶性生长有关。

3. *TP53*

TP53 基因指导身体合成一种终止肿瘤发展的蛋白质。不正常的 *TP53* 基因的遗传导致 Li-Fraumeni 综合征，这是一种与早期软组织癌症的进展有关的疾病。患有这种罕见综合征的患者很可能会患上乳

腺癌、白血病、脑肿瘤和肉瘤。

4. *ATM*

ATM 序列有助于修复断裂的 DNA。共济失调毛细血管扩张症是一种罕见的疾病，该病导致大脑发育迟缓。可遗传的一个异常 *ATM* 序列与恶性肿瘤和家族性癌症的关联度双曲线发病率有一定关系。这种特异性序列抑制了细胞对断裂 DNA 的修复。

5. *CDH1*

CDH1 序列能产生一个大分子，支持细胞结合以形成组织。关联度异常（associate degree abnorma）的 *CDH1* 序列将增加年轻时罹患一种罕见腹部癌症的可能性。

6. *CHEK2*

CHEK2 序列指导合成的大分子能抑制肿瘤的发生。*CHEK2* 序列异常使得患癌症的同期风险增加到至少 2 倍，还可能增加大肠癌和腺癌的风险。

7. *STK11*

STK11 序列促进细胞生长调节。*STK11* 序列一定程度的异常可导致 Peutz-Jeghers 综合征，罹患这种罕见疾病的个体倾向于发生一种息肉，称为错构瘤性息肉。这种息肉主要发生在肠道内，但也可共同发生在腹腔和结肠内。

8. *NF1*

由 *NF1* 突变引起的一种常染色体显性疾病，会增加中枢神经系统肿瘤和一种影响腹壁或肠道的特殊癌症的概率，称为肛管间质瘤。

9. *NBN*

NBN 基因的大分子产物 nibrin 蛋白负责细胞 DNA 损伤的修复。某种程度的 *NBN* 序列异常会导致 Nijmegen 断裂综合征，这种病的结局是婴儿期和终身的生长缓慢。

二、表观遗传学因素

表观遗传学变化是基因表达的遗传性变化，不涉及任何 DNA 序列的改变。表观遗传因素严重影响癌症的进展和预后[43]。这种类型的基因调节改变导致乳腺癌的进展。DNA 甲基化、组蛋白修饰和染色质结构等因素会造成 DNA 序列误读及其意外表达。

胞嘧啶第五碳位的甲基化几乎是 DNA 复制后修饰中影响表观遗传的唯一 DNA 修饰[44]。胞嘧啶的甲基化大多是被内源性和外源性诱变因子所修饰[45]。

DNA 包装到染色质中是一个高度复杂的动态过程，其中的蛋白质-DNA 复合物的形成就参与了后续转录的调控。组蛋白修饰紧密串扰所介导的开放染色质（常染色质）和封闭染色质（异染色质）之间的任何变化也作为表观遗传因素影响了乳腺癌的发病率。

除了基因突变，这些表观遗传学机制也是乳腺癌的一个重要影响因素。研究结果证实了异常表观遗传学对乳腺癌发生的调节作用。识别新的表观遗传学生物标志物和更好地理解分子机制是未来乳腺癌诊断和管理的潜在途径[46-47]。

三、人口学因素

一些人口学因素，如年龄、性别和血型，在乳腺癌进展中也起着重要作用。乳腺癌通常仅发生在女性中，在男性中极其少见。老年男性如果存在内分泌失调、遭受辐射、具有乳腺癌家族史、*BRCA2* 突变，可能使得他们更容易罹患乳腺癌 [48-50]。乳腺癌事件更可能发生在老年患者身上，在围绝经期发生概率很高，稍后略有下降。首次足月妊娠时年龄越大，乳腺癌风险就越高 [51-53]。

四、血型

在讨论不同血型的女性发生乳腺恶性肿瘤的概率时，尽管它们之间的相关性没有被公认确定，但是已经有一些相互关系的研究证据。血型为 Rh 阳性、A 型的女性比 Rh 阴性、AB 型的女性更容易患乳腺癌 [54-56]。

五、生殖因素

生殖因素对内分泌依赖的乳腺癌的影响从青春期早期女性激素迅速升高开始，一直贯穿整个生殖活跃期，包括多次妊娠和更年期 [53]。

1. 初潮年龄

提早的月经初潮使发生乳腺癌的概率增加 2 倍 [57]。一项包括 11 000 名女性的大规模研究表明，过早月经初潮在乳腺恶性肿瘤发生中起着至关重要的作用 [58-60]。然而，月经周期的持续时间和乳腺癌的关联度较低 [61]。绝经年龄大于 50 岁与乳腺疾病进展的高发生率相关 [52-53]。

2. 足月妊娠

与高生育率妇女相比，经产妇患乳腺恶性肿瘤的可能性较小 [62]。在高龄初次足月妊娠的女性中，乳腺癌发病率略有增加。根据一些研究，早年完成的足月妊娠对乳腺组织结构具有保护作用。未生育则会增加 40 岁后乳腺癌的发生概率。不管第一次生育的年龄如何，多次足月妊娠能够减小 40 岁后乳腺癌的发生概率；另一方面，可能增加 40 岁之前的女性的乳腺癌患病率 [63-64]。早年妊娠可以降低达 23% 的乳腺肿瘤发生风险，第一次生育的年龄（26 岁左右）与乳腺小叶疾病呈正相关。在此之后，年龄段的初次妊娠年龄与乳腺肿瘤的进展呈正相关。20 岁及以上年龄的足月妊娠可提高 40%~50% 乳腺肿瘤的发生机会 [66-68]。

3. 流产

流产是一种生殖因素，在乳腺癌发生中的作用尚不明确。一项研究显示，流产发生率越高，乳腺癌的发病率也会越高。然而，另一项研究则没有发现相同的结果，对 53 项流行病学研究的再分析也没有发现任何自然流产与乳腺癌诱导的相关性 [68]。

4. 月经周期

排卵性月经周期是对抗乳腺恶性肿瘤的保护性作用的生殖因素之一 [64]。排卵性月经周期以及包括初次妊娠的一些妊娠因素在乳腺肿瘤的进展中起到了关键作用。分娩第一个孩子（33 周前）的早育母亲在以后发生乳腺癌的概率提高 2 倍。一项研究结果显示，多育会增加发展为乳腺癌的概率。根据这项研究，胎盘早剥也增加了乳腺癌风险 [69]。有数个研究表明先兆子痫在乳腺癌中具有保护作用。低雌激素、低胰岛素样生长因子 1（insulin-like growth factor 1，IGF-1）、高 IGF-1 结合蛋白、高人绒毛膜促性腺激素（human chorionic gonadotropin，HCG）和甲胎蛋白（alpha-fetoprotein，AFP）对疾病的发生具有积极作用 [70-71]。

六、内分泌因素

肿瘤的进展是在各种内分泌因素的影响下发生的，这里简要讨论了其中的一些因素。

1. 避孕方法

已经有报道讨论避孕药在乳腺癌发病中的作用 [65,72-74]。然而，McDonald 及其同事报告称避孕药和乳腺肿瘤形成风险升高并无关联 [72]。众所周知，醋酸甲羟孕激素是乳腺癌的活性促进剂 [75]。另一方面，内分泌避孕药的停用会在撤药后 5~10 年里降低患乳腺癌的概率 [76]。

2. 促排卵药物

长期使用促排卵药物可能会增加乳腺癌发生的可能性 [77]。然而，也有几项研究表明，促排卵药物对乳腺恶性肿瘤没有任何不良影响 [78-79]。

3. 绝经后激素治疗

激素替代疗法（hormone replacement therapy，HRT）与乳腺恶性肿瘤进展密切相关。高级别激素替代疗法（HRT）可提高乳腺肿瘤发生的概率。患病早期使用该疗法的妇女停止激素替代疗法后，更加明显地降低乳腺癌的发病率和相关死亡率 [80]。与其他可用方法相比，雌激素 - 孕激素组合方法是更危险的选项。一项证实了这些发现的研究表明，在激素替代疗法中加入孕激素明显增加了乳腺癌的发病风险 [81]。激素替代疗法中使用孕激素的选择应事先进行评估。与其他可用联合方法比较，雌激素 - 孕激素或雌激素 - 孕甾酮疗法发生乳腺癌的概率是较低的 [82]。一项病例对照研究显示，在绝经后女性和 *BRCA1* 突变携带者中，HRT 不会增加乳腺癌的发生率 [83]。

七、家族史

遗传易感性对乳腺癌的进展有重要作用。基本的结构和基因表达的变化被认为以不同的方法造成了这些风险类别。有乳腺肿瘤家族史的患者中约 20% 表现出遗传易感性，而在 5% 已鉴定的患者体内可鉴定出特异性种系突变 [53,84]。第一例家族性乳腺癌早在 100 多年前就已经被详细描述。其他几项研究试图定义与不同程度阳性家族史相关的风险水平。系统荟萃分析揭示了乳腺癌家族史的作用 [85-87]。与没有乳腺癌家族史的个体相比，如果一级亲属在 50 岁或 50 岁以上罹患乳腺肿瘤，则该个体患乳腺癌的相对风险为 1.8；如果一级亲属在 50 岁之前罹患乳腺肿瘤，则该个体患乳腺癌的相对风险为 3.3。另一方面，二级亲属有乳腺癌患者的个体，其患乳腺癌的相对风险增加至 1.5；当有两个一级亲属罹患乳腺癌时（例如，母亲和女儿），个体患乳腺癌的相对风险增至 3.6[88-89]。

八、乳房密度和泌乳

泌乳和乳房密度对疾病发病率具有拮抗作用。哺乳可以预防乳腺癌，并能保护乳腺组织免受任何病变。乳腺密度是乳腺癌的独立危险因素[52,86,90]。泌乳的保护性作用随着泌乳时间的延长而增加[57,90]。哺乳期超过13个月，结合2次或2次以上分娩，可使患癌率降低一半[91]。母乳喂养也与更好的乳腺癌预后、低复发率和更好的生存率相关[92]。然而，这些联系在以前的几次研究中并未得到充分证实[87,93-96]。另一方面，病例对照研究的观察结果表明，开始服用雌激素和孕激素会增加乳房密度。乳腺密度每增加1%，乳腺恶性肿瘤的发生概率就会增加3.4%[97]。有多个研究都证实了高密度乳腺导致发生乳腺癌的概率增加了5倍[98]。乳腺密度的增加以年龄依赖性模式增加了ER阳性和ER阴性浸润性乳腺癌的发生率[99]。良性乳腺疾病是乳腺癌最常见的风险因素之一[100-101]。根据病例对照研究的结果，激素替代疗法和乳腺增生会导致患良性乳腺疾病的女性发生乳腺癌的概率升高。患良性乳腺疾病的绝经后女性乳腺癌风险降低[102]。另一方面，良性乳腺疾病的发生取决于疾病的组织学分类和谱系史等因素[103]。

九、环境因素

1. 环境因素

根据美国国家环境健康科学研究所（National Institute of Environmental Health Sciences，NIEHS）的数据，科学家确定，生活在空气污染严重地区的女性，乳腺癌的发病率可能更高[104]。青春期可能因接触常见化学品而提前或延迟。国家毒理学计划（National Toxicology Program，NTP）和美国国家环境健康科学研究所已经鉴定出6种化学品可能导致乳腺癌的发生，包括己烯雌酚（DES，一种用于预防流产的合成雌激素）、甾体雌激素（用于更年期治疗）、X射线和γ射线、酒精饮料、吸烟和环氧乙烷（一种杀菌剂）[105]。

2. 辐射

人类暴露于电离辐射中可能是自然、医学和其他人工辐射源造成的。在癌症发生的研究中，特别是放射敏感的组织和器官，辐射是肿瘤发生的外部危险因素之一[106]。女性乳房组织对于辐射的致癌作用十分敏感，尤其是年轻女性。女性辐射暴露的一些常见原因包括职业、医学诊断程序和住宅背景辐射，但这些辐射源的辐射效应尚未有文献记录，且被认为不是乳腺癌发生的重要危险因素。根据一些放射生物学研究，辐射诱发的致癌作用可能是由射线通过识别关键目标引起的特定事件造成的。尽管辐射引起的恶性肿瘤发病率较低，但电离辐射已被体内和体外实验证明具有诱变和致癌作用[106]。在接受辐射线照射的患恶性疾病或非恶性疾病及良性乳腺疾病的女性中，辐射诱发的乳腺癌更为常见[107]。因过去癌症治疗、结核筛查、肺炎监测等相关而发生辐射暴露的女性，患乳腺癌的可能性会增加2~3倍[108]。同样的，儿童期癌症所致的辐射暴露和全肺照射治疗也增加了患乳腺癌的风险。因此，研究人员强调，这些病例的乳腺癌相关死亡率更高[109]。接受高剂量烷化剂和蒽环类药物化疗的肉瘤或白血病幸存患者更容易在年轻时患上乳腺癌，其可能原因是高剂量的烷化剂和蒽环类药物的化疗[110]。

3. 接触各种化学品

接触过大量三氯生的女孩乳房发育较早，三氯生常见于抗菌肥皂[111]。那些暴露于防晒霜中含有的二苯甲酮3的女孩，则乳腺发育延迟。贯穿产前发育、青春期、妊娠期和更年期的内分泌干扰物（endocrine-disrupting chemical，EDC）暴露也会增加乳腺癌的风险[112]。此外，在个人护理用品、阻燃剂、食品加工、杀虫剂和其他用品中，发现了约300种化学物质会影响与乳腺癌风险增加有关的激素水平[113-114]。

4. 生活方式

构成我们生活方式的一部分乳腺癌危险因素已经被确认。这里讨论其中的一些风险因素。

5. 体重指数

体重指数（Body Mass Index，BMI）并不是绝经前女性乳腺癌的危险因素，但它以不利的方式间接影响身体的整体表现[115]。另一方面，与体重指数（BMI）五分位最低的女性相比，体重指数五分位最高的绝经后妇女患乳腺癌的相对危险度按顺序依次是：55~59 岁年龄段女性约为 1.1，60~64 岁年龄段女性为 1.18，65~69 岁年龄段女性为 1.22[116]。尽管不是很明显，但最高的 BMI 是乳腺癌非常重要的风险因素，因为脂肪细胞是影响绝经后妇女雌激素水平的重要性腺外来源[117-118]。绝经后的雌激素暴露可能会增加乳腺癌的发生和发展时间。此外，高 BMI 与胰岛素和胰岛素样生长因子增加有关，后者已知会增加乳腺癌的发生概率[118-119]。高 BMI 和腹型肥胖会导致高胰岛素血症并导致乳腺肿瘤进展[120]（BMI 由 Quetelet 指数计算，受试者根据 BMI 分为五分位数）[120]。

6. 高血糖症

通过干扰分子系统，糖尿病和胰岛素相关问题会增加乳腺癌的发病率[121]。糖尿病与绝经后肥胖女性乳腺肿瘤的进展也有很强的联系[122]。根据一项荟萃分析，血糖改变的女性，特别是 2 型糖尿病患者，患乳腺肿瘤的风险高出 20%[123]。具有高体重指数（小于 26 kg/m²）和血糖、胰岛素或 IGF-1 异常的绝经后妇女更容易发展为乳腺癌[124]。根据欧洲癌症与营养前瞻性调查（European Prospective Investigation into Cancer and Nutrition，EPIC），具有高水平胰岛素样生长因子结合蛋白-3（IGFBP-3）和胰岛素样生长因子（IGF-1）的女性比对照组有更高的风险。这种联系在那些发生在 50 岁后的恶性肿瘤患者中更加强烈[125]。糖化血红蛋白控制在 7% 以下，可以帮助乳腺肿瘤患者获得更好的预后[126]。

7. 饮酒

饮酒亦会增加患乳腺癌的风险，并与饮酒频率与总量密切相关。有几种理论解释其中的机制，饮酒可能会增加乙醛等致癌物质的代谢或降低 DNA 修复效果，或者与饮酒造成的保护性营养素减少有关[127]。然而，酒精摄入与乳腺癌发生率之间存在中度关联。酒精饮料摄入和激素受体依赖性乳腺癌进展阐明饮酒时间可能影响乳腺肿瘤进展的风险。第一次足月妊娠期间摄入含酒精饮料会导致更高的乳腺癌发生风险[128]。一些研究表明，每天一杯或更少的饮酒量（约 12 g 酒精）对乳腺癌发生没有显著影响[129-130]。也有研究报告了更高饮酒量甚至大量饮酒对患乳腺癌的风险，不过，相对风险不超过 2。不过，没有发现酒精类型（葡萄酒、啤酒与蒸馏酒）对相对风险有影响[131]。一项有 426 个多代乳腺癌患者群体的研究观察了饮酒和家族史对乳腺癌的影响[132]。据报道，每天饮酒的乳腺癌相关性很强，一级亲属有乳腺癌患者的女性的相对风险最高，二级亲属有乳腺癌患者的女性的相对风险次之，但与这些亲属结婚的无关女性的乳腺癌相对风险最低。另一方面，最近的一项调查研究并没有证实这一点[133]。

8. 吸烟

产前吸烟和主动吸烟，包括绝经后吸烟的人群，乳腺癌进展的概率高[134]。被动吸烟是乳腺肿瘤形成的另一个活跃的危险因素，它对 ER+/PR+ 双阳性乳腺癌发生率的提高影响最大[135]。分娩前吸烟的持续时间和吸烟量（每天 10 支或更多支香烟）与乳腺癌发生率之间具有一致的剂量依赖的相关性[136]。

9. 饮食

乳腺癌进展的另一个重要的相对性生活方式因素是饮食，这已经在多项研究中得到了确认。这些研究确认了各种因素之间的相关性，如营养饮食的质量、摄入量范围和类型与乳腺癌发病率的关系。非素食被确定为乳腺肿瘤进展的一个重要因素[53]。缺乏多不饱和脂肪酸的饮食比脂肪摄入总量对乳腺肿瘤发生的作用更重要[137]。另一方面，肉类和非加工肉类的总摄入量会增加绝经前乳腺肿瘤进展的机会。根据欧洲的关于癌症与营养、饱和脂肪摄入的前瞻性研究，饱和脂肪酸的摄入增加了患乳腺癌的风险[138-139]。青少年和成年早期饮食中，高含糖量、人工甜味剂、苏打汽水、软饮料、精制面粉、红肉、加工食品也是乳腺癌的促成因素。早年饮食中缺少绿色蔬菜、多叶植物、十字花科蔬菜和咖啡摄入可能会导致生育期发生乳腺癌，而与绝经后疾病的发生无关[140]。

10. 睡眠模式

昼夜节律被认为是一种积极的促进乳腺癌发生的生活方式因素。与睡眠时间较短（6~7 小时）的女性相比，睡眠时间长的女性乳腺癌的发生率较高。根据 NTP 对夜间工作影响的研究，长时间上夜班的女性由于昼夜节律的改变，更容易罹患乳腺癌[141]。睡眠时间增加会增加雌激素受体相关乳腺癌发生的可能性。另一方面，睡眠持续时间与雌激素受体阴性乳腺癌无关[142]。失眠也与患乳腺癌的概率高有关[143]。癌症幸存者的睡眠时间对其预后影响不大[144]。睡眠的其他方面，例如持续时间和质量也与浸润性乳腺癌的高风险有关，这取决于癌症幸存者的种族[145]。

11. 咖啡因

关于咖啡摄入和乳腺癌发生的研究报道相互矛盾。有几份报告显示，没有证据表明咖啡因摄入与乳腺癌进展有关[146-147]。在绝经后妇女中，每日咖啡摄入量的增加与 ER 阴性乳腺肿瘤显著减少相关[148]。咖啡摄入与乳腺癌风险之间的负相关关系[149]在文献中也有报道，而另一项队列研究支持咖啡摄入量和疾病风险之间没有关系。然而，一些研究人员报道了咖啡与绝经后乳腺癌之间的一个弱的负相关关系[150]，这些研究进一步说明了这种情况的不确定性。

12. 体育活动

体育活动也与 50~80 岁绝经后妇女乳腺肿瘤的发生减少有关[151]。在癌症确诊后，体育锻炼有助于降低该疾病的死亡率。一些研究已经证明，每周 3~5 小时中等强度的快走运动带来的益处最大[152-153]。

13. 维生素 D

通过改善特异性治疗效果，高维生素 D 水平有助于降低乳腺癌的发病率，提高生存率，尤其是绝经后乳腺癌患者[154]。维生素 D 缺乏会导致乳腺肿瘤的发生[155]。维生素 D 缺乏的女性乳腺肿瘤进展风险增加 27%[156]。高的血清 25(OH)D 水平和定期补充维生素 D 可降低绝经后乳腺癌的发病率。这些结果可能有助于建立临床 25(OH)D 水平的基准，以支持维生素 D 有助于预防乳腺癌的假说[157]。

14. 社会经济状况

近年来，社会经济地位对乳腺肿瘤的发生具有影响。由于更容易受到乳腺癌相关因素暴露的影响，社会经济地位高的女性乳腺癌风险更高，这些危险因素包括低体力活动、低受孕率、晚育和更年期推迟。高乳腺癌发病率还受久坐习惯、肥胖和高脂肪摄入等因素的影响[53,158-159]。另一方面，这些女性与低社会经济水平女性相比，在乳腺癌预后、诊断和治疗方面能获得更多的支持[160]。与乳腺癌发生相关的主要社会经济决定因素是教育和工作地位[61,64]。就业妇女更有可能获得与医疗保险相结合的医疗保健。尽管社会经济地位较高的女性患乳腺癌的概率比较高，但是，低社会经济阶层女性乳腺癌的复发率和死亡率较高[161-163]。

第五节　乳腺癌的预防策略和治疗

乳腺癌的多种治疗选择取决于癌症的类型和患病持续时间。根据美国疾病控制与预防中心（Centers for Disease Control and Prevention，CDC）的统计，患有乳腺恶性肿瘤的女性频繁地接受多种治疗，包括切除癌组织的手术。化疗是一种基于化学药物、应用广泛的成功的癌症治疗方法，这种方法使用某些药物来消灭或限制癌细胞生长。这些药物可以口服，也可以直接注射到患者的静脉中，或两者兼而有之。激素治疗可以防止癌细胞获得它们生长所需的内分泌分泌物。生物疗法利用身体的免疫通道辅助对抗癌细胞或减少其他恶性肿瘤治疗的不良反应。高能伽马射线或 X 射线也被广泛用于治疗以杀死癌细胞。

不论是否有家族史，女性乳腺癌明确的预后和治疗都应充分了解任何潜在突变[164]。对有预先确定的乳腺肿瘤家族史记录的个体，应推荐他莫昔芬化学预防或增加乳腺肿瘤核磁共振成像筛查[165]。处理早期乳腺癌时，还有补充性和替代性药物治疗可供选择。替代医学、自然疗法和顺势疗法可用作常规治疗外的补充治疗。冥想疗法、瑜伽课程、摄入维生素和矿物质、摄入椰子水和其他液体、服用草药均有助于患者获得更好的生存和康复。然而，这些措施尚未经过科学验证，可能不安全。如果患者有任何糖尿病或类似代谢问题的病史，治疗策略则应更具有特异性。对于糖尿病患者的治疗，二甲双胍可改善整体生存率和癌症特定生存率[166-167]。负担得起的床旁护理技术和基于生物传感器的癌症护理设备可能在癌症检测和管理领域带来新的希望[168]。

第六节　结　论

尽管存在许多危险因素，但大多数女性不会患上乳腺癌。我们还是建议根据个体情况确定乳腺疾病的患病可能。对乳腺癌筛查及相关降低发病率的策略的认识已被广泛接受[169]。乳腺癌是全世界女性中常见的致命性癌症之一，在发达程度较低的国家，乳腺癌死亡率较高。乳腺癌的发生率取决于多种变量和多种协同作用因子，包括遗传因素、环境因素、生活方式等。女性和高龄是增加乳腺癌风险的两个重要因素。这类癌症更可能发生在绝经后年龄组。同时也有不少患者，没有任何乳腺癌相关危险因素也被发现罹患乳腺癌。让所有女性人群更好地了解乳腺癌的发病因素和流行分布，有利于她们知晓是否存在危险因素及其相关的后果。

第二章 组织病理学特征：乳腺癌亚型取决于激素受体表达、乳腺癌的临床和病理分期

Pratibha Thakur, Kirti Baraskar, Vinoy K. Shrivastava 著

【摘 要】 乳腺癌是一种临床异质性疾病，影响全球约14%的女性人口，具有独特的组织病理学和生物学特征。非特殊型（no special type，NST）浸润性癌在乳腺癌中很常见，约25%的乳腺癌被归类为组织学特殊类型。乳腺癌的分子分类现在被用于区分治疗方式。但现在的分子分类源自NST，分子分类是否适用于所有组织学亚型尚需探索。因此，在本章中，我们详细收集不同来源的数据报告乳腺癌分类（如PubMed、WebofScience、ScienceDirect、Scopus数据库），将乳腺癌分为一系列组织学特殊类型，即浸润性小叶癌（invasive lobular carcinoma，ILC）和浸润性导管癌（invasive ductal carcinoma，IDC）及其他亚型［如管状、黏液性、神经内分泌、大汗腺（雄激素受体阳性且雌激素受体阴性）、微状癌、腺样癌、囊性癌、化生癌和髓样癌］。了解以浸润性癌为重点的组织学类型和亚型，以及异质性的详细起源的研究，可能有助于确定乳腺癌诊断和治疗的新型工具。

【关键词】 乳腺癌；浸润性导管癌；浸润性小叶癌；组织病理学分类

第一节 引 言

乳腺癌和肺癌和结肠癌一样，是全球主要癌症之一。2020年，全球诊断出约230万例乳腺癌病例[1]。乳腺癌是一种异质性疾病，表现出不同的表型、分子亚型、组织学类型和治疗反应[2-4]。与此同时，乳腺癌的组织学差异也对应了临床行为的广泛差异[5-9]。因此，识别和确定乳腺癌的特征具有重要意义，这可能有助于提高患者治疗效果。组织病理学对于乳腺癌诊断、指导治疗、死亡风险预测、肿瘤复发具有非常重要的作用[10]。组织病理学主要是通过分析不同的参数，包括肿瘤核分级、肿瘤组织学、淋巴管和血管侵袭，以及孕激素受体（progesterone receptor，PR）、雌激素受体（estrogen receptor，ER）状态，上皮生长因子、受体和增殖相关基因的表达等进行的分子研究[11-14]。

最近的研究进展提高了从分子变化层面理解乳腺癌异质性的机会。在本章中，我们将回顾最近的乳腺癌分类临床方法、基于分子的分类以及未来在诊断和治疗方面的潜力。

第二节 乳腺癌的组织学分类

乳腺癌可根据组织学分级[15]和组织学类型[16]进行分类。组织学分级是基于对小管形成、核多形性和肿瘤增殖活性的评估。组织学分类是基于肿瘤的生长模式。研究表明，病理学家根据肿瘤的细胞学和形态学组织结构确定了组织学多样性，并与乳腺癌的各种临床结果相关联。这些模式被称为“组织类型”，占所有乳腺癌的 25%[17]。

浸润性乳腺癌是最常见的乳腺癌类型，约有 12% 的女性在其一生中会发生浸润性乳腺癌[18]。大多数情况下，乳腺癌开始于产奶腺体或乳管的小叶和小囊中，当癌症感染从这些细胞扩散到周围的健康组织时，称为浸润性癌症。本研究侧重于具有详细的异质性起源的浸润性乳腺癌组织学类型和亚型（图 2.1），这可能有助于为特定亚群的乳腺癌患者开发新型治疗工具。

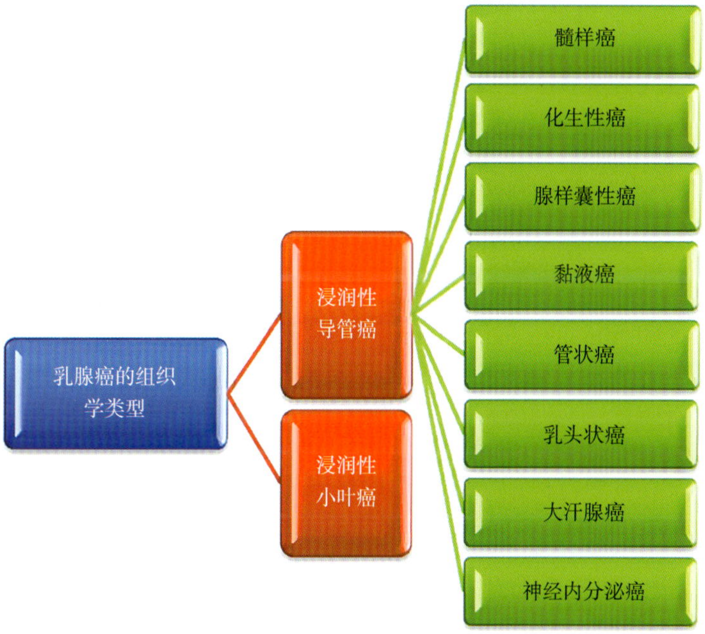

图 2.1 乳腺癌的组织学分类

一、浸润性导管癌

浸润性导管癌（IDC）占浸润性癌的 70%~80%，是最常见的病理类型[12]。50%~80% 的乳腺癌属于非特指型浸润型导管癌（invasive ductal carcinomas not otherwise specified，IDC-NOS）或非特殊型浸润型导管癌（invasive ductal carcinomas no special type，IDC-NST）[17,19]。根据美国癌症协会的数据，80% 的乳腺癌是浸润性癌症[20]。导管癌一词起源于传统概念，即这种类型的肿瘤是从乳腺的导管上皮发展而来，沿导管增殖扩散到淋巴结和身体的其他部位[16]。IDC 根据广泛的标准分为不同亚型，例如依据组织结构分类（管状癌、微乳头状和乳头状癌），或依据细胞类型（大汗腺癌）、分泌部位、数量和类型（黏液癌）[21]，以及免疫组织化学研究（神经内分泌癌）[22]。另一方面，依据 IDC 的形态变异、临床特征（包括肿瘤形状、大小）、肿瘤细胞和基质比例呈现出不同的亚型，例如髓样癌、化生性癌和腺样囊性癌[23]。

1. 乳腺髓样癌

乳腺髓样癌（medullary carcinoma of breast，MCB）是一种罕见类型的浸润性乳腺癌，在所有乳腺癌类型中发病率低于5%，最早由Ridolfi等人于1977年提出[24]。大多数MCB是单中心的，但最近发现有3%~18%的病例与双侧癌有关[25]。世界卫生组织（WHO）将MCB描述为范围适当的侵袭性肿瘤，主要由不适当的分化细胞片和淋巴浆细胞浸润组成，没有腺样形成[26]。

乳腺髓样癌的组织学结构：根据Pederson等人和Ridolfi的标准，髓样癌分为非典型髓样癌、典型髓样癌和非髓样癌。典型髓样癌显示出更好的预后和生存率[27]，并且发现与*BRCA1*连锁突变高度相关[28]。有7.8%~19%的MCB属于*BRCA1*相关癌症，而2%与*BRCA*无关[29]。

根据WHO的规定，典型MCB的组织病理学特征包括5个标准，即组织学上无侵袭性边界、淋巴浆细胞浸润、合胞体生长模式>75%、缺乏腺体结构和高级别核[30]。MCB组织学形态上显示为多结节型伴坏死。非典型肿瘤细胞核仁多，有丝分裂不典型。肿瘤细胞呈无边界的片状排列，残留有污迹的细胞。多核的非典型肿瘤细胞仍然与浆细胞和淋巴细胞混合[26]。由于孕激素受体（PR）、雌激素受体（ER）和人表皮生长因子受体2（HER2）呈阴性，几乎95%的MCB被定性为基底样乳腺癌[31]。另一方面，一些基于基因表达分析的研究表明，MCB中约10%为HER2阳性，约40%为PR和ER阳性肿瘤[24]。

2. 乳腺化生性癌

乳腺化生性癌（metaplastic breast carcinoma，MBC）是一种罕见的乳腺癌类型，据报道，其在总体乳腺癌中的发病率为0.2%~5%，WHO于2000年将其确认为独特的病理诊断类型，由于其预后不良，它成为全球乳腺癌相关死亡率的主要原因[30]。化生性癌一词于1973年由Huvos及其同事首次提出[32]。MBC属于基底样癌的亚类，通常标记为三阴性癌症，即缺乏PR、ER和HER2[33]。MBC的特征是高级别肿瘤、侵袭性强、腋窝淋巴结穿透低、激素受体阴性和肿瘤体积大，因此与乳房保留治疗相比，主要采用乳房切除术，很少使用化疗[34]。MBC对激素治疗无反应，因此与其他乳腺癌相比，临床结果较差[35]。

乳腺化生性癌的组织学结构：根据恶性和良性的定义，乳腺内的两种肿瘤均以腺上皮起源为主，但有时也会转变为非腺间质，这种转化被称为化生[36]。

在组织学上，化生性癌是低分化的异质性肿瘤，其导管癌细胞混合了鳞状、纺锤形、软骨样和骨成分。与此同时，所有这些细胞可能仍然与癌类型混合[37]。根据涉及的细胞类型，化生性癌可以是低级别肿瘤，如低级别腺鳞癌或低级别梭形细胞癌；也可以是高级别肿瘤，包括高级别梭形细胞癌或鳞状细胞癌[37]。

WHO将MBC分为两种主要类型，即上皮型MBC和混合型MBC。上皮型的亚型是腺鳞癌、鳞状癌和腺癌，以及分化梭形细胞。混合型包括癌肉瘤、软骨样化生癌和骨化生癌[30]。腺鳞状细胞类型表明存在正在分化的鳞状细胞、路面状结构与角蛋白沉积。除此之外，它还显示了腺细胞和鳞状细胞的分化[38]。伴角蛋白、嗜酸性粒细胞质和多边形细胞浸润的鳞状细胞呈现鳞状癌，而腺癌表现为黏性片状的梭形细胞[30]。在混合型中，癌肉瘤是一种罕见的癌症类型，表现为上皮恶性细胞浸润癌和肉瘤成分[39]。具有软骨分化的化生性癌在所有组织学乳腺癌亚型中很少见[40]，显示癌伴破骨细胞肉瘤间质和梭形细胞介入[41]。2006年，Tse等人[42]研究发现，MBC可分为3种亚型，即单相梭形细胞癌、双相上皮-肉瘤样癌和纯上皮癌。根据Wargotz和Norris的分类，MBC具有5个化生亚群，包括破骨巨细胞、癌肉瘤、鳞状细胞癌、梭形细胞癌和基质生成癌[43]。Oberman根据广泛鳞状化生形态将MBC分为浸润性导管癌、梭形细胞癌和浸润性癌伴假肉瘤性化生[36]。这种异质性是根据形态学和组织学特征将MBC分为不同亚型的基础，这有助于今后寻找新的诊断和治疗策略。

3. 腺样囊性癌

腺样囊性癌（adenoid cystic carcinoma，ACC）属于浸润性乳腺癌，是一种罕见且特殊的乳腺癌亚型[44]，在所有主要乳腺癌中发生率低于0.1%[45]，类似于唾液腺的ACC[46]。数据显示，乳腺ACC具有更好的预后，临床研究表明较少发生腋窝淋巴结转移[47]。根据现有的临床数据，乳腺ACC的发生年龄主要分布于38~81岁，中位年龄为60岁[44]。因男性乳腺癌发病率很低，乳腺癌的ACC主要见于女性[48]。ACC是一种双侧类型的乳腺癌，病变主要发生在乳晕下方的区域[49]。乳腺X线摄影研究显示，ACC表现为密度不对称的不规则组织肿块；超声检查表现为低回声、异质性肿块[47]。

乳腺腺样囊性癌的组织学结构：ACC的大小范围为0.7~12 cm，平均大小约为3 cm[50]。乳腺ACC的特征是基底样肿瘤，缺乏ER、PR和HER2，但存在肌上皮/基底样细胞标志物[51]。与唾液腺的ACC表现类似，乳腺ACC主要存在两种类型的基底细胞，即肌上皮细胞和管腔细胞。两种基底细胞以不同的模式排列，如实性基底样、筛状和管状小梁[44]。肌上皮细胞/基底细胞表现出假膜的形成，中心核呈椭圆形的不良细胞质，也对肌上皮标志物、基底细胞角蛋白（如ck5、5/6、14和17）以及表皮生长因子受体（epidermal growth factor receptor，EGFR）和vimentin等因子表现出免疫反应性[52-54]。另一方面，管腔细胞表现出腺腔的存在，嗜酸性粒细胞细胞质阳性与圆形核。它还显示了上皮膜抗原CD117和细胞角蛋白7、8、8/18的存在[52-56]。许多报告表明，乳腺ACC的管腔细胞和肌上皮细胞在蛋白表达上也存在差异，如上皮分化和极化相关蛋白质主要表现为管腔细胞；然而，Ⅳ型胶原蛋白、纤连蛋白、层粘连蛋白和其他基底层蛋白与肌上皮-基底细胞有关[56-57]。

有作者将乳腺ACC分为3类：Ⅰ级无实性成分且存在管状小梁和筛状形态，Ⅱ级实性成分占30%，Ⅲ级实性成分大于30%[46]。另据报道，Ⅱ级和Ⅲ级的肿瘤体积可能会变大，而且也与复发的可能性有关[58]。

4. 黏液癌

黏液癌是一种罕见的特殊类型的乳腺癌，占绝经后老年妇女浸润性乳腺癌的2%[59]。黏液癌也被称为胶样癌、黏液癌、胶状癌和黏液样癌[21]。此外，黏液癌的特征是黏液蛋白在细胞外间隙中的分泌和存在[60]。

黏液癌的组织学结构：肿瘤由小团均匀的上皮细胞组成，细胞核轻度漂浮在黏液中。肿瘤细胞在细胞外黏蛋白湖中以均匀的实性、腺泡或微乳头状结构排列成10~12个细胞的小岛簇[16,21]。这些岛簇的生长边缘嵌入松散的纤维间质中。此外，WHO根据细胞完整性将黏液癌分为两类，即纯型黏液癌和混合型黏液癌[60]。纯型黏液癌指含有细胞外和细胞内黏蛋白超过90%肿瘤质量的肿瘤细胞，而混合型黏液癌由导管和小叶浸润成分组成，黏蛋白低于90%[61]。在此基础上，纯型黏液癌被分为黏液-A型和黏液-B型。黏液-A型的特征是以微乳头状、管状、乳头状和索状生长；黏液-B型由漂浮在黏蛋白中的肿瘤形成实性细胞簇组成[62]。

5. 管状癌

管状癌是IDC的一种罕见的乳腺癌亚型，在50岁的老年妇女中仅占2%，发病部位是乳腺外上象限，20%为多灶性[63]。在管状癌中，肿瘤由具有开放腔管的管状结构组成，周围有丰富的间质，通常大小为1 cm[64]。

管状癌的组织学结构：管状癌的特征是开放性小管，由单层上皮组成，内有透明的管腔[21]。小管呈椭圆形或圆形，排列不规则。细胞大小适中，核多形性小，有丝分裂结构很少[65]。研究表明，10%~20%的患者患有多灶性小管癌，并在一个或多个象限中作为单独的病灶生长[66]。在肿瘤中以不同比例存在浸润性癌和小管癌，称为小管小叶癌[67]。管状癌也表现为扁平上皮异型性、较少管状瘤变和低级别导管原位癌[68-69]。与此同时，免疫组化研究表明，管状癌ER、PR总是呈阳性[70-71]。

6. 乳头状癌

乳腺乳头状癌占乳腺浸润癌的0.5%[72]。在老年女性绝经后阶段，主要以原位和浸润形式出现，男性的患病率也有报道[73]。乳腺乳头状癌主要是导管内病变[22]。在乳头状乳腺癌中，恶性细胞与纤维血管核心共同形成缺乏肌上皮成分的乳头状结构。恶性细胞显示异常的细胞核类型[66]。

乳头状癌的组织学结构：乳头状恶性肿瘤包括乳头状导管原位癌（ductal carcinoma in situ，DCIS），导管内乳头状瘤病变，实性、侵袭性和包膜性乳头状癌[74-76]。乳头状DCIS表现为纤维血管核心被柱状单形分层上皮细胞包围，这些上皮细胞为肿瘤，具有微乳头状、筛状和实性增生[77-78]。乳腺导管内乳头状瘤是乳腺导管上皮过度增生所引起的良性肿块。在乳头下方的中央导管中，多为单发导管内乳头状瘤，但导管外周侧可见多发乳头状瘤[79]。在某些情况下，可触摸到乳头分泌物，但大多数情况下是无症状的[79]。大导管和末端导管位于导管内乳头状瘤的位置，其特征是纤维血管成分的核心被肌上皮和上皮包围，表现为增生、异常增生、硬化、大分泌和鳞状化生[80]。

实性乳头状乳腺癌的特征是局限的、厚排列的细胞、上皮细胞的可延伸肿块[81-82]。肿瘤呈梭形或椭圆形，外观单一，异常低或中核级，与细胞外和细胞内黏蛋白相连。有时由于嗜银细胞，表现为神经内分泌特征。此外，根据纤维血管区域的存在将其归类为乳头状癌[82-84]。肌上皮细胞的缺失支持实性乳头状癌的诊断，其表现为浸润性肿瘤，而不是原位导管内病变[81-82]。

浸润性乳头状癌是罕见的乳腺癌类型之一，其特征是区域划分清晰，细胞质呈亲氧性阳性，钙沉积小，组织学的中等分级，以及乳头导管内突[85]。

包膜性乳头状癌通常为单一结构，恶性增生伴乳头状突起，由纤维厚包膜内衬的囊管组成，无肌上皮细胞。病变包括低至中级级别的细胞核[78]。部分小比例包膜癌被认为是侵袭性的，因为包膜浸润到周围区域，不再具有乳头状性质，肿瘤的分期取决于浸润的比例[74-75]。

7. 大汗腺癌（雄激素受体阳性且雌激素受体阴性）

乳腺大汗腺癌（apocrine carcinoma，AC）是一种罕见的浸润性乳腺癌，女性发病率小于1%[86]。大汗腺癌的生长模式和预后与IDC-NOS相似，但在细胞结构、相关激素和临床反应方面可以看到差异[87-88]。根据证据，大汗腺癌表达大囊性疾病蛋白液-15（gross cystic disease protein fluid-15，GCDPF-15）、雄激素受体。并且雌激素和孕激素受体保持阴性，因此表现为ER－/PR－/AR+的特征[89-90]。此外，大汗腺癌通常过度表达 HER2[91]。因此，缺乏 HER2 受体的大汗腺癌被认为是三阴性乳腺癌[92]。

大汗腺癌的组织学结构：良性大汗腺病变不同于大汗腺癌[93]，大汗腺分化发生在多种乳腺病变中，包括良性和恶性。良性大汗腺病变代表细胞水平低，细胞正常呈扁平规则型片状，细胞充满细胞质和颗粒，核呈圆形或椭圆形，单一中央核仁[94-95]。

只有在肿瘤具有丰富（72%）大汗腺细胞时才被定义为乳腺大汗腺癌，大汗腺细胞具有颗粒状和嗜酸性粒细胞质，从偏心到中心位置，细胞核圆形、囊泡状、大且核仁占优势，核质比应该大于 1:2，带有划定的细胞边界衬里[89,96]，也表现出细胞核重叠和多形性的特征[94-95]。

8. 神经内分泌癌

神经内分泌癌非常罕见，发病率为 0.27%~0.5%，独特的乳腺癌亚型仅占病例的 2%，由 Feyrter 和 Hartmann 于 1963 年首次描述[97]。该病常见于 70 岁左右的老年妇女[98]。在形态学和免疫组化上与肺部和胃肠道神经内分泌肿瘤相似，多见于绝经后妇女[99]。在 20% 的乳腺癌病例中观察到神经内分泌分化，因此很难评估，因为免疫组织化学生物标志物通常不用于乳腺癌的诊断[100]。目前最被接受的原发性神经内分泌乳腺癌的组织发生理论认为，它来源于神经内分泌和上皮性肿瘤细胞的分化[101-102]。然而，在另一种理论中，认为乳腺神经内分泌癌起源于神经嵴细胞，并进一步迁移到乳腺[103]。此外，乳腺癌细胞具有表达良性神经内分泌病变和神经内分泌生物标志物的潜力，即嗜铬粒蛋白和突触素，这些在文献中尚未被描述[101]。因此，WHO 在 2003 年建议将神经内分泌癌作为乳腺癌的一种特殊类型[102]。神经内分泌癌导致降钙素[104]、去甲肾上腺素[105]和促肾上腺皮质激素[106]分泌过多。

神经内分泌癌的组织学结构：神经内分泌癌的组织结构表现为浸润性生长模式，肿瘤细胞以巢状、肺泡状和小梁状实性聚集[107]。肿瘤大小为 0.8~13.5 cm[108-109]，分泌软胶状黏蛋白[109]。肿瘤细胞呈梭形、多边形和浆细胞样，被纤维血管间隔隔开，细胞质透明或空泡[107,109]。细胞核多形性，核膜不规则，在其他部位的类癌组织中也可见盐和胡椒样染色质[109]。除此之外，Wei 等人 2010 年报告称[108]，与 IDC-NOS 相比，神经内分泌癌的 ER 和 PR 阳性更多，因此也可以根据受体状态进行激素治疗[110]。到目前为止，神经内分泌癌的分期、分级和治疗还没有具体的治疗指南。因此，建议它应该像常规乳腺癌一样治疗[110]。

二、浸润性小叶癌

浸润性小叶癌（ILC）是继 IDC 之后第二常见的乳腺癌类型，约占乳腺癌总数的 5%~10%[111-114]。ILC 多在 ER/PR 阳性的绝经后患者中被诊断[115-116]。ILC 具有独特的转移模式，多表现为胃肠道和腹膜部位的受累[117-119]。

浸润性小叶癌的组织学结构：ILC 的组织结构表现为均匀的肿瘤细胞存在于间质中，并被小叶包围[21]。ILC 肿瘤生长导致正常组织结构紊乱，细胞核圆形，偶见细胞质空泡，细胞质薄，正常导管周围同心层状排列，称为“靶样外观”[120-121]。除此之外，罕见的有丝分裂象、激素受体表达，以及上皮钙黏素免疫组化染色缺失是 ILC 发病机制最重要的生物标志物[116,122]。经典 ILC 代表不同的组织学变异，如多形性小叶癌显示经典 ILC 的生长模式，但包含核多形性，细胞异型性明显，有丝分裂范围明显增加，激素受体阴性表达[123-124]。实体型和肺泡型 ILC 呈片状排列，但这些变异的诊断意义尚不清楚。

第三节　结　论

乳腺癌是全世界女性癌症中最常见的疾病，也是全世界女性因癌症死亡的主要原因。乳腺癌具有复杂的异质性，但由于缺乏足够的异质性数据，现在对其理解不足。根据详细异质性起源的乳腺癌进行组织学分型和亚型，有助于针对特定的乳腺癌患者亚群提供新型治疗工具。

第三章　乳腺癌与其他激素敏感性癌症的关系

Rahul Kumar Maurya, Alok Shiomurti Tripathi, Lucy Mohapatra, Shashank Soni, Mohammad Yasir　著

【摘　要】 每年全球很多女性被诊断为乳腺癌（breast cancer，BC），使其成为女性发病率最高的癌症。乳腺癌与多种女性激素的联系非常重要，因为这些激素会在体内发挥多种作用，包括生殖期和（或）绝经后女性用于避孕和更年期治疗。影响乳腺发育的激素变化也可能会增加乳腺癌发病率。一些研究表明，怀孕和母乳喂养可以降低女性未来罹患乳腺癌的风险。此外，乳腺癌患病风险随着母乳喂养的总体累积程度而下降。一些流行病学研究表明，口服避孕药的女性罹患乳腺癌的相对风险会短暂增加。本章介绍了激素环境对 BC 的发展、预后和治疗的影响，以及激素依赖性肿瘤的遗传基础、乳腺癌与其他激素敏感性癌症之间的关系，以及最新发现的相关生物标志物。

【关键词】 分子生物标志物；乳腺癌；激素；更年期治疗；雌激素受体

第一节　引　言

乳腺癌是一种与遗传和环境相关的复杂疾病。癌症患者是否应该接受激素替代治疗是有争议的。乳腺癌与多种女性激素的联系非常重要，因为这些激素会在体内发挥多种作用，包括生殖期和（或）绝经后女性用于避孕和更年期治疗。影响乳腺发育的激素变化似乎也会增加罹患乳腺癌的风险。雌激素和孕激素替代疗法用于一项妇女健康倡议（Women's Health Initiative）研究，接受治疗的女性患乳腺癌的风险高于服用安慰剂组 [1]。

多种癌症受激素影响，包括激素敏感性或激素依赖性恶性肿瘤。乳腺癌、子宫内膜癌、卵巢癌、前列腺癌、睾丸癌、甲状腺癌、骨肉瘤都与激素有关 [2]。由于激素受到肿瘤生长和消退的影响，乳腺癌激素水平可以通过内分泌治疗得到有效控制。对雌激素敏感的乳腺癌可分为两组，乳腺癌细胞具有雌激素受体，激素有助于癌细胞生长和扩散。

激素在体内的许多过程中发挥重要作用，包括某些细胞和器官的发育和功能。肿瘤对激素敏感，是由于其细胞表面存在被称为受体的一种蛋白质。激素与受体结合，改变某些基因的表达，即受体激活后刺激细胞生长 [3]。雌激素和孕激素是女性生殖年龄段和更年期发生很多生理变化的原因。与正常

细胞相反，乳腺癌细胞具有雌激素和孕激素受体，需要激素刺激生长。乳腺癌细胞与正常细胞一样，需要雌激素和其他相关激素促进发育[4]。癌症的激素受体状态可能有助于确定治疗方案。由于激素治疗会改变雌激素（不是孕激素）对乳腺癌细胞的影响，因此激素治疗的有效性可能会有所不同，取决于肿瘤的雌激素受体状态，阳性或阴性。雌激素和孕激素等激素与受体的结合有助于抑制癌症的发展和扩散。本章介绍了激素环境对乳腺癌的发展、预后和治疗的影响。

某些基因相关通路，如 PI3K、ACT 和 mTOR，在不同的恶性肿瘤中被激活，在癌症形成、进展和耐药中发挥重要作用。它们被认为是癌症治疗的潜在靶点，且已研发出多种药物[5]。本章还介绍了激素敏感性肿瘤的遗传基础、乳腺癌与其他激素敏感性癌症之间的关系以及最新发现的相关生物标志物。

第二节　激素在乳腺癌中的作用

激素是一种化学信使，影响靶细胞和体内各种组织。观察到乳腺癌患病率随着绝经前妇女卵巢释放的雌激素和孕激素水平升高而增高。女性青春期后，乳腺癌发病率随着年龄增长迅速上升，直至绝经。因此，卵巢功能正常时间较长的女性乳腺癌患病率更高。即使生更多的孩子也可能无法降低女性乳腺癌发病率，特别是生育年龄较小的女性。乳腺癌是一种常见的激素依赖性（激素敏感性）癌症。激素依赖性癌细胞含有特定类型的蛋白质，称为激素受体［雌激素受体（estrogen receptor，ER）和孕激素受体（progesterone receptors，PR）］。乳腺细胞上有大量雌激素受体。雌激素可以促进正常乳腺上皮和肿瘤性乳腺上皮增殖（图 3.1）。这些上皮细胞在青春期开始增殖，并在 12~18 岁之间达到顶

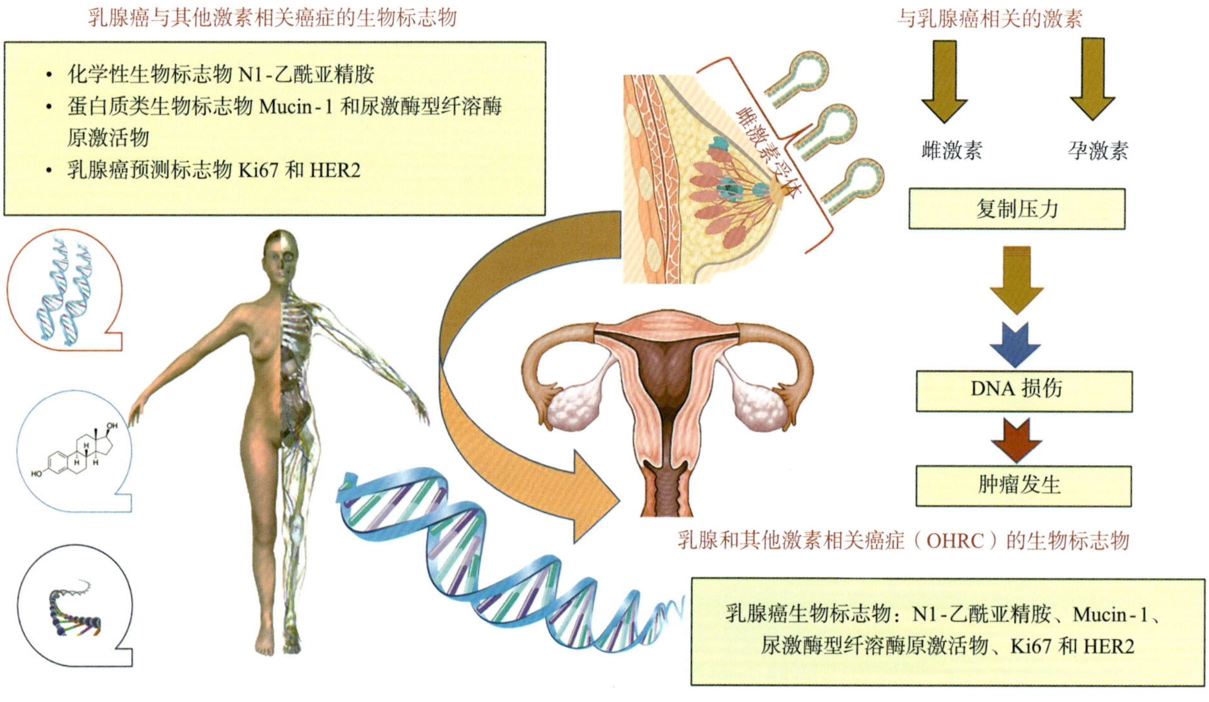

图 3.1　激素在乳腺癌中的作用，乳腺癌与其他激素相关癌症的关系，生物标志物以及激素敏感性乳腺癌相关遗传学的关系

峰。妊娠初期与增殖有关，但随后与乳腺上皮细胞的标志性分化有关，并且有证据表明，第一次妊娠会先增加后降低乳腺癌的风险。第一次怀孕发生得越早，未分化的易感干细胞存在的时间就越少，因此，罹患乳腺癌的风险越低。此外，自然或人为导致的卵巢功能早衰与乳腺退化有关，其特征是上皮细胞高度死亡导致的基底细胞和中间细胞数量减少。这是造成绝经后年龄-发病率曲线斜率下降的原因，以及自然或人为导致的卵巢功能早衰对乳腺癌风险的保护作用。孕激素在妊娠和月经周期的调节中发挥重要作用。一项全面的荟萃分析发现，从月经初潮到绝经的时间跨度与乳腺癌发病率密切相关。月经初潮每早一年，乳腺癌风险上升 5%。同样，绝经每晚一年，乳腺癌风险上升 3.5%[6]。

一、雌激素的促肿瘤作用

当雌激素存在时，核类固醇受体控制细胞功能。当激素与质膜受体结合，就会发生激素内化，进入细胞，这是类固醇激素的经典信号传导模式。这些复合物与 DNA 反应元件结合，如雌激素反应位点，调节靶基因核转录，从而改变癌症干细胞的生物反应。乳腺癌中存在这些激素中的一种或两种。ER 阳性的乳腺癌细胞具有雌激素受体。伴有孕激素受体（PR）的乳腺癌被称为 PR 阳性乳腺癌。如果癌细胞缺乏这两种受体中的任何一种，则被指定为 ER/PR 阴性。ER 和（或）PR 阳性乳腺癌约占所有乳腺癌病例数的 2/3。此外，乳腺诊断标准要求检测肿瘤 ER/PR 状态。免疫组织化学（Immunohistochemistry，IHC）是检测肿瘤 ER/PR 状态的最常见方法。由于乳腺癌的激素相关性，阻断雌激素信号的内分泌治疗已被证明可有效治疗乳腺癌。另一方面，激素相关的癌症更有可能对激素治疗产生耐药性，这可以通过多种因素来解释，包括受体突变和其他信号转导旁路[7-9]。控制人类生殖系统干细胞的最重要激素是孕激素和雌激素。它们有可能促进肿瘤干细胞（cancer stem cell，CSC）生长并增加生殖系统恶性肿瘤的风险。因此，雌激素和孕激素似乎是 CSC 数量和功能的重要调节因子。研究女性激素与 CSC 之间的联系对于开发更多靶向作用于 CSC 的抗癌药物至关重要[10-12]。

二、孕激素的促肿瘤作用

在青春期和哺乳期，孕激素（一种卵巢类固醇激素）对乳腺正常发育至关重要。高亲和力孕激素受体（progesterone receptor，PR），包括传统的孕激素受体（PR）-A 和 -B 两种亚型，存在于女性生殖组织中，包括子宫、卵巢和乳腺（mammary gland，MG）。此外，PR 在乳腺癌的生长和进展中发挥重要作用[13]。部分表达 PR-A 和 PR-B 的乳腺上皮细胞（mammary epithelial cell，MEC）也表达 ER，通常需要雌激素来促进 ER+ 细胞中的 PR 表达。因此，很难将孕激素和雌激素（也是一种有效的乳腺有丝分裂原）的作用分开。在正常乳腺细胞和乳腺癌细胞中，与 ER 相比，关于 PR 亚型的研究较少[14]。此外，孕激素 /PR 亚型会影响导管末端的末端芽（terminal end-buds，TEB）或腺泡的产生，这些末端芽或腺泡在泌乳腺中成为产乳汁细胞器。EGF 和 IGF-1 是另外两种必需的激素，在正常乳房发育过程中促进末端芽增殖，以及雌激素和孕激素引起的导管扩张和侧分支生成[15]。

三、褪黑素与激素依赖性乳腺癌

松果体分泌的主要激素——褪黑素，也被称为 N-乙酰基-5-甲氧基色胺（N-acetyl-5-methoxytryptamine，

N-AMPT），是一种能将光转化为体液冲动的光神经内分泌调控子。下丘脑的视交叉上核控制褪黑素生成。已经证实，褪黑素还可以在很多其他组织中生成，包括消化系统、皮肤、骨髓、视网膜和淋巴细胞[16]。褪黑素的合成开始于褪黑素能途径吸收循环色氨酸（tryptophan，Trp）。犬尿氨酸途径与乳腺癌发展有关。乳腺癌患者 TNF、IFN 及促炎细胞因子（如 IL-1 和 IL-6）过表达。诱导肝外吲哚胺 2,3-双加氧酶的细胞因子，可通过合成 5-羟色胺消除 Trp，有利于犬尿氨酸途径的激活，增加作为 AhR 配体的犬尿氨酸及其酸的合成。另一方面，这种受体的刺激对乳腺癌非常重要[17]。当乳腺癌中芳烃受体被激活时，会引起线粒体中细胞色素 P450（cytochrome P450，CYP）1b1 升高，进而导致褪黑素转化为 N-乙酰血清素（N-acetylserotonin，NAS）。与褪黑素相反，NAS 激活酪氨酸受体激酶 B（tyrosine receptor kinase B，TrkB）受体。TrkB 活化可增强乳腺癌细胞的存活和迁移。同样，在乳腺肿瘤细胞中，松果体激素水平下降会导致 AhR 活化。

褪黑素有多种作用方式。例如，松果体分泌褪黑素，有助于调节昼夜节律和年度节律以响应光照。由于夜间暴露在人造光（artificial light at night，ALAN）下，夜班工作的女性患乳腺癌的风险更高[18]。服用褪黑素可降低她们患与夜间工作相关的乳腺癌风险。然而，褪黑素的给药时间不同，作用差异很大，早上给药可以促进肿瘤生长，下午给药几乎无效，晚上给药则可发挥抗增殖作用[19]。褪黑素还可以通过白细胞介素和其他细胞因子介导，发挥免疫刺激剂作用，调节免疫系统。随着褪黑素水平下降，免疫系统功能减弱，使肿瘤不受控制地扩散。褪黑素作为一种选择性雌激素受体调节剂和雌激素酶调节剂，可能有助于降低乳腺癌风险。褪黑素的抗雌激素作用可归因于其在神经内分泌-生殖轴中的作用，褪黑素可降低卵巢产生的雌激素和催乳素水平，这两种激素对正常乳房和乳腺肿瘤生长都很重要。Borin 等人提出了一种治疗方法，即使用褪黑素抑制与乳腺癌恶性转化和扩散有关的 Rho 相关蛋白激酶的活性[20]。

四、激素避孕与乳腺癌

乳腺癌风险受到当代社会习俗的影响，例如母乳喂养、首次分娩年龄、胎次、饮食、肥胖、体力活动、酒精摄入和塑料暴露。女性一生中，乳腺组织暴露于性激素与较多已知的乳腺癌危险因素有关，包括生殖、月经和营养状态。使用激素作为避孕药需要谨慎，因为它们可能是乳腺癌可变的危险因素。由于女性在年轻时开始使用口服避孕药，并可能持续使用较长时间直至生育，且相较于自然生育率低的国家，当代女性有更多的机会暴露于激素[21]。核激素受体（nuclear hormone receptors，HR），如 ER 和 PR，在促进和调节产后乳腺发育中发挥至关重要的作用。乳腺有多个发育周期，包括怀孕、哺乳和退化。乳腺是一种激素敏感的靶组织[22]。雌激素受体 α 亚型发挥作用的必要条件，是受到包括成纤维细胞生长因子（fibroblast growth factor，FGF）、表皮生长因子（epidermal growth factor，EGF）在内的生长激素和其他激素的刺激，如雌激素[23]。75% 的乳腺癌表达 ER 基因，在疾病发生和进展过程中发挥重要作用。同样值得关注的是，孕激素诱导的乳腺生长发生在两个不同的水平上。有两种治疗方法，第一种是仅靶向作用于 PR 阳性细胞，因此是雌激素依赖性的。第二种是在 PR 阴性细胞中，孕激素作为调节剂，通过旁分泌途径发挥作用，且作用更持久[22]。作为分子介质，RANKL 及其受体 RANK 在核因子 κB（nuclear factor-κB，NF-κB）信号通路中发挥关键作用。依据目前的流行病学研究结果，月经初潮年龄和胎次年龄是两个终生影响乳腺癌风险的关键生殖因素。RANKL 及其受体 RANK 在控制孕激素对乳腺增殖诱导作用中发挥关键作用，这一发现促进了对该孕激素致癌机制的研究。癌症的形成和进展与增殖爆发和 RANKL 表达有关。临床研究发现，RANKL 基因和蛋白质表达水平与循环孕激素水平相关。结果显示，在黄体期，正常和癌性乳腺组织中的 RANKL 表达水平更高，这表明 RANKL 介导了正常和癌组织中的孕激素作用[24-25]。

五、绝经激素治疗和乳腺癌

大约 80% 的女性会出现更年期综合征。激素治疗是更年期综合征最有效的治疗方法。绝经激素治疗（menopausal hormone treatment，MHT）可降低超重女性患 BC 的风险，尽管没有迹象表明成年早期（20 岁）的 BMI 与女性首次怀孕的年龄相关。MHT 不仅会增加普通人群患乳腺癌的风险，还会增加有癌症家族史的人群患乳腺癌的风险。很多女性不鼓励使用 MHT，尤其是乳腺癌风险增加的女性。关于 MHT 和 BC 死亡率的观察性研究结果不一致。MHT 亚组分析无法解释这种差异。在“百万女性研究”（million women study）中，单独雌激素疗法或雌孕激素联合疗法（EPT）已被证明会增加因乳腺癌死亡的概率[26]。对这些矛盾结果的一个可能的解释是，MHT 对乳腺癌存活的任何因果影响都可能出现这种相互矛盾的结果，因为死亡率代表了 MHT 对患病率和生存能力的影响[26]。MHT 的获益和风险是复杂的，最值得关注的是，骨折、糖尿病、食管癌、胃癌、结直肠癌的发生率更低，然而脑卒中、静脉栓塞、膀胱癌、乳腺癌和卵巢癌的发生率被发现更高。这些建议指出，医生必须根据个人风险-收益分析结果，决定是否开出 MHT 处方[27-28]。

第三节 乳腺癌与其他激素相关癌症的关系

一、不同的激素敏感性癌症

激素是我们身体的重要内源性化学物质，参与调节许多生理功能。这些化学物质在有关新陈代谢、更年期和情绪调节方面发挥着重要作用，尤其是在女性中。然而，它们也参与支持多种激素敏感性或激素依赖性癌症的进展过程。并非所有癌症都是由激素驱动的。被认为是激素敏感性癌症的少数类型包括[29]：①乳腺癌，部分亚型需要雌激素和孕激素等激素才能发展；②卵巢癌，部分亚型也受到雌激素的影响；③子宫癌或子宫内膜癌也可以由雌激素和孕激素引起；④前列腺癌，以睾酮为主的激素在这种癌症的发展和扩散中发挥关键作用。

与已被广泛认可的化学物质（致癌物）和病毒作为主要肿瘤启动子的模型不同，激素相关癌症具有不同的致癌机制。研究证明，内源性和外源性激素能够刺激细胞增殖，增强细胞分裂，增加基因突变或随机遗传错误（遗传漂移）的发生概率[30]。与激素致癌相关的“细胞增殖”模型与化学致癌模型的重要区别在于，无须明确的启动子。在细胞分裂阶段 DNA 复制的错误可以产生意外的基因突变，从而增加恶性表型。迄今为止，越来越多的证据支持激素相关癌细胞增殖模型[30-31]。与激素相关癌症有关的重要竞争基因包括参与内分泌途径和 DNA 修复过程的基因、肿瘤抑制基因和癌基因[32]。例如，

BRCA1 和 *BRCA2* 均为肿瘤抑制基因（tumor suppressor genes，TSG），主要与乳腺癌和卵巢癌等脆弱性有关。此外，在许多病例中，*TP53* 基因胚系突变也与乳腺癌风险增加有关。有效的抗激素治疗，可阻断疾病进展，延长患者生存期，并印证了激素在几种癌症发展中的主要病因作用。

二、乳腺癌与卵巢癌

乳腺癌是女性最常见的恶性肿瘤。乳腺癌和卵巢癌之间存在相似之处。例如，二者均有类似的基因突变（TSG 和原癌基因）、激素调节的改变以及微环境等[33]。了解了乳腺癌与卵巢癌的关系，就可能会开发出针对女性的癌症治愈新方法，有效阻断肿瘤转移。*BRCA1* 和 *BRCA2* 基因异常或遗传性乳腺癌或卵巢癌与患卵巢癌的概率增加有关[34]。美国临床肿瘤学会建议被诊断患有上皮性卵巢癌的女性需要详细了解疾病特征和家族史，并接受基因检测，明确 *BRCA1*、*BRCA2* 和其他卵巢癌易感基因的遗传变异，这一点也支持了乳腺癌和卵巢癌之间存在的联系。携带 *BRCA1* 或 *BRCA2* 基因遗传突变的人群，罹患乳腺癌或卵巢癌的风险高于普通人群。乳腺癌是由 *BRCA1* 或 *BRCA2* 基因的遗传性突变或改变引起的，大约 3% 的病例（每年 7500 名女性）与家族遗传有关，而卵巢癌中约 10% 的病例（每年 2000 名女性）与家族遗传有关[35]。如果 *BRCA1* 和 *BRCA2* 基因被删除或复制，则发生不同癌症的可能性更大。尽管有些患者未携带 *BRCA* 突变，但他们的恶性肿瘤也会具有类似于 *BRCA* 突变和（或）DNA 修复系统失调的行为特征。通过分析基因拷贝数和表达模式的变化，最近的研究试图发现这些基因中不同类型的突变[36]。因此，某些 DNA 修复系统中的突变可能会增加患乳腺癌和卵巢癌的风险（见图 3.1）。

体细胞突变是指可能遗传给儿童的 *BRCA1* 和 *BRCA2* 基因的胚系改变，有可能发生基因完全缺失、大量插入、重复序列、移码以及错义或无义突变。另一方面，这些基因突变的频率因组而异。根据最近的研究结果，这两个基因已知有近 3500 个突变。例如，德裔犹太人可以通过膝反射完整测序或缺失 / 复制分析检测到所有 3 种突变[33]。

此外，突变的外显率对于基因组重排后可被检测也很重要。外显率高的等位基因比外显率低的等位基因更容易被检测出。然而，低遗传风险等位基因存在许多差异，这些低杂合基因可能会增加癌症及其进展的风险[37]。

例如，乳腺癌 / 卵巢癌的高外显率等位基因是 *TP53* 和丝氨酸 / 苏氨酸蛋白激酶 11（Serine/threonine kinase 11，*STK11*）。中等外显等位基因包括 BRCA2 伙伴和定位器（Partner and Localizer of BRCA2，*PALB2*）、BRCA1 相互作用解旋酶 1（BRCA1 Interacting Helicase 1，*BRIP1*）和 *RAD51C*（S. cerevisiae）[38]。*KRAS* 变体（一种胚系 miRNA 结合位点破坏变体）和瓣状核酶内切酶 1（Flap endonuclease 1，FEN1）是最近发现的乳腺癌和卵巢癌生物标志物，可用于早期筛查[39]。

三、乳腺癌与子宫内膜癌

子宫内膜癌和乳腺癌是女性常见的恶性肿瘤，均有雌激素依赖性，因此这两种癌症有一定的联系。子宫内膜癌通常起病在自然绝经后，确诊的中位年龄约 60 岁。子宫内膜癌和乳腺癌具有大致相似的生殖和激素风险因素，包括未产和大量雌激素暴露[40]。越来越多的同一个体双原发肿瘤病例，为乳腺癌与子宫内膜癌具有相同的病因提供了依据[41-42]。此外，集体遗传机制可能也是子宫内膜癌和乳腺癌的发病因素。例如，Cowden 综合征（Cowden syndrome）和遗传性非息肉性结直肠癌（hereditary non-polyposis colorectal cancer，HNPCC）[43]。但是乳腺癌和子宫内膜癌之间的家族相关性，目前尚不确定。

治疗乳腺癌使用的他莫昔芬，可能会增加子宫内膜癌风险，与他莫昔芬的作用机制有关。在乳腺组织中，他莫昔芬的作用与雌激素促进生长的作用相反，但在其他组织中（包括骨骼和子宫），他莫昔芬的作用与雌激素类似。在骨骼中，它是有益的，因为雌激素可以增强骨密度；但也会增加子宫发生癌症并进展的风险。他莫昔芬是一种选择性雌激素反应调节剂（selective estrogen response modifier，SERM），可促进子宫内膜增生。虽然增生本身不是癌症，但偶尔会发展成癌症。一项病例对照研究发现，与未接受治疗的女性相比，接受他莫昔芬治疗至少 5 年的乳腺癌女性患子宫内膜癌的风险增加了 3.6%。在大于 35 岁和小于等于 35 岁的女性中，因乳腺癌长期使用他莫昔芬（3.5 ± 3.0 年）与子宫内膜癌风险增加也有关［35 岁以上女性（OR=2.94，95%CI 2.13~4.06，3 年或更长时间；OR=4.08，95%CI 1.67~9.93）］[44]。他莫昔芬也在一定程度上增加了子宫肉瘤的风险，子宫肉瘤是一种发病于子宫肌层的恶性肿瘤。在另一项针对乳腺癌高危女性的研究中，他莫昔芬作为乳腺癌的预防用药，中位随访时间为 6.9 年，他莫昔芬组有 4 例肉瘤（每年每 10 万名患者中有 1.7 例），而安慰剂组无肉瘤发生。诊断时的中位年龄或他莫昔芬暴露年限无差异[45]。因此，任何使体内雌激素水平快速升高的疾病或状态，都会增加子宫内膜癌风险。患有乳腺癌 / 卵巢癌的女性也可能增加子宫内膜癌的风险，因为乳腺癌和卵巢癌常见的饮食、激素和生殖风险因素同样会增加子宫内膜癌的风险。

第四节　乳腺癌和其他激素相关癌症（OHRC）的生物标志物

当人体免疫系统对恶性肿瘤识别和做出反应时，人体免疫系统或癌细胞本身会产生肿瘤标志物。通过检测血液、尿液或其他体液中的生物标志物，可以监测癌症进展、复发，或有助于对癌症进行筛查、诊断、分期。生物标志物和肿瘤标志物可能是蛋白质或 DNA 修饰，例如突变和其他异常。肿瘤组织或体液中可能存在有助于诊断和治疗方案选择的生物标志物。肿瘤标志物很少单独用于临床诊断，通常需要与临床症状和影像学检查联合。

一、N1-乙酰亚精胺作为化学生物标志物

N1-乙酰化亚精胺和精胺衍生物在乳腺肿瘤中高表达，而在正常乳腺组织中不表达。有证据表明，雌激素与女性乳腺癌的发展和病程有关。雌激素刺激后，鸟氨酸脱羧酶（ornithine decarboxylase，ODC）为一种多胺生物合成酶，其表达量高于没有雌激素刺激的状态。与附近的正常组织相比，前者的肿瘤多胺水平高于后者。研究表明，多胺分解代谢酶亚精胺 / 精胺 N1-乙酰转移酶（spermidine/spermine N1-acetyl transferase，SSAT）和精胺氧化酶（spermine oxidase，SMO）活化对于多胺类似物及其与化疗药物［如 5-氟尿嘧啶（5-FU）和紫杉醇］联合的抗增殖和凋亡作用至关重要。因此，多

胺分解代谢酶可以作为有效的治疗靶点和敏感的标志物[46]。

这种被称为 SSAT-1 的蛋白质广泛分布在哺乳动物各组织中，甚至在人类和动物的健康细胞中也有少量存在。有毒物质、激素、药物和生长因子只是可能导致该结果的部分因素[47-49]。已有研究表明，SSAT-1 在人类前列腺癌中过表达，有助于防止多胺浓度处于危险范围。致癌多胺合成可上调多胺和 N1-乙酰亚精胺水平，表明 SSAT-1 活性增强。已证实，人类和动物的肿瘤细胞和组织中具有更高水平的单乙酰化多胺。除了患者来源的原发肿瘤组织外，Maksymiuk 等人 2018 年还检测了人正常细胞系和癌细胞系中 SSAT-1 的表达水平。在某些恶性肿瘤中，SSAT-1 表达水平更高，研究人员认为，通过检测尿液中 N-乙酰金刚烷胺评价 SSAT-1 活性，可能会帮助诊断癌症[50]。

二、Mucin-1、尿激酶型纤溶酶原激活物作为蛋白质生物标志物

Mucin-1 是一种被广泛研究的肿瘤相关的跨膜糖蛋白[51]。胰腺、乳腺、肺和胃肠道上皮细胞表面均存在 Muc1，且表达水平低[52]。MUC1 表达水平上调可能会通过降低细胞间黏附和细胞 - 细胞外基质黏附来影响肿瘤细胞侵袭、增殖和存活能力，因此 MUC1 已成为癌症诊断研究的热点。MUC1 可控制癌症的发展和侵袭，并与 EGFR、β- 联蛋白和 NF-κb 信号通路有关[53]。癌症血管生成和化学耐药性都与 MUC1 高表达有关[54]。因此，MUC1 可能在肿瘤发生、发展、扩散过程中发挥作用，可能是恶性肿瘤的预测因子。超过 90% 的乳腺肿瘤表达 MUC1，作为上皮细胞的一种表面蛋白。关于 MUC1 在乳腺癌中的功能，以及所涉及的分子通路，尚需进一步研究明确。

换句话说，尿激酶型纤溶酶原激活物（Urokinase-type Plasminogen Activator，uPA）是一种必需的丝氨酸蛋白酶，可将纤溶酶原转化为活性纤溶酶，参与多个癌症转移[55]。Jänicke 等人首次使用酶联免疫吸附试验（enzyme-linked immunosorbent assays，ELISA）方法来评估乳腺癌组织中存在的 uPA 蛋白量[56]。结果显示，预后不良的乳腺癌患者原发组织中的 uPA 抗原水平升高。因此，推荐使用 uPA 作为生物标志物来评估乳腺癌风险并为患者选择合适的辅助化疗方案提供参考[57]。此外，基于酶联免疫吸附测定的技术可用于评估乳腺癌预后和测量 uPA。因此，研究人员开发了 uPA ELISA 试剂盒产品。FEMTELLE® 是通过 uPA 来评估初始乳腺癌手术后化疗是否有效的工具之一[58]。但基于 ELISA 的监测方法也有缺点，例如需要新鲜的样本[59]。

很多机构通过检测 uPA mRNA 表达水平以检测恶性肿瘤[60-61]。由于 mRNA 可以从福尔马林固定组织中提取，因此与基于 ELISA 的检测相比，它具有显著的优势。uPA mRNA 对癌症诊断的作用已被大量研究，但结果各不相同。在得出确切结论之前，需要进一步深入研究。

三、Ki67 作为乳腺癌预后标志物

Ki67 与乳腺癌细胞分裂和增殖的速率有关。使用 MIB1 抗体对组织样本进行检测，可以检测乳腺癌组织样本的 Ki67 水平，评估肿瘤侵袭性。MIB1 附着的细胞越多，肿瘤细胞增殖和分裂的速度越快。Ki67 评分可能有助于确定患者预后或恢复前景。研究结果显示，Ki67 高表达的癌症可能比低表达的肿瘤预后更差[62]。

四、HER2 作为乳腺癌预后标志物

HER2 是一种治疗相关的基础生物标志物，已被确定为预后和疗效预测因子。IHC 和 FISH 都是 HER2 成熟、快速和廉价的检测技术，可用于检测全身各部位病灶。结合临床病理预后因素，这些分子标志物可以最准确地预测癌症复发和进展。激素受体和 HER2 等分子标志物因其治疗意义而对未来的药物开发至关重要。人类 *HER2* 基因（*ERBB2* 基因）合成促进生长的癌蛋白 HER2，也称为酪氨酸激酶、erbB2、CD340（cluster of differentiation 34）、ERBB2（人）、Erbb2（大鼠）、NEU、HER2/neu、HER2、MLN19 和 TKR1，还被称为 HER2/neu 癌蛋白 [63]。乳腺细胞有 HER2 蛋白受体，可协助和调节乳腺细胞生长、分裂和修复。*HER2* 基因可能会出现异常，自身拷贝数增加，称为 *HER2* 基因扩增，可能导致乳腺癌。由于乳腺细胞产生过多的 *HER2* 基因拷贝，HER2 蛋白过表达 [64]，预示着乳腺细胞不受限制地生长、发育和增殖。免疫组织化学（IHC）和荧光原位杂交（FISH）可以非常简便地检测 *HER2* 基因和蛋白质 [65]。当 HER2 蛋白过表达且使用 FISH 检测出 *HER2* 基因扩增时，被确定为 HER2 阳性乳腺癌。当 *HER2* 基因或 HER2 蛋白在肿瘤中没有过表达时，则称为 HER2 阴性乳腺癌。*HER2* 这种癌基因的过表达对乳腺癌部分侵袭性亚型的发展和进展有很大的促进作用 [66]。

第五节　激素敏感性乳腺癌背后的遗传学基础

一级亲属的乳腺癌患病率更高 [67]。遗传性乳腺癌约占全部乳腺癌的 10%，其中所有乳腺癌和基因的改变（突变）均直接相关 [68]。*BRCA1* 和 *BRCA2* 只是目前已知在乳腺癌发展中起作用的众多基因中的两个。此外，由于人口老龄化，女性乳腺癌的发病率正在上升。造成乳腺癌基因突变的原因有很多，包括雌激素等激素，它们可以调节这些基因以改变细胞代谢、细胞凋亡、细胞周期停滞和细胞增殖等细胞过程 [68]。

一、*BRCA1* 和 *BRCA2* 基因突变

BRCA1 基因定位于染色体 17q21，与乳腺癌早期发病有关 [69]。*BRCA1* 基因突变与年龄有关，携带遗传性 *BRCA1* 突变的 40 岁女性发生乳腺癌的风险比普通人群高 200 倍 [70]。但随着年龄的增长，癌症发展的风险逐渐降低。这表明 *BRCA1* 基因的突变促进了前列腺、卵巢和乳腺等激素反应组织的癌症发展趋势。哺乳动物细胞中有两种雌激素受体亚型，即 Erα 和 Erβ。Erα 可调节乳腺细胞功能，有助于乳腺发育 [71]。雌激素反应元件（estrogen response element，ERE）与 ER 结合，通过上调细胞周期调节基因（如 *Cyclin D1* 和 *c-Myc*）以及蛋白质合成基因来刺激细胞增殖 [72]。这种响应雌激素的分子上调有助于乳腺发育。此外，Erα 还与 *BRCA1* 相互作用，*BRCA1* 可抑制 ERE 进而抑制 Erα 表达 [73]。*BRCA1* 突变可打破 *BRCA1* 和 Erα 之间的平衡，从而抑制细胞凋亡，诱导乳腺细胞增殖。

此外，ERE 还可以调节细胞代谢功能，在营养物质充足的情况下促进克雷布斯循环（Krebs cycling）和糖酵解 [74]。这种代谢功能（如糖酵解）的促进是通过上调 PI3K-AKT 信号通路来实现的，该信号通

路可促进细胞有丝分裂，诱导细胞增殖[75]。然而，细胞代谢受到 *BRCA1* 的负调节，因为 *BRCA1* 上调可降解 AKT 磷酸化并下调 Igf-1 表达水平[76]。脂肪酸合成是肿瘤细胞生长所必需的，乙酰辅酶 A 转化为丙二酰辅酶 A 有助于脂肪酸合成。据报道，乙酰辅酶 A 羧化酶（Acetyl-CoA carboxylase，ACC）刺激乙酰辅酶 A 转化为丙二酰辅酶 A，从而调节肿瘤细胞生长。然而，已知 *BRCA1* 直接抑制 ACC 并调节肿瘤细胞生长[77]。这表明 *BRCA1* 基因在调节肿瘤生长中的作用，*BRCA1* 突变与乳腺癌发展有关。

BRCA2 基因是仅次于 *BRCA1* 的第二大乳腺癌显性易感基因。一项研究估计，*BRCA2* 突变携带者发生 BC 的终身风险超过 70%，所有类型乳腺癌中约 2% 的病例涉及 *BRCA2* 基因突变。此外，最近的证据表明，与 *BRCA1* 相比，*BRCA2* 突变更多地参与女性乳腺癌的发展。这种差异的预测是由于侵袭性肿瘤中存在 *BRCA2* 突变携带者。管腔 B4 型乳腺癌具有高度侵袭性，具有 *BRCA2* ER 阳性表型，其复发评分高于散发性乳腺癌[78]。ER 阳性散发性乳腺癌女性病例的生存率高于 ER 阴性乳腺癌。此外，与 *BRCA1* 相比，*BRCA2* 突变相关的乳腺癌具有 ER 高表达且管腔 B 亚型中 HER2/neu 蛋白过表达[79]。

由于 *BRCA2* 肿瘤抑制基因的一个等位基因的胚系突变，乳腺癌发生的风险增加。*BRCA2* 基因还通过同源重组（homologous recombination，HR）参与双链断裂（double-strand break，DSB）的无差错 DNA 修复，并且基因突变干扰了 DNA 修复的既定机制，从而导致乳腺癌的发展[80]。以上证据说明，*BRCA2* 基因突变通过表达 ER 参与浸润性乳腺癌的发展。

二、*PALB2*、*PTEN* 和 *TP53* 高风险基因突变

PALB2 是 *BRCA2* 基因的定位因子和伴侣，*BRCA2* 基因是一种中度易感基因危险因素[81]。*PALB2* 基因参与蛋白合成，并与 *BRCA2* 基因合成的蛋白相互作用。*PALB2* 与 *BRCA1* 和 *BRCA2* 基因密切相关，参与双链 DNA 修复，是肿瘤抑制基因[82]。*PALB2* 基因异常的女性，50 岁时患乳腺癌的风险为 14%，70 岁时患乳腺癌的风险高达 35%[83]。一项研究表明，即使没有乳腺癌家族史，*PALB2* 突变携带者也是乳腺癌高危人群[83]。

PTEN 基因位于染色体 10q23.3，是一个多功能肿瘤抑制基因，有助于调节正常细胞生长。*PTEN* 基因产物保护酪氨酸磷酸酶的结构域，酪氨酸磷酸酶与细胞骨架蛋白生长素和张力蛋白具有同源性。*PTEN* 基因突变类型包括无义突变和纯合子缺失。在超过 50% 的乳腺癌病例中，杂合性丧失影响 10q23.3，并在常染色体显性癌症（包括乳腺恶性肿瘤）中检测到 *PTEN* 的胚系突变[84]。*PTEN* 基因失活与包括乳腺癌在内的很多癌症有关。

超过 70% 的家族遗传性乳腺癌病例涉及 PI3K 信号通路[84]。此外，分子谱阐明了 ER 阳性乳腺癌转化成一种侵袭性的癌症，即管腔 B 亚型和对激素治疗的抵抗力。由于 PI3K 通路的激活，ER 降低了与雌激素阳性乳腺癌相关的活性[85]。*PTEN* 基因下调 PI3K 通路水平，其缺失会激活 AKT/mTOR 通路，从而有助于内分泌治疗抵抗[86]。对小鼠模型的研究证明了 *PTEN* 在乳腺癌发展中的剂量依赖性，*PTEN* 下调 20% 与乳腺癌高外显率有关。

TP53 基因通过破坏 DNA 使细胞生长停止，在癌症中突变频率较高[87]。p53 是 *TP53* 的转录因子代码，参与 DNA 的修复、代谢、细胞凋亡、细胞衰老、细胞周期停滞以及应激后发生的其他过程[64]。此外，*TP53* 基因突变还是其他疾病的病因，如肉瘤、脑肿瘤、白血病和乳腺癌。一项研究表明，大约

30% 的乳腺癌病例存在 *TP53* 基因突变[88]。

p53 具有复杂的信号网络，由细胞内和细胞外的多种因素调节，p53 网络的调节与平衡非常重要，因为网络调节会改变 p53 的功能，引起细胞应答的变化[89]。Erα 是 p53 信号通路的一种调节剂。*TP53* 基因的突变在 ER 阳性和 ER 阴性乳腺癌患者中都很常见[90]。p53 通过直接相互作用与 Erα 形成复合物，抑制 p53 基因功能。一项研究表明，Erα 直接与 p53 结合以调节 p53 靶基因启动子，并抑制 p53 的功能，该过程可直接募集 HDAC1、MRT 和 NCOR，以调节 Erα-p53 之间的相互作用或复合物形成[91]。

三、*ATM* 和 *cdh1* 中风险基因突变

共济失调-毛细血管扩张突变（ataxia-telangiectasia mutated，*ATM*）基因有助于 DNA 修复，是一种共抑制基因，位于染色体 11q22.3 上[92]。*ATM* 基因属于磷脂酰肌醇 3 激酶相关蛋白激酶（phosphatidylinositol 3-kinase-related protein kinase，PIKK）家族。ATM 蛋白参与对 DNA 损伤的应答通路的激活并参与 DNA 修复[92]。端粒维持、氧化应激、基因调控、细胞凋亡和细胞周期控制等多个细胞过程受到 *ATM* 基因调控，包括乳腺癌在内的多种恶性肿瘤中均存在该基因突变。一份报告表明，AT 不是由于杂合突变产生的，但是携带者患乳腺癌的风险是普通人群的 2~3 倍[93]。在近 40% 的散发性乳腺癌患者中观察到 *ATM* 基因杂合突变[94]。乳腺癌风险与 *ATM* 变异体密切相关，其中 V2424G 亚型与乳腺癌高风险有关，而较低的风险与 S707P、L546 和 D1853V 亚型相关[94]。

ER-α 可通过激活 miR-106a 和 miR-18a 来下调 *ATM* 转录水平，从而延迟 DNA 修复并诱导细胞周期，导致细胞因 DNA 损伤和反应延迟而进展[95]。一项研究结果表明，用雌激素治疗的乳腺癌，由于 *ATM* 激活失败，细胞凋亡和 p53 激活水平未上调。有许多基因，如 *ATM*、*CHK2*、*p53*、*BRCA1* 和 *AKT*，与 *ATM* 相互作用以影响细胞周期过程并导致乳腺癌发生[96]。*ATM* 激活和 *CHK2*（检查点激酶，checkpoint kinase）磷酸化可控制细胞周期停滞[97]。细胞过程改变伴 *ATM* 基因突变时，会导致癌症发生。

CDH1 基因位于 16q22.1 上，编码 E-钙黏蛋白 / 钙黏蛋白 1，导致与胚系突变相关的遗传性弥漫性胃癌[98]。E-钙黏蛋白是一种细胞黏附蛋白，存在于一种涉及细胞间黏附的钙依赖性糖蛋白中[99]。有几种病理特征存在，例如预后不良、淋巴结转移、浸润性生长和与 E-钙黏蛋白表达降低相关的分化不良。有弥漫性胃癌家族史的女性患乳腺癌的风险为 50%[100]。在包括乳腺癌在内的多种癌症中均观察到 E-钙黏蛋白表达异常。

CDH1 胚系突变与 *BRCA1/2* 基因突变相互作用，*CDH1* 基因突变通常发生在细胞外，因为 EGFR/E-钙黏蛋白之间的相互作用发生了改变[101]。这有助于增加细胞流动性。一项研究还支持 EGFR 抑制剂可降低转移能力和细胞流动性[102]。

四、*CHEK2*、*NBN*、*NF1* 和 *STK11* 低风险基因突变

还有其他几个基因也参与了乳腺癌的发展过程，其风险较低，但仍有必要讨论这些基因及其在乳腺癌中的作用。

检查点激酶 2（*CHEK2*）基因位于染色体 22q12.1，是 DNA 损伤反应的媒介，激活 DNA 修复、细胞凋亡和细胞周期停止[103]。据报道，乳腺癌中 *CHEK2* 基因突变导致激酶功能丧失[104]。乳腺癌中

可检测到 1157T 和 1000delC 两种 *CHEK2* 胚系变异，1000delC 变异的女性患乳腺癌的风险增加了 2 倍，男性则增加了 10 倍[103]。与 *CHEK2* 基因突变相关的乳腺癌为 ER 阳性亚型。一项研究发现，这一类女性乳腺癌患者中，72% 为 ER 阳性，因此推测他莫昔芬可用于治疗与 *CHEK2* 突变相关的乳腺癌[105]。

NBN 基因，又名 *NBS1*，编码 nibrin 蛋白，在多个细胞功能中发挥作用，包括对 DNA 损伤的反应[106]。NBN 与 RAD50 和 MRE11A 蛋白相互作用，共同参与合成断裂的 DNA 链[107]。NBN 杂合状态与包括乳腺癌在内的多种癌症有关，并且 *NBN* 基因有害突变携带者的患癌风险会增加 2~3 倍[108]。

NF1 基因位于 17 号染色体，参与合成神经纤维素蛋白，可调节细胞生长[109]。*NF1* 基因突变可导致因神经纤维素缺失引起的中枢神经系统癌症的发生。*NF1* 基因突变还会增加其他几种癌症的发病风险，包括 BC，尤其是年龄小于 50 岁的女性[110]。*NF1* 突变导致肿瘤发生的机制是神经纤维素缺失引起的 RAS/MAPK 信号通路失调[111]。一项临床前研究表明，*NF1* 突变或缺失与 ER 和 RAS 信号失调有关，表明 *NF1* 可能是内分泌耐药的 BC 潜在治疗靶点[112]。

STK11 基因参与丝氨酸 / 苏氨酸激酶 11 的合成，它是一种肿瘤抑制酶，可调节细胞的生长[113]。*STK11* 基因突变会导致一种罕见病——Peutz-Jeghers 综合征。患有 Peutz-Jeghers 综合征的人群患卵巢癌、肺癌和 BC 的风险较高。患有 Peutz-Jeghers 综合征的女性在一生中患癌症的风险高达 45%[114]。作为协同激活子，*STK11* 可激活 Erα 信号，STK11 表达上调可增加 BC 风险。STK11 磷酸化 Akt 可抑制肿瘤细胞凋亡，因此 STK11 作为致癌基因发挥作用[115]。

第六节　结　论

本章发现，选择一种有希望的治疗方法可能有助于治愈 BC。由于全球 BC 发病率正在上升，因此确定可改变的风险变量的作用至关重要，以便未来更好地进行初级预防干预。绝经前女性的卵巢产生的高水平雌激素和孕激素与 BC 的风险增加有关。自从流行病学研究出现相互矛盾的结果以来，激素药物与 BC 风险之间的关系已成为引起广泛争议的话题。随着对 BC 研究的深入，在各种组织学亚型中关于风险累积的问题越来越多，风险更大的女性对口服避孕药的反应有更强的选择性。有可能通过支持“预防”策略来提供“个体化”治疗，让女性充分“参与”，使她们有能力依据“精准”生物通路的研究结果，选择健康的生活方式。

第四章　癌症的护理与社会心理需求

Saima K. Beigh，Hira Gul　著

【摘　要】　当一个人被诊断出癌症时，他/她就开启了一个身心健康及与家人、朋友和他人关系将受到长期影响的阶段。癌症患者面临着长期机体损伤、残疾和劳动力丧失的风险，以及可能因确诊肿瘤而引起的心理和社会适应问题及其并发症。许多癌症幸存者称，照顾他们的人忽视了他们的心理社会需求，并且经常无法发现并适当地处理他们的抑郁及其他应激症状。心理问题在肿瘤患者从确诊直到临终的过程中扮演着重要的角色。当患者被诊断为癌症时，大约30%的患者会体验到痛苦的情绪或发生其他严重的心理健康问题。本章中，我们将从个人、人际以及社会文化层面来阐释癌症患者的护理模式。本章涵盖肿瘤患者自我人格的重要性、其可能遇到的心理挑战、照顾者的关键地位和社会文化影响的重要性等方面的讨论。

【关键词】　癌症护理；幸存者；生理健康；心理问题；社交障碍

第一节　引　言

肿瘤早已伴随人类多年。研究表明，动植物均可发生肿瘤[1]。关于肿瘤最早的记录可追溯至古埃及的《埃德温·史密斯纸草》文稿（Edwin Smith Papyrus），在其中乳腺癌被记录为一种不治之症[2]。后来，希波克拉底（Hippocrates）和盖伦（Galen）分别创造了癌症（cancer）和肿瘤（tumor）这两个词语，不过，碍于当时设备条件的限制，他们也未能在肿瘤的诊治方面取得多少具体的进展[3]。

人体由一个个细胞组成，这些细胞正常地生长、增殖、死亡，并最终被新的细胞所取代。这些细胞有时候会发生异常的分裂，继而形成肿瘤，并通过血道、淋巴道发生转移，从而侵犯周围的器官[4]。肿瘤有多种类型，它们的共同点便是有肿瘤细胞的存在[5-7]。

肿瘤细胞以能争夺宿主器官养分的异常生长为特征。肿瘤细胞可分为良性和恶性，良性的肿瘤细胞生长缓慢，且不会扩散至机体其他部位，而恶性肿瘤细胞常侵袭、转移至机体其他组织器官[3,8-9]。

一、死亡率与生存率

预计到2040年，全球的癌症负担将增长47%[10]。在2020年，印度男性肿瘤新发病例为679 421例（94.1例/10万人），女性肿瘤新发病例为712 758例（103.6例/10万人）。每68个印度男性中有

1 个将会罹患肺癌，而每 29 个印度女性中将有 1 个会罹患乳腺癌。每 9 个印度人（0~74 岁）中，就会有 1 个在其有生之年中罹患癌症 [11]。印度男性烟草相关肿瘤以及女性宫颈癌的负荷很重，而这与其较低的社会经济地位有关 [12]。

而在全球范围内，2020 年癌症也造成了 1000 万人的死亡，其中最主要的是肺癌（180 万人）、结肠癌和直肠癌（93.5 万人）、肝癌（83 万人）、胃癌（76.9 万人）和乳腺癌（68.5 万人）[13]。

二、风险因素

肿瘤经常由某些不良行为诱发，如吸烟、酗酒。然而，也有一些个人行为之外的肿瘤风险因素，如内在因素、环境因素等 [14-18]。

1. 内在风险因素

内在风险因素包括种族、性别、年龄和家庭背景 [19-21]。尽管这些风险因素不受个人行为的直接干预，携带这些内在风险因素的人仍可以通过改变生活方式，如健康饮食、锻炼、戒烟等，来最小化这些内在风险因素的影响。目前，许多关于肿瘤家族史的研究都集中于乳腺癌。

乳腺癌是一种遗传性疾病 [22]。因为大部分被确诊为乳腺癌的女性都已进入或结束更年期，年龄也是乳腺癌的一大风险因素 [23]。*BRCA1/2* 因其为抑癌基因，为乳腺癌的保护性因素 [24]。此外，*BRCA1/2* 也参与男性和女性胰腺癌的发生发展 [25]。

不同的种族意味着不同的文化特性、社会经济条件、宗教信仰、语言和饮食习惯 [26]，而这些因素也影响着肿瘤的诊断、治疗以及个人对肿瘤的认知 [3]。例如，由于饮食和锻炼因素，欧洲裔和非洲裔美国人的癌症发生率比起亚裔、西班牙裔及本土的美国人要高 40%~50%[7]。年龄是最重要的肿瘤风险因素之一，无论是男性还是女性，癌症死亡率均随着年龄的增长而急剧增加，其中，年龄因素对男性的影响要更大 [3]。

2. 环境因素

环境因素如石棉暴露、杀虫剂或居住于核设施附近等，不仅可促进肿瘤进展，有时候也可增加罹患癌症的风险 [27-28]。与没有暴露于这些环境因素的人相比，长时间暴露于石棉、柴油废气、焊接烟尘中可使肺癌的易感性增加 9%[29-30]。此外，核电站的工作环境也会增加其中工人罹患直肠、结肠、肺部和睾丸肿瘤的概率 [31-32]。

3. 行为风险因素

行为风险因素指那些个人或其医生可改变、治疗或调整的因素。癌症的行为风险因素包括吸烟、酗酒、紫外线暴露、缺乏锻炼和性行为等 [3]。肺癌更常见于吸烟的男性和女性。从 2009 年到 2013 年，仅在美国就有 66 万人被诊断为烟草相关肿瘤，其中有 34.3 万人死于这些癌症 [33-34]。不良的饮食习惯是肿瘤的主要风险因素，假冒伪劣或是掺有化学制品和防腐剂的食品具有致癌性，可促进胃癌、结肠癌、肾癌、甲状腺癌和食管癌的发生 [35]。

紫外线暴露被认为是皮肤癌的主要原因，黑色素瘤多见于暴露于阳光的浅色人种 [36]。性行为同样也是肿瘤的风险因素之一，卡波西肉瘤和非霍奇金淋巴瘤可由 AIDS 感染引起。另外，前列腺、宫颈、阴道和卵巢肿瘤常由不健康的性行为引起 [37-38]。

第二节　与肿瘤相处

每年全球有数百万人被诊断出肿瘤并接受治疗，这些诊治过程常为患者带来愤怒、焦虑的情绪，这是因为肿瘤的治疗常伴随着脱发、体重降低、手术引起的毁容等一系列不良后果。手术、放疗和化疗为 3 种最常见的肿瘤治疗手段[39]。

手术在肿瘤未发生转移且外科医生认为可行的情况下进行，其通常需要切除身体的某些部分，有时会带来毁容的后果，而这些都会影响患者的身体形象及自尊。放疗和化疗则有恶心、脱发、疲劳、焦虑甚至是放射损伤等一系列副作用。

关于对确诊和治疗过程的适应，接受确诊的现实对肿瘤患者来说是一段非常难熬的历程，其伴随着反复焦虑以及对于治疗的抵触。肿瘤的确诊常带来抑郁，且慢性抑郁也通常会加速肿瘤的进展[40]。由此，建立对癌症的斗争精神是大有裨益的[41]。比起年轻女性，老年女性更容易调整确诊乳腺癌后的心态，并建立对癌症的斗争精神[42]（图 4.1）。

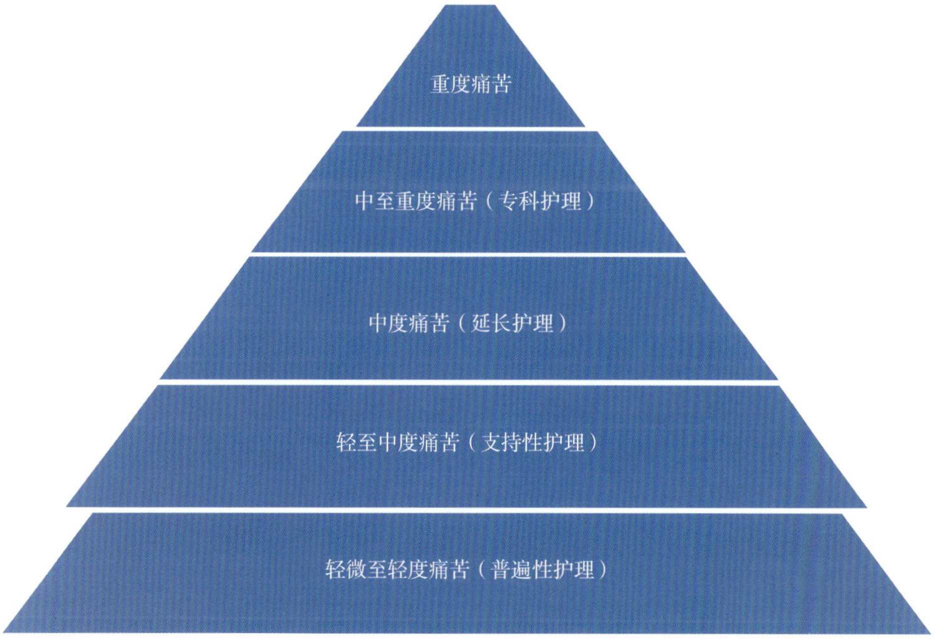

图 4.1　癌症患者的社会心理需求金字塔

第三节　肿瘤诱发的应激源

一、社会心理应激源

身体和心理上的限制可能会给患者带来严重的社会适应问题。例如，无法参加工作或是履行其他社会义务。肿瘤患者已被发现有创伤后应激障碍（post-traumatic stress disorder，PTSD）和创伤后应激症状（post-traumatic stress symptoms，PTSS）[43-44]。根据美国精神病学协会的精神障碍诊断与统计手册

（APADMD）的研究，自己罹患致死性疾病，或是目睹周围的人患上致死性疾病均足以诱发 PTSD。即使是没有临床症状的人也可由于焦虑、恐惧以及其他形式的心理应激而遭受极度的痛苦。内疚、失控感、愤怒、悲伤、困惑和恐惧均是慢性疾病常见的副作用[45-46]。心境的转变、害怕被排斥、身体形象问题以及焦虑发作均是癌症患者所需面对的常见挑战[47]，这些都会使患者的自尊受损。患者还可能经历广泛性焦虑障碍，害怕面对未来，失去制定计划的能力，紧张不安，心理脆弱，并对多方面的事情感到忧虑。例如，第二次癌症的可能性、性功能和生殖能力的变化、个人在家庭关系以及其他关系网中角色地位的变化等。除此之外，肿瘤患者还可能有关于信仰、对神明的感知、对死亡的可能性和意义等一系列精神和生存方面的忧虑。一些肿瘤患者表达了愤怒、疏离感、无助感等情绪。当一位家庭成员被诊断出具有生命威胁的疾病时，人们通常会担心失去这位亲人，担心他 / 她可能遭受的痛苦[48]。

二、应激源造成的后果

一些应激（在前文已讨论）是癌症的副作用，而另一些应激则在确诊癌症前就已经发生，其由医疗制度所施予。尽管这类应激可能不会影响任何接受癌症治疗的患者，但患者还是需要足够的信息以及适当的技能来对这类应激进行最有效的处理。在缺少处理这类应激所需的资源的情况下，患者的健康状况可能会受到影响。

即使患者具备应对他们目前病情所需的知识、技能和信息，交通、医疗设备、医疗用品等后勤和物质资源方面的匮乏仍可阻碍患者对其病情进行有效的应对。

高昂的医疗费用加上失业、裁员、待业在家等情况带来的收入（支出）降低，可令肿瘤治疗所需资源的获取变得困难。这些资源中有很多可由亲戚、家庭成员、朋友和其他支持系统的非正式资源提供[49]，尽管有时候这几类医疗资源的获取途径并不开放，或是其无法完全满足患者的治疗需求（图 4.2）。

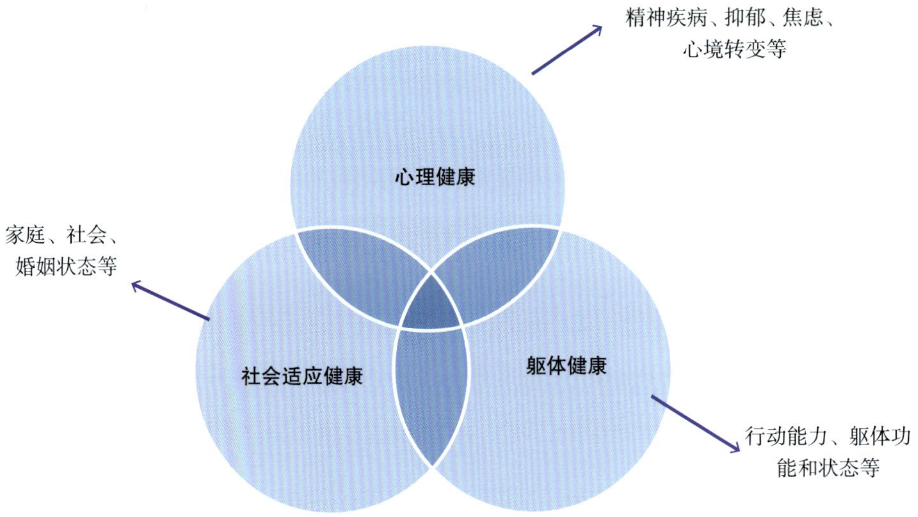

图 4.2　癌症患者面临的挑战

第四节 癌症的社会心理方面

一、社会支持

来自家庭成员、挚友、同事、亲戚以及邻居的社会支持对于癌症患者非常有帮助[50]，这些社会支持包括通过人际交流向患者提供的情感以及物质资源[51]。

正在面对肿瘤诊断的患者及其家人往往正承受着一系列的情绪和压力。每个癌症患者都承受着死亡的恐惧、生活目标的中断、兴趣和自信的改变、社会角色及生活方式的变更以及经济问题等困扰。这些社会心理方面的情绪和压力将对每个癌症患者产生确切的影响[52]。

尽管社会关系是帮助患者进行正向疾病适应的主要驱动力，但不恰当的社会关系也可能对疾病适应产生消极影响。需谨记该要点：在认知疾病和面对压力事件的过程中，正向的社会支持能够帮助患者适应其状况，而负向、有悖于疾病规律的社会支持相比之下将发挥较弱甚至是负面的作用[53]。

社会支持与包括乳腺癌在内的多种慢性疾病更好的治疗效果相关，其在有助于缓解确诊癌症带来的压力的同时，还能帮助改善情绪健康。在对肿瘤患者的各种支持中，最重要的是信息支持，肿瘤患者需要被提供其诊断、预后和治疗的潜在副作用等相关信息[54]。

二、沟通

沟通是肿瘤学中一项重要的临床技能，然而极少有医生或护士接受过该方面的正式培训。患者及其家人可能会因沟通不足而感到困扰，因其需要比通常提供的还要多得多的信息，毕竟许多患者对其诊断、预后、增加检查的意义和必要性、治疗过程和治疗管理计划等均有疑问。

此外，沟通方面的问题还可能阻碍患者参加临床研究，从而妨碍有效的癌症新疗法进入临床。治疗团队内混乱的配合以及信任的缺失可能源于医生之间和科室之间缺乏有效良好的沟通。有肿瘤学专家承认，缺乏沟通和管理技能培训是导致他们自身压力、工作满意度下降和情绪疲劳的主要因素[55]。

三、社会心理方面的管理

对确诊癌症的焦虑和担忧几乎会给所有患者的生活带来极大冲击。癌症的诊断可能会危及一个人对生活的安全感和有序感。尽管事实上，大多数的恶性肿瘤是可以被治愈的，但许多患者对肿瘤所引起的疼痛、痛苦和死亡仍有着根深蒂固的担忧[56]。

癌症的诊断带来了一系列挑战，包括疾病相关症状的应对和治疗、医疗费用的承担、了解疾病对生存的意义，以及寻求用以慰藉的哲学、精神、宗教信仰或是理想，从而赋予生命或死亡意义。

无论一个人是否能够预料到其诊断结果，困惑、麻木以及担忧均为其被确诊时出现的常见情绪反应。对于大多数人来说，被确诊癌症将引起负面情绪与心理不适感激增。强烈的情绪波动、类似于悲伤的情绪反应及间歇式的平静，均为确诊后典型的反应。大多数患者均能在确诊后不久就为自身的下一步行动制定确实可行的方案。

医疗保健领域的专业人员则需牢记，无论他们做得多好，患者仍可能感到心烦意乱，无论传递确诊消息的人员有多么体贴和熟练，其均会引起患者强烈的情绪反应[57]。

四、癌症患者的心理治疗

早在确诊之前，患者就可能意识到预示着癌症的一系列身体变化（如肿块、异常出血），大多数患者都会因此经历一段高度警觉的时期，并最终采取参加诊疗的行动。从患者意识到其身体变化到其就医这个过程的时间取决于多种因素，包括个人及家族肿瘤史。

癌症的诊断会令一部分患者立即寻求医疗帮助，而另一部分患者的经历则会令他们不愿就医，因为他们对其症状所预示的后果感到恐惧。正在经历症状所带来的痛苦和不适的情况下，患者往往更愿意去寻求医疗帮助。

其他因素，如对医务人员感到紧张、经济问题、害怕依赖于他人、对毁容的恐惧等也可推迟患者就医。对肿瘤治疗的恐惧也会影响患者对于症状的认知[52]。

有相同想法的家庭成员可能会无意中鼓励患者相同的拖延行为。另外，对于症状的忽视也会导致就医的推迟。

在美国，临床医生出于自主的伦理遵守，会直接告诉患者他们的癌症诊断。自主原则规定，每个人都有权利根据自己的规划选择自己的行为道路[58]。在医疗保健领域，这意味着每个人都有权利去知情并参与所有的医疗行为抉择。根据 1847 年美国医学会（American Medical Association，AMA）医德守则的记录，医生的义务是避免所有能导致患者抑郁的事。

患者的家人们仍然可能要求对患者本人保密其癌症诊断，这就使得医护在从患者处获取对医疗行为的知情同意时会陷入伦理困境，其不得不使用“肿块”（growth）等词汇来代指肿瘤，或者是“特殊的药物”（special medicine）来代指化疗，这就给医护实施医疗行为带来了不便。

Dunn 等人发现[59]，不对患者公开诊断会导致患者猜测其所患疾病已经严重到了连医生和护士都拒绝承认的地步。避免使用“肿瘤”这个词反而增加了患者对肿瘤本身的焦虑[60]。

当癌症严重影响患者的生命时，其同样也影响着患者的家庭成员和挚友。据研究报道[61]，癌症从精神、情感、身体机能、心理健康等多个方面影响着患者及其家人，其作为患者及其亲属共同面对的重大危机[62]，而心理治疗可能帮助患者解决这些方面的困难。

第二部分

乳腺癌的细胞与分子生物学
（诊断与预后）

第五章　*BRCA1*、*BRCA2* 基因在乳腺癌整体发展及预后中的意义

Sheikh Mansoor, Usma Manzoor, Aabid Mustafa Koul, Shahid M. Baba, Ina Amin, Iqra Anwar, Qurat ul Aein, Arshad A. Pandith　著

【摘　要】　在存在于世的成千上万基因中，*BRCA1* 和 *BRCA2* 是最常被谈论和引用的涉及许多常见恶性肿瘤（特别是乳腺癌）的两个基因。这些基因在修复 DNA 方面起着关键作用，但它们的胚系或体系突变增强了基因对破坏 DNA 的致癌物质的敏感性。*BRCA1/2* 具有高度的外显性，它提供了进入各种 DNA 损伤途径和异常细胞周期激增的机会。这两种基因突变之后，受影响的通路增强了对电离辐射的敏感性，结合个体对 DNA 损伤的恢复能力的削弱，从而提高了乳腺癌的易感性。特别是通过熟悉 *BRCA* 基因突变的遗传疾病的原型，其表现出独有的特征以识别携带该突变的家庭，便于他们采取治疗性预防措施来防范该疾病。对受 *BRCA* 突变影响的患者进行分类和揭示，可以选择治疗方案并影响乳腺癌的生存结果。此外，这还可以成为一个重要的工具，以确定其携带遗传突变基因的亲属。因此，在个体化医疗时代，这些与乳腺癌高度相关的突变在对这类患者的治疗、延长他们的生存期、使他们摆脱疾病方面是有效可行的。因此，当务之急是开发和选择最佳的筛查方法来识别 *BRCA1/2* 突变。

【关键词】　*BRCA1/2*；突变；乳腺癌；模式；诊断；治疗；管理

第一节　引　言

乳腺癌是影响全球女性最常见的恶性肿瘤，在 2015 年引起近 57 万人死亡。每年全球约有 150 万女性（占所有癌症患者的 25%）被诊断为乳腺癌 [1-2]。这种转移性疾病可以扩散到远处的器官，如骨骼、肝脏、肺和大脑，这就解释了为什么它是不可治愈的。疾病的早期诊断与良好的预后和高生存率有关 [3]。大多数乳腺癌发生在女性身上，其病例数是男性的 100 倍 [4]。在美国，虽然乳腺癌的患病率每年都在增加，但由于广泛的早期筛查和更好的治疗方法，死亡率正在下降。近年来，生物医学疗法已经被开发出来，并已被证明有益于乳腺癌的管理。乳腺癌通常起始于导管过度增生，并在众多致癌物的持续刺激下发展为良性或转移性肿瘤。构成肿瘤微环境的基质效应和巨噬细胞在乳腺癌的发

生和发展中起着关键作用。同时，正常组织和肿瘤相关微环境之间 DNA 甲基化模式的差异也证实了肿瘤微环境中的表观遗传学变化可以促进癌症的发生 [1,5]。

关于乳腺癌相关的基因，癌基因的突变和异常扩增在肿瘤的发生发展中起着重要作用。乳腺癌的发病风险与遗传性癌症多基因检测表中癌症易感基因的胚系致病突变有关 [1~4]。通过改善降低风险的预防性手术和靶向治疗，以及对几种已确定的乳腺癌易感基因致病性变异携带者进行乳腺增强钼靶 X 线摄影和 MRI 筛查，使得 *BRCA1* 和 *BRCA2* 致病变异体携带者能够从易感基因致病性变异的检测中获益 [6-7]。

乳腺癌相关基因 1 和 2（*BRCA1* 和 *BRCA2*）分别位于染色体 17q21 和 13q12 上，是两个著名的影响乳腺癌风险的抑癌基因（图 5.1）。

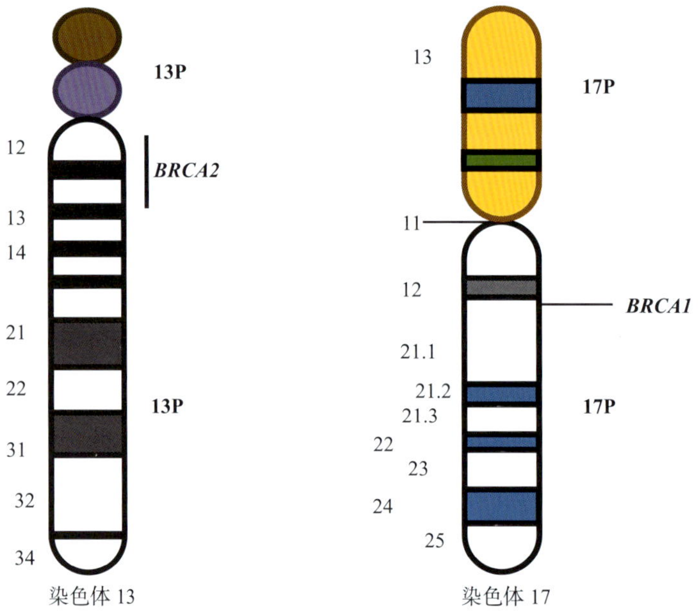

图 5.1 ***BRCA1* 和 *BRCA2* 的染色体位置**

这两个基因都编码抑癌蛋白。如果一个人遗传了 *BRCA1* 或 *BRCA2* 基因的有害突变，其患乳腺癌的概率就会大大增加。即使其等位基因正常，但 *BRCA1/2* 突变是以常染色体显性方式遗传。*BRCA1* 的缺失导致基因不稳定、细胞周期检查点失调和异常的中心体复制，最终引起细胞死亡。*BRCA1* 基因的表达被“口袋蛋白”如 p130、p107 和视网膜母细胞瘤蛋白以 E2F 依赖的方式抑制。此外，*BRCA1* 通过在其启动子、内含子和终止子区域之间形成一个环来调节其表达，该环与自身的启动子相互作用 [8-11]。与 *BRCA2* 相关的乳腺癌通常是管腔表型的高级别浸润性导管癌 [12]。通常，BRCA2 蛋白通过与 RAD51 和 DMC1 相互作用来调节 DNA 双链断裂损伤中的重组修复 [13-14]。乳腺癌中涉及 *BRCA1* 或 *BRCA2* 的信号通路如图 5.2 所示。

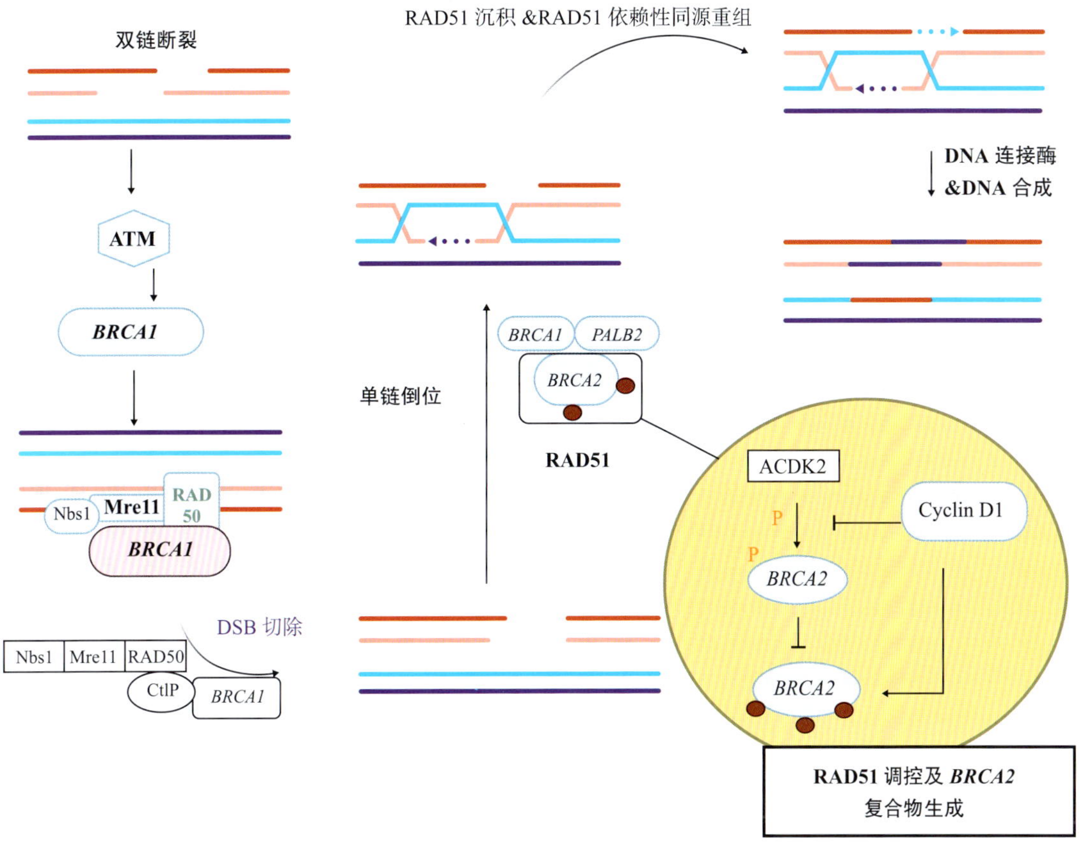

图 5.2　涉及 DNA 修复系统的 *BRCA1* 和 *BRCA2* 信号通路和不同复合物，如 Mre11-RAD50-Nbs1（MRN）复合物、BRCA1-abraxas-RAP80 复合物、BRCA1-CtIP 和 RAD50 复合物，以及依赖于 CHK2 对 BRCA1 S988 磷酸化的 BRCA1-PALB2-BRCA2 复合物

BRCA1/2 突变导致 20%~25% 的遗传性乳腺癌和 5%~10% 的全部乳腺癌[15-16]。Chen 的荟萃分析显示，70 岁以上有 *BRCA1* 或 *BRCA2* 突变的女性，累积乳腺癌患病风险分别为 57% 和 49%[17]。美国国家综合癌症网络（National Comprehensive Cancer Network，NCCN）也建议在选择未受影响和受影响的妇女检测时进行风险分层。相比之下，美国乳腺外科医生协会建议对所有乳腺癌女性进行胚系基因检测，以排除遗传性癌症。另外，*BRCA1* 和 *BRCA2* 突变的大规模筛查已被提倡在所有年龄超过 30 岁的女性中进行。然而，大规模的基于社区的研究很少提供易感基因致病突变比例的估计。

在目前的情况下，*BRCA1/2* 的分子检测可以通过高通量技术的测序平台和传统的方法来实现。无论是胚系还是体系的 *BRCA1/2* 的致病性突变都应在肿瘤中得到证实。这一点很重要，因为肿瘤表型因特定的胚系或体系突变而不同，继而影响乳腺癌的治疗和管理。本章着眼于疾病的筛查、诊断和预防，对目前 *BRCA1/2* 相关乳腺癌的模式进行了评价。

第二节　*BRCA* 突变检测的重要性

遗传性乳腺癌占所有乳腺癌的 5%~10%。*BRCA* 基因的胚系突变被认为与遗传性乳腺癌有关，其影响 2.0%~4.7% 的乳腺癌患者[18]。*BRCA1* 和 *BRCA2* 基因编码多种对 DNA 修复和基因组稳定性至关重要的抑癌蛋白。*BRCA1* 和 *BRCA2* 基因的突变会增加女性患乳腺癌和卵巢癌的风险。在这两个基因的编码区和非编码区，超 2000 种不同的突变已经被发现。最常见的突变形式包括小插入 / 缺失移码、非同义截短和剪接位点改变，导致无功能的 BRCA 截短蛋白产生[19]。*BRCA1/2* 突变被预测影响了 1% 的普通人群（*BRCA1*：0.04%~0.24%；*BRCA2*：0.14%~0.4%）[18,20]。据粗略估计，在美国约有 50 万 ~100 万人携带 *BRCA1/2* 突变。*BRCA* 突变的存在尤其与患乳腺癌的风险增加有关。据估计，在 70 岁时，*BRCA1* 突变携带者患乳腺癌的风险为 46%~65%，而 *BRCA2* 突变携带者的终身患病风险为 43%~45%[21-22]。

为了管理 *BRCA* 突变的健康携带者罹患乳腺癌的高风险，许多策略已经被提出。*BRCA* 基因突变可以让携带者定制他们的癌症预防策略，比如使用乳腺 MRI 代替乳腺钼靶摄影检查，预防性乳房切除术，输卵管-卵巢切除术或化学预防[23-25]。因此，*BRCA* 突变的早期诊断使合适的筛查或实施治疗程序成为可能。考虑到这两种基因突变检测的重要性，对这两种基因突变的基因检测方法必须是精准和全面的，因为这将直接影响携带者或其家庭成员决策的制定。

在乳腺癌患者中识别 *BRCA* 基因突变对他们的治疗选择具有重大影响。*BRCA* 基因突变可能与人口统计学、肿瘤生物学或患者家族史有关。乳腺癌发生在不止一代的亲属中，早期发病、双侧乳腺癌、男性乳腺癌或其他相关癌症都是提示遗传性乳腺癌的个人或家族史特征[26]。在考虑家族史和携带者概率时，英国国家健康与临床优化研究所的新建议主张使用一种公认的计算方法[27]。美国国家综合癌症网络和美国放射学会目前建议从25~30岁或比最早被诊断为乳腺癌的那个亲属的患病年龄早10年开始，每年进行乳腺钼靶检查和 MRI 检查以预防乳腺癌[26,28]。然而，筛查并不能阻止乳腺癌的发生；相反，它有助于早期发现和有针对性地治疗，以最大限度地降低死亡率[19,29]。

治疗药物，如他莫昔芬和雷洛昔芬等，被证明可以降低绝经后妇女的乳腺癌发病率[30-31]。然而，由于其副作用，激素化学预防在绝经前妇女中的接受度很低[32]。因此，预防性降低风险的手术越来越受欢迎。在完成生育后，所有携带 *BRCA* 突变的女性应进行降低风险的双侧输卵管-卵巢切除术（risk-reducing bilateral salpingo-oophorectomy，RRSO）。它几乎可以完全消除卵巢癌风险并将降低一半的乳腺癌风险[33-34]。在 *BRCA* 基因突变的女性中，经过平均 4.5~8.5 年的随访后，预防性双侧降低风险乳房切除术（risk-reducing mastectomy，RRM）已被证明有益于降低高达 2%[35] 和 1%[36-38] 的乳腺癌发生率。此外，与 RRM 相关的并发症发生率被发现是非常低的[38]。在治疗方面，携带 *BRCA* 突变的乳腺癌患者有大量额外的治疗选择。这些患者的治疗方式由手术并发症的风险、辅助治疗的影响和未来乳房筛查的有效性决定。研究表明，早期乳腺癌患者接受乳房保留治疗（breast-conserving treatment，BCT）或乳房切除术的长期生存率是相当的[39-40]。然而，考虑到同侧乳腺癌复发（ipsilateral breast tumor recurrence，IBTR）和对侧乳腺癌（contralateral breast cancer，CBC）的高风险，许多患者选择对侧预防性乳房切除术（contralateral prophylactic mastectomy，CPM）。因此，在 *BRCA* 基因突变携带者中，RRSO 的预防作用或辅助放疗、化疗和激素治疗的使用需要额外的考虑。BCT 后的筛查也是不同的。考虑到这一点，仅占乳腺癌总数一小部分的遗传性乳腺癌患者，尤其是 *BRCA* 突变携带者，需要被全面考虑和调查，以提供其高质量的诊断和治疗选择，进而改善预后。

第三节 *BRCA1* 和 *BRCA2* 相关乳腺癌的病理

BRCA1 和 *BRCA2* 是肿瘤抑制基因，通过修复 DNA 双链断裂，控制细胞周期和调节转录，维持基因组的完整性 [41]。这些基因的改变将导致乳腺癌和卵巢癌相关的高终身患病风险。这两种基因突变的携带者有 45%~80% 的可能性患上乳腺癌 [22,42]。临床数据，如诊断年龄、种族和最重要的家族史，在评估 *BRCA1* 或 *BRCA2* 胚系突变的可能性方面具有重要作用。事实上，一个较强的乳腺和卵巢恶性肿瘤家族史是罹患这种疾病的主要危险因素。多项研究对 *BRCA1* 和 *BRCA2* 阳性乳腺癌的临床特征和病理特征进行了调查 [43-46]，结果显示，*BRCA1* 和 *BRCA2* 阳性的肿瘤具有不同的形态学和免疫组化特征。从病理角度来看，*BRCA1* 和 *BRCA2* 相关的乳腺癌在形态学和分子水平方面都有所不同。*BRCA1* 相关的肿瘤具有与 *BRCA2* 相关肿瘤不同的特征，其在诊断时年龄较轻，间期癌的发生率较高，导管原位癌（DCIS）的比例较低，以及诊断时肿瘤大小不利 [47]。在形态学方面，*BRCA1* 相关乳腺癌通常表现为高级别浸润性导管癌，很少或没有小管或腺体发育，多形性的细胞核（形态和大小上的巨大差异），泡状染色质，核大和强有丝分裂活性。研究人员还观察到一种“髓质样”外观，其片状肿瘤细胞生长突破边界，瘤周和瘤内淋巴细胞大量浸润，以及存在坏死成分 [48]。另一方面，*BRCA2* 相关肿瘤更像散发性恶性肿瘤 [49-50]，由于小管形成相对较少，核多形性增加和有丝分裂率增强，其通常为中度或低分化癌（Ⅱ级和Ⅲ级）[51-53]。乳腺肿瘤的影像学特征可能反映了这些基于 *BRCA* 突变型的自然史变化。到目前为止，许多研究调查了 *BRCA1* 和 *BRCA2* 突变携带者的乳腺恶性肿瘤 [54-56]。然而，这些研究分析的是一小部分患者，而且病理结果与包括分子亚型在内的影像学特征之间的相关性尚不清楚。根据新的研究，*BRCA1* 和 *BRCA2* 相关乳腺癌的影像学特征有显著差异，这与两种肿瘤类型在临床病理方面的差异是一致的 [47]。在每种影像学模式中，*BRCA1* 相关的乳腺肿瘤似乎具有良性的形态特征，但其更具有侵袭性的病理特征，类似于三阴性表型的情况。与常规乳腺癌相比，*BRCA* 相关乳腺肿瘤在影像学上具有明显的形态学特征。根据 Kuhl 等人 2000 年的研究，23%~38% 的遗传性乳腺癌，特别是与纤维腺瘤或囊肿类似的 *BRCA1* 相关型，具有良性形态特征。与 *BRCA2* 病变相比，*BRCA1* 病变在乳腺钼靶摄影上更常表现为边界狭窄的圆形或椭圆形 [57]。

高遗传风险患者的乳腺癌具有较高的核和肿瘤分级，这些个体的影像学形态表现与之是相关的。由于高级别肿瘤生长迅速，其在乳腺钼靶摄影上表现为明显的肿块，而中低级别肿瘤会引起促结缔组织增生反应，在影像上对肿块的诊断通常是推测性的 [58-59]。Ha 等人 2017 年的研究结果也表明，*BRCA1* 突变乳腺癌似乎具有更高的核和组织学分级。三阴性亚型也与 *BRCA1* 恶性肿瘤有关，而管腔 B 亚型与 *BRCA2* 恶性肿瘤有关，这与 Larsen 等人 2013 年的研究结果一致。三阴性表型与较高的核分级、较差的组织学分级、早期转移、发病年龄较小和预期寿命较短有关 [43,60-61]。此外，在 MRI 上，这些类型的肿瘤一般表现为平滑的边缘和边缘增强 [62]。

与 *BRCA2* 基因突变携带者相比，*BRCA1* 突变相关的乳腺肿瘤患者不太可能有微钙化，而 *BRCA2* 突变相关的乳腺肿瘤患者，除了钙化相关的 DCIS 比例增加之外，还具有更高的乳房 X 线摄影敏感性 [47]。

Schrading 和 Kuhl[56] 描述了一个与 *BRCA1* 相关的浸润性乳腺癌队列，其没有一例有钙化或导管内定位，而这两种情况都会降低乳房 X 线的敏感性。*BRCA1* 突变携带者也被证明有转移性癌 [63-64]，而

BRCA2 相关的肿瘤则与散发性“管腔型”肿瘤惊人地相似[65]。这一类包括管腔 A 亚型（最常见的乳腺癌内在分子亚型），其特征是在腔内乳腺上皮发现的基因以及与雌激素受体（ER）相关的基因表达不同[65]。形态学上，*BRCA2* 突变的肿瘤大多是浸润性导管癌，没有特殊类型的可变分级，看起来没有明确的形态。然而，小叶癌与 *BRCA2* 突变有关[66]。

BRCA2 相关肿瘤在免疫组化染色上通常表现为 PR、ER 和低分子量角蛋白阳性，而缺乏 HER2 蛋白的过表达[49]。然而，根据其他组织病理学特征，*BRCA1* 肿瘤大多属于低分化（3 级），有丝分裂数高，坏死区频率高[67]。小管的形成减少，但有更大程度的多形性，所有这些都指向一个更具侵袭性的表型[52,68-70]。此外，肿瘤通常被界定得很明确，淋巴细胞浸润和淋巴管侵犯的发生率很高[71]。

一、*BRCA1* 和 *BRCA2* 概率模型

携带基因突变的概率因人而异，并且取决于乳腺癌和类似恶性肿瘤的家族史。在这方面，完全代表我们对遗传过程本质理解的风险预测算法可以对女性的决策提供重要依据。准确评估一个女性携带突变的可能性是为面临这些问题的女性提供咨询的关键步骤。此外，一旦检测完成，决策的关键因素将是假设检测结果为突变的先验概率。其他模型关注的是有乳腺癌家族史的女性患乳腺癌的概率。尽管有价值，但这些预测模型都没有明确讨论女性携带 *BRCA1/BRCA2* 突变的可能性，这是基因检测和咨询决策所需要的[72]。由于没有一个风险评估模型适合所有患者，医生通常会针对某些患者群体选择一个模型。在医疗场景中，患者可能会得到一些基于被认为与其情况相关模型的风险估计。同时，通过提供概率，患者将能够认识到风险估计是一种近似的方式。筛查和预防措施可以在评估风险的基础上进行个体化定制。

二、BOADICEA 模型

乳腺和卵巢疾病发病率分析及携带者估计算法（Breast and Ovarian Analysis of Disease Incidence and Carrier Estimation Algorithm，BOADICEA）模型由 Antoniou 等人于 2002 年建立，用于评估 *BRCA1/BRCA2* 突变的可能性，从而预测乳腺癌和卵巢癌的风险[73]。该模型是通过使用复杂的分离分析构建的,通过使用两个基于人群中多个乳腺癌病例和许多家族的数据集去预测乳腺癌和卵巢癌的概率。该模型考虑了 *BRCA1* 和 *BRCA2* 两个基因都有突变和多基因成分的家族性乳腺癌。此外，该模型还提供了改变 *BRCA1* 和 *BRCA2* 突变外显率的基因修饰的可能性。家族中其他非 *BRCA* 相关癌症群体则归因于多基因因素。该模型于 2005 年开发，被证明可以适当地确定携带者概率。研究人员正在开发一种基于网络的软件界面，允许临床医生输入谱系数据并分析输入数据的概率，同时也可以使用已经发布的表格数据来衡量风险[73]。对于临床医生来说，使用许多 *BRCA* 概率模型是费力的，因此最好选择最适合特定患者的 1~2 个模型[74]。

三、BRCAPRO 模型

BRCA 概率（BRCA Probability，BRCAPRO）模型[72,75]根据一个人遗传 *BRCA1/2* 基因突变的概率来评估乳腺癌和卵巢癌风险。这个工具利用孟德尔遗传学以及贝叶斯分析来确定 *BRCA* 基因的突变概率，

并根据患者目前的年龄、癌症史，以及 1 级、2 级亲属的乳腺癌和卵巢癌的家族史，从这种概率中确定乳腺癌和卵巢癌风险。该模型特异性评估基因的一个、两个突变或没有突变的可能性[76]。这个模型考虑到了每个家庭成员（最多两级亲属），他们的卵巢癌和乳腺癌病史、双侧乳腺癌以及家族背景是否为德系犹太人。癌症风险估计只适用于健康人群。然而，突变的概率计算同时适用于健康人群和肿瘤患者。该模型还考虑了家族的基因突变状态。BRCAPRO 模型软件的输出是简单易读的，尽管如此，为了实现精确的突变概率，谱系信息必须被纳入，这可能很耗时间。BRCAPRO 模型的另一个缺点是，开发该模型所使用的外显率数据主要来自高加索人种，因此其应用范围可能受到限制。2002 年，关联 BRCAPRO 预测的 *BRCA* 突变与传统的遗传学发现的验证实验被开展。根据这些研究，BRCAPRO 提供了突变概率的可靠计算，因此其是咨询方法中的一个有价值的工具[76]。由于 BRCAPRO 模型是基于贝叶斯分析的，它考虑了家族规模，所以不管一个家族很大或很小，这个模型通常是有效的。此外，如果在家族中进行的遗传筛查结果为阴性，但有必要计算其他近亲的突变频率，BRCAPRO 模型是有益的。此外，该模型可能是唯一一个考虑双侧乳腺癌的有效模型[74]。

四、Couch 模型

Couch 模型是一个逻辑回归模型，用于预测特定家族的 *BRCA1* 突变风险[77]。为了预测突变频率，该模型使用了个人和罹患卵巢癌和乳腺癌的 1~2 级亲属的数据。Couch 模型也考虑了德系犹太人后裔的群体。突变概率是用家族内乳腺癌发病的中位年龄来计算的，而对卵巢癌，它则不计算。它所提供的风险代表了在一个家族中有 *BRCA1* 突变的可能性，这几乎适用于任何受影响的卵巢癌和（或）乳腺癌患者和（或）诊断的家族成员。与最近的家庭成员相比，未受影响的卵巢癌和（或）乳腺癌患者的 1 级亲属，其突变的概率接近 50%。打个比方，如果一个家族有 10% Couch 模型突变的可能性，那么同一家庭中受影响成员的女儿有 5% 的概率携带 *BRCA1* 突变，因为其通过母亲获得突变等位基因的概率为 50%[77]。Couch 模型在临床应用时应考虑其局限性。该模型排除了与 *BRCA* 基因相关的其他恶性肿瘤，以及男性乳腺癌和女性双侧乳腺癌。该模型的限制性更强，因为它只预测 *BRCA1* 突变，而样本人群大多是白人女性。该模型在临床应用中能够进行修改以整合 *BRCA2* 突变[78]。被称为“Penn Ⅱ”的基础 Couch 模型已经得到改进和修改以预测 *BRCA1*/*BRCA2* 突变，并考虑个人或其家族的相关癌症史。该模型考虑了三代家族成员的卵巢癌 / 乳腺癌及其他 *BRCA* 相关恶性肿瘤（如胰腺癌、前列腺癌和男性乳腺癌）病史。由于该模型预测的是家族中已有多个患病成员的基因突变概率，所以它不能用于只有一个乳腺癌或卵巢癌患者的家族。此外，在有多个受影响成员的家族中，该模型的预测应改变以适应 *BRCA2* 的可能性预测[74]。

五、Manchester 模型

Manchester 模型使用统计方法来计算一个家族是否有至少 10% 的 *BRCA1*/*BRCA2* 突变可能性[79]或有 20% 的协同风险[80]。该模型在英国曼彻斯特市被开发，并因此得名。该模型的创建者基于特定的人口统计学设计了一个统计评分系统，以评估一个家族是否携带 *BRCA1*/*BRCA2* 基因的有害突变。该模型的统计评分方法涵盖了女性乳腺癌、男性乳腺癌、卵巢癌、前列腺癌和胰腺癌等癌症。根据癌症类型和发病年龄，每一种癌症被评为 1~8 分。发病年龄越小，得分越高，同时诊断时间也被纳入乳腺癌病例的评分计算中。在 60 岁之前或 60 岁以上诊断的卵巢癌、胰腺癌和男性乳腺癌之间的比较已被建立。*BRCA1* 和 *BRCA2* 评分分别计算，一个家族累积评分为 10 对应 10% 的基因突变概率。采用该方法，首先可以对得分最高的基因进行评价，如果该基因没有检测到突变，则另一个基因的分数可能会在此后被修改。对于累积分数较高的家族，首先进行 *BRCA1* 检测，然后进行 *BRCA2* 检测。该模型的显著优势在于评分方法简单，适用于临床。此外，该模型的验证分析证实，与 BRCAPRO、Couch 和 Myriad 模型相比，Manchester 模型在区分 10% 的家族突变风险方面优于其他模型[79]。然而，该模型不支持任何年龄的卵巢癌或乳腺癌的单一病例使用突变分析。这种方法的一个关键缺点是它没有评估突变的实际概率，而是确定一个家族是否满足 10% 或 20% 的概率标准。这种模型在使用单独的概率阈值或不使用任何精确的概率阈值进行 *BRCA* 检测的临床应用中可能不太有效。此外，这种模型并不适用于德系犹太人。在资源有限的情况下，以 10% 的突变概率作为提供基因检测的标准时，Manchester 模型变得更加重要和有用[74]。

六、Myriad 模型

基于 Frank 等人最初发表的方法，Myriad 基因实验室提供了突变流行率表，为发现 *BRCA* 突变提供了方便可行的风险评估[81]。该模型通过使用有卵巢癌或乳腺癌个人或家族病史的个体的 *BRCA* 检测结果来估计风险。Myriad 于 2006 年 3 月在网络上发布了一份最新的突变流行率数据，这些数据基于具有完整基因测序谱的患者临床检测结果，以及那些德系犹太人的三种始祖突变的检测结果。利用 Myriad 表格的最大好处是风险预测是以更大的临床样本为基础的，同时这些样本也根据德系犹太血统与非德系犹太血统进行了分类。此外，这些表格使用简单，能够经常被修改。当在临床中提出突变风险预测时，Myriad 模型的局限性和好处都应该被注意。这些表格中报告的相对风险没有考虑诸如乳腺癌发病的确切年龄、受影响的亲属数量、（是否为）双侧乳腺癌、未受影响的亲属以及其他 *BRCA* 相关恶性肿瘤等因素。此外，该模型显示在第一和第二级亲属之间或在受影响的父系和母系亲属之间概率没有差异。此外，这些风险预测是完全基于医生填写的个人 / 家族病史的患者详情表，这很容易出现错误和被医务人员遗漏。简而言之，该模型在 *BRCA* 检测之前提供了风险预测，但它可能低估或夸大了在特定家族中识别 *BRCA* 基因突变的风险，因此必须谨慎使用。该模型适用于单个患者和家族，能够快速计算概率，在临床应用中特别有价值[74]。

七、Tyrer-Cuzick 模型

该模型是一种风险评估方法[82]，其计算 *BRCA1* 或 *BRCA2* 基因突变的概率以及其他基因弱外显突变的概率和个体风险变量。对于一名正常女性，贝叶斯定理被用来利用家族史计算 *BRCA* 基因突变的概率。之后，相关的乳腺癌风险会被计算并更新以显示与女性个人风险变量，如年龄、围绝经期年龄、怀孕情况、第一次活产时的年龄、非典型增生 / 原位小叶癌病史、身体质量指数和身高等相关的比较风险。该模型还被集成到一个软件中，该软件可以生成极易使用的关于患者患有乳腺癌以及具有

BRCA 基因突变的可能性的输出信息。这个模型考虑了患有卵巢癌和乳腺癌的 1 级或 2 级亲属，以及他们的癌症发病年龄。该模型不计算未受影响个体的突变概率，这些人通常不是家族内开始进行诊断的最佳人选，而且该模型仅适用于未受影响的女性。这个模型的优点是同时提供乳腺癌风险估计和 *BRCA* 基因突变的概率。然而，首先调查受影响的家族成员往往更有见地，因此，可能需要对该成员进行概率预测，而这个模型并没有计算[74]。目前，有大量的模型可用于评估个体携带 *BRCA1/2* 基因突变的可能性，这些模型已发表在同行评审期刊上[73,83-84]。许多这样的算法也能够预测特定的癌症风险。早在 1997 年，*BRCA* 临床基因检测问世后不久，就有了几个这样的模型。在过去的几十年里，大量的表格、算法和基于网络的复杂的应用程序也被建立起来以确定 *BRCA1/2* 基因突变的先验概率[72,82-83,85]。这些模型的有效性主要在不同种族的女性队列中进行了检验[17,86-91]。从 2015 年开始，有两种用于分类 *BRCA1/2* 基因变异的新方法投入实践应用：一种是根据美国医学遗传学和基因组学学会（American College of Medical Genetics and Genomics，ACMG）/ 分子病理学协会（Association for Molecular Pathology，AMP）制定的，另一种则是建立在国际癌症研究机构（IARC）提出的贝叶斯结构的基础上[92-93]。最近，ClinGen 序列变异解释工作组透露，2015 年的 ACMG/AMP 基准与贝叶斯统计推理相吻合[94]。到目前为止，已经产生了几个 *BRCA1* 或 *BRCA2* 基因变异数据库[95-97]。然而，大部分数据都集中在欧洲人群上。事实上，癌症风险和遗传多样性在不同人群中存在差异[98-100]，因此对非欧洲群体的研究必须优先考虑[101]。

第四节　*BRCA1/2* 在遗传性乳腺癌发病中的意义

乳腺癌是一种遗传性疾病，具有非常高的外显率[102-103]。大约 10% 的乳腺癌具有遗传性。杂合胚系突变在母系或父系来源的癌症易感基因中被发现[102]。年龄和种族是遗传性癌症最重要的决定因素[102]。在 20 世纪 90 年代发现 *BRCA1*[104-105] 和 *BRCA2* 后[106]，乳腺癌遗传风险的遗传和分子基础开始被揭露，目前这两个基因主要与遗传性乳腺癌相关[107-108]。*BRCA1/2* 基因突变被认为可使乳腺癌风险增加 82%[102,109]。

BRCA1 或 *BRCA2* 基因突变可能来源于母系或父系。携带其中一种基因突变的人有 50% 的概率将该突变遗传给其子女[110]。即使携带者从父母一方遗传了 *BRCA1/2* 的有害突变，通常情况下，他 / 她也会从父母另一方遗传一个正常的基因拷贝。然而，在某些细胞中，遗传的正常基因拷贝可能会在生命周期中被丢失或被改变，这种转变被称为体细胞突变。没有了功能性的 BRCA1 或 BRCA2 蛋白，细胞就会发生癌变[111]。在胚胎发育过程中，*BRCA1* 基因中的双等位基因突变通常是致命的，而 *BRCA2* 基因中的同样的突变则可能导致范科尼贫血 D1 型，其与青少年癌症风险增加有关[102,112]。新发（或“新”）变异是一种不是从亲本中任何一方遗传的变异[111]。*BRCA1* 和 *BRCA2* 基因经常发生 4153delA、185delAG、5382insC、3819del5、4075delGT、580del4 突变[113]。始祖突变在有血缘关系的近亲群体中被预测[102,114-115]。

BRCA1/2 基因的 3 种变异，即 BRCA1 c.68-69delAG（BIC: 185delAG）、BRCA1 c.5266dupC（BIC: 5382insC）和 BRCA2 c.5946delT（BIC: 6174delT）占德系犹太人后裔人群致病性变异的 99% 左右[110]。

在欧洲的祖先人群中，*CHEK2* 始祖突变（c.1100delC c.470T>C）被发现具有更高的发生频率[105-106,108]。始祖突变也发生在其他群体中，如挪威人、荷兰人和岛民[116-117]。

在过去的 10 年里，从遗传学上发现了许多与乳腺癌遗传有关的基因。其中，研究最广泛的是共济失调毛细血管扩张突变基因（Ataxia Telangiectasia-Mutated，*ATM*）、乳腺癌易感基因 1（Breast cancer Genes 1，*BRCA1*）、乳腺癌易感基因 2（Breast cancer Genes 2，*BRCA2*）、BRCA1 结合蛋白 C 末端解旋酶 1（BRCA1 interacting protein C-terminal helicase1，*BRIP1*）、磷酸酶和紧张素同源物（Phosphatase and Tensin homologue，*PTEN*）、肿瘤蛋白 53（Tumor Protein 53，*TP53*）[118]、RAD51 同源物 C（Paralog C，*RAD51C*）、检查点激酶 2（Checkpoint kinase 2，*CHEK2*）[119] 和 BRCA2 协同和定位基因（Partner and localizer of BRCA2，*PALB2*）[108]。*MUTYH* 基因，之前已被发现与男性乳腺癌有关[120]，也被研究人员推测与女性乳腺癌有关[121]。大约 5% 的西方人口受癌症易感基因遗传突变的影响，其中 *BRCA1* 是最常见的突变[122-123]。在一般人群中，*BRCA1/2* 的突变率为 0.2%~0.3%（约四百分之一）。在德系犹太人中，*BRCA1/2* 突变率可能更高[122,124]，大约 2.0% 的个体携带两个基因其中之一的有害突变[111]。有趣的是，在亚洲人中，*BRCA1/2* 的突变率比白人低[122,125]。然而，*BRCA2* 突变比 *BRCA1* 更常见[102,126]。*BRAC1/2* 这两个癌基因，也被称为看守基因，通过同源重组来修复并维持基因组的完整性[108]。这些基因转录翻译成蛋白，帮助修复受损的 DNA，控制细胞周期，调节基因转录和细胞凋亡[108]。*BRCA1* 基因编码的 BRAC1 蛋白与肿瘤抑制蛋白、DNA 损伤敏感蛋白和细胞信号蛋白相互作用，形成一个多蛋白复合物，称为 *BRCA1* 相关的基因组监测复合物（BRCA1-associated genome surveillance complex，BASC）（25）。这些蛋白还与组蛋白和 RNA 聚合酶相互作用，以促进转录及其调控[107]、细胞周期进程和泛素化[127]。BRCA1 蛋白有两个主要功能域。DNA 修复功能与 BRCA1C 末端结构域（BRCA1 C terminus domain，BRCT）有关，泛素化功能与锌指结构域有关[118]。BRCA2 蛋白与 RAD51 和 PALB2 形成复合物，以识别 DNA 同源区域[108,128]。BRCA2 编码蛋白有助于修复 DNA 链的断裂，并保持基因组的稳定性。它在减数分裂中也起着关键作用。在 *BRCA2* 突变的小鼠中观察到严重的生长问题和不育症[129]。*BRCA1* 和 *BRCA2* 的结构是不同的，但它们具有相互关联的作用，同时和 DNA 修复功能有关[108]。

与 *BRCA1* 相关的乳腺肿瘤一般偏小，多为高级别、低分化的浸润性导管癌，伴有细胞角蛋白 5/6、细胞周期蛋白 E 和 p53 的表达增加，并且大多为三阴型[122]。*BRCA1* 相关乳腺癌患者通常比 *BRCA2* 基因突变的患者更年轻[122]。此外，浆液性腺癌的风险增加也与女性具有 *BRCA1/2* 胚系突变有关[110,130]。考虑到患乳腺癌的相对概率，男性在 30~40 岁有更大的风险，然后随着年龄的增长而下降。男性携带 *BRCA2* 致病突变比携带 *BRCA1* 致病突变表现出更大的癌症相对和累积风险[131]。相对而言，有报道显示携带 *BRCA1/2* 致病突变的女性患癌症的概率为 87%，而男性只有 20%。大量研究发现，在任何种族的未经筛查的乳腺癌患者中，胚系 *BRCA1/2* 基因的突变率约为 5%[104,132-134]。*BRCA1/2* 的胚系突变会增加患卵巢癌和乳腺癌的风险。据报道，在 70~80 岁的 *BRCA1* 和 *BRCA1* 突变携带者中，女性乳腺癌的累积风险分别为 71.4%~87% 和 77%~88%[73,115,126]。

BRCA1 基因突变使患卵巢癌的风险增加 59%~65%，而 *BRCA2* 突变使风险增加 34.5%~37%[67,122]。Chen 等人观察到 5.53% 的患者携带胚系 *BRCA1/2* 基因突变，其中 2.10% 携带 *BRCA1* 基因突变，3.44% 携带 *BRCA2* 基因突变[132]。此外，Aejaz 等人报道了 13% 的年轻患者和 5.8% 的老年患者携带 *BRCA1/2*

基因突变。同样地，3% 的年轻患者和 2% 的老年患者携带 TP53 突变 [102]。Sandoval R 等人观察到 61% 的乳腺癌患者存在高外显度基因的致病变异，而中外显度基因的致病变异比例为 15.2%[133]。他们还报告了 89.7% 的乳腺癌患者至少有一个 1 级或 2 级家系成员受癌症影响，64% 的乳腺癌患者有受影响的家庭成员 [134]。*BRCA1/2* 基因的突变也被发现会增加许多其他恶性肿瘤的风险 [122]。输卵管癌 [135] 和原发性腹膜癌是两种发生于女性的癌症。乳腺癌和前列腺癌 [136] 在 *BRCA2* 突变的男性中更常见。此外，*BRCA1/2* 基因突变的男性和女性都有更高的胰腺癌风险 [137]。有报道显示，在三阴性乳腺癌患者中，胚系 *BRCA1/2* 的突变率为 10%~20%，而大约 80% 的乳腺癌患者有 *PTEN* 基因的胚系突变 [108]。

针对高危患者，乳腺癌筛查指南已经被制定。*BRCA1/2* 是临床实践中最常检查的基因，特别是对于年轻三阴性乳腺癌或有明确的卵巢、乳腺或其他恶性肿瘤家族史的患者 [132]。乳腺癌患者及其家属可以进行 *BRCA1/2*、*PTEN* 和 *TP53* 基因突变筛查，并接受化学预防和预防性手术在内的预防性治疗。患有特定遗传性癌症综合征的人，如 Cowden 综合征、Peutz-Jeghers 综合征、Li-Fraumeni 综合征或范科尼贫血，应评估乳腺癌患病风险 [111]。随着二代测序技术的广泛应用，白人中遗传性卵巢和（或）乳腺恶性肿瘤的报告增加了 26%[102,138]。遗传咨询对于高危家庭的教育和支持非常重要，这有助于发现早期乳腺癌 [108]。

第五节　筛查和基因检测的利和弊

癌症基因检测是寻找一个人的基因中与高至中度癌症风险升高相关的特定遗传改变（突变）。有个人或家族病史显示特定遗传性癌症类型风险增加的患者，可能受益于单基因 / 有限基因筛查。*BRCA1/2* 突变，占卵巢癌病例的 15% 和乳腺癌病例的 5%~10%，其突变率为 300~500 名女性中有 1 人存在突变 [139-140]。携带具有显著临床意义的 *BRCA1/2* 基因突变的女性具有较高的乳腺癌风险 [21]。基因遗传缺陷的直接结果是导致近 10% 的乳腺和卵巢恶性肿瘤 [141]。遗传性乳腺癌（hereditary breast cancer，HBC）历来与 *BRCA1/2* 基因的致病性变异有关；然而，越来越多的证据表明，在后基因组时代，其他的基因（如 *ATM*、*CHEK2* 和 *PALB2*）在遗传性乳腺癌风险中起着重要作用 [142-143]。携带 *BRCA1/2* 非功能性拷贝的女性一生中患乳腺癌的风险显著增加，尤其是在她们年轻时。筛查乳腺癌和卵巢癌的遗传成分可以更好地对高危病例进行医学管理。值得注意的是，筛查还可以识别出来自“高风险”家庭但没有遗传癌症易感性的女性，使患者能够避免不必要的医疗干预。通过基因检测和咨询，探讨检测结果可能存在的复杂性。例如，发现临床意义不确定的变异（variants of uncertain clinical significance，VUS）的可能性以及结果对家庭的影响 [144-145]。如果一个 *BRCA1/2* 基因突变的个体有一个阴性结果的家庭成员，遗传咨询师可能会更肯定地说，她在整个人群中患卵巢癌或乳腺癌的风险相对较低。如果检测结果呈阳性，可以采取措施降低这些癌症的风险，或者在这些恶性肿瘤确实发生时尝试尽早识别。

一、筛查和基因检测的利

基因检测使患者能够选用选择性雌激素受体调节剂（SERM）进行预防性治疗，如他莫昔芬（tamoxifen）、雷洛昔芬（raloxifene），以及芳香化酶抑制剂（Ais），如阿诺新（Aromasin），这些药物可能会降低乳腺癌的发生风险[146-148]。还可以通过口服避孕药来降低卵巢癌的发生风险。

另一个益处是可以进行预防性双侧输卵管-卵巢切除术（prophylactic bilateral salpingo-oophorectomy，PBSO），即在癌症发生之前手术切除双侧卵巢。PBSO可使卵巢癌和乳腺癌的发病率分别降低96%和50%[149-150]。双侧降低风险乳房切除术（RRM）是降低乳腺癌风险的另一种有效策略，特别是针对有遗传性乳腺癌风险的女性[151-152]。

除了乳房数字钼靶X线摄影检查和（或）MRI检查，个体人群可以每6个月进行更定期的临床检查和乳房筛查，而不是一年一次。乳腺X线摄影和MRI可以降低高危女性间期癌的发生率，这通常适用于选择监测而不是进行降低风险手术的女性[153]。

在基因检测之后，患者可以通过调整生活方式来降低患癌风险。如果患者发展为恶性肿瘤，医生可以根据患者的遗传信息做出治疗决定。个体可以参与有助于乳腺癌或卵巢癌预防或治疗的研究。

个体知道其携带与乳腺癌风险相关的缺陷基因可能会促使其及其家庭成员调整生活方式和生育计划，以及其他可能有助于降低癌症风险的考虑。

异常*BRCA1/2*基因突变检测呈阳性的男性患前列腺癌的风险高于平均水平。他们将进行如每年直肠指诊和血液前列腺特异性抗原（prostate specific antigen，PSA）检测等筛查。尽管男性患乳腺癌的风险较低，但比没有携带异常基因的男性要高。

二、筛查和遗传检测的弊

基因检测也有局限性和潜在缺点，包括以下内容。

一旦一个人收到基因检测的结果，关于应该做什么和不应该做什么目前还不清楚。服用他莫昔芬、雷洛昔芬、阿诺新等乳腺癌治疗药物有时会导致其他病症。他莫昔芬通常与血栓栓塞和子宫内膜癌风险增加有关，而雷洛昔芬与腿抽筋和发热有关[116-117,146-147]。

手术干预，如乳房切除术和卵巢或输卵管切除术，与一系列术后并发症相关，如感染、疼痛、出血、肿胀、麻木、刺痛、乳房硬度、组织性血肿、呼吸困难、血栓形成、肺栓塞和乳房重建失败[146-147,154-156]。

持续的观察，包括频繁的检查和筛查，不一定能及早发现卵巢癌和（或）乳腺癌。即使是包括乳腺癌的MRI筛查和卵巢癌的经阴道超声检查在内的强化筛查，也显示出较高概率的假阳性[157-158]。

在一些女性受检者中，异常的检测结果可能会导致焦虑、抑郁或愤怒[159-160]。尽管这一结果并不意味着女性一定会得乳腺癌，但许多携带缺陷基因的女性都认为她们会得。

根据遗传信息，个体在申请人寿保险或就业时可能会受到歧视。基因检测可能无法解决所有的问题。

第六节　未来前景

乳腺癌患者 *BRCA* 基因突变的检测不仅对其亲属有重要意义，还影响其治疗和预后。*BRCA1/2* 的疑似致病突变不仅与乳腺癌风险增加有关，还会影响卵巢癌、腹膜癌和输卵管癌。因此，了解胚系 *BRCA1/2* 的突变在乳腺癌风险考虑中具有众所周知的预测作用。最近，有证据显示 *BRCA1/2* 突变状态在临床上有利于乳腺癌患者的治疗选择。因此，强烈建议为乳腺癌患者提供 *BRCA* 检测，即使这些患者被归类为高危人群。毫无疑问，如果每一个乳腺癌患者都能够进行 *BRCA* 检测，与此相关的乳腺癌管理和治疗的可能性可以比目前的检测规范所建议的更好。我们相信，治疗乳腺癌患者的医疗专业人员必须意识到推荐乳腺癌家庭中的健康个体进行检测的必要性，并应考虑到依从性低的原因。采用更好的计划和政策来改善诊断性或预后性的 *BRCA* 基因检测，将有助于在乳腺癌发生之前进一步分类可采取干预措施的突变阳性的个体。因此，适当了解这些 *BRCA* 突变模式，无论是体系的还是胚系的，都有助于识别受影响的乳腺癌患者及其家庭，然后可以为他们的未来健康管理提供适当的咨询。

第六章　乳腺癌的早期进展

Hira Gul，Iqra，Nosheen Masood　著

【摘　要】　乳腺癌是一种因乳腺细胞不受控制增殖，且具有明显分子异质性的疾病。乳腺癌是当今世界最常见的癌症之一，也是女性癌症死亡的主要原因。与发展中国家相比，发达国家女性乳腺癌的患病率更高。乳腺肿瘤细胞的增殖可以从乳房的不同区域开始，如导管、小叶和位于它们之间的组织。乳腺癌有 5 个不同的阶段，0 期乳腺癌是非浸润性导管原位癌，而 1~4 期称为浸润性乳腺癌，其常见分类是浸润性导管癌（IDC）和浸润性小叶癌（ILC）。早期乳腺癌具有相当高的治愈潜力，其化疗的敏感性受癌症特征和分子分型的影响。举例来说，与管腔型病变、雌激素受体阳性的乳腺癌相比，雌激素受体阴性组的乳腺癌对化疗更敏感，如 HER2 阳性、正常乳房和基底样等分型。

乳腺癌的病因涉及遗传和非遗传因素，因而对患者的遗传咨询必须考虑家族史的概况以及体内的突变位置。与乳腺癌病因和预后相关的易感基因可分为低外显率基因和高外显率基因。与高风险相关的高外显率基因突变相比，低外显率基因的突变和多态性在人群中很常见，并且与乳腺癌低风险相关。这些突变可以通过临床基因检测来识别，并借由早期筛查和预防使患者生存获益。目前已有大量关于高外显率乳腺癌基因突变的报道，包括 *PTEN*、*STK11*、*BRCA1*、*TP53*、*BRAC2*、*CDH1*。少数低外显率基因也已经被多个不同的研究用作基因检测的先进方法，但 *BARD*、*BRIP*、*MLH*、*MSH2&6*、*PMS2*、*NBN*、*RAD51C&1D* 等低外显率基因与乳腺癌的关联仍存在争议。

【关键词】　乳腺癌；非浸润性导管原位癌；浸润性乳腺癌；浸润性导管癌；浸润性小叶癌；乳腺癌基因

第一节　乳腺癌的早期进展

乳腺癌是全球范围内最常见的癌症，对于国际健康来说，乳腺癌的治疗是一项至关重要的挑战。乳腺癌是一种因乳腺细胞不受控制增殖，且具有明显分子异质性的疾病[1]。根据乳腺细胞的不同可以分为不同类型的乳腺癌，其增殖也可以从乳腺不同的区域开始，如小叶、导管或间质组织[2]。乳腺癌分为 5 个阶段，分别称为 0~4 期乳腺癌。0 期乳腺癌称为非浸润性导管原位癌（ductal carcinoma in situ，DCIS），而从 1 期到 4 期的乳腺癌称为浸润性乳腺癌，其中 IDC 和 ILC 是最常见的类别[3]（图 6.1）。

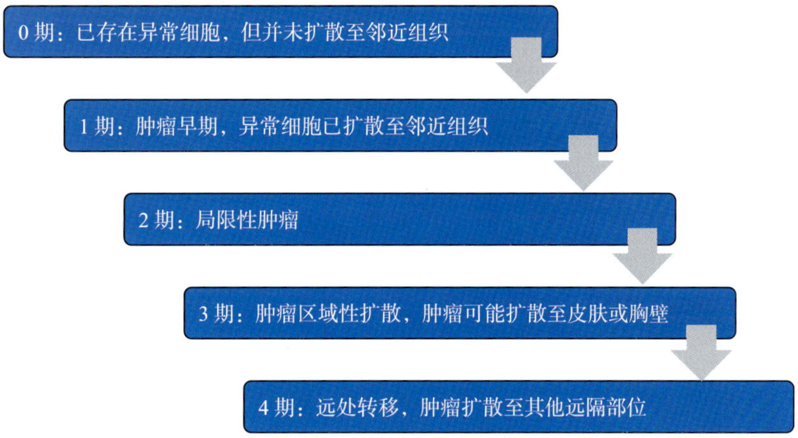

图 6.1　肿瘤的不同阶段

第二节　乳腺癌进展中的表观遗传学

乳腺癌的进展过程中，表观遗传和基因突变都发挥着十分重要的作用。表观遗传的定义为不引起 DNA 序列改变的可遗传基因表达改变。在乳腺癌的进展过程中，最主要的表观遗传变化包括核小体重塑、组蛋白修饰和 DNA 甲基化等，对肿瘤转移、侵袭、增殖和抗凋亡等生物学行为都可产生影响[4]。表观遗传改变不仅限于组蛋白和 CpG 岛的翻译后修饰，还包括 miRNA（microRNA）。在乳腺癌患者中发现了 miR-152、miR-91、miR-663、miR-148 和 miR-124a3 等不同 miRNA 的高甲基化。端粒侵蚀和非整倍体（基因不稳定性）也同样是表观遗传改变的组成部分[5]。

第三节　乳腺癌的分子分型

目前已识别出四种乳腺癌类型：①管腔型；②基底样型；③正常乳腺样型；④ HER2 阳性型。

管腔型源自雌激素受体阳性肿瘤（estrogen receptor positive tumor，ERPT），而基底样型、正常乳腺样型和 HER2 富集亚型则源自 ER 阴性肿瘤。预后最佳的是管腔 A 亚型，而尽管对化疗反应有所改善，HER2 富集型和基底样型的预后仍然最差。将管腔型分为 A、B 两种类型，对预后的预测具有十分重要的意义。管腔 A 亚型乳腺癌预后良好，而管腔 B 亚型比管腔 A 亚型更具侵袭性[2]。这两种亚型之间存在显著差异。区分管腔 A 亚型与 B 亚型的另一关键点在于它们对化疗的反应差异[9]。虽然化疗对两种管腔型总体效果不佳，但研究显示管腔 B 亚型在病理学和临床层面对化疗的反应更强[10]。管腔型肿瘤的区分主要取决于增殖相关基因的表达水平。

第四节　雌激素受体阳性肿瘤：Luminal 型

管腔型可分为两种亚型：①管腔 A 亚型：由低组织学分级的 ERPT 组成[7]；②管腔 B 亚型：由高组织学分级的 ERPT 组成，并具有高水平增殖相关（proliferation related genes，PRG）的基因表达[8]。

将管腔型分为 A、B 两种类型，对预后的预测具有十分重要的意义。管腔 A 亚型乳腺癌预后良好，而管腔 B 亚型比管腔 A 亚型更具侵袭性[2]。这两种亚型彼此高度区分。除侵袭性外，这两种亚型之间的另一个区别在于它们对化疗的反应性不同[9]。虽然它通常似乎对管腔 A 亚型和管腔 B 亚型都不利，但据报道，在管腔 B 亚型肿瘤中，化疗的病理和临床效果更好[10]。管腔型肿瘤的区分主要取决于增殖相关基因的表达水平。

第五节　雌激素受体阴性肿瘤

ER 阴性组包括以下亚型：HER2 富集型、正常乳腺样和基底样。

一、HER2 富集型

HER2 基因在约 15% 的浸润性乳腺癌中过表达。与 ER 阳性癌症相比，HER2 肿瘤表现出更差的预后[11]。对 33 个 HER2 肿瘤进行研究，经基因表达分析，64% 为 HER2 富集型，约 6% 为基底样肿瘤。此外，9% 的 HER2 阴性肿瘤也被归类为 HER2 富集型肿瘤。

二、乳腺样

乳腺样肿瘤在研究中的重要性仍不明确，并且其特征也未得到完全确认。有许多研究表明，获取的乳腺癌标本中大多数为正常样乳腺肿瘤，由高水平间质和正常样乳腺上皮细胞组成[12]。

三、基底样

基底样癌由多种异质性成分组成，多见于成年女性[13]。与 HER2 和 ER 阳性肿瘤相对比，基底型肿瘤更具侵袭性；然而，特殊的乳腺肿瘤细胞学类型表现出基底样细胞的表型，如腺样囊性癌（adenoid cystic carcinomas，ACC）和分泌性癌（secretory carcinomas，SC），其表现出显著的临床进展惰性[14]。尽管对化疗敏感，但基底样癌显示出不良的预后，有较高的内脏转移的倾向。在超过 60% 的基底样肿瘤中报告了表皮生长因子受体（epidermal growth factor receptor，EGFR）的高水平表达，并且在超过 90% 的病例中发现了 *TP53* 基因突变[15]（图 6.2）。

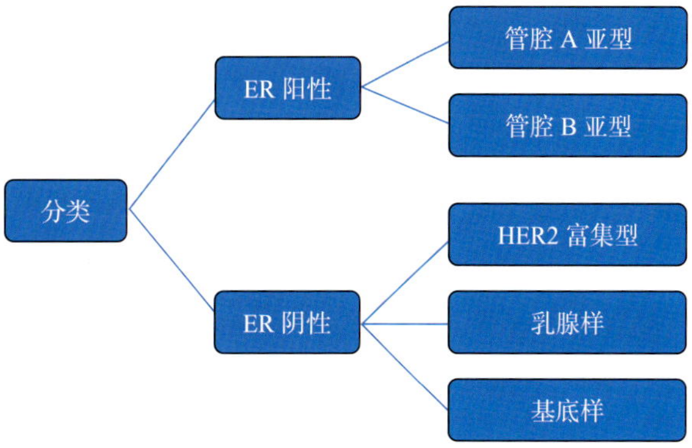

图 6.2　乳腺癌的种类

第六节　乳腺癌的进展和细胞特异性极性蛋白的作用

细胞的极性在维持组织完整性和细胞发育方面起着非常重要的作用，细胞极性的丧失将导致癌症进展。为了维持细胞类型和组织结构，3 种极性蛋白的保守复合物起着至关重要的作用。Par、Scribble 和 Crumbs 组成极性蛋白复合物[16]。Par3 和 Par 6 属于 Par 复合体；Scribble 复合体由 Lgl1/2 和 scribble 组成；而 Crumbs 极性蛋白复合体由 crb3、PATj 和 pals1 蛋白组成（图 6.3）。

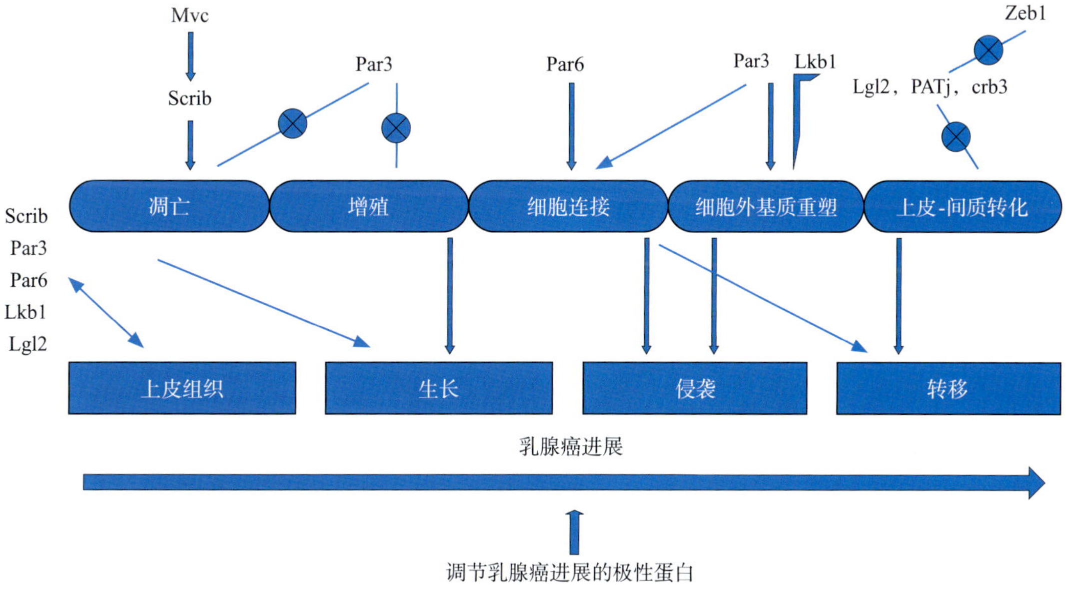

图 6.3　图中显示了由极性蛋白复合体调节的乳腺癌进展。不同的细胞过程，如细胞外基质的重塑、增殖、上皮间质细胞的转变和凋亡。Lkb1 的箭头显示，目前还不清楚 ECM 的重塑是否会影响细胞的转移或入侵，这将进一步导致乳腺癌的进展[17]

第七节　高、低外显率基因的作用

乳腺肿瘤病因同时涉及遗传和非遗传因素。大约 15% 的乳腺癌患者具有阳性家族史，这意味着突变携带为乳腺癌的重要风险因素之一。这种风险取决于突变基因的种类以及突变的位置。因此，遗传咨询必须同时考虑家族史及体内突变位置。与乳腺癌病因和预后相关的易感基因可分为低外显率基因（low penetrance genes，LPG）和高外显率基因（high penetrance genes，HPG）[18]。

高外显率基因突变在人群中并不常见，但多与高风险乳腺癌相关（高外显率基因携带者和非携带者的相对风险比为 5~20 甚至以上）。低外显率基因突变和多态性则非常普遍，与高外显率基因突变相比风险较低。通过临床基因检测确定乳腺癌中发生的突变，通过早期筛查和预防可以为患者带来生存获益。进一步可以通过下一代测序来识别所有变异，包括可能与乳腺癌易感性相关的罕见或常见变异[19]。

第八节　高外显率乳腺癌基因

如果有些人在年轻时便患有乳腺癌，或者来自有乳腺癌家族史的家庭，那么便意味着这些人很可能存在突变，需要接受突变筛查。尽管已经采用先进的技术进行了一系列研究，但高风险个人史、家族史的患者中也只有不到 30% 的突变基因已经得到识别。目前的研究发现，大量病例的发生都与 *PTEN*、*STK11*、*BRCA1*、*TP53*、*BRCA2*、*CDH1* 等高外显率乳腺癌基因的突变相关。针对这些突变，采取不同的策略有助于更好地治疗。

第九节　*BRCA1* 和 *BRCA2*

由于 *BRCA1* 和 *BRCA2* 基因突变的存在，大多数乳腺癌是具有遗传性的。这两种基因都是肿瘤抑制因子，编码参与同源重组修复的蛋白质。普通人群中，*BRCA1* 和 *BRCA2* 均发生致病性突变的情况下，每 400 人里就有 1 人会因此受到影响。*BRCA2* 和 *BRCA1* 表现出常染色体显性遗传模式，其终生累积乳腺癌风险分别为 69% 和 72%[20]（图 6.4）。

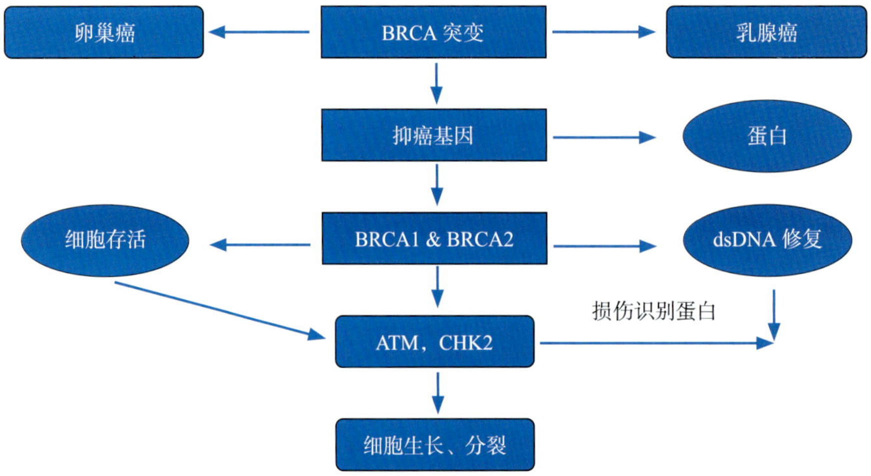

BRCA1 和 *BRCA2* 基因突变影响细胞分裂和生长，从而导致癌症

图 6.4　*BRCA1* 和 *BRCA2* 的作用机制示意图

一、*PALB2*

PALB2 是 BRCA2 结合蛋白，可以帮助 *BRCA1* 在核结构中定位、保持稳定。*PALB2* 被归类为具有 95%*CI* 为 5.1～11.1 和 *OR*=7.4 的高危乳腺癌基因[21]。同样，在欧洲白种人的队列研究中，乳腺癌病例中约 46% 的肿瘤具有 *PALB2* 突变[22]。

二、*TP53*

TP53 是出现最频繁的肿瘤突变基因之一，在所有类型的乳腺癌中，30% 的肿瘤具有 *TP53* 突变。在乳腺癌治疗过程中，该基因的作用尚不清楚，根据目前治疗带来的结果来看，*p53* 突变的临床结果可能是有益的，也可能是有害的，并且生存时间也不尽相同，这可能是各种处理导致 *p53* 突变活性发生改变[23]。

三、*PTEN*

PTEN 是 10 号染色体上的一种肿瘤抑制基因，它是 PI3K/AKT 信号通路的负调节因子，在细胞存活、凋亡和增殖中发挥作用。*PTEN* 的失活与多种人类癌症以及乳腺癌的肿瘤发生有关。*PTEN* 突变的频率尚未得到充分研究，文献指出在 63% 的乳腺癌患者中发现了 *PTEN* 的低表达，4% 的患者中发生了 *PTEN* 的缺失。然而，对 *PTEN* 表达模式及其与临床病理学特征以及临床结果的关联相关的研究结果并不一致。

四、*STK11*

丝氨酸 / 苏氨酸蛋白激酶 11（serine/threonine protein kinase 11, *SKT11*）是乳腺癌中的一种肿瘤基因，具有高外显率，能够调节细胞的能量代谢和极性。*STK11* 的突变可导致 Peutz-Jeghers 综合征，其患多种癌症的风险升高，包括乳腺癌（终生风险从 24% 提高到 54%）[24]。

五、*CDH1*

钙黏蛋白 1 基因（cadherin1 gene，*CDH1*）编码一种参与修复上皮细胞形态的黏附分子。*CDH1* 胚系突变与遗传性弥漫性胃癌的高风险相关，恶性倾向综合征与乳腺癌的高终生风险相关，主要是浸润性小叶癌（ILC）[25]。浸润性小叶癌（ILC）大多是雌激素阳性，但 *CDH1* 和 *TNBC* 突变之间的联系尚不清楚。同样，在 *CDH1* 中，家族突变在三阴性乳腺癌中并不常见（0～0.3%）[3]。

第十节　低外显率乳腺癌基因

少数低外显率基因也已经被多个不同的研究用作基因检测的先进方法。尽管这些基因可能在参与多基因功能的方式中发挥了风险因素的作用，但这可能只对少数病例有意义，而且它们的发现不应主要来自日常实践。高度怀疑需要突变检测，下一代测序改善了所有病例的基因发现和医疗管理。许多案例研究报告说，没有通过标准工具确定遗传易感性和计算终生乳腺癌风险。这些是低穿透基因 *BARD*、*BRIP*、*MLH*、*MSH2&6*、*PMS2*、*NBN* 和 *RAD51C&D*，与乳腺癌的关联仍然是一个有争议的问题。*RAD51* 的 5 个旁系同源物中的 2 个是 *RAD51C* 和 *RAD51D* 基因，它们与 Ds（双链断裂）上 DNA 的其他修复基因的关联是由于同源重组[26]。在他们的研究中解释说，具有 *RAD51C* 基因突变的患者患乳腺癌的可比风险可能为 1.99。*BARD1* 基因是一种蛋白质，具有肿瘤抑制因子的功能。它的突变会影响该基因的剪接位点[27]。据报道，*BARD(1)* 基因突变未显示出显著的乳腺肿瘤风险[27]，而 *BARD1*[28] 与乳腺肿瘤的比较约为 1.94。BRCA1 相关环结构域 1 基因（*BARD1*）与结合伙伴基因 *BRCA1* 结合[29]。其他研究已讨论指出，*BRIP1* 基因突变与三阴性乳腺癌（TNBC）具有临床和科学相关风险，其比值比（OR）大于 2[30-31]（图 6.5）。

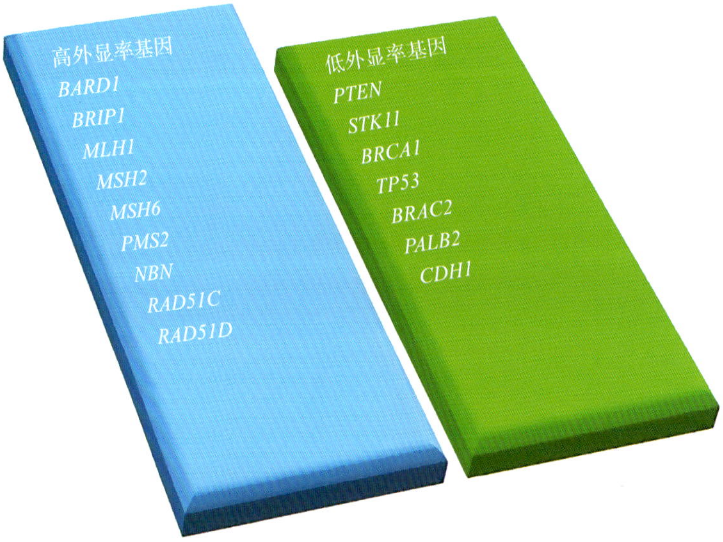

图 6.5 乳腺癌的低外显率、高外显率基因

第七章　无创生物标志物：乳腺癌早期检测的新趋势

Amisha Patel，Sejal Shah　著

【摘　要】 乳腺癌（breast cancer，BC）是全球女性死亡率最高的疾病之一。乳腺癌的筛查和早期检测有助于改善预后和成功的治疗结果。乳腺 X 线摄影是目前唯一用于诊断的方法，作为金标准方法虽然提供了有效的收入，但其有效性、准确性、过度诊断以及无法检测出小范围癌症（主要是在高密度乳腺组织中的女性）的局限性，仍然是乳腺肿瘤学的首要问题。因此，从易于获取的来源识别方便的无创生物标志物，并克服乳腺 X 线摄影的缺点，这是一个尚未满足的临床需求。miRNA、循环肿瘤细胞（circulating tumor cell，CTC）、循环游离 DNA 或 RNA、脂质、蛋白质、挥发性有机化合物，以及来自泪液、乳头吸出液（NAF）、汗液和尿液的生物标志物都显示出了检测乳腺癌浸润前阶段的巨大潜力。此外，个体化治疗对突变特征有更高的要求，包括 *TP53*、*BRCA1*、*BRCA2* 在内的高外显率分子生物标志物是乳腺癌进展的风险等位基因。本章将重点介绍利用新型分子生物标志物进行 BC 生物标志物早期检测的最新发现，以及需要克服的治疗影响。

【关键词】 乳腺癌；早期诊断；无创生物标志物；突变标记；检测

第一节　引　言

乳腺癌（BC）是诊断最多的肉瘤之一，2020 年在女性中有 684 996 例死亡，有 2 261 419 例新病例[1]。它是转移性癌症，主要转移到其他器官，包括肝、肺、脑和骨，导致无法治愈[2]。大多数被检出的乳腺癌患者没有已知的病因。然而，已经确定了乳腺癌发生的潜在风险因素，包括 BC 家族史、女性性别、年龄组、月经早、绝经晚、首次分娩年龄晚、治疗性胸部放疗、乳腺良性肿瘤及 *BRCA1* 和 *BRCA2* 等遗传改变[3]。乳腺癌的筛查和早期诊断对于成功的治疗和预后至关重要[4]。乳腺 X 线摄影是筛查和诊断乳腺癌的标准。然而，它有明显的局限性，如辐射、灵敏度有限、过度诊断以及不能检测所有乳腺癌，特别是乳腺致密的女性[5]。有少量的研究发现，事实上用 X 线过度检查乳房可能造成 40%~50% 的不良反应，用于乳房检查的 X 线会导致乳腺癌的发病[6]。此外，数字乳腺断层合成是乳腺 X 线摄影技术的改进，它降低了乳腺癌筛查的假阳性率[7]。外科活检是诊断癌症的传统技术，属于侵入性操作，但对于良性肿瘤则没有必要。因此，识别和开发无创、可靠的生物标志物需要付出巨大的努力。

生物标志物是由肿瘤细胞或正常组织分泌的分子标签或分子，作为其反应或生物标志物，可以使用各种工具，如成像技术和分子技术进行可视化[8]。它提供了一种动态、有效的方法来评价生物状态，可以预测肿瘤行为、疾病进展和治疗反应[9]。乳腺癌相关的肿瘤抑制基因 *BRCA1* 和 *BRCA2* 在遗传性 BC 中已被广泛识别。有 20%~25% 的遗传性乳腺癌和 5%~10% 的全部乳腺癌由 *BRCA1/2* 突变引起[10]。有许多诱变剂和致癌物会导致癌症的发生，甚至 HPV 也是参与各种癌症发展的最主要的因素之一[11]。

之前的研究报道了非侵入性生物标志物，包括 CTC、循环 mRNA 和 miRNA、循环细胞外囊泡（extracellular vesicle，EV）、循环癌抗原（carcinoma antigens，CA）、循环游离 DNA（circulating cell-free DNA，cfDNA）、乳头抽吸液（nipple aspirate fluid，NAF）、挥发性有机化合物（volatile organic compound，VOC）、泪液、汗液和尿液，在早期检测乳腺癌方面具有显著的潜力，并且能够实时监测肿瘤的持续波动[12]。

第二节　无创生物标志物的类型

无创分子特征技术的应用已成为临床实践中不可或缺的组成部分。它需要开发用于癌症诊断的无创技术，因为它在体内分析的准确性方面有许多优势[13]。用于癌症检测的非侵入性生物标志物主要分为基于血液和非基于血液的生物标志物（图 7.1）。

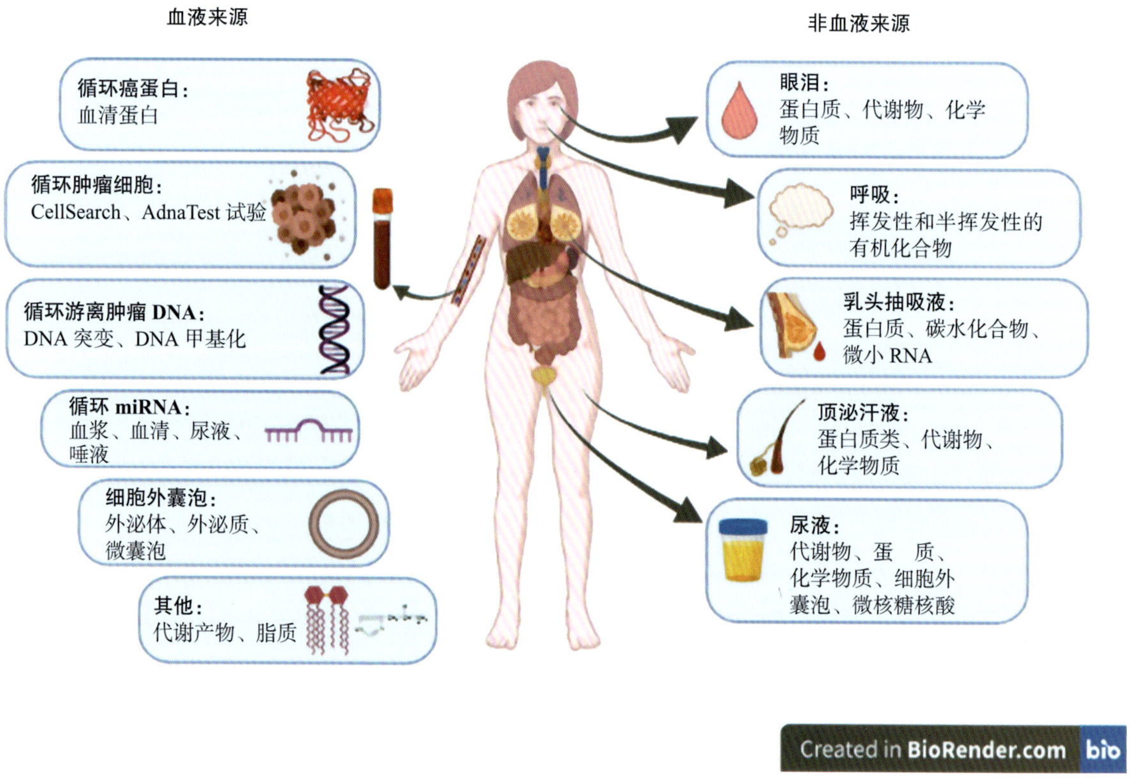

图 7.1　乳腺癌无创生物标志物检测来源

一、血液生物标志物

基于血液的生物标志物可用于监测治疗应答情况或指导更好的治疗[14]。这是基于液体活检的无创、经济、便捷的 BC 检测方法之一。为了提高循环生物标志物的临床效用，应将其纳入癌症患者的诊断和预后，以及新疗法的评估中。

1. 循环癌蛋白

蛋白质组学为理解所有表达蛋白的动态图像打开了大门，它可以提供癌细胞内蛋白质的功能图[15-16]。蛋白质参与增殖、迁移、致癌信号传导和血管生成，并被发现作为乳腺癌诊断的生物标志物[17]。蛋白质组学分析的几种相同诊断方法包括免疫组织化学（IHC）、酶联免疫吸附试验（ELISA）和反相蛋白阵列（reverse-phase protein array，RPPA），这些方法是基于抗体-抗原相互作用的原理和分析方法，如基于流式细胞术和质谱（mass spectrometry，MS）的技术[18]。

IHC 是临床评估乳腺癌患者雌激素受体 1（Estrogen Receptor 1，ESR1）、孕激素受体（Progesterone Receptor，PGR）和人类表皮生长因子受体 2（Human Epidermal Growth Factor Receptor 2，HER2）标志物表达的传统试金石。ESR1 和 PGR 阳性患者的生存率高于阴性患者。这些受体被广泛用于确定需要内分泌治疗的患者。化疗期间，HER2 过表达与不良预后相关。在 HER2 阳性患者中，抗 HER2 治疗联合化疗可获得较高的生存率。HER2 患者的预后效果优于 HER2 阴性患者[16]。一项小型研究报道了三叶因子（TFF1、TFF2、TFF3）在 BC 患者血清各蛋白中的表达差异，具有显著的鉴别特征；然而，它是一种很有前景的乳腺癌筛查生物标志物[19]。

2. 循环肿瘤细胞

1869 年，Thomas Ashworth 通过对癌症患者的尸检发现了第一例乳腺 CTC，CTC 的分离方法在 19 世纪晚期被描述。CTC 在 BC 早期罕见，对于非转移性细胞，其比例为 1 个细胞 /10 mL，这可能不是连接大多数荧光激活细胞分选技术的实际选择。在过去的几十年里，基于物理外观、ELISA 或免疫荧光、免疫磁分离和逆转录聚合酶链反应（reverse transcription polymerase chain reaction，RT-PCR）分析，发展了几种 CTC 分析方法。对于 BC，推荐使用 AdnaTest®（AdnaGen AG，Langenhagen）和 CellSearch（Janssen Diagnostics，Raritan，NJ，USA）[20]。根据最初的理论关注，CTC 作为转移性乳腺癌患者的预后生物标志物[21]。然而，由于 CTC 在血液循环中的半衰期短，灵敏度和重复性较低，因此它们不能持续在循环中脱落[22]。CellSearch® 是美国 FAD 最近批准的 CTC 检测系统，用于监测血液转移性乳腺癌患者的循环癌细胞[23]。

3. 循环游离肿瘤 DNA

1948 年，孟德尔和梅泰斯在癌症患者和健康人的血液中发现了 ctDNA。图 7.2 描述了改进技术的发现。多项研究报道，与健康个体相比，癌症患者的 ctDNA 浓度显著提高。1963 年，Stroun 等确立了来源于肿瘤细胞的循环 DNA 的特定部分，这些部分可识别出链稳定性下降。这一发现最近成为精准医学中 cfDNA 生物标志物的新标志。多项研究表明，在 ctDNA 中发现的 *RASSFIA*、*APC*、*MGMT*、*ITIH5*、*BRCA1*、*GSTP1* 和 *FOXA1* 等不同基因的甲基化优势可用于 BC 的早期检测。ctDNA 仍处于试验性阶段，但它是生物医学研究领域的先锋，因为它打开了反映肿瘤寿命的大门[24]。

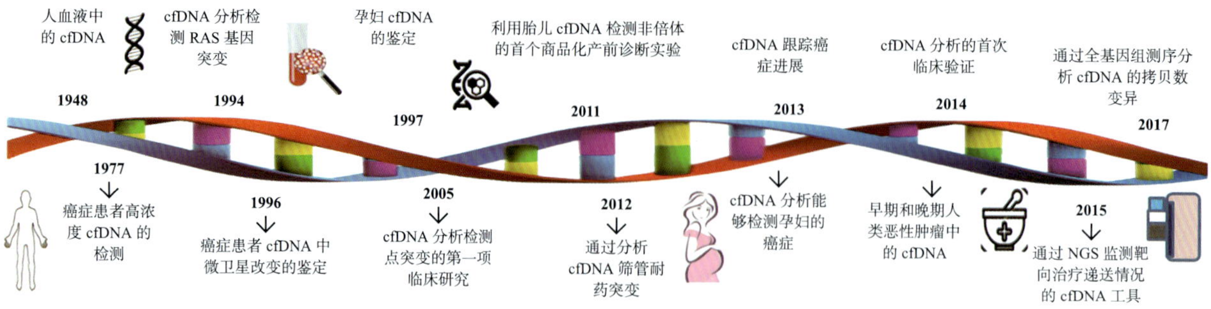

图 7.2　ctDNA 发现改进的时间轴

4. 循环 miRNA

微小 RNA（microRNA，miRNA）是一类不编码 RNA 的短序列，平均长度为 22 个核苷酸，可防止信使 RNA（messenger RNA，mRNA）翻译沉默或降解，并调节不同基因的表达生物过程。它最初是由 Lee Rosalind 于 1993 年在秀丽隐杆线虫中报道的 [25]。体液成分、全血、血浆、血清、尿液以及乳头抽吸液都可以发现它的存在。miRNA 在细胞的发生、发展，肿瘤的发生、凋亡等过程中起关键作用。早期研究发现，超过2000 种 miRNA 与多种慢性疾病和癌症相关。首次在转移性乳腺癌中发现过表达的致癌 miRNA。此外，它们具有稳定性好、易于收集等优点，作为非侵入性生物标志物受到了极大的关注，但由于 miRNA 的体积较小、丰度较低，仍存在一些挑战。为了克服这些挑战，我们建立了一些技术，如二代测序（next generation sequencing，NGS），各种 PCR 技术，包括数字微滴 PCR（digital droplet PCR，ddPCR）和定量逆转录聚合酶链反应（quantitative reverse transcription polymerase chain reaction，qRT-PCR），NanoString nCounter® 和微阵列分析。在各种检测方法中，qRT-PCR 已被广泛用于技术改进，因为它对 miRNA 的检测和定量具有极高的灵敏度和成本效益（图 7.3）。大量的 miRNA 研究突出了 miRNA 作为 BC 生物标志物的具体功效（表 7.1）。在 BC 患者中观察到的最有前景的微小 RNA 是 miR-145、miR-21 和 miR-221[26]。

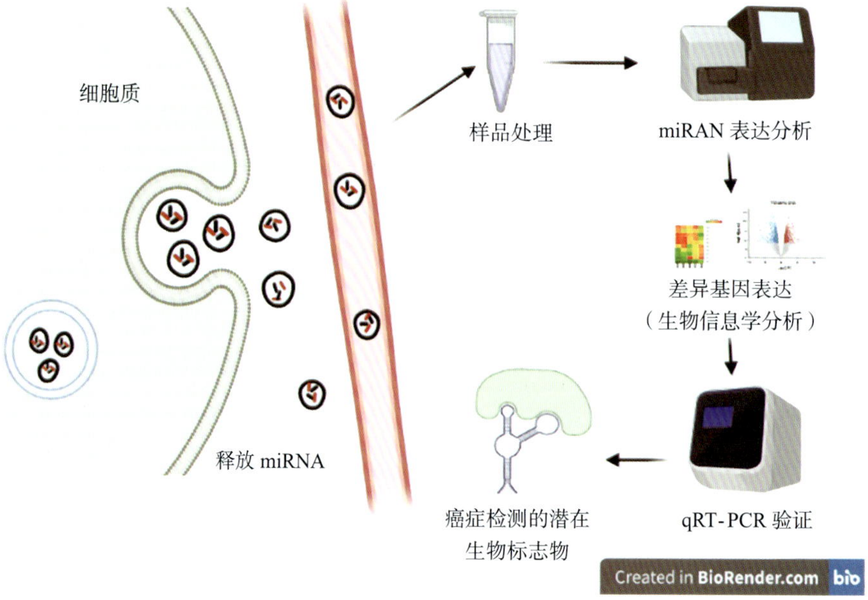

图 7.3　循环 miRNA 作为癌症诊断的生物标志物

表 7.1 BC 鉴定的分子生物标志物列表

种类	年份	生物标志物	方法	参考文献
乳腺癌的血液生物标志物				
循环癌蛋白	2019	TNF-α、HER2、AFP、CA19-9	ELISA	Henderson 等[76]
	2017	PTN	ELISA	Jiang 等[77]
	2017	TFF1、TFF2、TFF3	ELISA	Ishibashi 等[19]
	2016	HE4	ELISA&qRT-PCR	Lu 等[78]
	2016	ApoC-1	SELDI-TOF-MS & MALDI-TOF/TOF MS	Song 等[79]
循环肿瘤细胞	2012	CTC（基因表达 GA733-2、MUC-1、HER2）	CellSearch 系统和 AdnaTest	Andreopoulou 等[20]
循环游离肿瘤 DNA	2021	MGMT、GSTP1、APC、RASSFIA、FOXA1	机器学习方法	Panagopoulou 等[24]
	2014	PIK3CA、E545K、H1047R 突变	ddPCR	Beaver 等[80]
	2019	DELF1	—	Cristiano 等[81]
循环 miRAN	2019	miR-21	qRT-PCR	Abdulhussain 等[59]
	2019	5 种 miRNA 组合（miR-1246、miR-1307-3p、miR-4634、miR-6861-5p、miR-6876-5p）	微阵列分析	Shimomura 等[82]
	2016	miR-182	qRT-PCR	Mihelich 等[83]
	2019	miR-90b、miR-130a、miR-200b、miR-452	荟萃分析	Expressions 等[84]
胞外囊泡	2016	纤维连接蛋白	ELISA	Moon 等[87]
代谢产物	2021	乙基（R）-3 羟基乙酸酯，辛酸	LC-QTOF-MS	Wei 等[37]
	2021	五种未知代谢物（C9H16O3S、278.1552@9.641、C26H43CIN4S3、C26H51N5O4、C23H30N2S）	LC-MS	Jové 等[38]
乳腺癌的非血液生物标志物				
泪液	2009	泪液的蛋白组学特征	SELDI-TOFMS	Lebrecht 等[86]
	2012	泪液蛋白水平的定量分析	MALDI-TOFTOF	Böhm 等[87]
呼吸	2003	氧化应激的 VOC 标志物	GC-MS	Phillips 等[43]
	2014	BreathLink™ 系统	气相色谱	Phillips 等[44]
	2018	两种商用电子鼻	GC-MS	Herman-Saffar 等[52]
NAF	2006	NAF 蛋白谱	ICAT 标签、SDSPAGE、LC-MS	Pawlik 等[88]
	2012	脱糖 DJ-1 蛋白	ELISA	Oda 等[89]
	2005	TF 及其受体 Tn	ELISA	Kumar 等[47]
	2010	TF、Tn 及其年龄信息	直接免疫测定	Deutscher 等[90]
顶泌汗液	2019	20 种汗液标志物	—	（CSL STYLE ERROR）
尿液	2019	miRNA-21	RT-PCR	Ando 等[91]
		MMP-1	蛋白质印迹法	
	2020	4 种尿液 miRNA 的候选组合	qRT-PCR	Hirschfeld 等[92]

5. 细胞外囊泡

细胞分泌细胞外囊泡（EV）进入细胞外环境，EV 是蛋白质、RNA、DNA 和脂质的复合物。它们根据起源、生物发生、膜的组成及大小等物理性质进行区分[27]。它们可能是一种重要的生物标志物，因为它们携带着癌症起源和肿瘤状态的宝贵信息。研究发现，在癌症患者中发现的 EV 数量显著较高[28]。EV 根据不同的特征进行分类，包括起源（原口动物和癌小体）、生物学功能（耐受体和维外体）和生物发生（外泌体、胞外体和凋亡小体）。外泌体参与肿瘤生长促进、血管生成和转移。存在于 EV 表面的纤维连接蛋白（fibronectin，FN）被选作生物标志物检测，因为 FN 的数量在乳腺癌的所有阶段显著升高（$P < 0.0001$），并且在治疗后减少[29]。然而，EV 的许多重要方面，如功能、生物发生和释放需要研究。

6. 其他血液生物标志物

最近的研究增加了对引起体细胞突变的遗传生物标志物的关注。*TP53*、*PIK3CA* 和 *GATA3* 是癌症的主要驱动改变[30-32]。*PTEN* 基因失调是曲妥珠单抗耐药的预测因子，PI3K 抑制剂可能克服这一问题[33]。

除此之外，脂质组学是生物医学研究的新兴领域，提供了细胞内脂质代谢的简要内容。之前的研究[34]从血浆中发现了 15 种脂质，这些脂质需要在 BC 的第一阶段进行验证。然而，另一项研究描述了能够识别早期 BC 的血清脂肪酸检测[35]。近年来，代谢组学是表征参与癌症进展的挥发性有机化合物的另一种方法。我们早期的研究[36]报道了丙酸可作为口腔癌的潜在诊断生物标志物。目前有多种分析技术用于生物样品中未知化合物的定量分析，包括核磁共振、基于质谱的方法，如气相色谱（gas chromatography，GC）、液相色谱（liquid chromatography，LC）和超高效液相色谱（ultra-performance liquid chromatography，HPLC）联合质谱。早期研究报道了乙基（R）-3 羟基己酸和辛酸作为乳腺癌的诊断生物标志物，用于评估吸引物生物标志物的特异性和敏感性的受试者工作特征曲线（receiver operating characteristic curve，AUROC）下的单变量面积约为 0.80[37]。值得注意的是，Jové 等人[38]确定了 C9H16O3S、278.1552@9.641、C26H43ClN4S3、C26H51N5O4、C23H30N2S 等 5 种未知代谢物以及牛磺酸、己酸、亚油酸、硬脂酰胺 4 种已知代谢物在 BC 患者中具有较高的特异性和敏感性。许多科学文献表明 BC 中存在不同的代谢物，因此需要在一个大的队列中进行验证。

二、非血液生物标志物

与外周血不同，其他体液也被用于癌症的诊断。

1. 泪液

泪液是三层透明液体，含有多种生物分子，包括蛋白质、脂质、代谢物和电解质。这些生物分子随着与眼表上皮细胞的不断交换，反映了角膜的生理和生物化学。此外，血浆在体内不同器官循环，过滤后产生泪液。因此，泪液被认为是临床信息的丰富来源。大量研究报道眼泪是多种疾病的生物标志物，包括癌症、糖尿病、囊性纤维化、阿尔茨海默病等[39]。

不同类型的乳腺珠蛋白和泪珠蛋白已被确定为转移性乳腺癌发展的生物标志物。乳腺珠蛋白 a 主要表达于乳腺，而乳腺珠蛋白 b 可在乳腺、子宫、泪液、肾脏等组织中表达。最近，Ascendant Dx 公司开发了一种基于泪液蛋白的生物标志物试剂盒[40]。作为生物标志物的来源，泪液优于血液，因其具有无创、样本采集方便、无须蛋白过滤等优点。作为生物标志物的来源，泪液的主要缺点是很难获得比血液更高浓度的某些分子。因此，在最近的情况下，一种可靠的诊断试剂盒是当务之急。尽管基于拉曼光谱的不同生物传感器已经被设计出具有高特异性和敏感性[41]。

2. 呼吸

呼吸组学是一种新兴的技术，可以分析各种疾病，研究由病理紊乱引起的代谢活动释放的挥发性有机化合物（VOC）。由此产生的代谢物似乎具有检测乳腺癌的潜力。呼气分析增加了疾病诊断的兴趣，主要是因为其无创和快速诊断的性质。然而，由于缺乏验证和适当的认证，在临床实践中仍然非常有限[42]。研究报告了呼吸中氧化应激的 VOC 标志物的 94.1% 的敏感性和 79.8% 的特异性，这将 BC 患者与正常人区分开来[43]。

此外，Menssana 研究公司还开发了一种名为 BreathLink ™的无创呼吸系统。这是一种用于快速采集呼吸样本并分析挥发性有机化合物（VOC）以实现乳腺癌检测的即时诊断设备。一项研究显示该设备能识别乳腺 X 光检查中的异常情况[44]。呼吸检测可以减少乳腺 X 线摄影的使用，但其局限性是乳腺检查结果的准确性受到多种因素的影响，包括呼吸采集和分析方法、患者的生理状况和检测环境等。因此，我们需要更多关注检测乳腺癌的呼吸检测流程的标准化[45]。

3. 乳头抽吸液

乳头抽吸液（nipple aspirate fluid，NAF）是由非哺乳期健康女性的乳腺上皮导管细胞分泌的一种液体。它可以通过各种方法收集，如乳房按摩、乳头抽吸和使用挤奶泵。NAF 中存在的颜色强度和特异性生物标志物可用于检测乳腺癌。它含有高浓度的蛋白质、激素、碳水化合物、有机酸、脂肪酸、氨基酸等代谢产物，被认为是乳腺微环境细胞波动的反映。它是预测癌前病变和癌变的生物标志物的丰富来源，并且具有相当小的侵入性，因此它可能提供更快和更便宜的肿瘤评估方案。因此，在评估乳腺疾病时，它有可能降低并发症发生的风险[46]。

汤姆逊 - 弗里登赖希（Thomsen–Friedenreich，TF）抗原及其生物合成前体 Tn 抗原均存在于上皮细胞表面蛋白和脂质上。它们也可在原发性 BC 组织中检测到[47]。此外，NAF 中 miRNA 的表达谱也为乳腺癌的诊断提供了重要的线索。与良性肿瘤患者相比，BC 患者 NAF 中 miRNA-3646 和 miRNA-4484 显著上调，miRNA-4732-5p 显著下调。尽管进行了分析，但 NAF 的收集仍然简单、快速、可靠[48]。因此，它可能有助于乳腺癌的无创检测，并可能为乳腺癌的早期检测提供预后生物标志物。

4. 顶泌汗液

顶泌汗液由顶泌汗腺产生，顶泌汗腺是一种在表皮中发现的卷曲管状腺体，在体温调节中起关键作用并通过蒸发维持核心体温。此外，顶泌汗腺分布于体表各处，通过毛管分泌含有类固醇、蛋白质、脂质和氨基酸、羧酸、外源物、抗菌肽等小代谢物的油性物质。这种生物基质涉及传达个人的健康状况，因此，它可以用于诊断。汗液分析的传统优势是无创采集，但由于汗液代谢物种类繁多、汗液的可重复性较差等缺点，汗液代谢组学分析仍然受到限制。一项利用汗液对乳腺癌进行代谢组学分析的研究确定了 20 种汗液生物标志物，特异度为 72%，灵敏度为 97%[49]。汗液生物标志物可用于二次确认试验，以定位体内肿瘤，或者用作乳腺 X 线摄影的预筛查。人们相信，汗液分析将成为一种全新的癌症筛查方法[50]。

5. 尿液

尿液被认为是检测生物标志物的理想生物体液，因为它便于无创收集[51]。几项研究使用各种技术研究了乳腺癌患者的尿液代谢物，如气相色谱-质谱（GC-MS）[52]、核磁共振（nuclear magnetic resonance，NMR）波谱[53]以及毛细管电泳耦合质谱[54]。联合尿代谢物（1-MA、1-MG 和 8-OHdG）和 CA15-3 鉴别乳腺癌和非癌组的灵敏度为 80.15%~91.5%，特异度为 83.2%~95.2%，AUC 为 0.82~0.95[53]。外泌体 miRNA 可从尿液分析中检测到。这项小型研究在乳腺癌患者中发现了显著改变的 miRNA，包括 miR-21、miR-125b、miR-155 和 miR-451[55]。这些结果为检测乳腺癌提供了无创的创新生物标志物，但作为一种仍处于发现阶段的尿液生物标志物，还需要在大样本的研究中进行验证。

第三节　参与癌症进展 / 增殖的生物标志物

癌症是一种多因素疾病。一些调节癌细胞增殖的 miRNA 和蛋白质被阐明可调节癌细胞的增殖。循环 RNA（circulating RNA，circRNA）、miRNA 和蛋白质在外周血中循环，可能是 BC 进展的生物标志物。

一、circRNA

circRNA 是液体活检的多功能组成部分，参与许多生理功能。过表达 circ_MYO9B[56]、circ_0084927[57] 和 circ_ABCB10[58]，分别通过吸附 miR-4316、miR-142-3p 和 miR-1271 来显著抑制细胞增殖、凋亡和 BC 侵袭。此外，一项小型研究报道，circRNA-000911 比癌旁正常组织高表达，并可能参与 BC 发病时的细胞增殖和细胞侵袭。miR-449 通过 Notch1 和 NF-κB 信号通路诱导 cirRNA-000911 调控细胞增殖。然而，circRNA-000911/miR-449a/Notch1/NF-κB 的网络可能为 BC 治疗策略的发展带来新的路线图。

二、miRNA

BC 细胞中 miRNA 的过表达可下调程序性细胞死亡蛋白的表达[59]。早期研究发现，miR-26a 和 miR-26b 可下调 ST8α-乙酰神经氨酸 α-2,8-唾液酸转移酶 4 的表达并抑制 BC 的进展。因此，miR-26a/26b 可能是 BC 进展的一个可能的标志物[60]。最近的研究表明，miR-383-5p 在乳腺癌组织中表达下调，而 PD-L1 表达上调。转染 miR-383-5p 可抑制 PI3K/AKT/mTor 通路，从而抑制 PD-L1 表达[61]。令人兴奋的是，许多 miRNA，包括 miR-205、miR-206、miR-124、let-7（致死-7 家族）被确定为肿瘤抑制 miRNA[62]。每一项发现都需要通过更大规模的研究加以证实。

第四节　参与癌症转移的生物标志物

BC 是一种转移性疾病，也指可以侵犯肺、肝、脑、骨等身体其他部位的晚期乳腺癌。不同的器官转移导致不同的结果，因此在将研究转化为临床实践的过程中，对器官向性转移进行了充分的研究[63]。

一、miRNA

几乎所有的转移性乳腺癌都导致死亡，这凸显了基于精准医学的乳腺癌预后评估方法的发展。Ma和他的同事研究了 miRNA 在癌症转移中的作用，他们报道过表达的 miR-10b 是第一个在乳腺癌转移中发现的 miRNA。已证明 RhoC 是 miR-10b 的下游效应因子，可促进细胞迁移和侵袭[64]。随后，Tavazzoie 和 Joan Messague 小组的其他成员发现，miR-335 靶向细胞外成分，如转录因子 SOX4 和 tenascin C，并抑制癌症的迁移和转移[65]。另一项研究揭示了 miR-373、miR-126 和 miR-520c 参与促进癌症转移[66]。这些发现加强了 BC 研究的结果，可能是治疗转移性乳腺癌的有效策略。

二、趋化因子

在 20 世纪 80 年代，人们发现趋化因子是一种帮助白细胞迁移和定位的小分泌蛋白，其在上皮-间充质转化（epithelial–mesenchymal transition，EMT）中起重要作用。趋化因子超家族分为 4 个亚家族，包括 27 种 CC 型趋化因子、17 种 CXC 型趋化因子、2 种 XC 型趋化因子和 1 种 CX3C 型趋化因子。它可以调节肿瘤的生长、增殖和迁移，因此它可以作为治疗肿瘤转移的新靶点。促进肿瘤的 CCL5 主要在肿瘤上皮导管细胞中发现，而在正常乳腺细胞中很少发现。此外，与正常癌旁组织相比，多种细胞因子如 CCL2、CCL4 和 CXCL8 在癌组织中高表达，而配体 CXCL12 也在乳腺癌转移的继发部位显示 mRNA 表达峰值。CXCR4 是趋化因子 CXCL12 的受体，CXCL12 是转移性乳腺癌的重要调节因子。此外，CXCR4 水平受缺氧诱导的 Hif-1α 通路调控。因此，靶向趋化因子网络可以抑制肿瘤细胞的生长和增殖，并且它可以成为阻止转移性乳腺癌的一个有希望的靶点[67]。

第五节 参与癌症耐药的生物标志物

一、circRNA

circRNA 不仅是一种转录因子，还可以作为微小 RNA 海绵调节基因表达。小型研究[68]报道，hsa_circ_0025202 表达通过调节 miR-182-5p/FOXO3a 轴提高他莫昔芬的敏感性，并抑制乳腺癌细胞进展。而另一项研究[69]发现，hsa_circBMPR2 通过吸收 miR-553 来增加乳腺癌中 USP4 的表达，从而抑制细胞增殖、侵袭和他莫昔芬耐药性。此外，小型研究[70]证明，敲低环状 RNA（angiomotin-like 1，circAMOTL 1）通过调节 AKT 通路降低紫杉醇的功能，从而诱导 BC 细胞对紫杉醇耐药。因此，circRNA 可以作为改善 BC 患者治疗策略的新靶点。

二、miRNA

随着 miRNA 数量的增加，BC 的耐药性逐渐增加。miR-34a 的过表达通过靶向 NOTCH1 通路诱导 MCF-7/ADR 细胞对多柔比星耐药的敏感性，miR-34a 在 MCF-7/ADR 细胞中被发现下调[71-72]。另一项研究[73]观察到 miRNA-125b、221、222 和 923 在紫杉醇耐药的乳腺癌细胞中过表达，提示其可能是紫杉醇耐药乳腺癌的生物标志物。系统综述和荟萃分析表明，miR-7、miR-16、miR-125a-5、miR-141、miR-205、miR-452、miR-663 和 miR-3646 与多西他赛耐药乳腺癌相关，而 miR-21、miR-200c、miR-210、miR-221、miR-375、miR-630 和 miR-5423p 与多西他赛耐药乳腺癌相关，通过调节相应的药物调节通路，使 BC 细胞对曲妥珠单抗耐药[74]。然而，miRNA 在耐药中起着至关重要的作用，可作为耐药 BC 患者的新型药物靶点。

第六节　乳腺癌生物标志物研究进展：限制、挑战和未来展望

不可否认的是，以生物标志物为基础的技术对于乳腺癌诊断和预后在过去几年中有许多优势。尽管有这些前景疗法，但在完成将知识转化为临床实践之前，必须努力改善健康结果。到目前为止，所有已报道的研究均处于发现阶段，尚未进行临床试验。利用分子对接技术设计了许多用于治疗多种癌症的药物[75]，但仍需要进一步分析药物基因组学方法。此外，样本存储、处理和数据归一化等方法缺乏标准化，导致研究结果重叠。

此外，大多数研究样本量较小，结果不理想，因此需要在大型队列中进行验证，以保证分析和临床的可靠性。使用多种生物标志物的联合治疗比单一生物标志物显示出更好的疗效，因此需要建立最少数量的具有更高特异性和检测能力的生物标志物。总的来说，标准化方案、样本采集、存储和分析需要更多的改进，因为它们是可靠性、再现性和质量保证的关键参数。此外，还应在更多的数据中进行验证，以确定它们可作为 BC 早期检测的生物标志物[8]。

第七节　结　论

在本章中，我们对乳腺癌早期无创生物标志物的开发进行了全面的综述。血液和其他体液（如泪液、顶泌汗液、呼吸、乳头抽吸液和尿液）都包含有希望作为乳腺癌筛查的生物标志物。无创检测 BC 的方法可以克服传统筛查方法的乳腺 X 线摄影的局限性。代谢组学、mRNA 表达谱、蛋白质谱等先进的分子生物学技术已被用于识别和鉴定各种对乳腺黑色素瘤的筛查、诊断和预后有意义的生物标志物。其中一些生物标志物已被临床试验证实，但一些有前景的生物标志物仍有待进一步验证。

值得注意的是，大分子和细胞也参与了肿瘤细胞的生长、增殖、血管生成、转移和耐药性。因此，这些生物标志物可能作为新的治疗靶点，实现乳腺癌患者的精准治疗。随着个体化医疗时代的到来，将无创生物标志物纳入新的治疗策略将对临床实践产生重大影响。

第八章　乳腺癌的表观遗传学研究

Mariam Ashfaq Khan　著

【摘　要】 乳腺癌是女性中最常见的癌症，造成全球数以百万计女性的死亡。尽管进行了大量的科学研究、筛查项目和宣传活动，我们距离降低全球乳腺癌负担的目标仍然很遥远。对于乳腺癌精准药物的设计和更好的临床管理来说，解析乳腺癌发生的分子机制至关重要。通过对肿瘤生物学的大量研究，人们发现正常细胞向恶性细胞的转化不仅涉及基因突变，还涉及表观遗传突变。两种突变类型的相互作用驱动细胞恶性转化，导致癌症的发生发展。

表观遗传突变的显著特征是不改变 DNA 序列的表观遗传修饰，使其不仅是一个有吸引力的预后与诊断候选生物标志物，而且还是一个潜在的治疗靶点。异常的表观遗传修饰，包括组蛋白修饰、DNA 甲基化和非编码 RNA（non-coding RNA，ncRNA）等，在乳腺癌发生、发展和耐药中发挥重要作用。此外，不同的表观遗传突变涉及乳腺癌的各个阶段，并且在肿瘤和正常组织之间存在差异。在本章中，我们将详细讨论乳腺癌中 3 种类型的表观遗传修饰，并详细说明它们作为诊断、预后和预测性生物标志物的显著潜力。最后，我们还将阐明为什么表观遗传突变作为精准医疗的治疗靶点具有广阔的前景。

【关键词】 表观遗传修饰；组蛋白修饰；DNA 甲基化；非编码 RNA（ncRNA）

第一节　引　言

转化的恶性细胞是大量累积的基因突变的产物。长期以来，人们一直认为，由于基因突变的积累，正常细胞会转化为恶性细胞。然而，在 21 世纪初，人们发现表观遗传机制参与了癌症发生的初始关键事件。从那时起，人们在全球范围内开展了广泛的研究，以调查表观遗传在各种肿瘤中的作用。聚合酶链反应和基因组测序等复杂分子生物学技术的发展带来的技术进步使我们对分子生物学有了更好的理解。从此我们对肿瘤生物学有了更深入的了解，如今很明显的是，表观遗传修饰在肿瘤的发生发展中起着关键作用。表观遗传学的作用在癌症的各个阶段都很明显，如发生和发展、侵袭和转移，以及对治疗的反应和抵抗。表观遗传修饰不会改变 DNA 的结构，该基础为其作为新的诊断和预后性标志物的研究开辟了一条迷人的新道路。如今，表观遗传学是癌症研究中最常见和最重要的部分之一，用于诊断、预后和寻找治疗靶点。经过多年对癌症表观遗传学的大量研究，最近的进展表明，遗传和表观遗传学因素在癌症发展的各个阶段相互作用，共同促进癌症进展。

第二节　表观遗传学与乳腺癌

就像在其他癌症中一样，表观遗传学也一直是乳腺癌的重要研究领域，并且取得了重大的进展：揭示了乳腺癌发生发展中的表观遗传修饰，表观遗传标志物在乳腺癌诊断和预测治疗反应中的作用。本章该部分将详细阐述导致乳腺癌发生发展的各种表观遗传机制。

第三节　乳腺癌的表观遗传调控机制

参与乳腺癌发生的表观遗传修饰包括 DNA 甲基化、组蛋白修饰和 RNA 介导的基因编辑。这些机制调节与乳腺癌发生的各阶段相关的各种分子、生物和细胞途径[1]。最近的研究表明了表观遗传机制的调控对乳腺癌的特征的作用，如癌细胞的干性和治疗耐药[2]。在此，我们将阐述乳腺癌表观遗传学的分子机制，以及这些表观遗传学修饰如何在乳腺癌的发病机制中发挥作用，包括抑癌基因和原癌基因的基因重编程。图 8.1 展示了 3 种表观遗传学突变在乳腺癌发生中的作用。

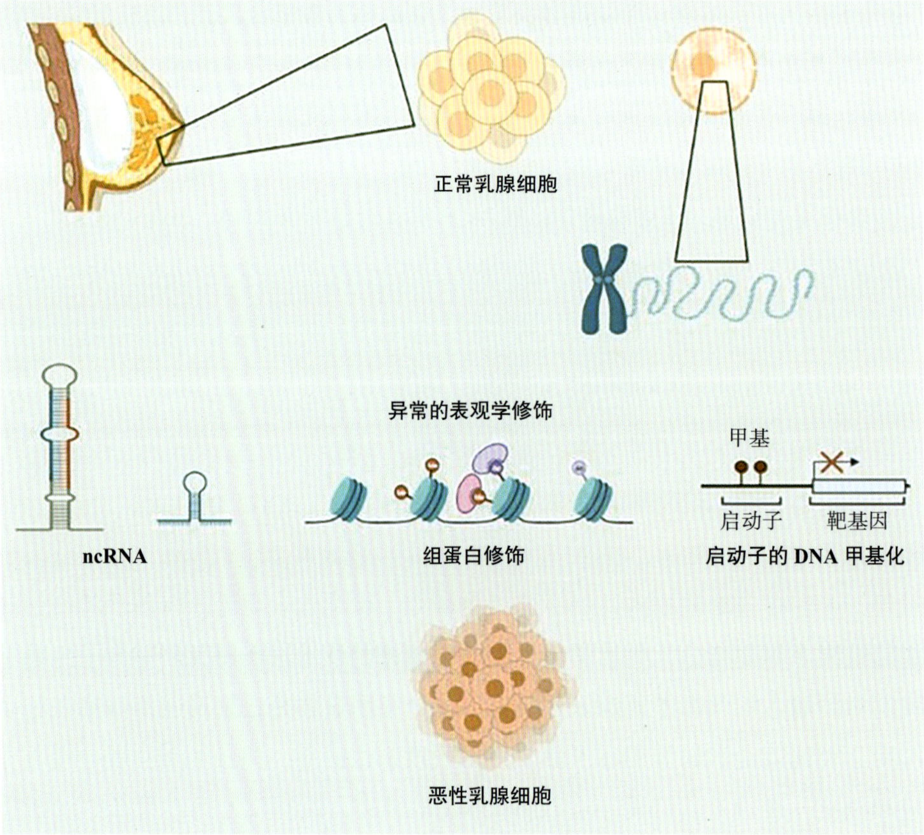

图 8.1　示意图展示正常乳腺细胞转化为恶性细胞的表观遗传突变，包括基因启动子区 DNA 甲基化、组蛋白修饰和非编码 RNA（ncRNA）

一、DNA 甲基化

迄今为止，研究最多的表观遗传修饰是 DNA 甲基化，它是一种关键的复制后酶驱动的 DNA 碱基的化学修饰，主要涉及甲基（$-CH_3$）共价加成到 CpG 二核苷酸内胞嘧啶碱基嘧啶环的第 5 个碳上[3]。这种共价添加是由一种称为 DNA 甲基转移酶（DNA methyltransferases，DNMT）的酶家族所介导的，包括 DNMT3A、DNMT3B 和 DNMT1[4]。DNMT1 负责维持已经甲基化的 DNA，DNMT3A 和 DNMT3B 靶向未甲基化或半甲基化的 CpG 位点，介导 DNA 的重新甲基化[5]。DNA 甲基化调节几个重要的过程，如转录、转录后和翻译后过程、染色质重塑、基因组印迹、DNA 重复元件失活和 X 染色体失活[6-7]。

由于 DNA 甲基化，特定的基因调控蛋白被募集到 DNA，抑制转录因子进入染色质，从而影响基因的表达。此外，DNA 甲基化导致染色质的封闭形式，这种染色质的限制性修饰形式对核酸酶消化没有反应，最终导致染色质上组蛋白乙酰化的减少[2]。相反，DNA 的基因内区域，它调节转录延伸和可变剪接，据报道有密集的甲基化序列[8]。CpG 二核苷酸由前面有鸟嘌呤核苷酸的胞嘧啶残基组成，而“p”代表它们之间的磷酸二酯键。

CpG 富集区域（通常称为 CpG 岛）是连续的 500~2000 个碱基对组成的 CpG 二核苷酸，主要分布在基因启动子的邻近区域，这些基因包括管家基因、组织特异性基因、转录位点以及重复序列。尽管 CpG 岛通常位于编码基因的 5′ 非翻译区和第一个外显子区，它们同样存在于 3′ 区和基因内区域。同样，启动子区域的 CpG 甲基化，在典型位置（基因外区域）的 CpG 岛也容易发生甲基化[9]。一般来说，这些 CpG 岛是未甲基化的，因此允许转录因子结合和基因的表达。然而，大部分基因组都是高甲基化的，这是染色体的稳定性、致密性和完整性所必需的[10]。因此，通过这种方式，高甲基化和低甲基化在全基因组范围内同时发生，这取决于基因组区域的不同。也就是说，基因所在的基因组区域低甲基化导致基因组区域的松散包装，从而促进了转录机制中基因组序列的暴露。另一方面，基因组区域相同的高甲基化（异染色质）导致基因组的致密包装，促进其稳定性和致密性。通过这种方式，低甲基化和高甲基化共同调节包括疾病结果在内的各种过程。

在包括乳腺癌在内的许多癌症中，失调的基因甲基化和调控蛋白的意义已得到证实。各种内源性和外源性诱变过程导致启动子区域内 CpG 岛的 DNA 甲基化异常，导致各种抑癌基因的沉默和几种原癌基因的表达。因此，癌变与开启转座子的甲基化和关闭抑癌基因的甲基化有关。图 8.2 展示了抗肿瘤基因启动子区域的 DNA 高甲基化与癌基因启动子区域的低甲基化如何影响乳腺癌细胞的整体基因表达，从而促进癌变过程。

乳腺癌发生的一个重要步骤是乳腺癌起始细胞的表观遗传重编程和亚克隆进化，随后导致乳腺癌病例的临床和病理多样性[11]。干性是与肿瘤复发相关的癌症特征，与非癌性乳腺干细胞相比，乳腺癌干细胞（breast cancer stems cell，BCSC）具有不同的甲基化组[12]。此外，TGF-β 信号是驱动乳腺癌干细胞和非癌性乳腺细胞甲基化模式差异的基本表观遗传调控因子[13]。

此外，在由癌前期向原位癌和浸润性癌的多个阶段过渡过程中，存在不同的甲基化模式[14-17]。例如，在由癌前期向恶性肿瘤的转变过程中，RASSF1A 和 RARβ 启动子的甲基化模式存在差异[18-19]。与健康组织相比，乳腺肿瘤（非典型导管增生、DCIS 和 IDC）中 CDH1、CTNNB1 和 APC 启动子区域的 DNA 甲基化模式不同[20]。

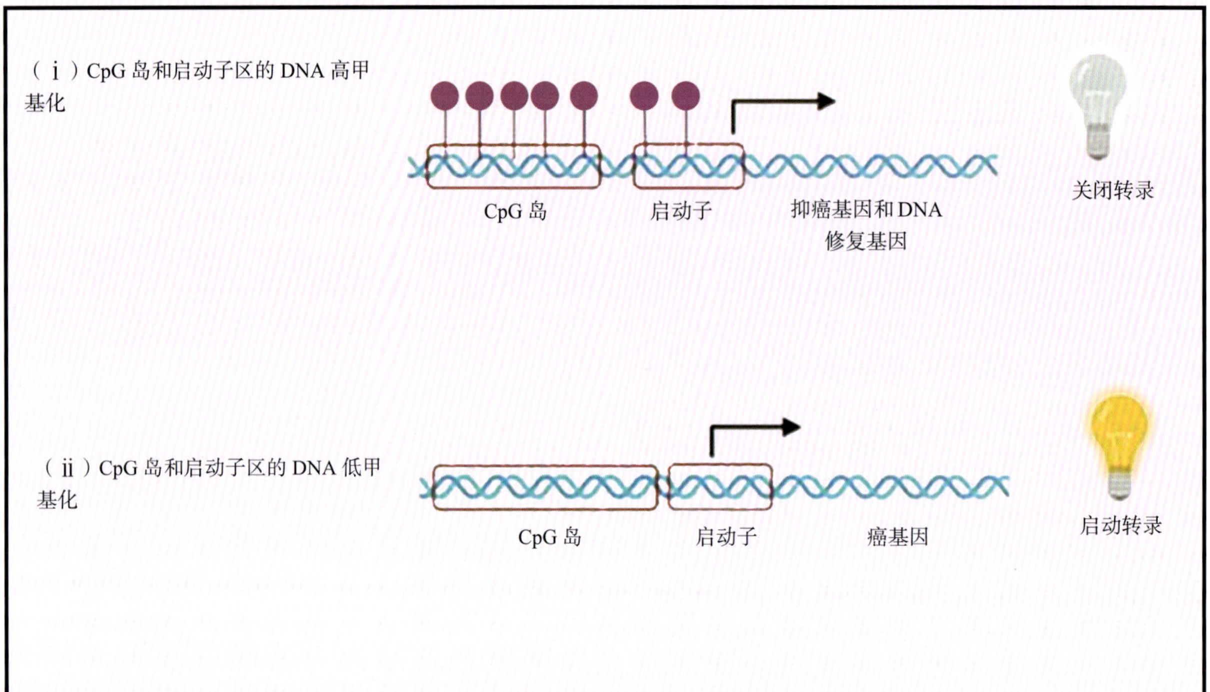

（a）异常的 DNA 甲基化模式：（ⅰ）在乳腺癌细胞中基因的高甲基化，（ⅱ）低甲基化改变其表达

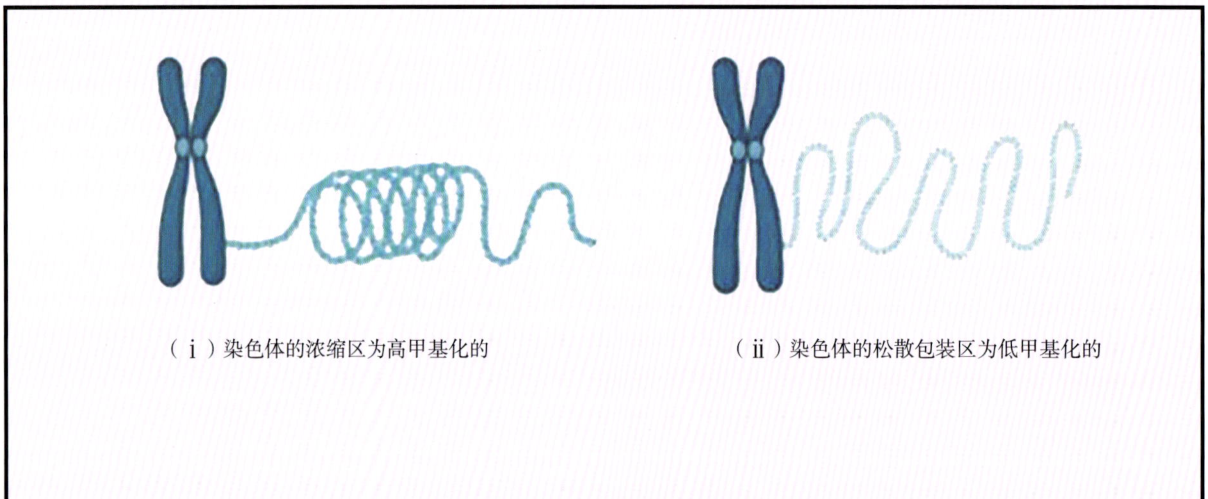

（b）染色体的不同区域由于不同的甲基化水平被浓缩（ⅰ）或者松散包装（ⅱ）

图 8.2 异常 DNA 甲基化在乳腺癌发生过程中的作用。（a）CpG 岛和启动子区 DNA 甲基化异常导致乳腺癌发生基因表达的改变，（ⅰ）肿瘤抑制基因和 DNA 修复基因启动子区高甲基化关闭其转录，（ⅱ）癌基因启动子区低甲基化开放其转录，这些类型基因的修饰显著有助于乳腺癌发生的早期阶段；（b）（ⅰ）染色体的浓缩区和（ⅱ）松散区受到 DNA 甲基化的影响，进而调节乳腺癌细胞染色质的完整性

甲基化模式失调在乳腺癌发病机制的各个方面都很明显，包括肿瘤分期、组织学分级[21]、转移和侵袭。例如，基因组的整体低甲基化可能导致印迹缺失，而印迹在转化和肿瘤发生的初始阶段起着重要作用。例如，胰岛素样生长因子 2（IGF-2）在细胞生长中具有重要作用，而 IGF2 的印迹缺失导致生长上调和基因组的不稳定。然而，恶性肿瘤的进展和 CpG 岛的全基因组高甲基化和低甲基化可来源于 DNMT 的过度激活或突变[14]。

针对肿瘤细胞甲基化分析的研究探索了甲基化的不同潜在机制，以及这些机制是如何导致肿瘤形成的。TRIM27、LDHA、LIMD2 和 SEPTIN7 的低甲基化与增殖、侵袭和转移有关[17]。另一方面，RARB、DAPK、APC 和 SFN 在乳腺癌中频繁甲基化[20]。在乳腺癌中，近 100 个基因具有启动子高甲基化[4]，包括在 DNA 修复（BRCA1、GSTP1）、细胞周期调节（CDKN2A，CCND2）、组织侵袭和转移（HIN1、TWIST、RARβ、RASSF1A）、细胞黏附（CDH1）、转录调控（HOXA5）、细胞凋亡（DAPK、BCL2）、激素介导的细胞信号转导（THRβ、ERα 和 ERβ）等重要细胞过程中起关键作用的基因。此外，乳腺肿瘤的共同特征之一包括全基因组低甲基化，通常发生在重复片段区域[5]。乳腺癌中的低甲基化基因包括 NAT1、FEN1、MDR1、IL-10、尿激酶、JAGGED1、NOTCH1、突触核蛋白[6-8]。

此外，癌细胞的特征之一是代谢重编程，这也受到几个信号调节通路的调控，这些信号调节通路受到异常 DNA 甲基化的影响和调节。一种与精氨酸甲基转移酶相关的共激活因子导致甲基化介导的重要糖酵解酶丙酮酸激酶 M2（PKM2）的重编程，从而增强乳腺肿瘤细胞的增殖、能量代谢、迁移和转移[22]。已证实 DNA 甲基化和抗氧化基因表达与乳腺癌发展相关；超氧化物歧化酶（superoxide dismutase，SOD3）启动子甲基化导致的表观遗传沉默与浸润性乳腺癌亚型、三阴性乳腺癌（triple-negative breast cancer，TNBC）和 Her2+ 乳腺癌相关[23]。

表观遗传调控还参与了乳腺癌细胞的化疗耐药[24]。表观遗传调控机制，如可逆的组蛋白修饰和 DNA 甲基化，导致可变转录状态的产生，从而导致肿瘤细胞的异质群体。随后，由于促凋亡因子、DNA 修复酶和药物转运体的异常转录，表观基因组赋予肿瘤细胞生存优势，从而使细胞毒性药物和靶向药物无效，并允许少数耐药肿瘤细胞的选择性增殖[25]。在药物代谢等几个重要基因的不同转录本中，表观基因组赋予癌细胞生存优势。通过高甲基化调控基因的表观遗传沉默导致参与不受控制的细胞生长的基因失活，而低甲基化导致与转移和耐药相关基因的激活[26]。例如，*MSH2* 启动子的高甲基化导致表观遗传沉默，使得乳腺癌细胞对阿霉素的耐药[27]，*BRCA1* 的高甲基化与 ER 阴性乳腺癌和不良临床结局相关[28]。在高甲基化和他莫昔芬耐药之间存在对比关系。总的来说，与相对正常肿瘤相比，高甲基化肿瘤对药物的耐药性更大[29]。

二、组蛋白修饰

在真核生物中，基因组物质以染色体的形式存在，染色体与蛋白质一起组装压缩，即组蛋白。染色质由核小体的重复亚基组成，核小体由组蛋白的重复副本组成八聚体核心，即 H2A、H2B、H3 和 H4，DNA 链和 H1 连接蛋白包裹在这个八聚体核心上。组蛋白是碱性的，而 DNA 是带负电荷的，因此它们通过氢键和盐桥紧密结合在一起。染色质构象的改变表明基因组分为两个独立的非密集区域，极大影响基因表达的密集 / 致密区域[30]。

组蛋白的翻译后修饰，包括在组蛋白的 N 端尾部添加化学基团，最终改变染色质结构。当其他基团如乙酰基或甲基加入时，组蛋白的带电性质会受到影响，导致致密核小体的闭合或松弛。因此，组蛋白的这些修饰对 DNA 包装产生巨大影响，最终调节重组、修复、复制和转录等关键过程[31]。这些修饰中最被广泛承认的是乙酰化和甲基化，分别由许多酶调节。例如，组蛋白乙酰转移酶（histone acetyltransferase，HAT）、组蛋白去乙酰化酶（histone deacetylase，HDAC）、组蛋白去甲基化酶（histone demethylase，HDM）和组蛋白甲基转移酶（histone methyltransferase，HMT）；甲基化和乙酰化主要发生在靠近启动子和增强子的区域[32]。

根据组蛋白中被修饰的残基，组蛋白乙酰化和甲基化开启或关闭基因表达。例如，组蛋白 3 上赖氨酸 9（H3K9me3）和赖氨酸 27（H3K27me3）的三甲基化会抑制基因转录，而组蛋白 3 上赖氨酸 4 的三甲基化（H3K4me3）会激活基因表达。由此推测，精氨酸的甲基化也激活了基因的表达。

HAT 被认为是“写入酶”，HDAC 被认为是“擦除酶”，在 H3 和 H4 组蛋白尾部的赖氨酸或精氨酸上添加或去除乙酰基，从而调节 DNA 的包装；乙酰化导致染色质松弛，并允许转录酶和其他因子与 DNA 结合并进行转录。通过这种方式，组蛋白的修饰通过激活或抑制基因表达来调控基因的转录。

启动子区赖氨酸上的组蛋白乙酰化导致染色质松弛和开放，使转录因子和转录酶结合，从而激活基因[33]。

其他组蛋白修饰包括泛素化、磷酸化、ADP 核糖化、脱氨化、瓜氨酸化、丙酰化、甲酰化、丁酰化、O-乙酰葡糖胺糖基化、脯氨酸异构化和巴豆酰化[34]。图 8.3 描述了组蛋白修饰主要是乙酰化和甲基化，以及其如何调节抗肿瘤基因和癌基因的染色质包装和基因表达。

研究发现，组蛋白乙酰化在乳腺癌发生中具有重要作用。异常组蛋白乙酰化与基因表达调节和重编程有关，涉及代谢重编程、干性、乳腺癌发病机制和耐药。乙酰化的线粒体活性氧（mtROS）和线粒体超氧化物歧化酶 2（SOD2）的积累可促进低氧诱导因子 2α（HIF-2α）的缺氧信号通路，增强肿瘤的干性。1A 组蛋白甲基擦除酶，赖氨酸特异性去甲基化酶 1（LSD1）在乳腺癌中的表达较高，作用于 H3K4 和 H3K9[35-36]。此外，LSD1 的高表达与乳腺癌的发展直接相关[36-37]。同样，zest 同源物增强子 2（EZH2），一种将甲基转移到赖氨酸 27 的 HMT，在包括乳腺肿瘤在内的许多肿瘤中过表达；EZH2 与侵袭性更强的乳腺癌亚型相关。CAF1（组蛋白伴侣蛋白）相关组蛋白标记 H3K27me3 的降低导致 EZH2 表达的降低，从而上调血栓反应蛋白 1 型基序 1 的表达。这种 CAF1 介导的血栓反应蛋白降低与肿瘤侵袭性相关。

在最近的一项研究中，有报道称组蛋白 H3 赖氨酸 4 的双或三甲基化与 Pygopus2（Pygo2）的相互作用（Pygo2 是 Wnt/β-联蛋白信号的共激活因子）对乳腺癌的发展和转移至关重要，因此抑制这种相互作用可能是乳腺癌管理的潜在治疗选择[38]。此外，LSD1 的异常表达引起的表观遗传修饰与乳腺癌的干性特征重编程有关。KDM7A 是一种组蛋白去乙酰化酶，通过上调 BCL2、c-Myc 和 KLF4 对乳腺癌干细胞的生长和维持起着至关重要的作用，而 BCL2、c-Myc 和 KLF4 与细胞干性有关[39]。

上皮间充质转化（EMT）对肿瘤转移和耐药至关重要，同样受到表观遗传的调节，通过调节 HDAC 的表观遗传重编程，TET 羟化酶和 Mbd3/NuRD 复合物使细胞处于高度间充质转移状态，从而表明组合干扰可能有效抑制乳腺癌的转移[40]。SIRT1、组蛋白去乙酰化酶的稳定性增加导致烟酰胺甲基转移酶（NMT）的表达增加，NMT 参与乳腺癌的耐药，抑制 SIRT1 可能有助于克服对紫杉醇和阿霉素的耐药[41]。此外，BRCA1 的转录共激活因子 p300/CBP（CREB 结合蛋白）促进 NF-κB 和 ER 信号通路之间的相互作用[42]。它还通过与 DOT1L-cMyc 复合物结合，在表观遗传水平上，在乳腺癌转移过程中诱导 EMT。乳腺癌细胞通过增加 p300/DOT1L-cMyc 水平来积累干细胞样特征[43]。

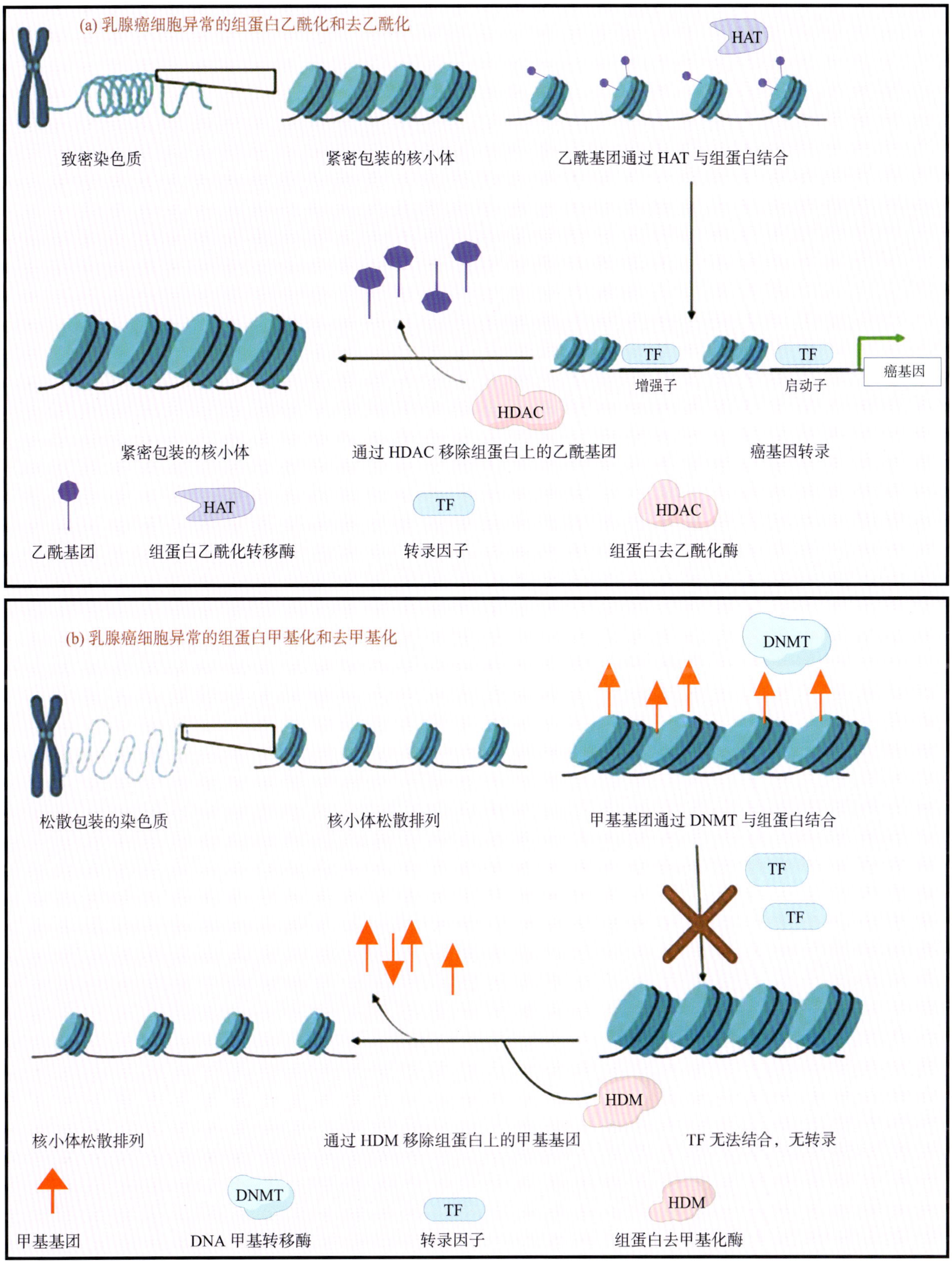

图 8.3　乳腺癌细胞中异常组蛋白修饰。(a) 组蛋白乙酰化使 DNA 和核小体的结合松动，从而暴露癌基因的启动子区域，允许 TF 结合和癌基因转录，而去乙酰化则使组蛋白和 DNA 紧密结合；(b) 组蛋白甲基化导致核小体致密包装，从而阻碍 TF 与抗肿瘤基因启动子区结合并关闭其表达，而去甲基化导致这些核小体松散包装

三、非编码 RNA（ncRNA）

众所周知，真核生物基因组的很大一部分只转录而不翻译；只有 2%~3% 的基因组编码蛋白质，而 80% 的基因组编码非编码 RNA（ncRNA）[44-45]。根据其大小，ncRNA 可分为两大类：小 ncRNA，大小范围在 200 个核苷酸以下；而大于 200 个核苷酸的 ncRNA（>200nt-100kb）则被称为长链非编码 RNA（lncRNA）。根据其功能，ncRNA 被分为转运 RNA（tRNA）、核糖体 RNA（rRNA）、小核 RNA（snRNA）、小核仁 RNA（snoRNA）、调控分子如小干扰 RNA（siRNA）、微小 RNA（microRNA，miRNA）、piwi 相互作用 RNA（piRNA）和 lncRNA[46]。

在癌变过程中，miRNA 和 lncRNA 作为抑癌基因和癌基因，因为它们可能被下调或上调。在这方面，在癌细胞中，与健康组织相比，miRNA 被发现整体下调 [47]，而与正常生理条件下的低表达相比，lncRNA 的表达则被发现整体上调 [48]。特别是在乳腺癌中，ncRNA 的表达由于其基因启动子的表观遗传失调而异常。在乳腺癌中，与蛋白质编码基因相比，ncRNA 的启动子区大多出现异常甲基化，尤其是 lincRNA 的启动子甲基化程度最高。在癌症中已经鉴定出 ncRNA 启动子的 5 种不同的异常甲基化模式，包括 CpG 岛上的甲基化，也包括 CpG 岛两侧的甲基化，以及 CpG 缺乏启动子的甲基化 [49]。ncRNA 启动子甲基化与转录调控之间存在相关性，转录调控随后会改变关键的细胞信号通路，如 MAPK 信号通路 [2]。

我们将首先讨论 lncRNA。lncRNA 构成了最大的一类 ncRNA，包括增强子 ncRNA（miRNA）、天然反义转录物（NAT）、长链基因间 RNA（lincRNA）等。与蛋白质编码 mRNA 类似，RNA 聚合酶Ⅱ经历共转录和转录后加工 [50]。它们可以折叠成复杂的二级和三级结构，对应于它们的功能以及与不同类型的分子（如蛋白质、DNA 和 RNA）的相互作用；随后，它们参与由转录和转录后基因调控、染色质重塑、选择性剪接和 miRNA 诱饵分子构成的多种调控网络 [51]。ncRNA 被归类为表观遗传调控因子的观点来自前面提到的事实，即它们在不改变 DNA 序列的情况下调节基因表达。

这些 lncRNA 参与癌变的机制似乎是多样且有序的 [52]。lncRNA 在乳腺肿瘤细胞和正常乳腺细胞中的表达存在差异，这进一步证实了其在乳腺癌发生中的作用 [53]。第一个被报道参与乳腺癌发生的 lncRNA 是 HOTAIR（HOX 基因反义基因间 RNA），与邻近组织相比，它具有较高的表达水平 [54]。该 lncRNA 参与 HOXD10 的转录控制，HOXD10 是促转移 miR-200b 的靶点，从而促进乳腺癌的转移 [55-56]。HOTAIR 参与染色质重编程，导致包括 HOXD10 在内的参与抑制肿瘤进展的基因启动子被多梳抑制复合物 2 占据 [54,57]。同样，在原发性乳腺癌中，转移相关肺腺癌转录本 1（MALAT1）上调，其水平在对应的转移灶中进一步升高 [58]。MALAT1 是一种共转录剪接支架，共同作用于促癌基因的转录和剪接，如整合素、ECM 蛋白和其他在肿瘤进展过程中负责转移和肿瘤迁移的基因。此外，MALAT1 的选择性剪切体可以在全长转录本上差异表达，并且作为中位无病生存期（MFS）的独立预后标志物 [59]，表明 lncRNA 调节癌症表型的调节机制的基础复杂性。最近，一项研究报道称，在一种管腔型乳腺癌中，6 种 lncRNA 标志物显著改善了其预后 [60]。分化拮抗非蛋白编码 RNA（lncRNA DANCR）在炎症性乳腺癌相关现象中具有重要作用：在晚期三阴性乳腺癌中 EMT 介导的炎症和干性；DANCR 还通过 EZH2 的表观遗传机制下调 SOC3[61]。lncRNA 癌易感候选基因 9（CASC9）与 EZH2 结合并控制 MD2

基因导致乳腺癌耐药[62]。

miRNA 是高度保守的小 RNA，通过与目标 mRNA 上互补序列的不完全碱基配对（MRE；miRNA 响应元件），促进蛋白质编码 mRNA 的翻译抑制和降解，从而调控基因的表达。通过芯片技术将 76 个乳腺肿瘤组织与 10 个正常乳腺组织进行比较，发现乳腺癌是 miRNA 表达异常的肿瘤之一[50]。在这项开创性的研究中，与健康组织相比，乳腺癌肿瘤组织中一些 miRNA 表达上调，而另一些 miRNA 表达下调，这表明每种 miRNA 在乳腺癌的发病机制中具有不同的作用。表 8.1 总结了 miRNA 调控的意义及其对癌症发病机制的影响[2]。

表 8.1　在乳腺癌中表达失调的 miRNA，它们在癌症中的表达、靶点和分子效应

miRNA	在乳腺癌中的表达情况	分子靶点	分子效应	在肿瘤发病中的作用	参考文献
miR-205	下降	ZEB1/ZEB2、VEGF-A、HER3	HER2 促分裂通路的激活	激活转移和侵袭	[62]
miR-10b	升高	HOXD10、神经纤维素 MT1-MMP KLF4	RhoC、尿激酶纤溶酶原激活物受体、MT1-MMP、α3-整合素的激活	激活侵袭和转移	[55-56,63]
miR-155	升高	RHOA、SOCS1C、SOCS1C/EBPβ	STAT3 介导的炎症信号 SOCS1 的诱导。HK2 的诱导	促肿瘤炎症，细胞能量失调	[64-67]
miR-21	升高	Bcl2、PDCD4、TIMP3、TPM1	阻断细胞凋亡和细胞周期依赖性激酶抑制剂（如 p21）的激活，以及锚定依赖性生长失调	逃避生长抑制因子，抵抗细胞死亡，激活侵袭和转移	[68-70]
miR-200 家族	下降	FOG2、ZEB1/ZEB2、纤连蛋白、膜突蛋白、BMI-1	上皮标志物缺失（如 E-钙黏蛋白）	侵袭和转移的激活	[71-74]
miR-26b、miR-107	下降	CDK8	E-钙黏蛋白表达抑制。激活侵袭和转移	激活侵袭和转移维持增殖信号	[75-76]

第四节　表观遗传学作为乳腺癌的诊断工具

乳腺癌是一种多样化的疾病，尽管为开发更好的诊断、治疗和控制该疾病的工具做出了许多努力，但其全球患病率仍在上升。作为世界范围内最普遍的癌症，其发病率和死亡率在过去 10 年中分别上升至 20% 和 14%[77]。乳腺癌更好的治疗效果与肿瘤的早期诊断有关，这促使科学家们不断努力寻找更好的诊断性标志物和诊断方法，以便在早期发现乳腺癌。

乳腺癌的及时诊断主要依靠乳腺 X 线摄影，乳腺 X 线摄影是乳腺癌筛查的金标准，但存在一定的缺点，如缺乏敏感性和特异性，过度诊断，或因无法诊断小于 1 cm 的肿瘤而误诊[78]。此外，对于乳房致密的女性和年轻女孩来说，这不是一个好的选择[79-80]。

更好的诊断指标不仅对于乳腺癌的准确早期诊断至关重要，而且对于更好的临床治疗也至关重要，因为早期正确的诊断将增加正确选择治疗方式的可能性，从而提高获得更好预后和总生存率的可能性。相反，错误的诊断会误导治疗，影响病程。

目前，乳腺癌的早期和准确诊断是成功控制该疾病的最大挑战，不幸的是，这阻碍了降低乳腺癌发病率的步伐。这就需要开发有效和可靠的诊断工具，用于乳腺癌筛查、诊断，以及监测治疗期间和治疗后的疾病进展[81]。

本章的这一部分将详细说明表观遗传学对乳腺癌诊断的意义。

生物标志物被定义为在身体组织、体液和血液中发现的可量化的反映疾病发生进展的生化指标。生物标志物包括蛋白质、RNA、DNA 和表观遗传标志物。特定的肿瘤生物标志物提示了疾病的存在，有助于监测预后，并可以指导治疗方案[82]。

乳腺癌是一种多样化的疾病，其发生是一个复杂的过程，涉及多种遗传和表观遗传因素的相互作用，调节乳腺癌的不同阶段。遗传和表观遗传标志物在乳腺癌发生过程中起着重要作用，是乳腺癌诊断性标志物发展的关键。因此，许多研究都集中在揭示表观遗传机制的细节，以及它们对肿瘤发生的诱导和调节的影响程度，以阐明表观遗传标志物作为诊断性标志物的潜力。

一、DNA 甲基化作为潜在的诊断性生物标志物

一个公认的事实是，基因启动子区域的异常组蛋白修饰和 DNA 甲基化导致参与不同过程的各种基因的沉默，如 DNA 损伤修复、细胞周期抑制剂、促凋亡蛋白，从而诱导癌症发生的初始事件发生。由于DNA 甲基化广泛参与调节各种基因的表达，因此被认为是乳腺癌诊断的一个有吸引力的工具。此外，由于其癌症特异性、早发性、生物稳定性和在体液中的生物利用度等因素，液体活检也是一种具有吸引力的诊断选择。

此外，DNA 比 RNA 和蛋白质具有更大的稳定性［它是高度稳定的，并且可以从液体活检中检测到游离 DNA（cfDNA）］，增加了 DNA 甲基化作为可靠、快速、强大、非侵入性和经济有效的乳腺癌诊断工具的实施的可能性。在分析 *p53* 和 *KRAS* 突变时，首次发现肿瘤细胞释放游离 DNA 并且能够在血浆中循环[83-84]。尽管存在个体性差异，但与健康个体相比，癌症患者血浆中游离 DNA 的水平更高。一般来说，健康个体的血浆 DNA 含量为 50 ng/mL，而癌症患者的血浆 DNA 含量为 0~1 μg/mL。在健康个体中，游离 DNA 的增加是由于炎症、运动和组织损伤；而在癌症患者中，游离 DNA 水平的增加是由于肿瘤细胞的坏死和凋亡。在分析无细胞 DNA 突变时，还发现 ccDNA 含有与原发肿瘤相似的 DNA 甲基化模式，表明其有作为基于血液的肿瘤检测诊断性标志物的潜力[85-87]。

研究发现，RARβ2 和 RASSF1A 等选择性标志物在乳腺癌发生早期存在 DNA 高甲基化，提示血浆 ccDNA 有可能作为乳腺癌早期诊断性标志物。各项研究聚焦于更常用基因的 DNA 甲基化模式，如 CDH1、RASSF1A、APC、BRCA1、GSTP1、RARβ 等[88-90]，表现出一致的结果。然而，由于乳腺癌的异质性，分析单基因 DNA 甲基化模式的结果往往敏感性较低，可能与特定的亚型有关。因此，一组表观遗传标志物将有助于在早期检测癌症，具有更高的敏感性和特异性[88]。表 8.2 总结了为分析所选基因的 DNA 甲基化作为早期乳腺癌诊断的潜在诊断生物标志物的重要性而进行的研究数据[91]。

表 8.2 在血液中被研究最多的作为乳腺癌潜在诊断性标志物的表观遗传标志物

编号	表观遗传标志物	分类	敏感度（%）	特异度（%）	检测中的作用	样本	参考文献
1	SFN、P16、hMLH1、HOXD13、PCDHGB7&RASSF1A	组合标志物	82.4	78.1	乳腺癌患者的检测与监测	血清	[92]
2	RARβ、RASSF1A	组合标志物	94.1	88.8	浸润性原位导管性乳腺癌	血清	[93]
3	APC、FOXA1&RASSF1A	组合标志物	81.82	76.92	乳腺癌患者的检测与监测	血浆	[94]
4	ALU247	单一标志物	>99	88	转移性乳腺癌	血浆	[95]
5	FHIT	单一标志物	93.4	95.4	早期导管性乳腺癌	血清	[3]
6	APC、RARβ	单一标志物	95.6	92.4	侵袭性 TNBC	血清	[96]
7	HYAL2	单一标志物	64	90	早期乳腺癌	外周血（白细胞）	[97]

在分析 DNA 甲基化用于癌症诊断时，另一个重要因素是治疗对 DNA 甲基化的影响，这可能导致错误的推断。因此，研究人员在癌症诊断前抽取血液样本进行 DNA 甲基化分析，发现在临床诊断乳腺癌之前，DNA 甲基化可以检测到，因此异常 DNA 甲基化谱有可能作为一种有价值的诊断性生物标志物。

考虑到标志物的特异性和敏感性，来自血液的表观遗传生物标志物的突出潜力将与乳腺 X 线摄影和 MRI 一起增加乳腺癌筛查的益处。根据美国国家综合癌症网络（NCCN）[98] 和美国国家癌症研究所（National Cancer Institute，NCI）[99] 的指导方针，乳腺癌风险较高的女性需要在 25 岁时进行乳腺癌筛查。携带 BRCA1 和 BRCA2 突变的女性，由于 DNA 修复能力较低，到 40 岁时可能会有 15~20 次乳腺 X 线摄影。然而，如果敏感而高效的血浆表观遗传生物标志物能够与 MRI 相结合进行乳腺癌筛查，这将使高危人群免受高剂量射线的辐射。尽管如此，基于血液的表观遗传诊断性标志物要纳入癌症筛查，还需要前瞻性队列研究。这些研究将分析收集到的不同类型样本的表观遗传图谱，以便准确和精确地进行评估，并且应只选择特定的标志物 [100-101]。因此，增加有用的基于血液的表观遗传标志物将有助于使乳腺 X 线摄影的发现更有价值，并减少假阳性的概率，它将极大而有效地帮助降低乳腺癌相关的死亡率。

在 *RASSF1A* 的甲基化状态和乳腺癌发生之间发现了一个关键的联系，而在 *BRCA2* 突变和 *CDKN2A* 的高甲基化之间发现了很强的联系。然而，为了评估 DL 作为一种无创性和有前景的乳腺癌检测和诊断工具的意义，还需要对更多基因进行进一步的前瞻性流行病学研究 [102]。

原发性乳腺癌组织 DNA 甲基化模式与血浆样本 DNA 甲基化模式的相似性已被报道，这表明来源于血液的甲基化状态在乳腺癌诊断中的应用潜力。

综上所述，多种原因提示 DNA 甲基化作为一种有前景的诊断性生物标志物具有重要意义。这些原因包括：①如上所述，DNA 甲基化是癌症发生发展中最常见的表观遗传突变，据报道每个肿瘤有

600~1000 个基因异常高甲基化[103]；② DNA 高甲基化参与了乳腺癌发生的早期阶段，因此对乳腺癌的早期诊断具有重要意义；③肿瘤周围的组织也显示 DNA 甲基化[104-108]；④ DNA 甲基化是稳定的，使其检测相对容易和不那么费力，并且相比其他检测突变的方法（如基因表达谱），所需的样本量更小；⑤与未甲基化背景相比，DNA 高甲基化产生强烈的阳性信号，与其他基因突变分析方法（如杂合性缺失）相比，其检测更容易[109]；⑥ DNA 甲基化可以从血浆中检测出来，灵敏度高于 90%。

迄今为止，乳腺癌诊断还不包括 DNA 甲基化标志物检测；然而，由于 DNA 甲基化的预后价值，基于 PCR 的乳腺癌预后方法已经被开发出来。2018 年，Therawis 和 Qiagen 公司开发了 therascreen®PITX2 RGQ，这是第一个经过验证的 DNA 甲基化临床测试。在欧洲，该测试可用于预测特定高危乳腺癌患者（HER2−，ER+ 和 LN+）对基于蒽环类药物的化疗伴或不伴激素治疗的反应[90]。除此之外，在美国批准了一种基于 DNA 甲基化的检测方法 Ivy 基因，用于 4 种肿瘤（结肠、肺、肝和乳腺）的早期诊断。这种检测方法是检测 46 种 DNA 甲基化标志物，因此可以量化上述疑似肿瘤患者血液样本中癌症的存在。

尽管有令人信服的证据表明 DNA 甲基化是一种很有前景的诊断性生物标志物，但对其用于疑似或无症状和健康个体的早期乳腺癌诊断的潜在获益进行评估和量化至关重要。为此，需要进行大规模前瞻性流行病学研究，以调查 DNA 甲基化标志物对预测疾病发病率和诊断后总生存期（OS）的影响。

二、非编码 RNA 作为潜在的诊断性生物标志物

正如 ccDNA，许多研究都集中在血液中循环的 ncRNA 诊断乳腺癌的潜力上，并且已经发现，与 ccDNA 一样，循环的非编码 RNA，特别是 miRNA，具有稳定性从而在体液中作为乳腺癌诊断性生物标志物[110-115]。例如，相关的第一项研究报道了 let-7 和 miR-195 在乳腺癌中的表达显著高于健康个体（对照组），并且这些循环 ncRNA 的表达在手术切除肿瘤后下降[116]。此外，循环 miR-21 和 miR-10b 水平升高与乳腺癌 ER 阴性状态相关，而乳腺癌 PR 阳性状态与 miR-155 的高表达水平相关[117]。其他研究证实了乳腺癌患者血清中 miR-155 的上调[112,118]。有趣的是，miR-155 的表达在转移性和原发性肿瘤患者与健康对照组之间存在差异，而 miR-10b 和 miR-34a 的表达在转移性和健康对照组之间存在差异。此外，多项研究表明，健康和患病个体中循环 miR-181a-5p 的表达水平存在差异，乳腺癌患者循环 miR-181a-5p 的表达较低，这表明它是乳腺癌诊断的一种有前景和可靠的候选生物标志物[119]。乳腺癌患者大规模队列研究也证实了循环 miRNA 作为一种潜在的生物标志物，可帮助诊断乳腺癌[120]。此外，各项研究报告称 lncRNA 可以从体液中检测到，这引起了寻找癌症诊断生物标志物的肿瘤学研究人员的注意。在这方面，有研究发现，乳腺癌患者血清 RP-11445H22.4 中循环 lncRNA 表达水平明显较高，识别乳腺癌病例的特异度为 74%，敏感度为 92%[114]。有趣的是，lncRNA 前列腺癌基因 3（*PCA3*）的表达水平与前列腺癌之间被发现有很强的相关性，它成为第一个被纳入常规临床实践的 lncRNA，用于从尿液样本中识别前列腺癌（Progensa PCA3 尿检），从而避免了侵入性肿瘤活检[121]。这为 ncRNA 作为癌症诊断、管理和癌症患者护理的可靠生物标志物提供了依据。

最后，基于大量的研究结果给出的遗传标志物作为潜在的生物标志物的令人信服的证据，以及表观遗传生物标志物在诊断癌症中不断表现出的潜力，我们可以预测表观遗传标志物（DNA 甲基化和 ncRNA）在乳腺癌的无创诊断中具有广阔的前景。

第五节　表观遗传学作为预测性生物标志物

对于早期乳腺癌，乳腺切除术后放疗是标准治疗方案[122-125]，是否给予患者全身辅助治疗取决于乳腺肿瘤的临床和病理特征。在未接受辅助治疗的情况下，乳腺癌患者在5年内复发率为12%~58%[126-128]。因此，大多数乳腺癌患者选择了辅助治疗。

ER阳性乳腺癌患者接受激素治疗，HER2-neu扩增状态的患者接受标准抗HER2治疗。对于局部晚期肿瘤，术前采用包括激素治疗、化疗和抗HER2-neu治疗在内的全身治疗来减少肿瘤体积。紫杉烷类和蒽环类是乳腺癌患者最常用的化疗药物[122-123,125,129]。

一、DNA甲基化作为预测性生物标志物

为了评估整体甲基化差异与不同乳腺癌亚型和肿瘤临床特征的关系，已经进行了大规模分析整体甲基化差异的研究。这些研究的发现极大地有助于更好地理解癌症行为和特征的分子机制，并确定哪些患者可以从更好的精准医疗治疗方式中获益。

目前，在常规临床实践中，标准的预测性和预后性生物标志物是根据多学科小组的建议建立的，包括评估PgR、Ki67免疫反应性HER2和ER，以及肿瘤大小、分级和淋巴结状态等临床病理变量[122-125,129-130]。在一项对200个受体阳性肿瘤的分析研究中，10个基因被确定与激素治疗的耐药性相关[131-132]。PIXT2甲基化与仅接受激素治疗的ER阳性、淋巴结阴性患者相关[132-133]。此外，PITX2启动子甲基化与正在接受蒽环类化疗的淋巴结阳性、ER阳性和HER2/neu阴性患者预后不良有关[134]。尽管PITX2在乳腺癌中的作用尚不清楚，但由于它参与了催乳素的基础和激素调节活性，因此，当PIXT2的表达因启动子甲基化而降低时，可能会影响乳腺组织内催乳素的水平，并影响细胞对抗雌激素治疗的敏感性[134-135]。虽然特定的单克隆抗体对HER2阳性乳腺癌的成功治疗有效，但30%的乳腺癌对治疗产生了耐药性。HSD17B4、CDH13和PGR的高频甲基化与乳腺癌有关[136]。*HSD17B4*启动子高甲基化与抗HER2治疗的完全缓解（CR）之间的联系已被报道。

BRCA1 DNA甲基化与TNBC的化疗敏感性相关。胚系*BRCA1*突变与总体10%~55%的家族性乳腺癌的2%相关。然而，在13%~40%的散发性乳腺癌中，发现*BRCA1*启动子高甲基化[137-139]。*BRCA1*是TNBC患者化疗反应的有用生物标志物；据研究报道，在167例接受辅助化疗的TNBC患者亚组中，在多变量分析中，*BRCA1*甲基化是10年无病生存期的独立有利的预测性生物标志物。相比之下，在另一组患有TNBC并接受辅助化疗的患者中，在单变量分析中，*BRCA1*甲基化是生存率较差的预测性标志物[138]。因此，*BRCA1*甲基化作为TNBC化疗敏感性的预测性生物标志物具有重要意义。卵巢癌和乳腺癌临床试验的临床前研究表明，聚腺苷二磷酸核糖聚合酶（PARP）在*BRCA2*和*BRCA1*突变乳腺癌患者中表现出有效的抑制作用[140-141]。由于*BRCA1*启动子高甲基化肿瘤显示出与BRCA突变癌症相似的分子表型[142]，有人假设*BRCA1*高甲基化可能预测对PARP抑制剂的反应，这已在体外研究中被证明；然而，没有临床数据支持*BRCA1*甲基化在非*BRCA*突变癌症中预测PARP抑制剂反应的作用。

紫杉烷在化疗方案中可改善乳腺癌患者的临床结果[143-144]。在一项接受紫杉烷、环磷酰胺和蒽环

类药物的次序治疗的 102 例患者的队列研究中，通过单变量和多变量分析，发现 *KEAP* 基因启动子的甲基化与患者更好的总生存期（OS）相关[145]。

二、组蛋白修饰作为预测性生物标志物

组蛋白修饰与蒽环类药物耐药性之间的相关性已通过利用代表不同亚型的乳腺癌细胞系进行评估。在所有表柔比星耐药细胞系中，H2 和 H3 组蛋白与表柔比星敏感细胞系相比表达上调。此外，小分子组蛋白去乙酰化酶抑制剂可逆转表柔比星耐药。此外，在一项辅助临床试验中，通过基因表达分析，组蛋白修饰与蒽环类药物耐药性相关。具体而言，18 个基因组蛋白模块低表达的患者比高表达的患者更能从蒽环素治疗中获益[146]。

研究人员采用了一种综合方法来鉴定对雌激素 E2 的增殖反应起作用的基因，该方法包括基因表达分析、转录结合位点的全基因组测序和染色质免疫共沉淀。经鉴定，E2 诱导的组蛋白变体 H2A.B 与较差的总体预后和淋巴结转移密切相关[147]。H2AX 的丝氨酸 139 磷酸化导致其持续性激活，与癌细胞系中的 *BRCA1* 突变、TNBC 或基底样表型相关；在多因素分析中，淋巴结阴性和 TNMC 患者预后较差。H2AX 的丝氨酸 19 磷酸化是 DNA 损伤的最早事件之一，导致 DNA 双链断裂（DSB）修复系统。因此，H2AX 在 TNBC 和基底样乳腺癌中的持续性激活有望控制对常规放疗和化疗的敏感性[148]。

HDAC 作为乳腺癌的预测性生物标志物存在争议。在多变量和单变量分析中，HDAC1 的高表达显著预测更好的无病生存期（DFS）[149]。然而，另一项研究没有观察到 HDAC1 和 HDAC2 水平升高与预后之间的任何关联[150]。此外，HDAC6 升高与小肿瘤、激素受体阳性状态和低组织学分级有关。因此，与 HDAC6 mRNA 和蛋白低表达水平的患者相比，HDAC6 mRNA 和蛋白表达水平较高的患者具有更好的无病生存期（DFS）[151]。

三、ncRNA 作为潜在的预测性生物标志物

最后，已经开展了评估 ncRNA 作为预测性生物标志物的意义的研究，但在大队列患者中，只有少数 ncRNA 显示出与对治疗的反应有关。例如，在小队列乳腺癌患者中，较高的 miR-21 与 MFS 增加相关[152]，在接受他莫昔芬治疗的患者中，与无复发生存期（RFS）增加相关[153]，这可能是由于促凋亡基因 *MERTK*、*PITPNC1* 和 *IGFBP2* 的相互靶向作用[154-155]。此外，miR-30c 和 miR-342 与 ER 阴性乳腺癌患者的远处复发减少相关[153]，而两者都与接受他莫昔芬治疗的患者的临床优势相关[153,156]。除此之外，miR-301 已被证明与复发风险升高和介导他莫昔芬耐药相关[157]。虽然 ncRNA 对他莫昔芬耐药的确切机制尚不清楚，但 miR-301 在乳腺癌中靶向 *PTEN*，这表明 miR-301/PTEN/Akt 轴可能参与了他莫昔芬耐药的发展。对于其他治疗的耐药性，miR-128 通过 ABCC5 和 Bmi-1 调节对化疗的敏感性[158]；在化疗患者中，血浆 miR-221 水平与总缓解率（ORR）相关[159]，而化疗耐药性可通过循环 miR-125 预测[160]；对抗 HER2 曲妥珠单抗的耐药性是由血浆中 miR-210 水平升高介导的[161]，而血浆中 miR-155 水平升高介导乳腺肿瘤细胞对放疗的敏感性增强[162]。

lncRNA 作为乳腺癌治疗的预测性生物标志物的作用多年来也一直是研究的重点，并取得了一些

显著的成果。例如，lncRNA 已成功预测他莫昔芬耐药性，乳腺癌抗雌激素耐药基因 4（BCRA4）的研究也取得突破；相比之下，与 ER 阴性相比，在 ER+ 乳腺癌 lncRNA 中，LINC01016 和 LINC00160 下调，并预测抗雌激素治疗的反应。此外，一部分患者结肠癌相关转录本 2（CCAT2）下调与氨甲蝶呤、5-氟尿嘧啶和环磷酰胺等辅助治疗的获益有关[163]。在乳腺癌患者中发现，由 TGF-β 激活的 lncRNA-ATB 水平较高，并与对曲妥珠单抗耐药相关。耐药的潜在机制是 lncRNA-ATB 与 miR-200C 竞争性结合，导致 ZNF-217 和 ZEB1 上调并诱导上皮间充质转化（EMT）[164]。

最后，迄今为止，一些临床试验已经包括对 miRNA 潜在能力的测量和评估，它们被作为预测性生物标志物去预测主要和次要终点[165]。

综上所述，考虑到预测乳腺癌患者对治疗反应的巨大潜力，以及正在进行的广泛研究所取得的显著进展，可以预测这些表观遗传标志物、组蛋白修饰、DNA 甲基化和非编码 RNA 作为乳腺癌治疗的预测性生物标志物具有良好的前景。

第六节　表观遗传学作为乳腺癌的预后性标志物

由于乳腺癌在全球女性中的死亡率和发病率最高，每年的发病人数有 170 万例[166]，目前的乳腺癌治疗干预措施一直存在改进的空间。在治愈性治疗的患者中，癌症复发的风险更高，10% 的激素受体（ER 和 PR）阳性癌症患者在 5 年内复发，并且在未来 20 年内，她们的风险每年为 1.2%~2.4%[167-168]。辅助全身治疗可降低复发风险，但存在负面影响生活质量的副作用[169]。在临床肿瘤学实践中，使用列线图解法的经典预后因子计算复发风险，如 UK-based PREDICT tool New Adjuvant Online[122-123,170-171]，虽然这些预测工具可以根据临床特征很好地预测癌症复发的风险，但这些预测模型是在人群水平上的。因此，在个体患者层面，或存在过度治疗，或治疗不足[172]。

预后性生物标志物可能有助于改善风险评估，能够更好地区分复发风险较高和较低的患者，随后可以相应实施或省略治疗，使患者受益[173]。最近，TAILOR 和 MINDCAT 试验在癌型 DX 生物标志物和 MammaPrint 检测中都证实了这一效应[174-175]。

在本章的这一部分，我们将集中讨论表观遗传标志物在乳腺癌预后中的潜力。

一、DNA 甲基化作为预后性生物标志物

随着分子生物学技术的进步和 TCGA 数据的不断增多，表观遗传标志物对癌症预后的重要性日益凸显。核心组蛋白修饰和 DNA 甲基化谱已经在乳腺肿瘤组织中进行了评估，旨在进一步阐明乳腺肿瘤的分子分类，并提高临床中的预测和预后潜力。在这方面，第一项研究评估了 189 对正常样本和原发性乳腺肿瘤中 145 个 CpG 位点的甲基化（与 803 个基因相关）。在这项研究中，发现管腔 A 亚型和管腔 B 亚型乳腺癌及基底样亚型具有特定的甲基化谱。具体而言，基底样 /TNBC 亚群由 *MGMT*、*CDKN2B*、*RB*、*CD44* 和 *P73* 这 5 个基因的甲基化模式和 *TWIST1*、*GSTP1*、*MSH2*、*PMS2*、*MLH1*、*MSH3*、*DLC1*、*ID4*、*CACNA1G*、*MSH6*、*CACNA1A* 和 *ID4* 这 11 个基因的高甲基化模式所定义[176]。

后来，许多研究将 DNA 甲基化谱与表达分析相结合，以寻找可能更好地解释乳腺癌临床和病理异质性的分子特征。

一些研究已经确定了特定亚型乳腺癌的甲基化特征。特别是在 TNBC 大队列研究中，甲基化组分析将人群分层为高、中、低风险组；在多变量和单变量分析中，它还确定了 17 个甲基化差异区域与患者生存期的显著关联 [176]。对于管腔 A 亚型乳腺癌，应用一种强大的整合网络算法来匹配来自 TCGA 的 RNA-Seq 和 DNA 甲基化数据，从而确定了与管腔 A 亚型和管腔 B 亚型相关的两个甲基化簇。管腔 A 亚型和管腔 B 亚型具有相同的异常表观遗传特征，然而，管腔 B 亚型比正常组织具有更高水平的高甲基化 [149]。

二、组蛋白修饰作为生物标志物

用 IHC 评估了组蛋白的翻译后修饰对分类的影响。组蛋白 3 和 4 的翻译后修饰已在一系列乳腺肿瘤中进行了分析（n=808）。特别研究了赖氨酸甲基化（H3K20me3 和 H3K4me2）、赖氨酸乙酰化（H3K18ac、H3K9ac、H4K16ac 和 H4K12ac）和精氨酸甲基化（H4R3me2）。

高水平的整体组蛋白甲基化和乙酰化仅与乳腺癌管腔型相关。另一方面，三阴性 / 基底样和 Her2 扩增亚型与中度至较低水平的精氨酸（H4R3me2）和赖氨酸甲基化（H4K20me3 和 H3K4me2）、赖氨酸乙酰化（H3K9ac、H4K12ac 和 H3K18ac）有关。在多变量分析中，赖氨酸组蛋白 4（H4K20me3）甲基化缺失与管腔型相关，并与较差的无病生存期（DFS）独立相关 [177]。

三、非编码 RNA 作为预后性生物标志物

大量的miRNA与乳腺癌预后相关，而少数miRNA也被大队列患者验证。例如，在早期（Ⅰ期和Ⅱ期）乳腺癌患者中，较高水平的 miR-21 与较差的 OS 和 DFS 有关，在该队列中，miR-21 的表达被发现与组织学分级密切相关 [178]。同样，miR-10b 与 DFS、较差的 OS 和远处转移显著相关，独立于其他常规使用的预后因素，用于患者疾病进展风险的分层 [179]。然而，癌症基因组图谱（TCGA）中包含 466 例乳腺癌患者的一组综合 miRNA/ 基因图谱说明了 miRNA 组相对于单个 miRNA 的统计学意义。因此，由 7 个 miRNA（miR-103、miR-93、miR-148b、miR-484、miR-328、miR-1307 和 miR-874）和 30 个 mRNA 组成的最终特征被证明可以在独立于其他临床病理特征的多变量模型中显著预测 OS，而且，对于Ⅰ期和Ⅱ期乳腺癌患者，该特征已经证明了最高的远距离无复发生存期。此外，8 个独立的乳腺队列（2399 例患者）已经验证了该特征在对其他 RNA 预测因子（包括 Oncotype DX 组和 MammaPrint 中包含的因子）的风险进行分层方面的优势。

至于 lncRNA，在 164 例 ER 阳性乳腺癌患者中，HOTAIR 的表达已被证明可以独立预测转移风险 [180]。然而，在一项研究中，与全长转录本相比，MALAT1 的选择性剪接体表达存在差异，并说明了中位无病生存期（MFS）的独立预后因素 [59]。其他具有预后潜力的 lncRNA 同时包含 lncRNA 特征 [18-19,53] 和单独的转录本，如 LINC00472[181]、LINC00978[182] 和 SPRY4 内含子转录本 1（SPRY4-IT1）[183]。在一项全基因组分析中，研究了 172 个正常乳腺组织和 835 个乳腺肿瘤组织样本的 lncRNA 图谱，与正常样本相比，在乳腺肿瘤中发现了 215 个表达异常的 lncRNA。lncRNA 图谱尤其能够区分 ER- 和

ER+ 乳腺肿瘤。此外，它还能够分层各种分子亚型，因此表明了作为预后性标志物的潜力[184]。例如，lncRNA H19 是第一个被确定为基因印迹长链非编码转录本[184]，被发现在管腔 A 亚型乳腺癌中上调，负责 EMT 和不同 miRNA 的调控[185]。同一项研究还发现，与其他亚型相比，在管腔 A 亚型乳腺癌中 lncRNA 总体减少；在基底样亚型中，LINC00993 表达下调最多。此外，HOTAIR 是 HER2 阳性乳腺癌中增加最多的 lncRNA[186]。

第七节　表观遗传学修饰作为治疗靶点

正如本章前面提到的，表观遗传学与基因突变的相互作用在乳腺癌的发生中起着至关重要的作用。是什么让表观遗传突变成为理想的靶点，为癌症医学更好的未来带来一线希望？表观遗传突变不会改变 DNA 序列，所以它有被逆转的能力。因此，通过使用表观遗传修饰药物，恢复正常表型在理论上是可行的[187-188]。

越来越多的证据表明，表观遗传学修饰药物可以和（或）其他化疗药物联合使用，从而提高治疗效果。各种包括组蛋白去乙酰化酶（HDAC）和 DNA 甲基转移酶（DNMT）抑制剂的试验用以评估它们在控制乳腺癌治疗的表观遗传改变和激素耐药性方面的治疗潜力[91]。

表 8.3 和表 8.4 列出了用于乳腺癌治疗的潜在表观遗传药物，包括 FDA 批准的药物和所研究的表观遗传药物（HDAC 和 DNMT 抑制剂）。例如，伏立诺他、贝利司他、罗米地辛和帕比司他是 FDA 批准的 HDAC 抑制剂；胞苷类似物（地西他滨和氮胞苷）被批准为 DNMT 抑制剂，可诱导 DNA 去甲基化[91]。

表 8.3　DNMT 抑制剂列表，它们的临床试验阶段和指示的用途

药物名称	试验阶段	当前使用情况
N-（2-羟苯基）-2-丙戊酰胺	临床前研究	多发性硬化症
阿扎胞苷	FDA 于 2004 年批准	骨髓增生异常综合征
芬戈莫德	FDA 于 2010/2018 年批准	成人 / 儿童多发性硬化
地西他滨	FDA 于 2006 年批准	骨髓增生异常综合征
二茂铁基	临床前研究	实体癌和软癌
5-氟-2-脱氧胞苷	试验中	实体瘤
恩替诺特	试验中	霍奇金淋巴瘤、BC、肾
CUDC-101	试验中	实体瘤
肼屈嗪	FDA 于 1997 年批准	高血压
贝利司他	FDA 于 2014 年批准	外周 T 细胞淋巴瘤
艾贝司他	试验中	滤泡性淋巴瘤，实体瘤

表 8.4　HDACis 和 HMTis 列表，它们的试验阶段以及当前使用情况

抑制剂种类	药物名称	试验阶段	当前使用情况
HDAC	YCW1	临床前研究	BC 和肺癌
	罗米地辛	FDA 于 2009/2012 年批准	外周 / 皮肤 T 细胞淋巴瘤
	伏立诺他	FDA 于 2006 年批准	皮肤 T 细胞淋巴瘤
	Santacruzamate A	临床前研究	实体瘤
	丙戊酸	FDA 于 2008 年批准	癫痫 / 躁狂 / 偏头痛
	丁酸钠	试验中	实体瘤
	曲古抑素 A	试验中	实体瘤
	四氢尿苷	试验中	白血病和实体瘤
HMT	EPZ004777	临床前研究	混合系白血病
	UNC0638	临床前研究	肺癌和 TNBC

各种临床试验已经评估了表观遗传修饰剂的组合使用，并证明了其显著的抗乳腺癌作用。此外，这些研究表明表观遗传药物单一或联合抗癌治疗比单一药物治疗获益更大。例如，Ⅰ期和Ⅱ期试验已经使用 HDAC 抑制剂（帕比司他、恩替诺特、伏立诺他）单独和联合其他治疗，比如免疫治疗、内分泌治疗、化学治疗的临床试验 [189]。已结束的试验数据显示治疗反应从无反应到 55%[91]。

乳腺肿瘤细胞中 HDAC5、HDAC1、HDAC3 的高表达表明，这些 HDAC 可能作为一种新的预后性生物标志物、鉴别点和关键的药物靶点 [190]。体外研究表明，在乳腺癌细胞系中靶向 HDAC1 可逆转免疫逃避导致 T 细胞介导的裂解敏感 [191-192]。此外，各种 HDACis，如 N-(2-羟基苯基)-2-丙基戊酰胺、帕比司他、丁酸钠、伏立诺他、莫西司他和恩替诺特，已显示出对 TNBC 的治疗作用 [193]。

虽然 HDACis 联合其他治疗药物已显示出显著的效果，但作为单一药物，其效果有限。例如，一种新的 HDAC5 抑制剂 LMK-235 联合硼替佐米为乳腺癌治疗提供了一种新的治疗策略。此外，在 ER+ 晚期转移性乳腺癌患者中，他莫昔芬和伏立诺他联合治疗显示出逆转激素耐药的潜力 [194]。

表中提到的潜在表观遗传药物已显示出治疗乳腺癌的良好效果；在一项Ⅰ期临床试验中，当给予 HDAC 和 DNMT 抑制剂（四氢尿苷和 5-氟-2'-脱氧胞苷）的联合治疗时，发现其耐受性良好。此外，该联合治疗在一名乳腺癌患者中有 16 个月的部分缓解期，并有逆转耐药的潜力 [195]。随后，在Ⅱ期临床试验（ClinicalTrials.gov identifier：NCT00978250）中，当研究该联合治疗对晚期乳腺癌的反应时，HDAC 和 DNMT 抑制剂联合的疗效结果表明，在乳腺癌中进一步测试该药物组合是没有必要的 [196]。另外，在Ⅱ期临床试验中，评估了 HDACis（阿扎胞苷）和 DNMTis（恩替诺特）的联合疗效，该研究的结果表明，激素抵抗的乳腺癌患者可能在表观遗传治疗和（或）内分泌治疗中获得优势，可能在进展中重新发挥治疗效果 [196]。

目前，表观遗传药物治疗乳腺癌处于早期阶段，尚未进入常规临床实践。已研究的 HDACis 和 DNMTis 在乳腺癌治疗中显示出有希望的结果。然而，这些表观遗传药物存在相对毒性问题，作为基因调节剂，其药效动力学尚不清楚，这是一个重大挑战。除此之外，还有其他限制阻碍了它们作为预后、预测和诊断性标志物的使用；这些局限性包括，由于各种研究采用了不同的方法，不同的研究报告了相互矛盾的结果。此外，标本中的表观遗传物质浓度较低，在处理 ncRNA 和组蛋白时需要额外的纯化步骤。最后，表观遗传修饰通常是细胞特异性的，也受环境和衰老等外部因素的影响，因此，这些组蛋白修饰是没有功能的。在寻求表观遗传修饰作为生物标志物和治疗靶点时，必须考虑到以上所有因素[91,197-199]。

第八节 结 论

对癌症表观遗传学的广泛研究产生了令人信服的数据，证明了表观遗传学几乎在乳腺癌的每个阶段都发挥着重要作用。表观遗传突变是癌细胞特有的，使其成为合适的诊断性生物标志物；这些突变可以从 ccDNA 中识别出来，而且它们易于从外周血中分离，这提高了它们作为诊断性生物标志物的潜力。尽管 DNA 甲基化生物标志物的重要发现已被报道，但仍需要大规模的前瞻性队列研究，将这些诊断性生物标志物纳入乳腺癌的早期诊断筛查中。

此外，大量研究结果表明，表观遗传突变可用于乳腺癌的预后和药物反应的预测，从而在指导更好的乳腺癌临床管理中发挥关键作用。表观遗传突变是可逆的，这一发现为获得更好的靶点和最终更好的临床结果带来了希望。虽然 FDA 批准了几种药物，而且有许多药物处于试验阶段，但逆转突变并不是确切的机制。为了更好地利用这些关键突变在癌变中的潜力，需要进一步探索这些突变的潜在机制。最后，表观遗传突变显然是重要的治疗靶点，我们可以预测，表观遗传的癌症发病机制在精准癌症医学中具有广阔的前景。

第九章　纤溶机制在乳腺癌诊断、预后和治疗中的作用

Asma Saleem Qazi, Nosheen Akhtar, Rida Fatima Saeed, Uzma Azeem Awan, Sara Mumtaz　著

【摘　要】　纤维蛋白溶解在病理和生理过程中起着至关重要的作用。它可以对抗过度凝血，以保持止血平衡。然而，多年来有证据表明它与癌症有关，其任何成分的异常表达都会促进肿瘤的生长、侵袭和进展。纤溶系统功能障碍被发现与各种病理现象有关，这些病理现象主要包括炎症、神经病变、血栓形成和转移。因此，纤溶系统也应纳入癌症治疗方案的设计中。在乳腺癌中，随着癌症进展，恶性细胞侵入血流并到达远处的非乳腺组织。尽管这是一个复杂的过程，但体液静态元素被认为是促进乳腺癌细胞侵袭、细胞转化、肿瘤细胞存活、增殖、血管生成和转移的主要因素。

虽然缺乏临床试验证据，但是大量的临床前证据支持纤溶系统具有潜在的治疗作用。在本章中，我们突出强调把纤溶系统的主要致癌成分作为靶点的重要性，并提供针对纤溶成分所起的作用及其激活的全面概述。此外，我们将讨论纤溶系统在乳腺癌的侵袭和扩散过程中可能的诊断和治疗策略。

【关键词】　纤溶系统；乳腺癌；病理学；诊断和治疗靶点

第一节　纤维蛋白溶解和纤维蛋白溶解系统

纤维蛋白溶解的激活过程受到蛋白酶和蛋白酶抑制剂的调节，参与触发纤维蛋白的溶解。纤维蛋白溶解是一种溶解血栓的过程，可防止血栓阻塞血管[1]。纤溶系统除了通过溶栓功能维持止血平衡外，还在不同的生理和病理事件中起着至关重要的作用，比如免疫反应、组织重塑及癌症的发生、侵袭和转移。这个系统有一个关键酶即纤溶酶，它既能将聚合的纤维蛋白溶解为可溶于血液的纤维蛋白降解产物（FDP），也能溶解基底膜（BM）以及细胞外基质（ECM），以促进组织重塑和细胞迁移[2]。尿激酶型或组织型纤溶酶原激活剂（tPA/uPA）和纤溶酶抑制剂 2-抗纤溶酶（2-AP）以及 2-巨球蛋白通过中和游离纤溶酶浓度平衡纤溶酶的活性[3]。除了 tPA 和 uPA 外，蛋白酶如血浆激肽释放酶（PK）或凝血因子Ⅻa（FⅫa）也可以激活接触激活系统中的纤溶酶原[4]。而纤溶酶原激活物抑制剂-1（PAI-1）和-2（PAI-2）调节纤溶酶原激活物的活性[5]。

尿激酶型纤溶酶原激活剂（UPA）是一种丝氨酸蛋白酶，N-末端具有表皮生长因子结构域（GFD），其产生类似于无活性的单链酶原[5]。该复合物通过与膜结合型uPA受体（uPAR）结合而被激活。在癌症进展中，发现了一种Ⅱ型跨膜（丝氨酸）蛋白酶，即基质蛋白酶，可以激活uPA。据报道，纤溶酶是含量最充足的单链（sc）-uPA激活剂[6]。组织型纤溶酶原激活剂（TPA）是另一种丝氨酸蛋白酶，具有N-末端生长因子类似结构域、纤连蛋白Ⅱ型结构域、2个kringle结构域和一个C-末端催化结构域，是血液中最主要的纤溶酶原激活剂[6-7]。和tPA一样，uPA除了纤溶酶外没有已知的生理底物，它能够通过其纤连蛋白Ⅱ型结构域和两个kringle结构域与纤维蛋白特异性结合[8]。TPA，一种单链酶原（sc-tPA），由内皮细胞产生并储存，受到组胺、凝血酶、缓激肽和（或）其他分子刺激后释放到血流中[8]。Sc-tPA然后被蛋白酶裂解为双链形式（tc-tPA）。sc-tPA和tc-tPA的蛋白水解活性高度相似，与无活性的sc-uPA不同[9]。uPAR是一个用同源结构域（D1、D2和D3）[10]锚定的糖基磷脂酰肌醇受体，这些结构域被广泛糖基化并提供了调节uPA的GFD结构域[11]。细胞外uPAR结合通过与表皮生长因子受体（EGFR）、G蛋白偶联受体（GPCR）和整合素等膜蛋白的相互作用引起信号转导[12-13]。在生物液体中，uPAR具有可溶性状态（suPAR）和无D1结构域的裂解状态（cuPAR）两种形式[14]。在纤溶系统中，cuPAR（D2-D3）具有一种负反馈机制，在纤溶酶介导的蛋白水解后，对对玻连蛋白或尿激酶型纤溶酶原激活物不具备结合亲和力[15]。suPAR被磷脂酶从细胞或质膜上切割释放出来，可以是致密型或裂解型suPAR（D1-D2-D3、C-suPAR、D2-D3）等形态[16]。致密型suPAR可以接收所有膜外结合的锚定蛋白uPAR。因此，suPAR竞争膜锚定的uPAR包括细胞周围的uPA的生理活动，降低了结合ECM的活性[16]。此外，suPAR对uPA和玻璃体凝集素非依赖性uPAR的活性没有影响[17]。

第二节　乳腺癌病因

乳腺癌始于上皮导管（85%）和（或）小叶（15%）乳腺组织，起初在导管或小叶中无症状生长[18]。之后，这种癌性肿块发展、侵袭并扩散到邻近的乳房组织中（侵袭型），接着扩散到最近的淋巴管和淋巴结，这被称为区域转移，当转移扩散到身体的其他器官时，称为远处转移[18]。

这种癌症是全球范围内女性最常见的癌症之一，也是最复杂的癌症之一[19]。2020年，全球约有230万女性被诊断患有不同类型的乳腺癌，有68.5万人死亡。过去5年的数据显示，有780万名存世的女性被诊断出患有癌症，这是最常见的癌症流行[20]。这一点不能归因于任何单一的原因，多种因素都可能影响乳腺癌的发展。乳腺癌流行的风险随着年龄的增长而增加，每年被诊断出乳腺癌的女性大约77%在50岁以上，40%在65岁以上[21]。如果女性有一级亲属（母亲、妹妹或女儿）患有乳腺癌，她罹患乳腺癌的概率就会增加，5%~10%的癌症是遗传性的[21]。具有*BRCA1*和*BRCA2*基因遗传突变的女性更容易患上乳腺癌。除此之外，*TP53*的突变据报道也与乳腺癌风险增加有关。女性由于脂肪、纤维和腺体乳腺组织而造成的乳腺密度增高，乳房更容易患上乳腺癌[21]。长期接触雌激素似乎会因为这段时间内的高雌激素水平增加乳腺癌的风险。超重、吸烟、饮酒、接触某些化学物质和辐射、家族史是乳腺癌的其他危险因素[22]。

乳腺癌的治疗方案取决于患者年龄、总体健康状况、癌症的类型和分期。目前可用的治疗方式有手术、激素治疗和生物治疗或靶向药物治疗 [23]。

第三节 纤维蛋白溶解系统相关的乳腺癌病理学

纤维蛋白溶解系统最初被认为是凝血系统的拮抗机制，与凝血系统失调引起的常见血栓性疾病相比，纤溶系统异常激活在临床上并不常见。越来越多的数据显示，与血管内纤维蛋白溶解相反，血管外纤维蛋白溶解似乎对不同的临床疾病都有显著影响 [2]。纤维蛋白溶解是一种重要的生理功能，可以防止过度血栓形成并维持止血平衡。众所周知，纤溶系统的组成部分与各种生理和病理事件有关。肿瘤的快速生长、侵袭性、进展性和转移性与多种成分的异常表达水平有关，包括 uPA 及其同源受体 uPAR 和 PAI-1[1]。因此，癌症生物学家对靶向纤维蛋白溶解系统用于疾病的诊断和治疗非常感兴趣。尽管纤溶系统基本致癌成分具有靶向治疗潜力的前景得到了临床前的验证，但是由于缺乏临床研究，仍需大量的研究才能实现 [1]。

关于乳腺癌进展和止血功能的作用，自早年开始，一系列事件都参与了乳腺癌的传播，从转移的初始阶段到通过血流扩散到身体不同部位。在这个过程中，具有增殖和克隆形成潜能的克隆原性肿瘤细胞在非乳腺组织中积累。止血成分（包括血小板，凝血和纤溶）在乳腺癌进展中起着关键作用 [24]。乳腺癌的进展是通过细胞转化、繁殖、存活、血管生成和止血系统成分进行的，止血系统成分对上述过程均有调节作用。因此，以止血系统成分为目标的新治疗方法正在开发中 [24]。乳腺癌患者血液循环中血小板计数的增加印证了血小板在癌症扩散和侵袭中的直接作用 [25]。乳腺肿瘤细胞也可以诱导血小板聚集。此外，乳腺癌细胞产生有助于血小板和凝血系统活化的基质金属蛋白酶 [26]。活化的血小板释放的因子促进肿瘤细胞在转移位置的最终生存和生长 [27]。此外，活化的血小板也会产生促进乳腺肿瘤细胞黏附、增殖、化学侵袭和趋化的微泡 [28]。凝血系统还表现出由于系统性静脉血栓形成概率上升而导致的促进乳腺癌的活性增强 [28]。凝血激活是乳腺癌进展中调节细胞转化、血管生成和转移的一个重要现象。组织因子和凝血酶是凝血系统中导致乳腺癌扩散的最主要的活跃元素 [24,28]。纤溶系统在正常生理过程中具有关键性作用，研究人员正在研究纤溶系统在乳腺癌进展中的可能作用，纤溶系统刺激癌症生长是通过多种不同甚至相反的机制完成的，如肿瘤细胞和细胞外基质的凋亡、血管生成、增殖和降解 [29]。一个例子是如上所述的 uPA 系统，它在乳腺癌进展中具有重要作用，它的组分包括 uPA、uPAR 和 PAI-1 以及 PAI-2[29]。临床研究表明，乳腺癌患者的低生存率与 uPA 和 PAI-1 表达水平升高直接相关。特别是，uPA 和 PAI-1 的联合水平可以用作未经治疗的淋巴结阴性乳腺癌的预后生物标志物，它可以预测是否需要化疗 [30]。

第四节 纤维蛋白溶解系统的组成

纤维蛋白溶解是一个复杂的过程，涉及多个组分的顺序相互作用。每个组分都具有核心重要性，并在血栓溶解中发挥关键作用[31]。在此对纤溶系统的主要组成部分进行了讨论。

一、纤溶酶原和纤溶酶

纤溶酶原是一种大量存在于血浆中的蛋白质。最初，它是在肝脏合成，并以 200 μg/mL 的浓度在血液中循环[5]，以不同的酶原形式存在，生物半衰期为 2.2 d[32]。纤溶酶原在分泌时呈完整的形式，包含单链的糖基化蛋白，并在 N 端具有含谷氨酸（Glu）的泛苹果（Pan-apple）结构域。该结构还包括克林格（Kringle）区域[7]，该区域含有赖氨酸结合域，能够调节纤溶酶原的激活和结合。纤溶酶原的 C 端则包含一个蛋白酶结构域[33]。纤溶酶原存在封闭和开放两种构象[34]，被蛋白水解后，它转化为纤溶酶原的活性形式——纤溶酶。谷氨酸-纤溶酶原（Glu-纤溶酶原）是一种封闭形式，不能被纤溶酶原激活剂自由刺激。通过与纤维蛋白结合后，结合在细胞表面的 Glu-纤溶酶原就获得了开放式构象。纤溶酶原的预激活过程中删除 Pan-apple 结构域，产生一种具有开放构象的替代酶原形式，被称为赖氨酸-纤溶酶原（Lys-纤溶酶原）[35]。开放构象和激活环两者都采取了一种弹性结构，对激活剂和抑制剂的裂解作用采用了开放方式。纤溶酶原激活剂和抑制剂之间互相作用，全方位地调节了纤溶水平、组织重塑和肿瘤的侵袭和扩散。纤溶酶原激活剂在 Lys-77 abd Lys-78 处触发纤溶酶原的切割，从而形成 Lys-纤溶酶原[36]。接着在 Val-561 和 Arg-560 处切割肽键导致纤溶酶的形成[35]。赖氨酸可增强纤溶酶原与 2-抗纤溶酶、膜联蛋白Ⅱ、血小板反应蛋白、纤维蛋白和其他抗纤溶剂的结合。然而，赖氨酸与纤溶酶原的结合如何引发构象修饰，目前尚不清楚。有趣的是，在封闭的纤溶酶原晶体结构中，已经发现了 Lys77 位点无法接近[37-38]。资料显示，全长构象变化对全长纤溶酶原是必需的。

不同的激活剂负责纤溶酶原的裂解。其中，uPA 和 tPA 被认为是最重要的激活剂。tPA 是一种 70 kDa 的糖蛋白，在血管内纤维蛋白形成时，由内皮细胞结合在一起，保证血管的通畅性[31]。uPA 是一种丝氨酸蛋白酶，其前体为 53 kDa 的酶原。uPA 存在于细胞表面，并与受体，即糖基磷脂酰肌醇锚定受体（GPI-uPAR）结合[31]。在肿瘤细胞中，两种激活剂（tPA 和 uPA）共存。uPA 及其受体发挥细胞过程调节剂的作用，而 tPA 及其受体膜联蛋白Ⅱ则控制纤维蛋白的沉积。高水平的 uPA 被认为是乳腺癌的预后因素[39]。此外，研究表明，uPA 表达升高与不同类型癌症的侵袭性和不良预后直接相关，Paluchowski 等人还报道了 uPA 水平的升高可作为独立预后因子，提示乳腺癌患者体内存在循环肿瘤细胞，其总体生存率降低[40]。有趣的是，他们发现血清中 uPA 水平的升高与癌症的程度[内脏转移（$P=0.036$）和多部位转移（$P=0.016$）]相关，但是没有发现与其他典型的临床参数相关，如肿瘤分级 / 分期或受体状态[40]。此外，uPA 在血清中的过度表达也被发现与乳腺癌患者血清中 HER2、VEGF、CAIX、RAS p21 和 TIMP1 水平升高有关[40-41]。对于 RAS 家族成员，uPA 和 uPAR 可诱导 Ras/ 细胞外信号调节激酶（ERK）信号通路的激活，并启动 RAS 突变肿瘤的侵袭[42]。除此之外，由于结合位点不同，其他 uPA 有助于 uPAR 与整合素和跨膜受体相互作用，激活细胞内信号级联反应，这个过程具有一些众所周知的促进效应物，包括 Akt、src 和黏着斑激酶（FAK）[17]。因此，uPA 可以作为乳腺癌患者的最佳预后标志物 [43]。

纤溶酶原在上述的蛋白酶解作用下活化，转化为纤溶酶。纤溶酶是一种丝氨酸蛋白酶。纤溶酶具有多种功能，它的生理底物包括血液蛋白和细胞外蛋白 [44]。纤溶酶作为蛋白质的激活剂涉及不同的功能。纤溶酶对纤维蛋白、纤维蛋白原和基质蛋白具有亲和力。主要的细胞外基质蛋白包括纤连蛋白和层黏蛋白。激活可能通过潜在金属蛋白酶的激活直接或间接地发生 [32]。在肿瘤细胞中，纤溶酶调节广泛的病理过程，包括肿瘤的生长和转移。Deryugina 和 Quigley 报道了纤溶酶可调节 7 种以上基质金属蛋白酶（MMPs）的产生 [45]，所以纤溶酶在组织重塑和肿瘤进展中发挥作用。纤溶酶的其他关键底物包括生长因子和多切割位点的纤溶酶原生成的血管抑素。因此，它与其他重要蛋白质的联系证明纤溶酶是一种协调作用的蛋白酶，具有许多重要的功能（图 9.1）。

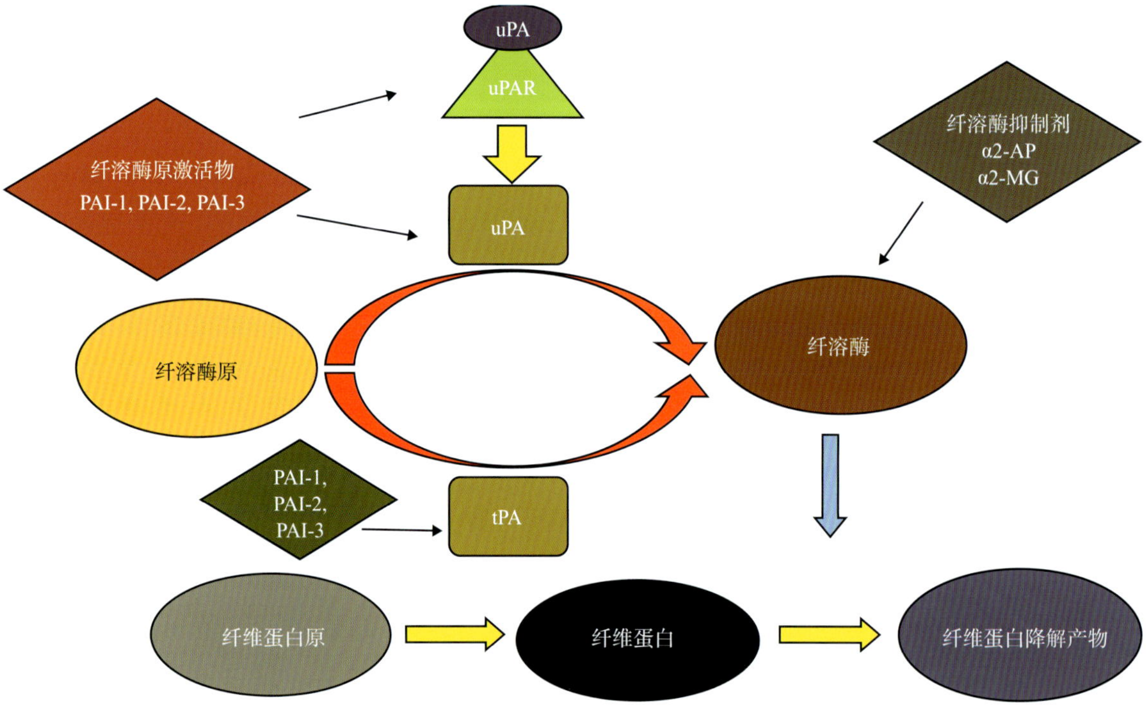

图 9.1 尿激酶型纤溶酶原激活剂系统（uPA）的组成以及它们在纤溶酶形成中的作用示意图。tPA 和 uPA 可被纤溶酶原激活剂抑制剂（PAI-1 和 PAI-2）抑制。uPA 和 uPAR 可促进纤溶酶原转化为纤溶酶，而纤溶酶可被 α2-抗纤溶酶和 α2-巨球蛋白抑制

二、凝血酶

有许多因素作为凝血和纤溶系统之间的交叉点，从而维持体内平衡。凝血酶是一种强效的催化血浆纤维蛋白原转化为纤维蛋白的因子，从而促进肿瘤转移。凝血酶在凝血方面的功能是独一无二的，因为它同时调节抗凝和促凝功能，使其同时属于凝血和纤溶系统的成分 [46]。在其促凝功能中，凝血酶通过存在于血小板表面的受体激活血小板，通过介导凝血因子Ⅴ、Ⅷ和Ⅺ修饰，凝血酶可以调节凝血酶的爆发性生成 [46]。Ⅺ的活化阻止纤维蛋白凝块被纤溶分解。血栓调节蛋白与凝血酶结合并介导了凝血酶的抗凝血功能。血栓调节蛋白是一种存在于血管内膜上的内源性膜受体蛋白抗凝剂，能够启动一

个级联反应，最终导致纤维蛋白溶解[47]。血栓调节蛋白、活化蛋白C和凝血酶激活的纤维蛋白溶解抑制剂（TAFI）协同工作维持了内皮微环境的抗炎和抗凝状态。就结构而言，血栓调节蛋白分为5个结构域，可以分成细胞外成分（496个氨基酸）、细胞膜成分（23个氨基酸）和细胞内成分（38个氨基酸）3个组成部分[48]。位于N-末端的凝集素样结构域（D1）能够吸附高迁移率组蛋白1或脂多糖而发挥抗炎作用[49]。EGF样结构域（D2）是凝血酶的结合区，包含6个上皮生长因子（EGF）样结构，在与该结构域1结合后，凝血酶的抗凝活性丧失。因此，D2对蛋白质的抗凝协同因子活性至关重要[49]。这个过程形成的复合物通过调节活化蛋白C和抑制凝血因子Ⅴ、Ⅷ起到抑制凝血的作用。此外，血栓调节蛋白通过激活TAFI而发挥抗纤溶作用[50]。其次，血栓调节蛋白有助于维持纤溶和凝血之间的平衡。血栓调节蛋白对恶性肿瘤的作用是多方面的，有些功能尚未完全阐明。血栓调节蛋白表达降低与包括乳腺癌在内的许多肿瘤的转移增强和生存率降低相关[51-52]。Kim等报道了血栓调节蛋白可能在癌症转移和侵袭中起关键作用，并将其作为浸润性乳腺癌的新预后生物标志物[53]。

三、组织因子

纤溶系统的活性受到许多其他因子的调节，这些因子可以激活和（或）抑制纤溶系统的组分。其中的因子包括纤溶酶原激活物抑制剂-1和-2（PAI-1和PAI-2）。体外研究证实，在这两种抑制剂中，PAI-1的作用速度是PAI-2的10~100倍[54]。PAI-1被认为是纤维蛋白溶解的重要调节剂。如第二章前文所述，PAI-1抑制纤溶系统，灭活纤溶酶原激活剂，即tPA和uPA。PAI-1属于丝氨酸蛋白酶家族的糖蛋白[55]。PAI-1在内皮细胞中合成后，储存在血小板中，它与tPA和uPA结合，限制纤溶酶的产生，从而促进凝血[56]。PAI-1主要以潜伏型和活性型两种形式存在。在几个小时内，活性型PAI-1不可逆转地转变为潜伏型[57]。活性形式的反应中心结构环共价阻断纤溶酶原激活剂蛋白水解后的活性位点[58]。潜伏型PAI-1因嵌入反应中心环而失去抑制活性，PAI-1还参与细胞黏附、迁移，抑制uPA。几项研究表明，乳腺肿瘤组织中PAI-1水平的升高是淋巴结阴性乳腺癌患者不良反应和不良结果的预测因素[59]。还有几项研究证明，uPA和PAI-1是乳腺癌的一种独立的预后生物标志[43]。

活性凝血因子Ⅻ（α-FⅫa）是另一个对纤溶系统施加影响的因子，该因子与纤维蛋白结合，增强纤维蛋白凝块的厚度和硬度。相反，接触系统的蛋白质和纤溶系统具有同源性，α-FⅫa还可以促进纤溶酶原转化为纤溶酶，从而导致纤维蛋白降解[60]。Konings等人发现，α-FⅫa有助于纤溶酶的转化，在tPA所有的测试浓度（15~1500 pM）下，纤溶酶原直接被转化为纤溶酶，减少血凝块溶解时间[60]。该小组发现在α-FⅫa存在的情况下，同时评估纤溶酶生成和纤维蛋白降解/形成，显示纤维蛋白溶解的发生时间提前。此外，在流动条件下，已经形成的血栓显示了α-FⅫa的参与，会在tPA形成之前就增加纤溶酶原的生成，从而加速纤维蛋白溶解。Konings等人注意到，在纤溶酶原存在的情况下，α-FⅫa加速纤维蛋白溶解的作用与tPA无关。该团队假设FⅫa在血栓形成早期能加强血栓，而在后期促进纤维蛋白溶解[60]。

第五节　纤维蛋白溶解系统作为诊断靶点

20 世纪 70 年代初，人们开始注意到纤维蛋白溶解在癌症扩散和侵袭中的关键作用[61]。纤溶活性的增强与纤溶酶原激活物系统有关，该系统具有多种组分，如 uPA、uPAR、纤溶酶原激活物抑制剂 PAI-1 和 PAI-2，这些因子在肿瘤进展和癌症扩散中具有重要作用。纤溶系统的活性增加与纤溶酶原激活物系统显示了正相关的联系，因此，这两个概念是互通的[4]。

非活性形式的纤溶酶原在与 uPA 和 uPAR 结合后活化，从而启动蛋白水解级联反应，降解细胞外基质，促进肿瘤细胞侵袭和迁移到次级位点[62]。某些研究还表明 PA 系统在癌症的不同阶段，尤其在侵袭和转移中发挥着多重作用。已经发现，uPA 和 uPAR 系统表达增加与各种癌症患者的不良结局有关。这个系统也被认为具有诊断、预后和治疗潜力[4]。

一、预后生物标志物

已经发现多种癌症在纤溶系统的组成部分的表达异常[63-64]。这为改善癌症患者临床结局，开发预后和治疗新靶点提供了机会。其中，有些靶点已经进入了癌症治疗的临床试验[65]。在侵袭性恶性肿瘤中，纤溶因子 uPA、uPA 受体（uPAR）和 PAI-1 更受关注，特别是 uPA 的存在最为突出[65]。

1985 年，O'Grady 等人发现乳腺癌具有高于良性肿瘤的 uPA 活性[66]。一直以来，多个研究证明 uPA 活性与原发性乳腺癌的肿瘤生长、侵袭和转移有关[67]。根据 Duffy 等人的研究，uPA 活性高的乳腺癌患者的无病生存期比 uPA 活性低的患者短，提示 uPA 可能是一种潜在的乳腺癌预后标志物[67]。更具体地说，Jänicke 等人研究了 556 例癌症患者发现，乳腺癌初始阶段的 uPA 和 PAI-1 蛋白水平越高，患者的预后越差[68]。从那时起，人们进行了广泛的研究，以评估和分析 uPA 和 uPA 系统的所有成分在介导乳腺癌转移和进展中的作用。

在对近 8000 例乳腺癌患者进行的详细汇总检查中，发现高水平的 uPA 和 PAI-1 比雌激素受体状态或肿瘤大小更能预测患者的不良预后[69]。这些发现已经得到了临床验证，一项研究发现，3000 例高 uPA/PA-1 水平患者能够从辅助治疗中获益更多[70]。根据作者的结论，原发性肿瘤组织中 uPA 和 PAI-1 的水平提供了肿瘤复发风险和治疗反应的循证证据，这将有助于针对乳腺癌定制个体化的辅助治疗方法。使用 uPA 和 PAI-1 作为 4149 例淋巴结阴性乳腺癌患者风险分类生物标志的研究发现，对低风险患者应避免使用辅助化疗[71]。另一项大型前瞻性试验对近 8000 例乳腺癌患者随访 10 年，证实 uPA 和 PAI-1 的水平可用于评估辅助化疗[72]。高 uPA/PAI-1 水平患者组精算 10 年复发率在观察组为 23.0%（无任何辅助全身用药），而低 uPA/PAI-1 水平患者组仅为 12.9%[72]。几乎有一半淋巴结阴性乳腺癌患者的复发风险较低且无须化疗，尽管具有良好的长期无病生存率[72]。

uPA 抑制剂，如 PAI-1 水平升高与乳腺癌患者的不良结局有关。这得到了 Foekens 等人的一项含有 2780 例乳腺癌患者的队列研究的支持，该试验通过酶联免疫吸附试验（ELISA）方法测定了抗原水平，他们肯定了 4 种 uPA 系统主要成分［uPA、uPAR（CD87）和抑制剂 PAI-1 和 PAI-2］的预后价值。结果表明，uPA 和 PAI-1 水平可作为无不良复发生存率和总生存率的独立预测因子[73]。这些标志物可以被用于确定患者的特定风险，帮助选择不同类型的个体化辅助治疗，并确定可能从目前正在开发的个体化药物治疗中受益的人群 [73]。uPAR 的表达增加与乳腺癌晚期的不良预后和转移有关 [74]。令人惊讶的是，美国临床肿瘤学会（ASCO）建议使用 ELISA 来评估乳腺癌患者的最佳辅助治疗方法 [75]。此外，最近分子生物学技术的进步，例如，近年出现的 Oncotype DX[76] 和 Mamma Print[77] 等基于 mRNA 的检测技术已经显示了预测乳腺癌预后的潜力。然而，与这些测试相比，基于 ELISA 的 uPA 和 PAI-1 蛋白测定评估耗时更短，成本较低 [78]。因此，利用和研究这一方法预测乳腺癌预后是可行的。

二、诊断性生物标志物

如前所述，纤溶系统的成分在肿瘤侵袭和进展的多阶段可用于乳腺癌诊断。Duffy 等人的研究表明，乳腺癌患者的 uPA 活性越高，其无病生存期越短 [63,67]。另一个关于 8377 例乳腺癌患者的研究数据证实了高水平的 uPA 或 PAI-1 与乳腺癌患者的侵袭性、无复发、较差的总生存率相关 [59,69]。

在另一项研究中，8377 例癌症患者的数据证实，uPA 或 PAI-1 的较高水平与癌症侵袭性和癌症患者的无复发、总生存率低相关。为了获得临床证据，在患者血液样品中使用商业上可获得的 ELISA 试剂盒测定 uPA 和 PAI-1 蛋白水平，FEMTELLE® 试剂盒就是其中之一，它经过多中心质量评估项目的验证，其 uPA 和 PAI-1 的检测范围分别为 6.2%~8.2% 和 13.2%~16.6%[79-81]。然而，使用 ELISA 试剂盒的缺点是需要新鲜或冷冻形式的样本组织，自然要受到限制。因此，石蜡包埋的福尔马林固定组织被认为是克服这一挑战的直接解决方案 [81-82]。另一个挑战是 uPA 和 PAI-1 重叠存在于基质细胞和肿瘤细胞中，使免疫组织化学评分在疾病诊断中有点困难 [83]。此外，机器学习算法和人工智能技术可能在未来用于细胞识别，解决疾病诊断中的困局。

研究乳腺癌的另一种诊断方法是定量逆转录聚合酶链式反应（qRT-PCR），其中 uPA（*PLAU* 基因）和 PAI-1（SERPINE1）mRNA 一起用基于核酸序列的扩增分析（NASBA）进行定量分析 [84-85]。然而，在跨实验室的结果中观察到了差异和不相容性。不过，随着进展，uPA 和 PAI-1 mRNA 的靶向测序可能成为癌症生物标志物强有力的检测手段。

众所周知，DNA 甲基化是癌症的标志 [86]。很明显，基于 DNA 甲基化异常的生物标志物可以被用作乳腺癌诊断生物标志物。表观遗传学修饰通过 DNA 异常甲基化实现对基因转录表达的有效调控。DNA 具有稳定性，能从石蜡包埋的福尔马林固定组织中有效分离，这些特征使 DNA 更适合用于诊断 [87-88]。

研究还证明了uPA 启动子异常 DNA 甲基化及其 RNA 表达与肿瘤向更高侵袭状态进展呈负相关 [88-89]，表明 uPA 启动子的检测更适合作为早期诊断生物标志物。同样，对于 PAI-1 基因的研究也证实了靶向测序的出现使甲基化位点检测更容易在基因组中明确定位 [90]。几乎所有癌症中都观察到了异常的 DNA 甲基化。高甲基化使肿瘤抑制基因失活，而低甲基化激活促转移基因，使 DNA 成为癌症诊断更稳定的生物标志物 [91]。

在纤溶系统的其他组成部分中，uPAR 以非常低的水平存在于健康组织中，但其表达水平随着癌症的侵袭性增强而增加 [92]，这一特征有助于使 uPAR 成为癌症诊断标志物的具体候选者。基于 uPAR 的成像策略目前被用于判断癌症的分期和侵袭性水平。使用 uPAR 的靶向抗体进行诊断，更有利于延长血清中抗体的半衰期，延长肿瘤成像的时间框架。

基于 uPAR 的肿瘤成像在癌症诊断领域具有强大的潜力[93-94]。这种多模态成像还将单一靶点与近放射性核素的红外荧光染料结合，用于区分肿瘤组织和其他非致瘤性组织[95]。总之，已经进行了一系列研究来验证和提高癌症的诊断水平。

乳腺癌组织样本中纤溶成分的发生和分布存在较大差异。uPA 通常存在于非恶性乳腺组织和分泌物中[63]。在正常的乳腺组织中，PA 系统在生理和病理条件下参与导管结构的生长和维持。PA 系统还与组织匀浆的微粒体部分相关[96]。随着癌症分期进展，uPA 水平越高，患者的阳性淋巴结数量越多，肿瘤的侵袭性、增殖性、转移速度、复发概率就会大幅增加[97]。

根据已有的证据，可以推测，uPA 是侵袭性、进展期乳腺癌的标志物。

第六节　纤维蛋白溶解系统作为治疗靶点

纤溶系统作为乳腺癌的一个公认的促进因素而备受关注。最近，研究人员已经开始揭示乳腺癌和纤溶系统之间的病理生理学相关性[24]。有不同纤溶系统在各种癌症（包括乳腺癌）中发挥着至关重要的作用，包括 uPA、其受体 uPAR 和 PAI-1[30]。在生理和病理状态下，uPA 作为治疗靶点具有病理生理意义[98]。升高的 uPA 和 PAI-1 水平作为癌症生物标志物，在癌症诊断、预后和治疗反应预测方面具有重要的临床意义，它们与乳腺癌患者较差的无复发生存率、总生存率有关[69]。水平升高的 uPA 和 PAI-1 在未经治疗、淋巴结阴性乳腺癌中显示良好的预测价值，在乳腺癌患者中还可以作为疾病高风险、紧急情况识别和需要治疗的生物标志物[69]。

一、凝血抑制剂

各种凝血抑制剂，包括肝素和华法林、低分子量抑制剂都已经经过了一些乳腺癌临床试验的研究[99-100]，但这些临床试验的局限性是，纳入了其他癌症患者，而乳腺癌患者数量较少。Levine 等人 1994 年进行的华法林治疗的临床研究只纳入了乳腺癌患者，他们发现这种药物没有显示生存优势[100]。最近，Pang 等人研究了乳腺癌患者术后血浆中纤溶和凝血相关标志物的水平[101]。他们从 2016 年 5 月至 2019 年 5 月选取了 63 例患者，发现这些患者在血压、血小板计数、糖尿病史和肿瘤转移方面存在显著差异[101]。根据现有的证据，目前尚不清楚抗凝药物是否会有利于患者，如果是，这些治疗在疾病的哪个阶段会最成功。

二、转录抑制

使用不同的基因治疗技术，如反义寡核苷酸或 RNA 干扰（RNAi）、核酶和其他抑制纤溶系统（uPA 或 *uPAR* 基因）表达的方法都被用来进行各种减少癌细胞增殖和转移的研究[102-103]。

uPA/uPAR 基因也被用来进行 RNA 干扰（RNAi），如腺病毒介导的递送构建体，增强了胶质瘤中 uPAR 的表达，显著缩短了肿瘤的发展[104]。

对于核酶，Kariko 等人创建了一种以 uPAR 的 mRNA 为靶点的 37-mer 的榔头核酶，并使用脂质体将其运送到骨肉瘤细胞中[104]。由此可见，人工制造的核酶到达癌细胞的细胞质，切割 mRNA uPAR，导致 mRNA 形成蛋白质减少[104]。在未来，临床努力通过转录抑制来抑制 uPA、uPAR 和许多其他已知的致癌基因可能会变得更加普遍。

三、小分子和表观遗传剂

早期阻止 uPA 激活的尝试主要集中在开发其催化活性的抑制剂上，例如，Vassalli 等人在 1987 年报道了第一次阻断 uPA 激活的尝试，重点是创建其催化活性的抑制剂（阿米洛利）[105]。1991 年，Ossowski 等人基于抗体方法进行的其他体内研究表明，阿米洛利破坏了 uPA 的酶的活性，成功地阻止了一般侵袭，但没有阻止注入小鼠的人鳞状细胞癌的转移[106]。小分子抑制剂在后续试验中被发现更成功地获得了抑制作用。因此，Towle 等人通过改变阿米洛利的分子结构，开发了一个 uPA 抑制剂家族，称为 4-取代苯并（b）噻吩-2-羧基胺[107]，B-428 和 B-623 就是这个家族的两个化合物。研究表明，它们对 uPA 的中位抑制浓度（IC50）分别为 0.32 mol/L 和 0.07 mol/L；抑制常数（Ki）分别为 0.16 mmol/L 和 0.53 mmol/L[107]。因此，uPA 的小分子抑制剂通过破坏 uPA 的酶活性已经被广泛用来抑制肿瘤增殖、侵袭和转移。

Rabbani 等人应用 B-428 进行体内试验，降低前列腺癌的生长和转移[108]。更多的研究表明，与他莫昔芬联合，B-428 能够协同型抑制乳腺癌的发生和转移[109]。有趣的是，WX-671（MESUPRON®），一种类似的药物，是 WX-UK1 的前药。这种药物已完成了治疗头颈部癌症患者的Ⅰb 期临床试验[110-111]。一家生物制药公司（Wilex AG0）发现了多个强大的小分子 uPA 抑制剂，如 Wilex AG 的 WX-UK1 大大减少了乳腺癌体内模型的侵袭和扩散[111]。在乳腺癌治疗的临床试验中，MESUPRON 及其前药已显示出令人鼓舞的结果[112]。

在过去的 10 年里，人们对一系列表观遗传学变化已经取得了广泛的认识，这些表观遗传学变化导致了某些疾病，人们正在使用表观遗传剂靶向这些异常[113]。有趣的是，Pakneshan 等人已经证明了 DNA 超甲基化介导的 uPA 的抑制能够阻断乳腺癌的发生、侵袭、转移和扩散[89,114]。他们使用了通用的甲基供体 S 腺苷甲硫氨酸（SAM），以逆转 uPA 的低甲基化状态，降低 uPA 的表达[89,114]。此外，Mahmood 等人表明 SAM 治疗可以减少植入免疫功能受损小鼠体内的高侵袭性三阴性乳腺癌（MDA-MB-231）异种移植物细胞的侵袭、增殖、扩散和转移[63,115]。无论如何，还需要更多的研究来了解外源性 SAM 是否给肿瘤细胞带来生存优势。

四、毒素偶联物

Levive van 等人在 19 世纪早期描述了毒素对癌症治疗的重要性[116]。后来，William B. Coley 发现了毒素结合物对肉瘤患者的疗效。他还开发了一种使用黏质沙雷氏菌和化脓性链球菌两种细菌制成的对抗癌症的疫苗[117-118]。以毒素为基础的癌症治疗提供了更多有选择性的递送系统，因为如果与传统的标准抗癌治疗一起使用，细菌毒素可能会增加治疗反应[119]。在 PA 系统中，最常见的策略是使用合适的毒素偶联物靶向表达 uPAR 的细胞。例如，ATF 与假单胞菌种类（ATF-PE）的毒素结合[120]。在另一项研究中，Zuppone 等人发现，灭活核糖体的皂苷蛋白与 ATF 结合可降低乳腺癌和膀胱癌的生存能力[121]。

此外，ATF 和皂苷蛋白偶联物（ATF-SAP）被发现对癌细胞治疗有选择性，而对表达 uPAR 的非肿瘤细胞没有明显的影响，在这一领域还需要大量的研究。基于毒素偶联的治疗主要缺点在于针对宿主的免疫原性和脓毒性休克 [122]（图 9.2）。

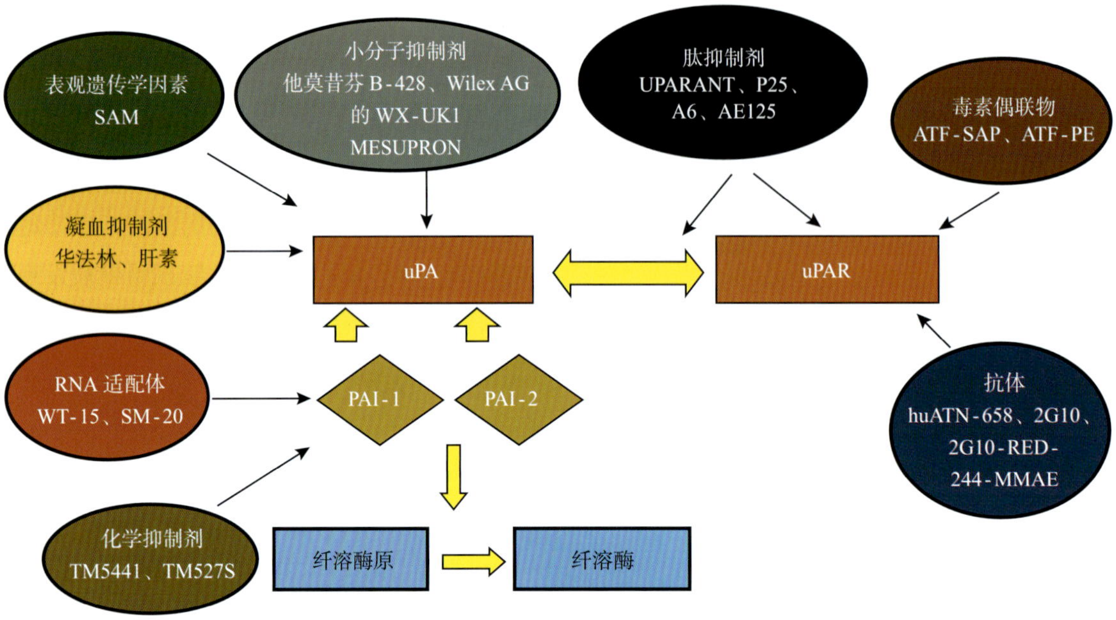

图 9.2　纤溶系统的抑制剂靶向在乳腺癌进展中被下调的纤溶酶原系统的主要成分（uPA、uPAR、PAI-1）

五、抗体

抗体在各种疾病的治疗中发挥着重要的作用。在过去的 20 年里，人们观察到，基于抗体的癌症靶向治疗正在显著减少癌症的扩散和转移。例如，在临床前环境中，多克隆大鼠抗 uPAR 抗体导致乳腺癌原发性生长显著下降 [91]。另一种单克隆抗体 ATN-658 可以靶向人 uPAR 蛋白，并发现它能显著影响前列腺癌的转移和侵袭性。该抗体是完全人源化的（huATN-658），最近的体内研究显示，乳腺癌的发展和进展显著下降 [123-124]。2G10 是另一种基于 uPAR 的抗体，具有抗癌治疗潜力，特别是在乳腺癌中 [125]。此外，与 2G10 单药治疗相比，2G10 偶联物（2G10-RED-244-MMAE）具有减少乳腺肿瘤的潜力。Duriseti 等人发现，2G10 抗体在与 uPAR 结合后阻断 uPA-uPAR 相互作用并抑制癌细胞侵袭 [125-127]。

此外，当将人乳腺癌细胞 MDA-MB-231 和骨转移变异乳腺癌细胞 MDA-BoM-1833 植入免疫缺陷动物的胫骨时，人 huATN-658 减少了骨微环境中乳腺肿瘤的生长。通过联合使用二磷酸唑来膦酸进一步增强了这种治疗效果，这是美国食品和药物管理局（FDA）批准的用于治疗多种骨相关疾病和不同类型癌症的药物 [124,127]。

六、肽类抑制剂

各种小分子肽类抑制剂已经被产生出来阻断相互作用，从而显著减少肿瘤进展。纤溶酶是一种可以切割 uPAR、uPA 和金属蛋白酶的蛋白酶。uPAR 最容易接受的区域位于 D1 和 D2 结构域连接区之间。如果 D1 结构域缺失，那么 uPAR 就不会与 uPA 结合，使其失去在细胞迁移中的功能。同样，对 uPA-

uPAR 相互作用的非竞争性抑制可能会减缓肿瘤的生长和转移[128]。

uPAR 的另一种肽抑制剂，即 UPARANT（cenupatide）可以阻断 VEGF 定向血管生成[129]。此外，A6 是一种帽肽，uPA-uPAR 的非竞争性拮抗剂，如果和他莫昔芬和顺铂一起应用，可以增强抗癌效果[130-131]。AE120 是 uPA 的另一种肽类抑制剂，能阻断 uPA-uPAR 结合，从而降低人类癌细胞的侵袭性[131-132]。

除了以上所述，还有研究揭示了其他 uPAR 肽类抑制剂，包括 P25[133]、M25[134]、α325[135] 和 m.P243-251[136]。

七、天然和化学产物

来自某些草药的天然产物被认为具有治疗癌症的潜力。例如，中草药苦参的生物碱衍生物具有抗肿瘤的增殖潜能[137]。生物碱化合物之一的氧苦参碱能减少 PAI-1 表达，影响 TGF-β 信号组件和诱导钙黏蛋白（上皮细胞标志物），同时减少 α-平滑肌肌动蛋白（间充质标志物）表达，逆转上皮间充质状态（EMT），从而减少癌细胞迁移和扩散[137]。然而，对其完整过程的理解以及它的每一步是如何发生的，还需要进一步解释。

化学上，已知 PAI-1 在癌症中的水平有所升高，在 20 世纪 90 年代，第一类抑制剂已经开发到一定程度[138]；然而，它们在癌症治疗中的潜在用途却鲜为人知。Tiplaxtinin（PAI-039）是一种化学产物，具有减少癌细胞增殖和血管生成的能力。它还通过停止 PAI-1 在癌症中的表达来提高细胞凋亡[139]。XR5967 是一种二酮哌嗪，具有在癌细胞中减少细胞迁移、侵袭和血管生成的潜力[140]。两种抗 PAI-1 药物（TM5441 和 TM5275）对癌细胞（MDA-MB-231 乳腺癌细胞系）具有抗增殖能力[141]。

八、适配体

被称为 RNA 适配体的单链寡核苷酸可以结合到特定的位点并折叠成复杂的结构。它们具有高亲和力和结合特异性，因此可以用于治疗，在某些情况下也可以用于诊断[142]。Blake 等人发现，两种 RNA 适配体 SM-20 和 WT-15 在以高亲和力和特异性结合后，干扰 PAI-1 与玻璃体素和肝素的相互作用[143]。然而，PAI-1 和玻连蛋白相互作用的干扰作用显示出抗肿瘤转移的潜能，因为在没有干扰作用时，它们通过分离肿瘤细胞与细胞外基质促进肿瘤细胞转移[144]。

这两种适配体还可以减少高侵袭性乳腺癌细胞的侵袭和迁移[145]。为了抑制 PAI-1，另一种方法是使用肽 paionin-4-D1D2，它可以将 PAI-1 转化为非活性形式[146]。尽管如此，仍需通过体内和临床前研究来了解 RNA 适配体在癌症治疗中的作用。

第七节 结论和未来方向

通过到目前为止的研究，可以清楚地看出，uPA 和 uPAR 轴在癌症的多个阶段具有多种作用，它们也具有诊断和治疗的潜力。除了 uPA 系统组分水平的各种异常外，也有人注意到它们在各种恶性肿瘤中具有多种作用，特别是在乳腺癌的情况下。据观察，它们与肿瘤的抑制和转移有关。

然而，对转移途径的进一步分析还需要进一步阐明，以便确定其特定的预后、诊断和治疗作用，从而在和多种靶向治疗和化疗药物联合或非联合使用时获得最大的益处。基于本书提供的临床前数据，未来可以进一步阐明癌症相关的诊断和治疗潜力，从而有望降低乳腺癌相关的发病率和死亡率。

第十章 作为基因调节剂和潜在治疗药物的 miRNA 和非编码 RNA

Tanzil Juneja，Sejal Shah 著

【摘 要】 乳腺癌是严重影响女性健康的最高发癌症，同时也是全球范围内癌症相关死亡的主要原因。非翻译转录本，又名非编码 RNA，根据其长度可分为 19~31 个核苷酸的短链非编码 RNA、20~200 个核苷酸的中链非编码 RNA 以及>200 个核苷酸的长链非编码 RNA。其中，微小 RNA（microRNA，miRNA）对于乳腺癌的发生至关重要。miRNA 通过调节多种细胞通路来有效调控基因表达。乳腺癌细胞通过致癌 miRNA（oncomiR）或肿瘤抑制 miRNA（tsmiR）方式来促进乳腺癌的发生发展，这一过程涉及了一些包括磷脂酰肌醇 3- 激酶（phosphoinositide 3-kinase，PI3K）、Wnt/β- 联蛋白、STAT 和缺氧诱导因子 -1α（hypoxia-inducible factor-1α，HIF 1α）等调节通路，而这些调节通路都是肿瘤抑制或进展的标志。miRNA 通过对 mRNA 的 3′非翻译区（3′-UTR）的序列进行精确的杂交来控制多个基因的表达。表达增强的 miRNA 能够改变癌症的进展、起始、侵袭、迁移、转移和耐药性。目前，被称为 miRNA 疗法的 miRNA 特异性药物正在研究中。基于反义技术，针对 miRNA 的非常有潜力的寡核苷酸，已经被证明提高了疾病的治疗效果。miR-125b、miR-21、miR-155 和 miR-145 经常表达异常并与乳腺癌相关。未来，miRNA 靶向治疗有望发展为一种潜在的治疗方法，因为其通过改进的 miRNA 递送系统提高疗效和特异性，且 miRNA 基础的治疗有望在Ⅰ/Ⅱ期临床试验后发展到Ⅲ期。本章将展示针对乳腺癌的 miRNA 治疗的组合策略。

【关键词】 乳腺癌；非编码 RNA；miRNA；基因调控；治疗制剂

第一节 引 言

癌症是一种与肿瘤细胞异常基因改变有关的复杂疾病。几种癌基因和肿瘤抑制基因在癌症的发生发展中起着重要作用，并参与多种细胞信号通路的降解[1-4]。肿瘤转化涉及一个多步骤的过程，包括在多个水平上结合遗传和表观遗传变化[5]。发生在乳腺细胞中的恶性肿瘤称为乳腺癌。乳腺癌通常发生在乳腺小叶或乳腺导管的细胞中，前者是分泌乳汁的腺体，后者是将乳汁从乳腺小叶输送到乳头的通道。在全球范围内，乳腺癌是女性常见的癌症。根据世界卫生组织（WHO）的数据，仅在 2020 年，全球

就有 2 261 419 例（11.7%）乳腺癌新发病例，约 684 996 例（6.9%）死亡。全球有 24.5% 的女性患有乳腺癌[6]。在印度，有 178 361 例（13.5%）乳腺癌病例被确诊，90 408 例（10.6%）报告死于乳腺癌。这是印度女性的主要恶性疾病，印度约 26.3% 的女性患有乳腺癌[7]。与乳腺癌发展相关的可能危险因素包括年龄、性别、遗传、雌激素、不健康的生活方式以及基因突变[8]。人乳头瘤病毒（HPV）等致癌病毒对癌症的发病也起着至关重要的作用[9-10]。最近的研究揭示了多种植物性天然抑制剂和代谢产物对癌症的抑制作用[11-12]。

miRNA 属于小非编码 RNA（small noncoding RNA，ncRNA），一般为 20~25 个细长核苷酸，在转录后水平精准调控基因表达。miRNA 介导的基因表达通过 mRNA 裂解发生，mRNA 解体和翻译抑制也控制细胞凋亡、分化和细胞分裂[13]。附着在 miRNA 的编码区和非翻译区显示了它们的调控效率，并且这种结合影响和阻止了 miRNA 的翻译或破坏[14]。miRNA 在代谢、凋亡、分化、发育和包括癌症在内的几种人类疾病中发挥着重要作用。miRNA 作为抑癌或致癌成分并通过调控网络调节乳腺癌的进展[15]。致癌 miRNA 过度表达并抑制肿瘤抑制基因的翻译，从而加速肿瘤生长。致癌 miRNA 明显促进细胞增殖、侵袭及迁移[16]。肿瘤抑制性 miRNA 通常抑制癌基因翻译，防止肿瘤形成并抑制其进展[17]。表观遗传学在癌症预后中起着至关重要的作用，CRISPR-CaS9 技术对于治疗包括癌症在内的遗传疾病亦很重要[18]。

第二节　miRNA 的生物合成

miRNA 的生物合成是在 RNA 聚合酶Ⅱ / Ⅲ作用下通过转录后或协同转录过程加工启动形成转录本[19]。目前公认的 miRNA 状态是基因内的，通过蛋白质编码基因的内含子和相对有限的外显子加工，而剩余的单独转录并通过自身启动子调控的 miRNA 状态称为基因间[20]。有时，miRNA 转录为一个被识别为簇的长转录本，可能看起来像种子区域，在这种状态下，它指的是家族转录本[21]。miRNA 的生物合成分为典型途径和非典型途径。

一、针对 miRNA 生物合成的典型途径

典型的生物合成途径被称为通过 miRNA 的首要模式。在典型途径中，pri-miRNA 按照各自的基因转录，然后通过微处理器复合物由 RNA 结合蛋白 DiGeorge 综合征关键区域 8（DGCR8）和一种核糖核酸酶Ⅲ酶——Drosha 组成，在此复合物作用下 pri-miRNA 翻译成 pre-miRNA[22]。

二、针对 miRNA 生物合成的非典型途径

非典型途径包括不同的蛋白组，主要涉及 Drosha、Exports 5、AGO2 和 Dicer（图 10.1）。通常 miRNA 生物发生的非典型途径分为不依赖 Dicer 的途径和不依赖 Drosha/ dgcr8 的途径[23]。pre-miRNA 通过 Drosha/dgcr8 独立通路形成，类似于 Dicer 底物[24]。

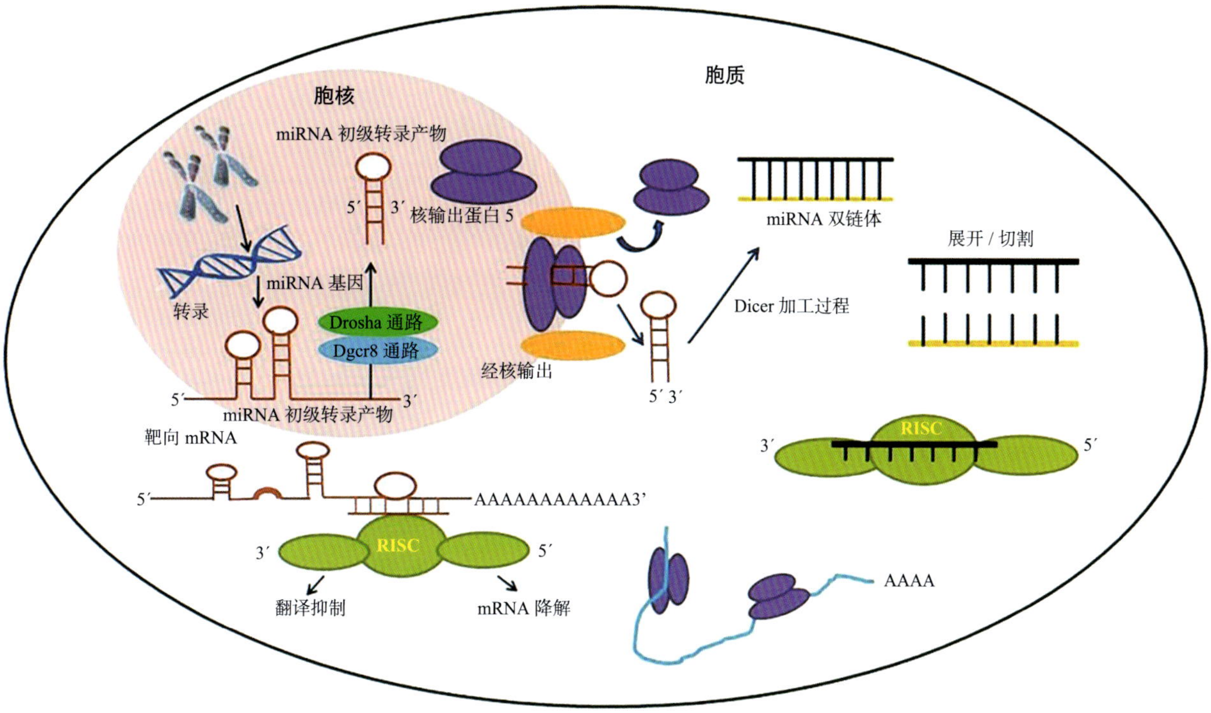

图 10.1　miRNA 生物合成途径

第三节　作为基因调控因子的 miRNA

miRNA 附着在目标 mRNA 的 3′UTR 的精确序列上也增强了 mRNA 的翻译抑制、脱帽和去乙酰化。在包括 5′UTR 和编码区在内的其他 mRNA 区域中也报道了 miRNA 的结合位点的转录富集[25]。

一、miRNA 介导的基因沉默

miRNA 通过转录后控制基因的表达，而基因表达是细胞生长、分化、增殖、发育和新陈代谢过程中必不可少的[26]。miRNA 以保存型短非编码 RNA 的形式存在并聚集在 miRNA 诱导的沉默复合体（miRISC）中，通过 Argonaute 蛋白对互补的 mRNA 靶标进行转录后沉默。沉默通过各种翻译抑制和 mRNA 的不稳定完成，然后在动物细胞培养中实现稳态抑制。mRNA 靶向降解开始于去乙酰化、脱帽以及 5′-3′ 的核外降解[27]。

二、miRNA 介导的翻译激活

虽然最终的研究描述了 miRNA 抑制基因表达的机制，但也有一些研究描述了通过 miRNA 上调基因表达。在血清饥饿的细胞中，AGO2 和与 miRNA-蛋白质复合物（miRNA-protein complex，microRNP）相关的另一种蛋白质，脆性 X 智力障碍相关蛋白质 1（Fragile-x-mental retardation related protein 1，FXR1）与 3′UTR 处的富 AU 元件（AREs）相关，以激活翻译。多种 miRNA，连同 let-7 与 AGO2 和 FXR1 相关，在细胞周期停滞过程中启动翻译并阻止增殖细胞的翻译[28]。在静止的细胞（卵母细胞）中，miRNA 介导的基因上调表达。

miRNA 驱动的翻译起始包括 AGO2 和 FXR1，而不是 GW182[29]。在氨基酸饥饿时，miRNA 介导的激活的基因涉及附着在编码核糖体蛋白的 mRNA 的 5′UTR 上；这表明 miRNA 介导的基因表达上调在特定情况下发生[30]。

第四节　非编码 RNA 在乳腺癌中的重要性

一、miRNA 与乳腺癌

miRNA（microRNA/microR）在细胞调控中发挥重要作用。一些 miRNA 被报道为致癌的，并与乳腺癌的进展有关。这种致癌的 miRNA 影响了癌症的发展与转移[31]。循环中的 miRNA 检测也可以预测早期癌症[32]。血浆中 miR-200c、miR-10b、miR-34、let-7、miR-155 降低，而 miR-221、miR-21、miR-195 升高。在乳腺癌中，miR-21、miR-125b 和 miR-145 显著上调，而 let-7、miR-221 和 miR-210 下调[33]。与健康人不同，乳腺癌患者绝经后状态可检测到 miR-146a、miR-499 和 miR-196a-2，而在绝经前状态的女性中仅可检测到 miR-196a-2[34]。此外，miRNA 在血清和肿瘤细胞中也有共表达的情况，如 miR-23a、miR-23b、miR-24、miR-25、miR-29a、miR-103 和 miR-222 上调。血清中高水平的 miR-222 是一种精确的生物标志物[35]。

1. miRNA 作为肿瘤抑制因子

（1）Let-7 家族：let-7 家族包括 let-7a、let-7b、let-7c、let-7d、let-7e、let-7f、let-7g、let-7i、miR-202 和 miR-98 共 10 个亚型。Let-7 家族的典型功能包括细胞连接、肌肉形成和胚胎发生。Lin 28 作为转录后抑制物调控 let-7 的生物发生。DNA 甲基转移酶，如 DNMT3 和 DNMT1 的 DNA 甲基化是改变 let-7 表达的原因之一[36]。在乳腺癌的早期阶段就观察到 let-7 的下调。Let-7 家族对 Ras、c-Myc、HMGA2、CDK6、CDC25A 和细胞周期蛋白 D2 等多种癌基因蛋白具有负调控作用。Let-7 家族针对几个信号通路，如 JAK/STAT3 和 c-Myc，它们在细胞发育中至关重要[37]。

（2）miR-200 家族：miR-200 家族包括 miR-200c、miR-200b、miR-200a、miR-429 和 miR-141。在 ZEB1 和 ZEB2 钙黏附蛋白 E（E-cadherin）转录抑制因子的帮助下，miR-200 家族共同抑制上皮细胞向间质转变过程，即 EMT。EMT 的主要标志物之一 E-钙黏素在 miR-200 家族作用下可改变细胞形态。miR-200c 可调节迁移、侵袭、伸长和细胞纤维的形成，其下调已被证明与药物耐药相关[38]。此外，它也调控 PLCG1、TGF-β2、ZEB、FAP-1、BMI1 等多种通路，在肿瘤抑制中发挥重要作用。miR-200 家族的高表达促进 IGFBP4 和 Tinag1 样转移抑制因子的分泌[39]。

（3）miR-205 家族：miR-205 家族在染色体 1q32.2 上发现，并在乳腺癌中作为抑癌 miRNA。与癌组织相比，miR-205 在乳腺小叶和正常乳腺导管中的表达更高。在转移性肿瘤中，miR-205 家族下调。与 miR-205 相关的是，其在乳腺癌血清中表达下调，这意味着 miR-205 便于作为乳腺癌的临床诊断生物标志物[40]。miR-205 可以靶向 ZEB1、SIP1、HMGB3、HMGB1、RunX2、ITGA5、VEGF-A、Ubc13 和 FGF2 等。E2F1 和 LAMC1 均已在实验验证中被证明是 miR-205 的靶标。在 PI3K/Akt 通路中，

miR-205 可靶向 Her3，并增强了对酪氨酸激酶抑制剂如吉非替尼和拉帕替尼药物的反应[41]。

（4）miR-145 家族：在乳腺癌组织中观察到 miR-145 表达下调并于早期乳腺癌即可发现，因而可能成为早期检测的潜在生物标志物。miR-145 靶向雌激素受体 α（ER-α）蛋白表达，并促进细胞凋亡。miR-145 直接靶向著名的癌基因 c-Myc 并抑制肿瘤细胞的生长，也有研究显示出其在 p53 中调控的意义[42]。miR-145 抑制转移基因 *MUC1*，*MUC1* 的抑制会导致 β-连环素和 E-钙黏素降低，其均具有较高的致癌潜能。腺病毒构建的 miR-145 与 5-FU 组合具有抗肿瘤作用。RAS 和 VEGF-A 通过 miR-145 靶向调控并阻止肿瘤血管生成[43]。

2. miRNA 作为肿瘤致癌因子

多种miRNA在转移、侵袭、细胞增殖、凋亡等过程中抑制抑癌基因的表达，并在乳腺癌中上调表达[44]。致癌 miRNA 包括 miR-10、miR-15、miR-16、miR-17、miR-18、miR-19、miR-20、miR-155、miR-21、miR-92 和 miR-569。

（1）miR-10：miR-10 家族包括 miR-10a 和 miR-10b 两种亚型，这两种亚型都积极参与肿瘤的发生和转移。在转移过程中，高表达的 miR-10b 通过靶向 *HOXD10* 基因和 E-钙黏素，高表达并促进细胞的迁移和侵袭，而这两个基因可作为 miR-10b 的靶点，影响肿瘤大小、临床分期和肿瘤分级。miR-10b 抑制 Tiam 1（T 淋巴瘤侵袭和转移）介导的 Rac 激活，并通过 E-钙黏素调节细胞黏附和 EMT，减少转移。因此，miR-10b 已被确定可作为乳腺癌进展的生物标志物[45-47]。

（2）miR-17~92：miR-17~92 位于人 B 细胞淋巴瘤亚型中扩增的 DNA 部分，主要包括 miR-19b、miR-18b、miR-93、miR-106、miR-20a 和 miR-92[48]。miR-17~92 的高表达在三阴性乳腺癌（TNBC）中升高，但在雌激素受体（ER）阳性乳腺癌（ERPBC）中降低。体外分析显示相比于非侵袭性细胞，miR-17~92 在浸润性乳腺癌中高度表达。同样，在侵袭性 MDA-MB-231 细胞中，miR-17~92 表达下调并抑制转移[49]。

（3）miR-21：miR-21 是与乳腺癌相关的关键 miRNA，因为它在细胞迁移、侵袭和肿瘤进展中起着至关重要的作用。肿瘤抑制原肌球蛋白 1（TPM1）可能是 miR-21 的靶标，它通过抑制程序性细胞死亡蛋白 4（PDCD4）和乳腺丝氨酸蛋白酶抑制剂的表达来促进乳腺癌的发展[50]。

（4）miR-155：miR-155 在多种人类癌症中上调。miR-155 靶向细胞因子信号传导抑制因子 1（SOCS1）进入人乳腺癌，并通过 miR-155 对 SOCS1 进行负调控。miR-155 通过有效的靶点辅助乳腺癌治疗[51]（图 10.2）。

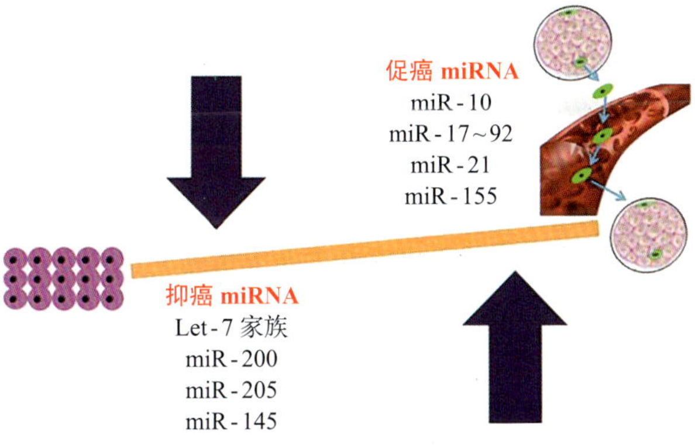

图 10.2 作为肿瘤抑制因子和促进因子的 miRNA

3. 乳腺癌中的转移性 miRNA

癌症从原发肿瘤向身体各部位迁移的状态称为转移性癌症。间充质向上皮细胞转化（MET）和上皮向间充质转化（EMT）是转移的主要原因[52]。miR-9、miR-29a、miR-15547、miR-10b、miR-21 和 miR-373/520 家族促进乳腺癌的转移。miR-9 在细胞聚集、E-钙黏素表达及增强血管内皮生长因子（VEGF）中起作用。乳腺癌的 EMT 和转移由三四脯氨酸（Tristetraprolin，TTP）调控[45-46]。miR-373/520 在 CD44 的辅助下增强肿瘤侵袭和迁移作用。其作用方式主要是通过 miR-373 与 CD44 相互连接进而促进乳腺癌转移。各种亚群包括 miR-17/20、miR-7、miR-22、miR-31、miR-30、miR-145、miR-126、miR-146、miR-206、miR-335、miR-205 和 miR-193b，而 let-7 阻止转移。由表皮生长因子受体（epidermal growth factor receptor，EGFR）和与 miR-7 相关的 EGFR 调节相应的细胞通路并增强乳腺癌中的转移和迁移[53]。miR-17/20 在 G1-S 期靶向细胞周期蛋白 D1（cyclin D1），因而 cyclin D1 在乳腺癌中过表达。miRNA 和细胞周期蛋白 D1 抑制了肿瘤侵袭，以及细胞角蛋白 8 与 IL-8 的连接[54]。上调的 miRNA 可通过 CDK6、Sp1 和 SIRT1 减少细胞死亡。雌激素受体 α 通过 miR-22 靶向并阻碍细胞增殖[55]。miR-145 通过靶向 c-myc、mucin-1、IRS-1 和 JAM-A 来防止转移。EGFR 通过 miR-146 诱导并阻止转移，同时下调白细胞介素和 TNF 相关因子 6 并控制 NF-κB。高表达的 miR-30 通过靶向 Ubc9 抑制细胞生长，在癌症进展中发挥重要作用[56-57]。

二、lncRNA 在乳腺癌中的作用

几种长非编码 RNA（lncRNA）包括 LUCAT1、lncRNA ES1 NEAT1、FGF13-AS1 和 lncRNA-Hh，被认为是常见的参与和上调信号通路并调节干细胞因子（Hedgehog、myc、Wnt/β-catenin、KLF4、NANOG SOX2 和 OCT4）。Zheng 等人[58] 已经证明了非编码 RNA 在增强乳腺癌的干性以及随之而来的侵袭、肿瘤进展和转移的潜力[59]（表 10.1 和表 10.2）。

表 10.1　miRNA 在乳腺癌中涉及的相关通路

miRNA	类型	表达水平	靶点	通路	参考文献
miR-155	肿瘤抑制性 miRNA	↑	FOXO3A，RHOA，SOCS1	STAT3，增殖，TGFβ 信号通路	Jiang 等[51]；Kong 等[60]；Kong 等[61]
miR-145	肿瘤抑制性 miRNA	↑	ERA，RTKN，MUC1	凋亡，侵袭，增殖	Sachdev 和 Mo[62]；Spizzo 等[63]；Wang 等[64]
miR-31	肿瘤抑制性 miRNA	↑ / ↓	RDX，RHOA，ITGA5	转移	Valastyan 等[65-66]
miR-125b	肿瘤抑制性 miRNA	↑ / ↓	ERA，RTKN，HER2，CRAF，BAK，MUC1	凋亡，迁移，增殖	Scott 等[67]；Zhou 等[68]；Hofmann 等[69]
miR-21	肿瘤致癌性 miRNA	↑	PDCD4，PTEN，TPM1，BCL2 MASPIN，RHOB，MMP3	EMT，侵袭，迁移，炎症信号通路，凋亡	Carpenter 等[70]；Song 等[71]；Qi 等[72]；Huang 等[73]；Qian 等[74]
miR-205	肿瘤抑制性 miRNA	↓	HER3，EMT，VEGFA	侵袭，增殖	Iorio 等[75]；Wu 等[56-57]；Gregory 等[76]

表 10.1（续）

miRNA	类型	表达水平	靶点	通路	参考文献
miR-210	肿瘤致癌性 miRNA	↑	RAD52，MNT	缺氧	Camps 等 [77]；Zhang 等 [78]
miR-196A	肿瘤致癌性 miRNA	↑	ANXA1	增殖，凋亡	Luthra 等 [79]
miR-3646	肿瘤致癌性 miRNA	↑	GSK-3β	β-钙黏素	Zhang 等 [80]
miR-34A	肿瘤致癌性 miRNA	↑	CCND1，BCL2	凋亡	Kastl 等 [81]
miR-222	肿瘤致癌性 miRNA	↑	PTEN	PTEN，Akt/FOXP1	Shen 等 [82]
miR-944	肿瘤致癌性 miRNA	↑	BNIP3	细胞增殖，侵袭，迁移	He 等 [83]
miR-141	肿瘤致癌性 miRNA	↑	EIF4E	凋亡	Yao 等 [84]
miR-34	肿瘤抑制性 miRNA	↓	NOTCH，BCL2	凋亡，NOTCH	Kato 等 [85]
miR-520h	肿瘤致癌性 miRNA	↑	DAPK2	PI3K/Akt	Su 等 [86]
miR-22	肿瘤抑制性 miRNA	↓	HER3，CDC25C，SP1，ERα，CDK6	雌激素信号通路	Pandey 和 Picard [55]
miR-146	肿瘤抑制性 miRNA	↓	NF-κB	炎症通路	Bhaumik 等 [87]
miR-335	肿瘤抑制性 miRNA	↓	SOX4，PTPRN2，MERTK，TNC	转移相关	Tavazoie 等 [88]
miR-221	肿瘤抑制性 miRNA	↓	P57，P27	Wnt/β-钙黏素	Rao 等 [89]
miR-191	肿瘤致癌性 miRNA	↑	BDNF，SATB1，CDK6	雌激素信号通路	Nagpal 等 [90]
miR-148a/152	肿瘤致癌性 miRNA	↓	DNMT1，IGF-IR，IRS1	PKM2/IGF-IR	Xu 等 [91]
miR-20	肿瘤致癌性 miRNA	↑	E2F	增殖	Trompeter 等 [92]
miR-126	肿瘤抑制性 miRNA	↓	PIK3R2，VEGFA	VEGF/PI3K/AKT	Zhu 等 [93]
miR-98	肿瘤抑制性 miRNA	↓	MMP11，ALK4	血管生成，侵袭	Siragam 等 [94]
miR-519c	肿瘤抑制性 miRNA	↓	HIF-1α	缺氧	Cha 等 [95]
miR-140-5p	肿瘤抑制性 miRNA	↓	VEGFA	转移，血管生成	Lu 等 [96]
miR-494	肿瘤抑制性 miRNA	↓	PTEN	Akt，NF-κB，mTOR	Liu 等 [97]
miR-19	肿瘤致癌性 miRNA	↑	组织因子	血管生成，转移	Zhang 等 [98]
miR-29A	肿瘤致癌性 miRNA	↑	PTEN	凋亡	Zhong 等 [99]
miR-129-3p	肿瘤致癌性 miRNA	↑	CP110	细胞周期，凋亡，细胞爆裂	Zhang 等 [100]
miR-218	肿瘤抑制性 miRNA	↓	BRCA1	DNA 损伤修复，细胞增殖，侵袭	He 等 [83]
miR-302b	肿瘤抑制性 miRNA	↓	E2F1	E2f1-ATM 轴	Cataldo 等 [101]
miR-638	肿瘤抑制性 miRNA	↓	BRCA1	DNA 损伤修复，细胞增殖，侵袭	Tan 等 [102]
miR-199a-3p	肿瘤抑制性 miRNA	↓	TFAM	线粒体生成	Fan 等 [103]
miR-16	肿瘤致癌性 miRNA	↑	CCNJ，FUBP1	PI3K/Akt	Esteva 等 [104]
miR-139-5p	肿瘤致癌性 miRNA	↑	Notch1	细胞生长，凋亡	Zhang 等 [100]
miR-214	肿瘤致癌性 miRNA	↑	UCP2	自噬	Yu 等 [105]

表 10.1（续）

miRNA	类型	表达水平	靶点	通路	参考文献
miR-100	肿瘤致癌性 miRNA	↑	mTOR	细胞进展，存活	Zhang 等 [80]
miR-210	肿瘤致癌性 miRNA	↑	RAD52	侵袭，增殖，迁移	Jung 等 [106]
miR-451	肿瘤致癌性 miRNA	↑	Bcl-2	凋亡	Gu 等 [107]
miR-892b	肿瘤抑制性 miRNA	↓	TRAF2，TAK1，TAB3	NF-κB	Jiang 等 [108]
miR-196B	肿瘤致癌性 miRNA	↑	HOXD10	Hox 通路	Plummer 等 [109]
miR-205	肿瘤抑制性 miRNA	↓	YAP1	miR-205/YAP1，血管生成，转移	Du 等 [110]；Zhang 和 Fan[100]
miR-200	肿瘤致癌性 miRNA	↑	ZEB1，ZEB2	EMT	Tomar 等 [111]
miR-143	肿瘤致癌性 miRNA	↑	FOSL2	EMT，转移	Tomar 等 [111]
miR-18	肿瘤致癌性 miRNA	↑	SMAD7	EMT，转移	Tomar 等 [111]
miR-467	肿瘤致癌性 miRNA	↑	TSP-1	血管生成	Bhattacharyya 等 [112]；Bishnoi 等 [113]
miR-17-92	肿瘤抑制性 miRNA	↓	HIF-1α	血管生成，缺氧	Taguchi 等 [114]
miR-19a	肿瘤致癌性 miRNA	↑	PTEN	细胞进程，Th1 免疫反应	Anfossi 等 [115]
miR-206	肿瘤抑制性 miRNA	↓	MAPK3、VEGF 和 SOX9	血管生成，侵袭	Liang 等 [116]

表 10.2　lncRNA 在乳腺癌中涉及的相关通路

lncRNA	类型	表达水平	靶点	通路	参考文献
HOTAIR	癌基因	↑	BRCA1，PTEN	PI3K/AKT-BAD 通路，HOXD10	Hansji 等 [117]
ACNR	抑癌因子	↓	TGF-β	转移，侵袭	Li 等 [118]
MEG 3	抑癌因子	↓	p53	p53	Youness 和 Gad[119]
PLNCRNA-1	癌基因	↑	TGF-β	转移，侵袭，凋亡	Youness 和 Gad[119]
NKILA	癌基因	↑	NF-κB	EMT	Wu 等 [120]
EPIC 1	癌基因	↑	Myc	细胞周期	Wang 等 [121]
PTENP1	抑癌因子	↓	PTEN	凋亡	Youness 和 Gad[119]
PVT-1	癌基因	↑	KLF-5，β-钙黏素	WNT/β-钙黏素	Youness 和 Gad[119]
MALAT-1	癌基因	↑ / ↓	AKT，p53	凋亡	Meseure 等 [122]
LINK-A	癌基因	↑	HIF-1α	缺氧	Youness 和 Gad[119]
CCAT2	癌基因	↑	ERK	MAPK	Caia 等 [123]
NEAT	癌基因	↑	ZEB1，RAS	RAS，MAPK，RSF1	Shin 等 [124]
GAS5	抑癌因子	↓	PTEN	凋亡	Li 等 [125]
UCA1	癌基因	↑	mTOR，β-钙黏素	mTOR，WNT/β-钙黏素	Saunders-Hastings 等 [126]
BCAR4	癌基因	↑	SNIP1，PNUTS	Hedgehog/GLI2 信号通路，转导	Youness 和 Gad[119]

第五节　以 miRNA 为基础的乳腺癌靶向治疗

关于核酸依赖性疗法，利用化学方法改变的核酸用于重建 miRNA 的共同作用。基于核酸的治疗方法分为两类：miRNA 替代治疗和抗 miRNA 治疗。

一、miRNA 替代疗法

miRNA 替代方法似乎已经成为开发关于补充下调的抑制肿瘤的相关 miRNA（tsmiR）并克服乳腺癌的工具的有利疗法[127-128]。Let-7 的下调会导致乳腺癌细胞转移，而攻克过表达这种慢病毒 let-7 的 miRNA 载体可用于降低癌细胞增殖。BRCA1 可上调肿瘤抑制因子 miR-145 和 miR-205，而 BRCA1 的消除会降低这些肿瘤抑制性 miRNA。通过 miR-145 和 miR-205 模拟物，BRCA1 功能可得到恢复[129]。通过 miRNA 替代治疗可改变下调的肿瘤抑制因子（如 miR-205、miR-335、miR-126、miR-451 和 Let-7）的功能。

二、抗 miRNA 治疗

为了抑制肿瘤致癌性 miRNA 的功能，抗 miRNA 治疗是有必要的。目前抑制肿瘤致癌相关 miRNA 主要有 4 种策略：①抗 miRNA 寡核苷酸（anti-miRNA oligonucleotides，AMO）；②miRNA 海绵；③miRNA 拮抗剂；④锁定的核酸（locked nucleic acid，LNA）。AMO 是 17~22 个核苷酸长，单链，化学结构改变的反义寡核苷酸，合成至目的 miRNA 的互补链。LNA 被称为修饰型 AMO[130]。LNA 修饰的反义寡核苷酸与靶分子具有较高的亲和力和热稳定性。

化学修饰的拮抗剂对改变的单链 RNA 分子（长度为 23 个核苷酸，对应所需的 miRNA）进行修饰，从而提高 RNA 稳定性并抑制其破坏，在拮抗剂的帮助下沉默 miR-10b 可以防止小鼠肿瘤模型中的转移，主要是通过拮抗剂降低 miR-10b 水平并增强 miR-10b 靶标 HOXD10 的表达[45-46]。

miRNA 海绵包含多个结合位点，并且这些位点与内源性 miRNA 靶点竞争结合并抑制肿瘤致癌 miRNA。miR-9 在乳腺癌中表达上调，抑制肿瘤抑制因子 CDH1 的表达。由 4 个 miR-9 结合位点组成的 miRNA 海绵能够有效地抑制 miR-9 的活性，并重新建立 CDH1 的内源性表达，随后抑制转移[131]。

第六节　miRNA 疗法面临的障碍

miRNA 在癌症治疗中的作用将为癌症患者的生存带来巨大的影响，尽管它在有效递送的优势方面也存在一些挑战。miRNA 治疗癌症的主要障碍是将 miRNA 模拟物或 miRNA 拮抗剂运输到肿瘤，并在癌细胞中适当渗透[132]。

此外，与基于 miRNA 的传递有关的挑战是如何保证 miRNA 的完整性和稳定性流入。未经修饰或未受保护的 miRNA 会迅速地被 RNase A 型核酸酶破坏并消失在血液循环中，裸 miRNA 通过肾脏排泄迅速消失，并在循环中具有较短的半衰期[133]。此外，miRNA 通常会增加免疫毒性。miRNA 系统传递会刺激先天免疫系统，随后产生快速毒性和大量的副作用。全身给药的 miRNA 双偶体通过 Toll 样受体（TLR）刺激 I 型干扰素（IFN）以及炎症细胞因子的释放。

miRNA 的脱靶效应亦是 miRNA 治疗的一个主要问题。研究人员试图通过 3′UTR 中的不充分匹配来瞄准多种通路，而 miRNA 有时更偏向于沉默一些非预期的肿瘤抑制基因，而这可能增加潜在毒性从而降低疗效。联合用于抑制不良脱靶效应的方法可以改善 miRNA 的治疗效果[134]。多功能纳米颗粒转运 miRNA 和 siRNA，并触发各种抑癌 miRNA，以逃避脱靶现象并抑制多种致癌途径[135]。

第七节　miRNA 依赖性治疗的递送策略

为了提高 miRNA 传递的有效性，有两种主要的方法可以使用：局部传递和全身传递。局部传递可能是有用的，因为它只需要更低的 miRNA 剂量，选择性地将 miRNA 传递到靶标并且毒性更低[136]。而且，它是治疗实体瘤的唯一方法，不适用于白血病等恶性血液病，也不适宜于转移性癌细胞。因此，全身给药是一种理想的给药方式，并为药物在肿瘤组织中的生物分布提供了优越的条件。初步的系统性 miRNA 递送方法已取得实质性进展。目前，病毒和非病毒 miRNA 传递系统都很方便，表 10.3 中也明确了每种方法的优缺点。

表 10.3　miRNA 依赖递送的策略

序列	递送技术	优点	缺点
#	非病毒载体	免疫原性低、使用方便、成本低	效率较低
1.	脂基载体		
（a）	脂质体		
	阳离子		
	阴离子	形成稳定的核酸脂质颗粒，它屏蔽了囊泡内的 RNA 分子	体内强度较小
	中性电荷		
2.	聚合物载体		
（a）	聚乙烯亚胺（PEI）		
（b）	聚乳酸-聚乙醇（PLGA）	提高结构和构型的可变性，毒性较小，无障碍利于使用和调节，增加稳定性、组织特异性和细胞摄入量	生物降解性差和毒性（PEI），在肝脏中积累（PAMAM）
（c）	聚酰胺-胺（PAMAM）		
3.	无机纳米颗粒	较低的细胞毒性，无免疫原性，体内稳定性好	在缺乏表面活性剂、非特异性结合亲和力的情况下，延长胶体在水溶液中的稳定性
#	病毒载体		
	腺病毒、慢病毒和逆转录病毒	高转染率，操作稳定	高免疫原性，高毒性，大规模制作复杂，成本高昂

第八节　未来展望

乳腺癌是一种复杂的异质性疾病。基于 miRNA 的疗法似乎是一个新兴领域，因为 miRNA 具有多效性分子的功能，并缓和了大量调控异常的基因和通路。然而，多效性的作用意味着不确定性，因为直到目前尚未完全明确每个 miRNA 的所有预期的分子靶标。对于治疗目的而言，从临床角度来看，它们的激活或抑制并不完全可控。基于 miRNA 的治疗看起来仍是一个尚未开发的领域，尚没有达到临床转化的目的。因此，基于 miRNA 的治疗中的关键障碍需要扩大对靶点和各自通路的了解。目前，以 miRNA 为基础的治疗方法已经完成临床Ⅱ期试验阶段。

第九节　结　论

miRNA 的参与在乳腺癌的发生发展中起着至关重要的作用，其重要性主要体现于实现动态平衡的基因表达调控。其活性失调会导致包括癌症在内的各种疾病相关的各种通路异常，因此对于 miRNA 依赖性治疗方法在乳腺癌精准靶向治疗中具有广阔前景。体外研究表明，基于 miRNA 的治疗药物可以抑制靶向基因的表达。然而，要想成功地将有前景的体外研究转化为临床实践中的有效疗法，还需要克服许多挑战。在异常调控的 miRNA 中，高表达的 miRNA 在早期乳腺癌的检测中具有重要意义，也有助于识别最相关的治疗靶点，强调了对乳腺癌早期检测和治疗的重要性。

第十一章　脂质生物标志物在乳腺癌诊断中的应用

Naheed Bibi, Marriam Yamin, Almas Taj Awan, Khalid Ahmad, Rozina Khattak　著

【摘　要】　精准、早期和快速检测对于乳腺癌患者的诊断和靶向治疗十分重要。传统上，在通过乳腺 X 线和其他检查，如超声、核磁共振成像（MRI），确认乳腺组织的改变后，还需要进行活检以明确诊断。活检是指从可疑的乳房组织中取出一小块进行检测。然而，即使对经验丰富的病理学家来说，对乳腺肿瘤进行客观准确的诊断和分类也是极具挑战。随着新的分析技术的进步和发展，我们有可能在癌症研究和诊断中找到新的方法，并取得令人满意的成果。具体来说，找到在乳腺癌患者中出现的，或者含量增加或减少的脂质生物标志物可以帮助我们对其进行很好的诊断。脂质组学研究即在分析仪器的帮助下，对存在于封闭的生物样本中的所有脂类进行量化。脂质组学为寻找到能够对乳腺癌的类型和程度进行检测的生物标志物提供了丰富的知识基础。本章重点介绍乳腺癌组织/血浆样本与正常组织/血浆样本相比的脂质生物标志物。脂质谱研究可以为肿瘤学研究打开新的大门，有望成为诊断的常规分析工具。

【关键词】　脂质组学；乳腺癌；癌症诊断；生物标志物；脂质

第一节　脂质组学：一种有前景的癌症诊断生物标志物

代谢组学是一个快速兴起的领域，可以为相关疾病提供宝贵的信息，其中的一个子类即为脂质组学。脂质组学可以被定义为“生命系统中总脂质的含量和功能的研究”[1]。脂质在各种细胞机制中都是必不可少的存在，如细胞的存活、生长和增殖、细胞分裂、细胞间通信和细胞凋亡[2]。有研究已经证实，脂质代谢紊乱是由各种疾病引起的，如高血压、糖尿病、神经退行性疾病和癌症[3]。脂质组学是在特定时间对生物体、液体、组织或细胞内部的脂质及其相互作用进行定量的系统性分析。该领域的广泛研究表明，脂质在生物体中起着重要的作用，尤其在癌症的转化、发展和转移中作用显著[4]。研究发现，某些癌细胞依赖于脂肪酸氧化产生的能量生长。一些类型的脂质在癌症中含量增加。例如，卵巢癌与升高的溶血磷脂[5]，肝细胞癌与甘油磷脂[6]，前列腺癌与甘油磷脂和精氨酸[7]，乳腺癌与鞘氨醇-1-磷酸[8]。在癌症转移过程中，含胆碱的脂质及磷脂的水平升高。脂质代谢与结直肠癌密切相关，结直肠癌患者血清中的胆固醇、脂蛋白胆固醇、载脂蛋白 A1 及载脂蛋白 B 的水平下降，而游离胆固醇水平

上升[9]。因此，脂质组学被认为是监测癌症诊断、治疗及预后的可行方法，并作为一种新的癌症生物标志物发挥作用。

最近一项研究通过比较健康人群和不同亚型的肺癌患者的血浆脂质谱发现，不同亚型间脂质组学具有多样性，并且其差异与脂质蛋白相关基因组表达相关[10]。总的来说，脂质组学分析可以广泛地用于识别和确认特定疾病的生物标志物，这些生物标志物对疾病的亚型和严重程度敏感。

健康人和癌症患者的脂质可以进行定性和定量的脂质组学分析。随着技术的进步，准确性和敏感性的提高也会使得脂质组学领域快速发展。用于分析与研究脂质组学的常用方法是质谱，这是一种能够分析具有不同理化性质的脂质的技术[11]。

脂质作为癌症检测生物标志物，已逐渐运用于临床。有研究发现前列腺癌患者脂质代谢异常[12]。最近的一项调查显示，从患者 1 mL 的尿液中即可检测到各种脂质成分，有助于乳腺癌的辅助诊断[13]。

脂质组学也有助于探索癌症的新疗法并克服诸如耐药性等挑战。脂质代谢是出现对抗癌药物耐药的重要原因之一。有研究发现，耐药细胞的磷酰胆碱水平较低，而在对药物敏感的癌细胞中磷酰胆碱含量较高[14]。脂质是细胞膜的基本成分，可以通过与药物相互作用诱发癌细胞死亡。癌症患者对于抗癌药物的脂质代谢会有所不同。脂质可以直接或间接地与蛋白质连接，调控它们的结构和功能[15]。α-乳清蛋白与油酸的络合物具有较强的抗肿瘤和抗菌活性。脂筏是细胞膜上的微结构域，在微生物最初定植或诱导炎症的生命周期中具有非常重要的作用。因此一种通过调节脂筏和（或）在脂筏基础上调控信号通路来有效对抗疾病的策略被提出。脂质组学在临床应用中的一个巨大挑战是脂质的复杂结构，这导致其具有不同的物理化学性质[16]。以脂质组学为基础的分析正在成为识别、评估和治疗疾病的一种新的方法。脂质代谢及其调节在疾病的发生和发展中起着重要作用。通过脂质组学可以全面了解癌症患者的脂质代谢机制，也有助于开发用于治疗疾病的个体化药物[4]。

第二节　脂质和脂质组学简介

脂质在生命系统中起着重要的作用。细胞周围的脂质双分子层结构使它们相对独立于外部环境[17]。脂质负责为膜蛋白提供疏水性介质，以实现高效的功能和相互作用。由于酶促反应，含有脂质的物质会产生第二信使。此外，各种疾病的异常脂质代谢特征吸引人们在该领域进行了大量研究[18]。质谱和色谱技术领域的最新进展为脂质组学的发展做出了巨大的贡献。脂质组学领域的主要研究集中在两个关键点上：①建立脂质代谢物 / 通路与人的代谢健康之间的联系；②从生理学和病理学的角度解释脂质代谢系统的变化，以及这些通路的调节与疾病是否有关[19]。这就是为什么脂质组学研究通常集中在表明疾病、环境变化或对特定饮食、药物、遗传等反应的脂质的修饰 / 变化程度。

通常情况下，在对患有特定疾病的患者或具有特定基因谱的个体进行临床调查时，脂质谱可用于检测疾病相关的可能生物标志物或特定基因的表达，并与健康对照组进行对比[20]。随着时间的推移，我们已经获取了大量与脂质谱有关的分析数据。目前的主要挑战是对现有的数据库进行统计分析，以得出有用的信息。

一、脂质的多样性

脂质由大量具有不同功能的离散分子结构组成，这些功能可能是极性的（如磷脂）、非极性的（如甾醇酯）或中性的（如甘油三酯）[21]。这种巨大的多样性使得对脂质的分类具有挑战性。然而，Fahy 等人[22]提出了一种脂质分类及命名的方案。脂质根据其化学结构、疏水性和亲水性通过不同的元素被分为 8 类。这些类别包括脂肪酰、甘油磷脂、甘油酯、鞘脂、固醇脂、异戊烯醇脂、糖脂和聚酮类化合物，本章将对其进行详细讨论。

二、脂质分析

传统的脂质分析方法包括使用正相液相色谱法（normal phase liquid chromatography，NPLC）、薄层色谱法（thin layer chromatography，TLC）和固相萃取（solid-phase extraction，SPE）等技术将脂质预分级成各个类别，随后通过与检测器偶联的高效液相色谱法将这些脂质类别分离为单个分子[23]。然而，这些传统技术具有低敏感性，并且需要消耗大量样品。除此之外，复杂的样品制备程序和低分辨率等种种原因使这些方法不再可取。

气相色谱法（gas chromatography，GC）也可用于脂质分析，但它涉及水解和衍生化等冗长而又不可替代的步骤[24]。以 GC 为基础的方法满足了脂质组学对分子组成和物理性质的广泛分布，以及对脂质浓度的广泛阵列的要求。通常采用基于质谱的检测技术[25]。随后，新型电离技术逐渐出现，如基质辅助激光解吸 / 电离（matrix-assisted laser desorption/ionization，MALDI）、电喷雾电离（electrospray ionization，ESI）和大气压化学电离（atmospheric pressure chemical ionization，APCI）的质谱-液相色谱联用技术是快速、灵敏的脂质组学分析方法[26]。目前，脂质分析策略包括直接输注 ESI-MS 和 ESI-MS/MS、MALDI 联合傅里叶变换离子回旋共振和 MS（MALDI-FTICR-MS）或飞行时间质谱（MALDI-TOF-MS）、LC 联合 ESI-MS 或 MS/MS，以及 LC 联合 APCI-MS[27]。核磁共振光谱法也可用于脂质分析[28]。尽管我们已在探究脂质分析技术方面探索多年，但目前仍然不能做到仅凭借一种技术来测量和识别样品中的脂类。

图 11.1 总结了脂质研究中的不同方法，主要包括靶向脂质分析、脂质谱分析和整体脂质谱分析。靶向脂质分析侧重于预期有重要意义的某些脂质；脂质谱分析侧重于特定的脂质代谢物、特定类别或特定通路；整体脂质谱分析涉及足够广泛的脂质。这些方法的工作流程仅稍有不同。提取内标物的生物样本，将粗脂提取物分馏成不同的脂质组分，随后采用质谱检测，通过直接输注样品或色谱技术（如气相色谱或液相色谱）对脂质样品进行分析。通过这种方式，用来自患病和健康个体的不同样品的绝对或相对量建立脂质代谢物的列表。然后在标准化后对数据进行分析，以识别作为特定疾病特征的代谢物。对所获得的结果进行解释并将其与现有的生物学知识相关联，从而将潜在的生物标志物与生命系统中的代谢过程相关联。其中，最后一步是富有难度的，因为获取的新的结果不一定能够与现有知识相关联，因此并不能获得生物活性的完整解释。

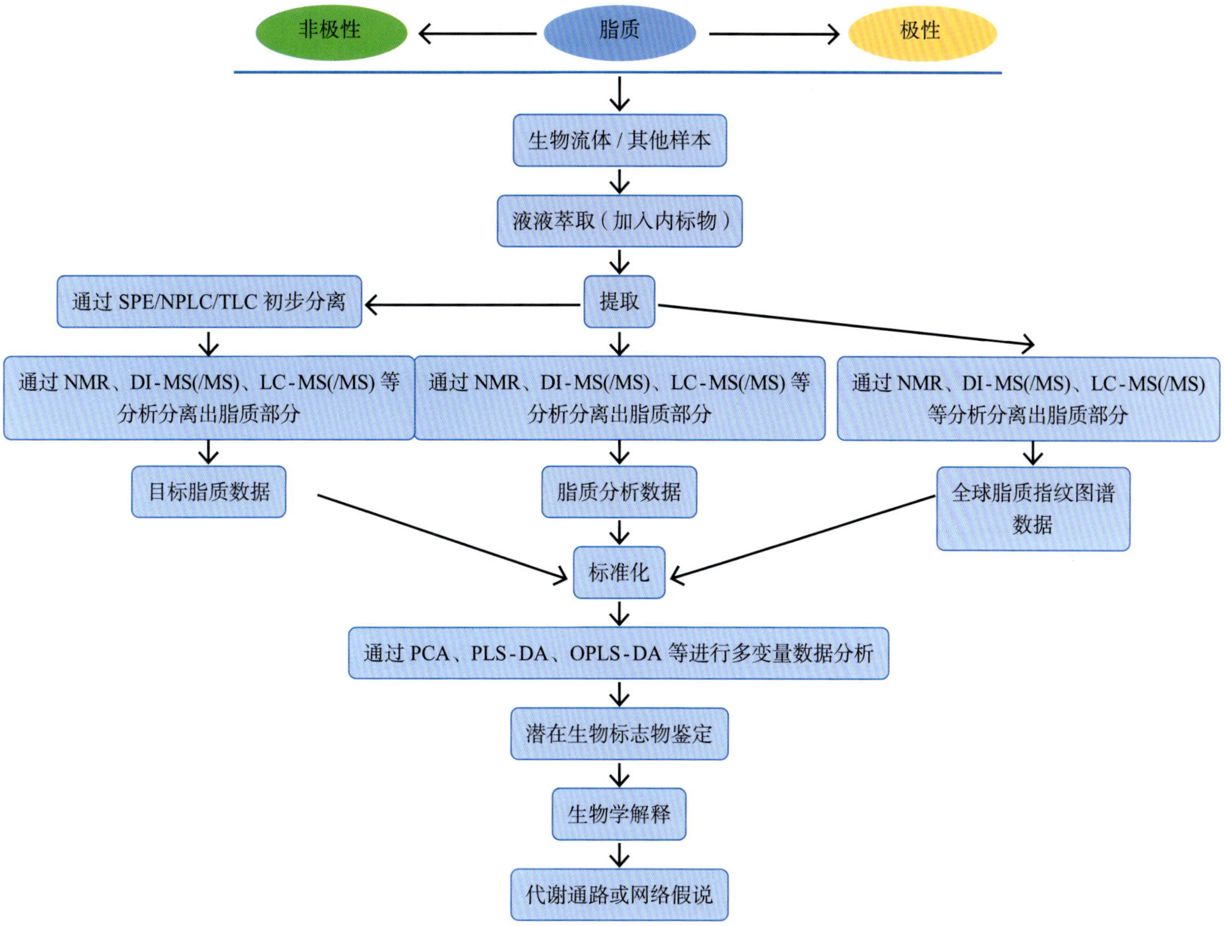

图 11.1　脂质组学中发现生物标志物的系统方法

第三节　脂质的代谢

脂质代谢可以满足身体的代谢需求，它涉及脂质（包括结构性和功能性脂质）的合成与降解。脂质代谢始终处于动态平衡状态，这意味着脂质通过不断氧化以产生能量的过程与脂质的合成和储存过程是同时进行的。脂肪的合成过程称为脂质合成，动物可以从食物中获得脂肪或在肝脏中合成脂肪。脂质代谢一般是指消化和吸收膳食中的脂质以产生用于身体正常运转的能量。由于脂质具有疏水性，因此脂类代谢首先需要被溶解。第一步，通过消化系统中的酶进行降解。脂质可以在脂肪酶的帮助下，将甘油三酯降解为甘油单酯。当食物进入消化系统，随着进一步的机械运动，降解持续进行，直到获得脂肪酸。第二步，即脂肪酸的吸收。脂肪酸（fatty acid，FA）被肠上皮细胞吸收。在上皮细胞的细胞溶质中，FA 和甘油单酯被转化为甘油三酯，与胆固醇形成复合物并以乳糜微粒的形式转运。乳糜微粒是通过血液将消化的脂质运送到脂肪组织和其他组织的颗粒。被称为脂蛋白的运输蛋白是两亲性的，可用于运输疏水的膜脂、胆固醇和甘油三酯。乳糜微粒就是这样一类脂蛋白。不同脂蛋白的密度决定了它们运输脂肪的类型，例如，极低密度脂蛋白运输人体合成的甘油三酯，低密度脂蛋白将胆固醇运送到外周组织。一些脂蛋白在肝脏中产生，不过，并非所有的脂蛋白都源自肝脏。

乳糜微粒转运完成后，会在内皮细胞管腔表面的脂蛋白脂肪酶的作用下发生降解，并释放甘油三酯。甘油三酯在扩散到细胞内之前被进一步分解成 FA 和甘油。多余的胆固醇通过血液被运回肝脏。

在细胞溶质中，甘油被转化为甘油-3-磷酸，参与糖酵解过程，通过氧化产生能量。在线粒体中，脂肪酸分解代谢进行着关键步骤。长链脂肪酸被转化为脂肪酰辅酶 A，以便通过线粒体膜。在细胞质中，进行着酰基辅酶 A 合成酶的分解，酰基辅酶 A 合成酶在 ATP 的能量下催化辅酶 A 进入 FA 中。酰基辅酶 A 参与了 β-氧化作用。β-氧化作用包括乙酰辅酶 A、FADH 和 NADH。许多酶参与 β-氧化过程，如酰基-CoA 脱氢酶、烯酰-CoA 水合酶、3-羟基酰基-CoA 脱氢酶和 3-酮酰-CoA 硫醇酶。

除了膳食脂肪，储存在体内的脂质也是能量的来源。甘油三酯、膜脂和胆固醇可以通过体内的多种途径进行生物合成。

第四节　血浆 / 血清中脂质生物标志物的类型

脂质主要包含疏水和亲水分子，这些分子可能是由硫酯的碳阳离子基团和（或）异戊二烯体缩合而形成[29]。

乳腺癌的诊断和评估涉及多种技术。然而，含有脂质生物标志物的血浆因其良好的前景和特有的谱分析而首先受到科学家们的青睐。血浆中发现的脂质生物标志物可以用质谱分光光度法进行大体的分析。为了全面了解脂质生物标志物，LIPID MAP 联盟[22]开展了基于结构和功能差异的脂质特征研究，以用于国际脂质分类和命名。以下所列举的血浆脂质生物标志物可以通过使用偏最小二乘回归（PLS 回归）方法来进一步识别和鉴别早期乳腺癌：①脂肪酸（FA）；②甘油磷脂（glycerophospholipid，GP）；③甘油酯（glycerolipid，GL）；④鞘脂（sphingolipid，SP）；⑤固醇脂（sterol lipid，ST）；⑥异戊烯醇脂（prenol lipid，PR）；⑦聚酮类化合物（polyketide，PK）；⑧糖脂（saccharolipid，SL）。

在乳腺癌患者和健康个体的样品中，通过使用 PLS 回归分析，识别出 6 种不同类型的脂质，其中 PC（20∶2/20∶5）、PC（22∶0/24∶1）、TG（12∶0/14∶1）和 DG（18∶1/18∶2）的丰度较高，PE（15∶0/19∶1）和 N-棕榈酰[30]的水平较低。

一、脂肪酸

乙酰辅酶 A 引物和丙二酰辅酶 A 耦合物的链延伸形成了一个庞大的分子群，被称为脂肪酸。脂肪酸是最简单的一类脂质，是脂质的基本单位。它们是饱和或不饱和碳氢化合物，碳链长度为 14~24，双键数量为 0~6 不等。脂肪酸是许多其他生物活性脂质的前体。例如，类花生酸通过特殊受体作为信号分子发挥作用，其前体是花生四烯酸。复杂脂质的关键脂质构件通常以脂肪酰基结构为代表，重复的亚甲基序列具有干扰此类脂质疏水性的特性[31]。

二、甘油磷脂

甘油磷脂包括许多分子结构，由在 sn-3 位点具有功能性极性基团的甘油通过磷酸二酯键与甘油

sn-1 和 sn-2 位点的不同脂肪酸的多种组合生成。这些也被称为磷脂，在真核生物和具有典型细胞壁和鞭毛的细菌中，可能根据甘油骨架的极性基团 sn-3 位点而被细分为小类。在古细菌中也发现了甘油骨架上 sn-1 位点的 GP。有一些 GP 的前体分子，如磷脂酸或 1,2-二酰基-sn-甘油-3-磷酸，癌症生物标志物溶血磷脂酸或 1-酰基-sn-甘油-3-磷酸和一种名为二磷脂酰甘油的心肌成分也属于 GP 家族[32]。根据不同的极性基团，甘油磷脂可进一步分为甘油磷脂酸、甘油磷酸胆碱、甘油磷酸乙醇胺、甘油磷酸丝氨酸、甘油磷酸甘油酯和甘油磷酸肌醇。此外，甘油骨架 sn-1/sn-2 位点上的一个 -OH 基团完好无损，另一个酯化为脂肪酸的溶血甘油也被归类于甘油磷脂的范畴。所有这些甘油磷脂的结构和功能上各不相同，是细胞膜的重要组成部分。它们参与不同的细胞过程，包括细胞信号传导、底物的运输和膜固定。诸如溶血性甘油磷酸胆碱、甘油磷酸胆碱、甘油磷酸乙醇胺和甘油磷酸肌醇等分子是胰腺癌和卵巢癌以及肥胖症等疾病的潜在生物标志物。

三、甘油酯

甘油酯是细胞的主要成分，它作为细胞膜的核心因子和细胞内、外蛋白质的目标附着点。甘油酯不仅参与细胞的新陈代谢，在真核细胞中，它还可以作为前体或源自膜的第二信使参与细胞信号转导。

沿着甘油主链连接到不同位置的脂肪酸形成了不同的立体异构体。甘油单酯以 1-、2-和 3-异构体的形式存在，而二酰甘油则以 sn-1,2、sn-1,3 和 sn-2,3 异构体的形式存在。甘油三酯是动物脂肪的一种主要成分。3 种不同的脂肪酸与甘油酯化后产生了各种不同的生物分子。甘油三酯中的天然脂肪酸是由偶数个碳原子组成的长碳氢链，对生物功能起关键作用。甘油三酯对细胞中的能量储存至关重要，同时在代谢过程和疾病中发挥着媒介作用。甘油三酯的合成和代谢的改变与修饰是疾病病理的标志。

四、鞘脂

SP 在结构相似性方面很常见，并分为各种主要类别，它们是由丝氨酸和长链脂肪酰辅酶 A 结合后以从头合成途径产生的，以形成鞘氨醇骨架，该骨架进一步转化为具有可变复杂性的不同类型。鞘脂碱及其衍生物、神经酰胺、磷脂、糖鞘脂和蛋白质是鞘脂的次要部分。来自植物的鞘脂被称为植物鞘氨醇（长链结构），而哺乳动物来源的被称为 D-鞘氨醇和鞘氨醇-4-烯。在鞘氨醇中，结构的变化和羟基的添加成为功能修饰的原因，例如，它可以改变作为主要皮肤屏障的细胞膜的渗透性。

神经酰胺由长链的 FA 碱基组成。它们是皮肤的关键成分，并有助于以不同方式组合的具有可变头部的其他复杂 FA 的合成，如鞘磷脂和鞘糖脂。鞘糖脂的酸性类型是神经节苷脂，其性质复杂，是由一个以上的唾液酸基团（N-乙酰基或 N-羟乙酰基神经氨酸）组合而成。

它们是构成动物组织（如中枢神经系统免疫细胞）的成分之一。有一些 SP 的加合物通过与外部皮肤蛋白的连接而形成，即羟基神经酰胺和葡糖神经酰胺。神经酰胺是鞘磷脂的前体，存在于角质层中，起表皮屏障的作用。银屑病和皮炎等皮肤病都会出现神经酰胺代谢的异常，这证明了其具有表皮屏障的功能。除此之外，鞘磷脂在信号转导中发挥着作用，并在尼曼-皮克病（Niemann-Pick disease）中富集。

五、固醇脂

膜脂的重要组成部分是固醇脂（sterol lipid，ST），主要由胆固醇及其衍生物构成，由一个四环和游离羟基双键结合而成。这些脂质在维持膜流动性和构成大部分动物组织中起重要作用。与植物相关的 ST 的例子是谷固醇和麦角固醇。胆固醇存在于哺乳动物体内，当其含量升高时可导致心血管并发症。

另一种 ST 是类固醇，是一种四环融合结构，其可作为激素并参与细胞信号转导。类固醇的 C18 亚类属于雌激素家族，另一方面，C19 类固醇与雄激素组（包括睾酮和雄性激素）有关。另一个亚类 C21，由孕激素（如糖皮质激素和盐皮质激素）组成，也有一些产生维生素 D 的类固醇，它们可以切割形成开环类固醇的 B 环的主要结构。

六、异戊烯醇脂

5-碳前体，异戊烯基二磷酸和二甲基烯丙基二磷酸，负责合成异戊烯醇脂质（PR），它能够作为生产维生素 A 的来源。此外，它还具有抗氧化性能。一些 PR 包含由 40 个以上的碳原子组成的复合物，被称为多萜类。这种 PR 分子的其他类型被称为醌类和泛醌类，它们类似于维生素 K 和维生素 E 的分子。

七、糖脂

糖脂是一类脂质，其中 FA 与糖骨架直接结合，取代了可能存在于糖脂类和糖蛋白结构中的甘油骨架。这些脂质可作为脂质 A 合成的前体分子，脂质 A 存在于革兰阴性细菌细胞膜内的脂多糖成分中，称为酰基化葡萄糖胺。它以葡萄糖胺的二糖形式存在，负责提高免疫原性并在细胞壁外产生蜡质材料。

八、聚酮化合物

聚酮化合物的合成是乙酰基聚合的结果，而丙酰基亚基可以从植物、动物、真菌和水生植物中提取。大量的次生代谢物和天然产物是由结构变化很大的聚酮类脂质组成的。其中许多形成环状的化合物可用于治疗由微生物（细菌和病毒）、寄生虫（蜱和昆虫）和癌症（由于突变或病毒）引起的不同疾病[31]。图 11.2 展示了不同脂质结构的类型及其在细胞膜和乳腺导管癌（人体）中的作用。

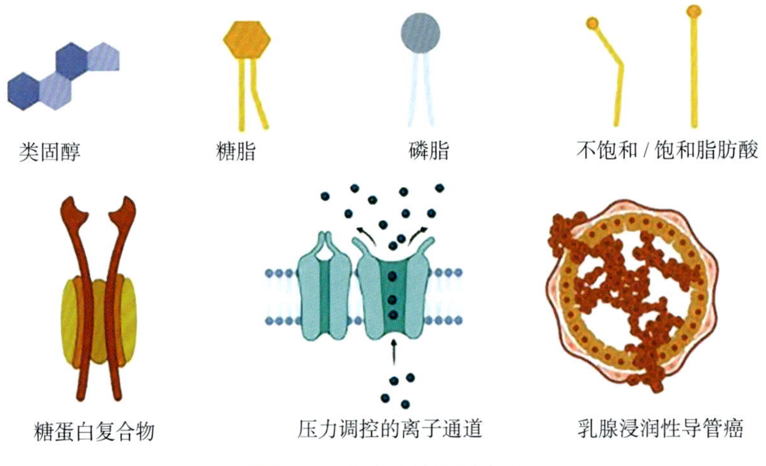

图 11.2　人体中的脂质类型

第五节　脂质在乳腺癌进展中的作用

肥胖和脂肪细胞过度积累导致的乳腺癌病例增加是全世界女性面临的问题。因此，深入了解脂肪代谢及其与乳腺肿瘤细胞的相关性具有重要的研究意义。

在之前的研究中，Blücher 和 Stadler[33] 回顾了细胞外脂质在乳腺癌进展中的重要作用，因为它们作为脂肪酸的氧化底物，主要构成了脂质的致癌信号分子。新脂质获取的上调是癌症发展和进展的关键原因。在肥胖的情况下，功能失调的脂肪组织发挥着重要作用，而饮食中脂肪的摄入及其后果也很重要。此外，还发现了乳腺肿瘤基质的两个主要成分，即乳腺细胞和脂肪细胞可以相互作用，如持续交换生长因子、白细胞标志物（如白细胞介素和趋化因子）等。因此，脂肪细胞是乳腺癌细胞的主要脂质供应者，主要用于能量生成和癌细胞发育 [29,33]。

在一些研究中还讨论了另一个方面，即脂滴的增加有助于癌细胞逃避宿主的适应性免疫反应或在其他不利的条件下逃逸。然而，对肿瘤细胞代谢的深入了解对肿瘤疾病的靶向治疗设计和管理具有重要意义 [34-35]。

第六节　脂质生物标志物在乳腺癌中的重要性

使用三重四极杆液相色谱-电喷雾-串联质谱（XXXQ-LC-ESI-TMS）可以鉴定脂质生物标志物。通过使用这些技术，可以对脂质的大量数据进行剖析，以获取乳腺癌患者和健康人群的可比性数据。预测模型倾向于将乳腺癌患者样本测得的正常健康个体样本中水平更高脂质种类进行联合检测。有研究采用血浆脂质组学方法对乳腺良性病变患者的脂质谱进行鉴别，为乳腺癌的早期诊断评估提供参考。他们发现，在癌症发展的早期阶段，脂质种类具有显著的相似性，这可以作为早期乳腺癌的辅助诊断 [36]。

有另一项研究显示，与其他类型的乳腺癌相比，三阴性乳腺癌（triple-negative breast cancer，TNBC）在美国女性中具有更高的死亡率。这种类型的癌症的低生存率主要由于其高转移率。这突显了早期诊断 TNBC 以解决高水平病理状况的必要性。研究者在 TNBC 和早期 TNBC 中检测出两种类型的诊断性生物标志物。他们在富集通路分析过程中发现，胆碱和甘油磷脂的代谢和鞘脂信号通路出现了明显的紊乱。该项工作首次使用脂质生物标志物对 TNBC 进行诊断，为以后的研究打开了新的大门 [37-38]。

参与脂质代谢的某些酶，其自身功能的改变可能会改变脂质功能。例如，脂肪酸合酶（fatty acid synthase，FASN）、脂肪酸结合蛋白（fatty acid-binding protein，FABP）和脂质储存调控蛋白质 1（lipid storage regulator 1，LSCR1）。这种改变使得研究者们产生了使用直接参与脂质代谢循环从而参与肿瘤进展的这些酶类蛋白质作为诊断生物标志物的想法 [39]。在此背景下，研究者对磷脂酶 A2 的酶活性进行了深入研究，以了解脂质代谢，从而发现磷脂酶 A2 可作为乳腺癌细胞感受器。同时也发现抗肿瘤药物（阿柔比星和他莫昔芬）的 IC_{50} 值降低。另一方面，有研究讨论了其他磷脂酶，如 C 和 D 在细胞信号转导中有助于肿瘤的形成和生长 [40]。

第七节　人类乳腺癌的代谢和脂质组学分析

一些研究已经讨论了癌症的发生和发展与各种功能改变的代谢酶的参与有关。因此，这些酶现在被称为癌蛋白。尽管癌症的遗传学非常复杂，但癌症进展中会伴随着异质性的变化。不过，选择非侵入性的方法来识别和量化与癌症有关的脂质生物标志物，有可能成为监测癌症患者的疾病进展和预后的新方法。

为了简化对肿瘤代谢的理解，必须深入了解与脂质代谢相关的生化通路。脂质代谢启动有氧糖酵解途径中葡萄糖的消耗，而这一过程通常由三羧酸（TCA）循环中发生突变的酶促进。这种三羧酸循环中断反应导致代谢表型改变，调节葡萄糖碳合成途径；这种情况促进 NADPH 分解，从而实现谷胱甘肽水平稳定和细胞氧化应激。在这种情况下，线粒体作为促进癌细胞阻断三羧酸循环的主要参与者。线粒体参与肿瘤合成代谢生物合成途径，并有助于脂肪酸的从头合成，而脂肪酸是癌症发展的主要原因 [41]。图 11.3 说明了三羧酸循环中断和富含营养物条件下脂肪酸生物合成促进的癌细胞代谢过程。

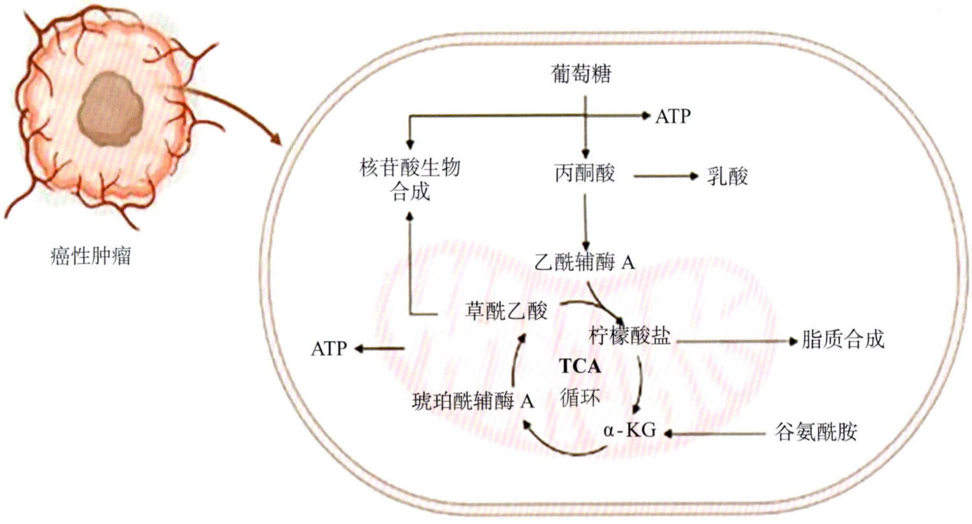

图 11.3　癌细胞的代谢与 TCA 循环和营养丰富的环境有关

胆固醇水平升高在脂质代谢中的作用通过使用流行病学参数进行了多种研究，结果表明高胆固醇水平会增加乳腺癌细胞生长的速度。在对饮食中摄入的胆固醇和乳腺癌发展进行的荟萃分析研究中，发现两者在动物模型中存在强相关性，这表明高胆固醇血症是由于胆固醇的促癌作用。此外，对胆固醇的初级代谢物如氧化固醇的鉴定显示其可以促进乳腺癌细胞生长和转移，特别是在雌激素阳性乳腺肿瘤的患者中观察到更高水平的 2-OHC，表明 2-OHC 生物标志物在乳腺癌患者的内分泌治疗中有重要作用 [33]。

另一个被广泛研究的生物标志物是乳腺癌以及其他人类疾病中的 ω-3 和 ω-6 多不饱和脂肪酸

（PUFA）。多不饱和脂肪酸具有抗肿瘤作用，而饱和脂肪酸和单不饱和脂肪酸则在促进肿瘤发展方面发挥作用。多不饱和脂肪酸是一种必需脂肪酸，存在于鱼类中，是一种重要的膳食成分。在西方，饮食中 ω-3 的低摄入量与癌症的高发病风险相关。ω-3 和 ω-6 衍生物可以利用类花生酸前体缓解炎症，以发挥消炎和保护功能 [33]。

第八节　脂质分子在耐药中的作用

脂质的从头合成是肿瘤细胞通过脂质饱和机制获得对自由基和化疗的抵抗，从而维持肿瘤的侵袭和快速增殖的重要标志。癌细胞通过调节脂质的从头合成来抵抗氧化应激诱导的细胞死亡，这是通过改变细胞膜饱和度来实现的。此外，药物进入细胞内部的研究使用了多柔比星药物摄取，通过荧光标记的磷脂质对细胞膜进行标记，并在荧光显微镜下观察细胞提取物并进行荧光分析。在加入多柔比星后观察到硝基苯并噁二唑（nitrobenzoxadiazole，NBD）荧光瞬间淬灭，这表明多柔比星通过与磷脂双分子层脂质外叶偶联并在细胞内易位。

第九节　脂质组学的最新进展

有几种分析和分子策略涵盖了广泛的生物分子评估，即血液、血清、血浆、尿液、动物来源的组织或临床病理患者的组织。在选择合适的分析工具之前，最重要的是分析给定的用于脂类分析的生物样本的性质和化学性质。在这方面，核磁共振和质谱是快速发展的新兴领域，解决与正常健康人相比的各种疾病病理状态下的脂质鉴定问题似乎是实际可行的。此外，基质辅助激光解吸电离（matrix-assisted laser desorption and ionization，MALDI）和电喷雾电离（electrospray ionization，ESI）等分析工具进一步拓展了质谱技术的发展。

拉曼光谱（Raman spectroscopy，RS）是脂质组学的另一种有前景的应用方法。在这项技术中，研究者利用体外和体内红外线测试来识别不同类型的可用于诊断的分子标记。利用光散射现象获取信息，有助于研究分子（脂质）的不同结构特征。光谱学能够与各种其他技术相结合，用于分析不同的生物流体和样品，即使用内窥镜-光谱和原子力显微镜-红外光谱（AFM-IR），用于纳米级分子相互作用成像和结构分类 [42]。

在 Min 等人的研究中，4 种不同类型的 PL（PS、PI、PG 和 PA）通过纳米流 LC-ESI-MS-MS 技术从常见癌症患者的尿液样本中鉴定出来，并与健康人进行了比较。经过评估，观察到两种 PS（18∶1/18∶1 和 18∶2/18∶00）的水平升高，而 PI（18∶0/20∶4）在乳腺癌样本中显著下降，这表明尿液样本可以用于乳腺癌的早期诊断 [43]。

MALDI-IMS 是一种高分辨率成像技术，该技术是由一组研究人员开发的，他们对从肿瘤细胞簇和健康乳腺细胞中提取的癌细胞进行脂质组学分析。结果表明，肿瘤细胞簇中存在高度异质性，异质性在肿瘤细胞簇中非常突出，显著表达为 PI 18∶0/18∶1 和 PI 18∶0/20∶3。同时对其他脂类进行了研究，确定了与乳腺肿瘤的关系密切的特征性脂类。这种脂质组学分析是一项重大贡献，它描述了脂质中磷脂酰肌醇的空间分布，并从不同角度强调了它的作用[44]。

有研究通过 HILIC-HPLC/ESI-MS，采用定量脂质组学方法对乳腺癌组织与相邻健康组织进行比较。他们发现与健康组织相比，肿瘤组织的脂质组表达了不同的脂质分类，PI、PE、PC、SM 和 LPC 的水平较高。此外，他们还展示了 C16∶0 和 C18∶0 PLS 类之间的子类关联性[45]。

此外，利用癌细胞系进行脂质组学分析是一个很有前景的发展方向，它有助于研究体外的不同细胞代谢途径。在此背景下，Singer 等人利用乳腺癌细胞进行脂质组学研究，发现从原发性、转移性和正常乳腺细胞系分离出来的乳腺癌细胞具有不同特征。他们发现原发性乳腺癌细胞系和转移细胞系的磷脂酰胆碱（phosphocholine，PCho）分别升高了 16~19 倍和 27 倍。相比之下，正常乳腺细胞的 PCho 水平并没有升高。他们还记录了激素敏感性和激素抵抗性不同肿瘤特征与其磷脂质谱变化具有相关性。他们认为，PC 和 PE 脂质种类在激素敏感的细胞中完全消失或水平很低，而在高激素抵抗性的细胞系中明显升高[46]。

预后标志物的应用也使乳腺癌患者的早期治疗成为可能。有研究显示，溶血磷脂酰胆碱（lysophosphatidylcholine，LysoPC）与低危乳腺癌进展有关。他们指出，18∶0 的 LysoPC 与癌细胞增殖相关，而 PC C30∶0 水平的增加与乳腺癌或其他常见癌症扩散有较高的相关性。这项研究表明，通过膳食管理和选择 LysoPC 补充剂可降低癌症风险或减轻疾病严重程度[47]。同样，也可以用 LC-MS 在早期癌细胞系中筛选乳腺癌细胞。细胞系作为一种无创性工具，在乳腺癌相关脂质亚型的诊断和鉴别中受到越来越多的关注。该研究显示，在甘油三酯（TG）≥C-48 中存在丰富度不同的脂肪酸酰链。而在与雌激素受体和孕激素受体相关的肿瘤亚型中，以醚-磷脂酰乙醇胺（PE）下调最为常见。HER2 过表达也被用于细胞系的肿瘤亚类，并发现在该类亚型中 TG（≤C-46）、PC 和 PE 脂肪酸水平升高。TNBC 细胞系中 PC ≥ C-40 亚型表达水平升高。本研究反映出需要进一步理解基于亚型的研究，以增强其生物学相关性。[48]。

原位技术是精准医学领域中一种新兴的分子分型预测方法。我们对乳腺癌不同亚型的发生和发展的认识尚不清晰。近年来，解吸电喷雾电离质谱成像技术（DESI-MSI）在疾病病理状态分析领域发挥了巨大的作用。Santoro 等人在进行 DESI-MSI 分子亚型鉴定后，根据他们获得的数据，即不同类型的乳腺癌及其相关的分子异常，从 IBC、DCIS 和 ABT 癌组织中选择了不同的区域。并且对选定的分子亚型及其在乳腺癌发展过程中发挥的作用以及表达量进行了分类[49]。

通过将代谢组学与脂质组学相结合，可以促进对于参与代谢和代谢信号通路的生物分子的量化和描述。在这些工具的帮助下，我们对健康相关的代谢变化及其调控思路的认识得到进一步加深[50-51]。基于同样的考虑，离子迁移率质谱（ion-mobility mass spectrometry，IM-MS）分析为代谢组学和脂质组学的评估提供了更为先进的方法，从而帮助我们在性质复杂的生物样本中对难以发现的脂质和代谢物进行分离和鉴定。碰撞截面法（collision cross-section，CCS）是 IM-MS 的衍生技术，有助于发现代谢物和脂质的物理化学特性，其计算建模工具在机器学习的帮助下具有预测能力。CCS 通过精确的 CCs 数据库产生大规模的信息，可以促进代谢组学和脂质组学分析[52]。

样品制备和富集方法应与分析技术兼容，以促进整个程序和相关结果。特别是固相微萃取（solid-phase microextraction，SPME）的应用增强了质谱代谢组学和脂质组学的靶向和非靶向分析结果[53]。

第十节　脂质生物标志物对乳腺癌诊断的潜在价值

癌症的进化和扩散是复杂的过程。基于代谢组学和脂质组学的研究证明了脂质与乳腺癌诊断之间的直接关系。在研究患者样本的脂质谱时，大部分研究人员的注意力集中在样本中存在的脂质总水平上。研究表明，肿瘤与某些分子的增加或减少有关，这些分子可以被视为生物标志物。Min 等人从乳腺癌患者的尿液样本中分析了 4 种不同类别的磷脂，发现与对照样本（健康者）相比，2 种磷脂酰丝氨酸（PS）分子（18∶1/18∶1 和 18∶2/18∶0）在乳腺癌样本中显著增加，术后降至正常浓度。另一方面，与正常样本相比，乳腺癌样本中磷脂酰肌醇（PI）分子（18∶0/20∶4）浓度显著降低[53]。

文献显示，对良性乳腺肿瘤样本进行的研究很少。Yang 等人评估了恶性和良性乳腺疾病患者的血浆脂质谱，并展示了样本中存在的脂质生物标志物的诊断能力和诊断效率[54]。在另一项研究中，一组来自血浆样本中的 15 种脂质被发现是乳腺癌早期诊断的重要生物标志物。这项研究还表明，这些生物标志物有助于区分早期病变和良性病变[36]。

众所周知，血液样本中的脂质和脂蛋白通过炎症、氧化应激途径、胰岛素抵抗和信号化合物的传播参与了癌症的发生[55]。

事实上，脂质通过不同途径引发各种人类健康问题并不是我们面临的新问题，乳腺癌就是这些健康问题之一[56]。极性脂质具有促癌能力，可能参与癌症的生长和转移[57]。

一些研究表明，一些脂质如载脂蛋白 A-I（Apo A-I）和载脂蛋白 B-100（Apo B-100）与某些类型的癌症发展有着密切的关系[58]。然而，针对乳腺癌的研究数量较少，有研究为我们提供了完全不同的结果。例如，Han 等人的研究表明载脂蛋白 A-I 水平升高与乳腺癌风险直接相关[59]，而 Chang 等人的研究则显示了完全相反的结果[60]。

第十一节　质谱分析用于乳腺癌的脂质组学研究

质谱是一种分析工具，有助于阐明脂质组学在癌症诊断和治疗中的机制。高分辨率质谱分析法是检测样品脂质谱的理想工具[29]。它可以用于检测疾病的不同阶段，包括有轻微甚至没有任何症状的早期阶段。常用的分析方法如下。

一、电喷雾电离（ESI）质谱分析（MS）

在这种方法中，有一个高灵敏度的电喷雾电离源，样品可以以溶液的形式通过它，通常与液相色谱装置配套使用。傅里叶变换离子回旋共振质谱仪和四极飞行时间（quadrupole time-of-flight，

QTOF）质谱仪是用于脂质组学研究的最先进的质谱分析仪[61]。从小分子的脂肪酸到高水平的脂质，ESI-MS 能够分析任意样品的脂质组学。

二、基质辅助激光解吸 / 电离质谱法（matrix assisted laser desorption ionization-mass spectrometry，MALDI-MS）

在这种方法中，样品分析物与基质（主要是小有机分子）共结晶。基质分子主要吸收激光能量，并帮助形成带电的分析物[61]。尽管研究报告了其他类型的分析仪，研究者们仍然认为 TOF 似乎更适合脂质组学研究。而且这种技术适用于如磷脂等非极性和疏水性脂质[62]。

三、气相色谱 - 质谱分析法（gas chromatography-mass spectrometry，GC-MS）

在这种方法中，含有脂质分子的样品通过衍生化为极性较低的甲基酯来提高挥发性，从而转化为气态。气相色谱仪大多与离子阱或四极杆分析器结合运用[61]。

四、非水性毛细管电泳 - 质谱分析法（nonaqueous capillary electrophoresis-mass spectrometry，NACE-MS）

该方法对样品中的脂质谱具有较高的分离和定量效果，且成本较低。应用该技术制备样品并不复杂，足以分析磷脂和失活的脂肪酸[63]。

五、质谱成像（mass spectrometry imaging，MSI）

MSI 是一种独特的技术，能够显示生物组织样品表面脂质分子的空间分布，不仅可以识别，而且可以定量。在众多的 MSI 电离技术中，MALDI 和 DESI 似乎更有前景。与添加基质的 MALDI 相比，解吸电喷雾电离（desorption electrospray ionization，DESI）具有无基质干扰的优点。由于只需要极少量或不需要制备样品，因此被广泛用于成像。样品外部电离后，直接分析。离子的形成依赖于带电荷的溶剂微滴与组织表面的碰撞。该技术对于分析多种脂质具有良好的效果。例如，脂肪酸、甘油酯、甘油磷脂、鞘脂和类固醇[64]。

第十二节　乳腺癌异种移植模型的代谢和脂质组学

代谢变化是癌症的一个标志，可用于癌症诊断以及治疗[65]。在乳腺癌中，脂质代谢发生明显改变[66]。磷脂水平的增加为肿瘤细胞生长持续的膜合成提供了条件[67]。

对代谢途径的研究提高了我们对癌症的认识，并有助于确定与疾病预后和预测有关的生物标志物[68]。用于癌症研究的各种分析技术是高度敏感的，这些技术需要对组织进行均质化和提取，这会破坏组织的空间结构。因此，它们无法在空间上分辨代谢物的分布[69]。

质谱成像（MSI）是肿瘤代谢组学的一股清风，因为它具有以下功能[70]：①识别各种化学物质；②提供物质的空间分布情况；③结合组织病理学分析，记录样本的代谢和生物学特征。

MSI 主要使用新鲜冷冻组织样本，但福尔马林固定石蜡包埋（FFPE）组织也是存储临床活检的一种方法。FFPE 研究可以帮助研究者了解癌症患者生物学特征和生存率之间的相关性，有助于了解癌症异质性[71]。Denti 等人研究了患者来源的乳腺癌异种移植物中的脂质改变[72]。他们使用基质辅助激光解吸电离质谱成像（MALDI-MSI）技术，评估组织部位内空间代谢分化、重复性和谷氨酰胺酶抑制剂（CB-839）诱导的治疗反应。在重复的实验中，他们发现有几种脂质能够区分坏死和肿瘤区域。此外，他们还成功识别了谷氨酰胺酶抑制剂处理的异种移植组织脂质组的变化[72]。这项研究使得脂质组学分析技术朝着可用于临床前和临床应用的方向迈进了一大步。

第十三节 脂质组学研究中的乳腺癌亚型

血液恶性肿瘤存在多种亚型，并且治疗方式和后期疗效取决于不同的亚型。癌症亚型的多样性与遗传、分子或临床变异相关，这导致了同种癌症有着不同的增殖率和转移性继发性肿瘤的可能性。因此，需要新的方法和技术来检测癌症亚型，从而能够帮助我们在癌症早期阶段进行适当的治疗[48]。

浸润性乳腺癌的主要类型包括[73]：①浸润性导管癌：起源于乳房内的导管的癌症类型，是最常见的浸润性乳腺癌；②浸润性小叶癌：起源于乳房的腺叶的癌症类型，它是次常见的浸润性乳腺癌。

有时浸润性乳腺癌会同时出现上述两种成分。还有一些不太常见但具有很高侵袭性的类型，如炎性乳腺癌。然而，当异常肿瘤细胞存在于乳腺导管或腺叶内，但未扩散时，它们被归类为非侵袭性或原位癌。它们可以是导管原位癌（一种可能导致乳腺癌的癌前病变）和小叶原位癌（一种很少扩散的癌前病变）。

转录组学分析是为了了解一个生物体的转录组，即其所有 RNA 转录本的总和。DNA 记录了生物体的所有信息，并通过转录表达[74]。通过转录组学分析，血液肿瘤被分为 5 种主要亚型。

在对乳腺癌的研究中发现可以通过基于孕激素受体（progesterone receptors，PR）、雌激素受体（estrogen receptors，ER）的激素受体状态和人类表皮生长因子受体 2（human epidermal growth factor receptor 2，HER2/neu）的转录组信息来识别癌症亚型。

常见的乳腺癌亚型为[48]：①管腔 A 亚型（ER+、PgR+、HER2−）；②管腔 B 亚型（ER+、PgR+、HER2−/+）；③ HER2 过表达（ER−、PgR−、HER2+）；④三阴性乳腺癌（ER−、PgR−、HER2−）；⑤ Normal-like 亚型。

尽管大多数乳腺癌是根据上述亚型进行分类的，但也出现了很多不同的分类方式。因此，文献中关于乳腺癌亚型的分类没有一致性[75]。另有研究发现，由于各种其他因素，相同的乳腺癌亚型的个体样本之间也存在高度异质性[76-77]。

Eiriksson 等人研究了 6 种乳腺癌细胞系的脂质组学以验证由转录组定义的亚型[48]。为此使用了液相色谱-质谱（LC-MS）进行分析。在雌激素受体（ER）和孕激素受体（PR）阳性亚型的细胞系中，研究者观察到三酰甘油（TG）≥ C-48 的数量不断增加，同时脂肪酰基链处于平均或多重不饱和状态。此外，还观察到醚磷脂酰乙醇胺（PE）的抑制反应（C-34 到 C-38）。在 HER2 过表达的乳腺癌细胞系中，检测到甘油三酯（≤C-46）、小链（≤C-16）饱和或单不饱和脂肪酸的磷脂酰胆碱（PC）和磷脂酰乙醇胺（PE）含量升高。PC ≥ C-40 在三阴性乳腺癌细胞系中丰度较高。此外，在之前提到的乳腺癌亚型的脂质组中也观察到变化[48]。

在 Santoro 等人的另一项研究中，DESI-MSI 技术被用于从化学角度确定乳腺癌的分子亚型[49]。在浸润性乳腺癌（IBC）区域，鉴定出的主要脂质是去质子化的甘油磷脂、多不饱和脂肪酸和鞘脂。高饱和脂质以及抗氧化分子［牛磺酸（*m/z* 124.0068）、抗坏血酸（*m/z* 175.0241）、尿酸（*m/z* 167.0210）和谷胱甘肽（*m/z* 306.0765）］有助于区分浸润性乳腺癌（IBC）和邻近良性组织（ABT）。与管腔 A 和 HER2 阳性乳腺癌亚型相比，管腔 B 亚型和三阴性乳腺癌亚型的血脂谱更复杂。导管原位癌（DCIS）和浸润性乳腺癌（IBC）可以通过细胞信号和凋亡相关脂质［脂肪酸（341.2100 和 382.3736 *m/z*）］和甘油磷脂｛PE［P-16:0/22:6，*m/z* 746.5099，PS（38:3），*m/z* 812.5440］｝进行区分。这项研究表明，DESI-MSI 能够识别乳腺癌不同病理类型和分子亚型的不同脂质成分[49]。

第十四节　脂质组学在早期乳腺癌诊断中的意义

乳腺癌的早期识别是非常重要的，有助于我们对其采取必要的措施从而改善预后。大多数情况下，乳腺 X 线摄影被看作是一种可靠的癌症筛查技术。虽然灵敏度水平为 54%~77%[78]，但仍有许多假阴性或假阳性的报告存在[79]。因此如果乳腺 X 线摄影结果为阳性，患者需要进行额外的检查，如磁共振成像（MRI）和（或）活检。然而，这些检查有其自身的局限性，如 MRI 检查难以鉴别乳腺良恶性病变，这需要患者做进一步的活检。如果是良性病变，患者会承受生理和精神上的压力，并产生额外的费用[80]。因此，需要研究高敏感性和准确性的技术来实现乳腺癌早期诊断，并将恶性与良性病变区分开，从而避免对良性患者进行不必要、昂贵和有侵入性的检查。来自血液样本的肿瘤生物标志物是解决这些挑战的另一种方法。然而，血清中的生物标志物检测尚未达到临床试验的水平。

Chen 等人的研究发现了一些与乳腺癌早期诊断相关的脂质生物标志物。他们研究了一组脂质分子，并从血浆样本中鉴定出 15 种脂质亚型，这些亚型有望用于区分早期乳腺癌和良性肿瘤[36]。据观察，乳腺癌患者的血浆中磷脂酰胆碱（PC）和醚联 PC 类浓度增加。此外，与良性样本相比，乳腺癌患者的血浆中溶血磷脂酰胆碱（LPC）和胆固醇酯（CE）水平降低[36]。这可能与乳腺癌患者的高代谢率有关。其他研究也表明，脂质组学是一种微创、快速、高效、可靠的癌症检测技术。

第十五节　肥胖、脂质与乳腺癌的关系

1979 年，有研究首次评估了肥胖对乳腺癌患者的影响。结果显示，与标准体重的乳腺癌患者相比，超过标准体重 20% 的肥胖患者的原发肿瘤体积更大，生存率更低[81]。另一项研究报告称，肥胖的乳

腺癌患者的生存率可能降低 11%[82]。在存活患者中，肥胖导致了复杂的健康问题。例如，2 型糖尿病、代谢综合征和心脏病可能导致患者死亡[83-84]。与正常体重患者相比，肥胖患者在手术、化疗和放疗期间易出现并发症，复发风险更高。有研究显示，即使化疗剂量一般取决于患者的体重，肥胖患者也很少得到良好的效果，而且其内分泌治疗效果也较差。此外，由于其后期会面临各种并发症，选择进行乳房重建也不常见。总之，与其他人群相比，肥胖患者在患者护理和整体癌症治疗管理方面面临更大的挑战[85]。在肥胖人群中，包括生理和心理在内的许多因素都是该病的高风险因素，导致较差的临床结果[85]。需要进一步的研究来优化这类患者的治疗方法。

肥胖与乳腺癌进展之间的几种相关机制已被多个研究报道，这些机制包括炎症信号、脂肪因子、趋化因子和胰岛素。更深入的研究表明，细胞外脂质在乳腺癌的生长和进展中发挥了非常重要的作用，它们为活化脂肪酸的氧化提供底物，或作为致癌脂质信号化合物的构建单位。目前已知，失调的脂肪组织通过摄食途径或与来自肿瘤间质的脂肪细胞直接相互作用，为乳腺癌细胞提供细胞外脂质。越来越多的证据表明乳腺癌细胞具有适应自身代谢环境的灵活性。细胞外脂质可以作为乳腺肿瘤细胞的治疗靶点，为肿瘤治疗开辟新的途径[33]。

第十六节　结　论

脂质组学是一个正在发展的领域，它系统地研究广泛的脂质及其代谢变化与疾病的关系，这为研究代谢和炎症性疾病提供了新视角。目前，质谱技术的发展和色谱技术的进步极大地促进了脂质组学在乳腺癌中的应用和进展。脂质分析可以帮助了解乳腺癌等疾病的病理，发现新的潜在生物标志物，监测药物反应等。在哺乳动物中，研究代谢途径是复杂的，特别是当它涉及由代谢改变和基因突变引起的疾病进展时。脂质组学在动物模型中的应用，结合成像和光谱分析等工具，可以有效地增加解决乳腺癌治疗和疾病管理相关问题的可能性。

经证实，通过改变饮食习惯将不健康的生活方式转变为健康的生活方式[86-87]，包括适当的日常锻炼[88]可以帮助预防乳腺癌。戒烟[89]也能有效增加高密度脂蛋白（HDL）胆固醇（“好”胆固醇）。

第三部分
乳腺癌治疗

第十二章　*BRCA1* 相关乳腺癌的治疗选择和系统治疗方法

Amir Khan, Ali Jan, Muhammad Qaiser Fatmi　著

【摘　要】　乳腺癌基因1（*BRCA1*）被认为是DNA修复、细胞周期和转录的调节者，对DNA的任何损伤做出反应。大多数携带*BRCA1*突变基因的40~50岁女性患卵巢癌和乳腺癌的风险非常高，而肿瘤发生的途径因人而异，预后和生存率也是如此。乳腺癌患者可以选择各种治疗措施，包括手术切除缺损区、化疗或免疫治疗。手术治疗包括肿块切除术、乳房切除术和双侧输卵管卵巢切除术。如果肿瘤很小，或者位于可以进行小手术的区域，就可以进行肿块切除术。另一方面，如果肿瘤很大，则进行乳房切除术，包括从胸壁切除某些部位的皮肤、一些组织和淋巴结节，以进行组织病理学研究，从而找出是否有其他癌细胞。在*BRCA1*和*BRCA2*基因发生遗传突变的情况下，由于卵巢癌的存在而切除卵巢和输卵管被称为双侧输卵管切除术。化疗对于非手术切除肿瘤是有效的。化疗包括使用紫杉烷、铂类药物和聚腺苷二磷酸核糖聚合酶（PARP）抑制剂。免疫治疗包括使用抗PD-1和抗CTLA4。放疗也是放射科医生使用高能辐射杀死癌细胞的常用方法。

【关键词】　乳腺癌；*BRCA1*；手术；化疗；免疫治疗；放射治疗；联合治疗

第一节　引　言

乳腺癌基因1（*BRCA1*）被认为是DNA修复、细胞周期和转录的调节者，对DNA的任何损伤做出反应。*BRCA1*和*BRCA2*基因是与乳腺癌的高风险相关的基因中变化最大的基因。其中，*BRCA1*是一种肿瘤抑制基因，*BRCA1*基因的突变显著增加了患各种形式的上皮性恶性肿瘤，特别是卵巢和乳腺肿瘤的概率[1]。包括*BRCA1*和*BRCA2*改变在内的遗传因素，是5%~10%的乳腺癌事件发生的原因。与*BRCA1*和*BRCA2*基因突变相关的遗传性乳腺癌和卵巢癌综合征（hereditary breast and ovarian cancer syndrome，HBOC）以常染色体显性方式遗传，约占与遗传风险相关的恶性肿瘤事件的一半[2-3]。

*BRCA1*只对40%~45%的遗传性乳腺癌负责，而在散发性癌症中，它的表达减少。快速基因实验室检测有助于早期确定致癌的遗传状态，并可能有助于规划患者的治疗[4-5]。

一、*BRCA1* 在肿瘤发生中的作用

*BRCA1*是主要的抑癌基因，体细胞突变导致其功能丧失，导致恶性肿瘤的发生。在肿瘤抑制中起

作用的转录激活结构域的缺失有助于肿瘤的生长。与 *BRCA1* 相关的乳腺癌发生相关基因有细胞周期蛋白 D1、Myc、JAK 1、STAT 1、ID4 等[6-8]。据报道，p53 缺失和 Chk2 通路激活也可以导致肿瘤的发生，这是由 BRCA1 缺失细胞中的 DNA 损伤信号通路反应引起的。这些缺陷细胞中的 AKT 致癌途径在肿瘤的发生中也扮演着重要的角色[8]。

有证据表明，异源二聚体 BARD1 在引导细胞对 DNA 损伤的反应中发挥着重要作用。BRCA1/BARD1 异源二聚体由 E3-泛素（Ub）连接酶组成，它增加了特定靶点泛素化的可能性，这可能使得 BRCA1/BARD1 导致细胞和 DNA 损伤。因此，在某些情况下，E3-泛素（Ub）连接酶导致 *BRCA1* 突变，从而导致肿瘤的发生[9]。

二、*BRCA1* 与其他潜在遗传性乳腺癌基因的关系

最初认为只有 *BRCA1* 和 *BRCA2* 基因突变或缺失才导致乳腺癌和卵巢癌的发生，后来发现多种基因和因素在遗传性乳腺癌的发生发展中起着重要作用（如 *PALB2*、*PTEN*、*TP53*、*HER*2）。位于染色体 17q 区的基因主要与乳腺癌相关，如 *HER2*（癌基因）、*HOX2*（同源盒 2）、*EDHB17*（雌二醇-17β 脱氢酶）、*WNT3*（小鼠乳腺肿瘤病毒的整合位点）、*NM23*（与转移相关）和 *RARA*（维 A 酸受体 α），而 *BRCA1* 位于 17q21.3 区[10]。*BRCA1* 肿瘤的发生涉及多种细胞过程，其中包括参与 DNA 修复的基因的转录调控、X 染色体上异染色质的形成，以及泛素化。在 *TP53* 存在的情况下，*BRCA1* 基因与 *BRCA2* 基因结合，而 *RAD51* 有助于 DNA 修复。因此，这些基因的缺失或突变将导致癌症的发生[11-12]。

三、*BRCA1* 突变与预后

BRCA1 是导致男性和女性乳腺癌的直接原因。因此，*BRCA1* 基因突变明显使个体易发生乳腺癌和卵巢癌。在采取适当的治疗措施后，生殖系突变可延长生存期并得到有效解决。已确定 *BRCA1* 基因有 1600 多个突变，这些突变主要导致女性卵巢癌和男性前列腺癌的发生[11,13-14]。

第二节　与 *BRCA1* 突变相关的临床和病理危险因素

导致 *BRCA1* 突变的危险因素有多种。各种研究发现，携带这些基因突变的女性在生命的早期阶段患乳腺癌的风险很高，而且通常发生的肿瘤是三阴性肿瘤。接触雌激素，与这种突变有关。因此，母乳喂养的母亲患乳腺癌的概率较低。然而，人们注意到，这些携带者（母亲）的喂养时间比正常女性的喂养时间要短[15-16]。

一、年龄、等级和组织学类型

肿瘤或癌细胞的发展没有特定的年龄，因为每当突变的增殖开始发生时，它们就会发生。大多数情况下，与 *BRCA1* 相关的肿瘤与 *BRCA2* 相比出现得更早。在 40~50 岁，大多数携带突变基因的女性患卵巢癌和乳腺癌的风险非常高，而肿瘤发生的途径因人而异，对她们的预后和生存率也是如此[17-18]。

BRCA1 相关肿瘤的组织学类型多种多样，包括浆液性肿瘤、黏液性肿瘤和子宫内膜样瘤[19]。

二、雌激素受体（ER）/孕激素受体（PR）表达状态

雌激素受体和孕激素受体的表达通常见于 *BRCA1* 相关癌症，因为它们依赖癌细胞生长。在检测乳腺癌之前，患者需要检测这些受体的存在，因为它们被用作生物标志物，代表着恶性细胞的存在。在早期的 *BRCA1* 相关的乳腺癌中，性激素的表达很低，而在其他肿瘤中，*TP53* 通常是阳性的[18]。

在所有 *BRCA1* 相关病例中，表达 ER 和 PR 的乳腺癌细胞比例较高，而在散发性肿瘤中表达 ER 和 PR 的比例相对较低。检测雌激素和孕激素的存在是非常重要的，可以让我们对治疗和激素治疗有一个基本的了解。除了与 *BRCA1* 相关的病例外，PR 在散发性乳腺癌中的表达较低，而 PR 受体的存在则出现在肿瘤周围组织的边缘表面。PR 的表达有助于更明显地发现肿瘤在乳腺中的定位。据报道，在与 *BRCA1* 相关的癌症患者中，PR 的表达明显高于与 *BRCA2* 相关的患者。但也检测到在 *BRCA2* 相关肿瘤中与在散发性肿瘤患者中 PR 的表达没有显著差异[20]。

三、*BRCA1/2* 突变与总生存率的关系

对乳腺癌患者而言，这些突变在制定治疗计划方面发挥着重要作用。这些生殖系突变主要发展为两种类型的癌症。*BRCA1* 突变的癌症是已知的具有高雌激素和孕激素受体的三阴性乳腺癌，而 *BRCA2* 突变的肿瘤由于其表现出与散发性癌症相同的特征而很难治疗。如果肿瘤在肿瘤形成甚至转移的早期阶段（如在 0 期到 2 期）被发现，携带该基因的患者的存活率可以提高，这些基因对用于破坏癌细胞的化疗药物高度敏感。在 *BRCA1/2* 基因携带者中发生的卵巢癌通常是高级别浆液性卵巢癌（high-grade serous ovarian carcinomas，HGSOC）。铂类药物或紫杉烷等化疗药物治疗此类患者可延长其总生存率[13]。

四、多聚 ADP-核糖聚合酶（PARP）抑制剂的耐药性和反应

当患者使用单一药物治疗扩张性癌症时，就会产生化疗耐药性。从各种研究中可以明显看出，联合用药治疗可以取得更好的效果，提高癌症患者的生存率。

患者通常会对一种药物产生耐药性。在治疗开始之前，还建议对患者进行多聚 ADP 核糖聚合酶抑制物（PARPi）的筛查，因为超过 60% 的肿瘤中都有 PARP 的表达。PARP 蛋白抑制剂在携带 *BRCA1/2* 基因突变的患者中显示出理想的结果。由于 DNA 缺陷，这些肿瘤细胞对这些抑制剂更敏感。如今，由于使用 PARP 抑制剂获得的显著预后结果，这些药物已被批准用于乳腺癌和卵巢癌的治疗。研究还发现，没有 *BRCA* 突变的患者对这些抑制剂的反应较低，40% 的患者由于长期使用 PARPi 而无效。HRD、同源重组 DNA 修复缺陷在杀死肿瘤细胞中起重要作用，而同源重组修复治疗功能是 PARPi 耐药的原因[20]。

第三节 治疗性干预

随着治疗方法的不断发展，癌症患者的生存机会更大，但他们需要得到更好的照顾和强有力的支持环境，以便他们能够走出困境。乳腺癌患者的治疗措施包括手术切除缺损区、化疗或免疫治疗。在这些治疗之后，会进行适当的康复。此外，建议进行各种锻炼，特别是针对乳腺癌患者的锻炼，以便他们能够缓解疼痛和长期副作用[21-22]。

一、外科手术

可供选择的 3 种外科干预措施描述如下。

1. 肿块切除术（部分乳房切除术）

乳腺癌是最常见的恶性肿瘤类型。当医生观察到肿瘤的大小小于 4 cm 时，他们倾向于在肿瘤部位进行小手术，乳房保持完好，只有病变部分被切除（图 12.1）。如果肿瘤很小，或者位于可以轻易进行小手术的区域，就可以进行肿块切除术。此外，当肿瘤只出现在乳腺组织内的一个特定区域时，肿块切除术也是首选。肿块切除后，医生会开具放射治疗的处方，以降低癌症复发的可能性，并在周围区域存在其他癌细胞的情况下将其摧毁。研究发现，接受肿瘤切除术的患者癌症复发的可能性为 40%，而对于那些在第一次手术后接受放射治疗的患者，其第二次复发的概率仅为 14%[1]。在手术过程中，细针穿刺细胞学检查（fine needle aspiration cytology，FNAC）或细针抽吸疗法被用来显示肿瘤的边界，并取活检组织样本来鉴别肿瘤类型。研究表明，与接受全乳房切除的患者相比，部分切除乳房的患者具有更完整的身体形象和更多的性欲[23-24]。肿块切除后，当肿块边缘不清楚时，则进行乳房切除[25]。

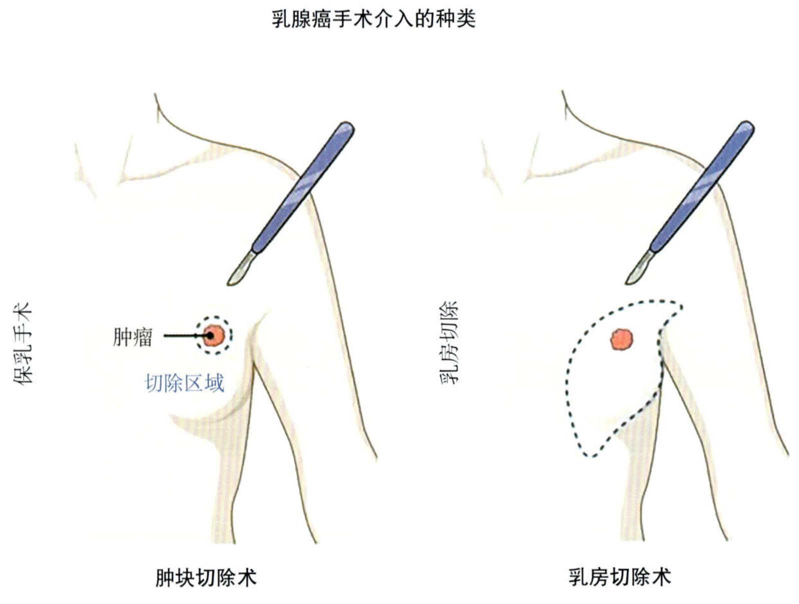

图 12.1 乳腺癌治疗的手术干预措施

2. 乳房切除术

乳房切除术适用于晚期癌症，肿瘤已扩散到更多区域，不能通过肿块切除术切除（见图 12.1）。在这个过程中，从胸壁上取出皮肤的某些部分、一些组织和淋巴结，进行组织病理学研究，以确定是否有癌细胞转移。这种手术对无复发生存率、肿瘤控制和总体生存率非常重要[26]。用于治疗乳腺癌患者的乳腺癌根治术已经实施了至少1个世纪。在现代，在切除乳房后，会进行另一次手术来重建乳房，以使乳房看起来尽可能接近正常状态。乳房植入物或其他部分的皮肤组织可用于达到此目的[9,26]。

3. 双侧输卵管 - 卵巢切除术（BPSO）

在 *BRCA1/2* 基因发生遗传突变的情况下，由于卵巢癌的存在而同时切除卵巢和输卵管被称为双侧输卵管-卵巢切除术（BPSO）。BPSO 是帮助因这些突变而患有卵巢癌的女性获得无癌生存率的手术方法之一。这是治疗患乳腺癌和卵巢癌风险较高的女性的最有效的手术。子宫切除术也大多同时进行 BPSO，因此，完全切除生殖器官导致手术绝经。经历外科更年期的女性比那些经历正常更年期的女性具有更明显的更年期症状。然而，这种手术并不影响性生活质量[27-29]。在年龄大于 40 岁时，有更高的概率获得阳性的遗传结果，因为这种手术成为在突变基因群体中生存的必要条件[30]。

二、化疗

除了手术，化疗对于非手术切除肿瘤也是有效的。乳腺癌结节转移的病例需要化疗干预。化疗将癌症限制在特定的区域。化疗使用的抗癌药物可口服或注射到血液中，有时也注射到脊髓液中。这些药物可以在手术前或手术后使用，有时当乳腺癌发生转移时，会被用作主要治疗手段。下面讨论一些有效的化疗方法。

1. 紫杉烷

用于化疗的最有效的药物组合之一是紫杉烷，是多西紫杉醇和紫杉醇两种药物的组合，可以抑制组织中癌细胞的增殖，降低癌症的进展速度。而使用这些药物也观察到了各种不良反应，包括脱发、恶心、呕吐和一些过敏反应。在过去的 30 年里，这种化疗药物一直被用作乳腺癌恶性肿瘤和转移性肿瘤的标准治疗方法。它们提供了重要的预后结果，并在与乳腺癌的斗争中取得了有效的结果[31-32]。由于紫杉烷的化学成分，其副作用极小，仅包括轻微的中性粒细胞减少症、疲劳和神经病变的风险，而且它不会引起心脏毒性。各种研究表明，相对于淋巴结尚未被癌细胞破坏的病例，紫杉烷在淋巴结也受到影响的转移病例中更有效。总体而言，紫杉烷为患有早期乳腺癌的女性提供了无癌生存的机会[33]。

2. 铂化物

铂是一种用于治疗三阴性乳腺癌（TNBC）的细胞毒性药物。TNBC 不表达雌激素或孕激素受体。除 TNBC 外，铂还用于治疗胰腺癌、肺癌、头颈癌和卵巢癌。铂可以减轻疾病的严重程度，但它仅有短期疗效。它与紫杉烷的结合在控制疾病传播方面显示出更高的效果[34-36]，这种化疗药物的较高疗效也会给患者的身体带来不良影响。大多数服用这些药物的人都会出现脱发、贫血、肾损伤、呕吐、恶心、手脚综合征，在最糟糕的情况下甚至会出现白血病[34]。

三、PARP 抑制剂

新出现的化学制剂提高了乳腺癌患者的生活质量。PARP 抑制剂属于一类新的创新抑制剂，其针对有 DNA 修复缺陷的肿瘤。*BRCA1/2* 相关肿瘤对这些化学试剂表现出高度的敏感性。这些药物用于那些有较高风险获得导致乳腺癌和卵巢癌的基因突变的人群。这些抑制剂有效地缩小了肿瘤的大小，同时阻止了肿瘤细胞中的 DNA 修复（图 12.2）。因此，这些抑制剂杀死了肿瘤，增加了乳腺癌患者的无进展生存率。PARP 抑制剂将死亡率降低 13%，同时将疾病进展的风险降低 37%，肿瘤缩小的概率也增加了 66.9%[37-40]。

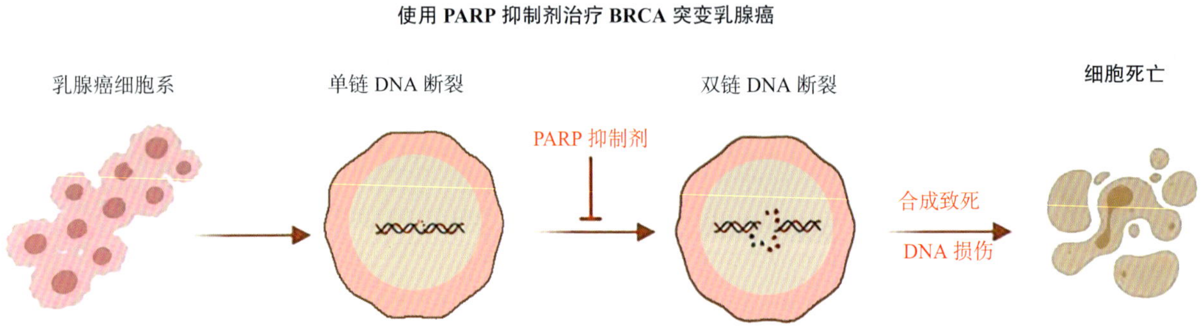

图 12.2 PARP 抑制剂治疗 *BRCA* 突变癌

四、免疫疗法

免疫疗法通过激活人体的免疫系统来帮助对抗癌细胞。免疫治疗有助于 T 细胞的增殖，激活免疫反应。但在某些情况下，免疫治疗可能会恶化类风湿性关节炎患者的自身免疫紊乱状况，因此仅在疾病的初始阶段推荐使用。在乳腺癌患者中，它还会导致全身发炎，伴随着皮肤变化、胸痛和甲状腺功能减退。然而，免疫疗法的进步为乳腺癌患者带来了一线希望，因为它具有根除癌细胞的潜力。

1. 抗程序性细胞死亡蛋白 1（抗 PD-1）治疗

2019 年，抗程序性细胞死亡蛋白 1（抗 PD-1）抗体，也被称为阿替唑单抗，与化疗药物一起用于患有 PD-L1 蛋白表达的转移性乳腺癌的患者。程序性死亡-配体 1（PD-L1）制剂已经在乳腺癌中进行了评估，特别是在三阴性亚型中，当作为单一疗法或与其他传统疗法联合使用时，结果是有希望的[41-42]。在转移性 PD-L1 阳性的 TNBC 中，IMPERSONSON 130 试验的初步总生存率提供了 Ⅰ 级证据，支持阿替唑单抗（抗 PD-L1）加白蛋白结合型紫杉醇作为标准一线治疗方法。对于肿瘤细胞远距离无复发间期且 PD-L1 阳性的患者，推荐将其作为一线治疗。如果样本经免疫组织化学（IHC）处理，乳腺癌的生物标志物评估和化疗加抗 PD-1/L1 抗体未来可用于预防和早期诊断肿瘤[43]。

2. 抗 CTLA4 治疗

CTLA4 或细胞毒性 T 淋巴细胞相关蛋白 4 抑制检查点存在于激活的 T 细胞上，这是癌细胞破坏的可靠来源。针对 CTLA4 的一种药物已经推出。当引入抗 CTLA4 抗体时，由于单一治疗，观察到显著的积极变化。不幸的是，它对某些病例是有效的，但对另一些病例则无效。例如，50% 的病例没有反应。后来，抗 CTLA4 和抗 PD-1 阻滞剂的组合在乳腺癌患者中显示出良好的反应和增强的疗效[44-46]。

CTLA-4 和 PD-1 阻滞剂联合应用在启动抗肿瘤免疫反应方面具有很强的协同作用，从而提高了患者的阳性转归。治疗效果不仅限于乳腺癌，其他类型的癌症也是如此，它在治疗癌细胞方面显示出很好的效果。为了此目的使用的阻滞剂药物是纳武单抗和伊匹单抗的联合治疗。这种联合疗法也被研究用于治疗其他类型的癌症，如食管癌、非小细胞肺癌、肉瘤和间皮瘤，结果显示出很好的反应[46]。

五、联合疗法

由于乳腺癌是女性中最常见的病理状态，因此采用联合治疗方法可以给患者带来有希望的终身疗效和无缓解或复发的生存率。在这个过程中使用了各种治疗技术的组合。例如，在早期肿瘤中，先进行肿块切除，然后进行放射治疗，以完全移除癌细胞。同样，当使用化疗药物时，两种或两种以上抗癌药物的组合显示出有希望的结果。虽然它们有一些副作用，但它们会降低疾病的进展速度。此外，联合治疗也是必要的，因为在癌症患者中常常观察到多重耐药现象，因此单一治疗已不再对乳腺癌患者的有效治疗产生作用[18,48-50]。

联合疗法也被用于化疗和免疫疗法，在这些疗法中，两种药物的联合使用会产生更好的结果，这有助于缩小已经转移的肿瘤的大小，并减缓其进展，从而延长患者的生存期[46]。

六、放射治疗

使用高能辐射杀死手术后残留的癌细胞称为放射治疗。这是癌症保守手术后需要完成的最重要的步骤之一。作为放射治疗的结果，复发的概率降到了最低水平。对于刚刚从手术中恢复过来的女性来说，放射治疗需要激素治疗。在最近的创新中，对淋巴结，特别是腋窝淋巴结进行了放射治疗。一大批患者从放射治疗中受益。在过去的几十年里，为降低乳腺癌患者的死亡率和发病率而开发的新技术不断涌现。这些技术包括乳房放射治疗和新辅助放射化疗中的心脏保护技术[51-52]。手术后或化疗后的适当治疗可提供持久而有价值的结果[53]。

第四节 结 论

乳腺癌是女性死亡的主要原因之一，仅次于肺癌。每年都有成千上万的病例被报道。一些病例是先天的，而另一些是环境诱导的。乳腺癌易感基因 *BRCA1* 或 *BRCA2* 发生遗传突变的个体更容易患乳腺癌。这两个基因也是导致女性罹患卵巢癌的原因，40 岁后卵巢癌也很常见。多种危险因素影响乳腺癌的发生和发展，如年龄、免疫力、基因突变的存在等。几十年来，多种技术一直被用于乳腺癌的治疗。

在本章中，我们主要描述了乳腺癌和可能的基因突变，它们的发生，以及杀死那些无法控制的增殖细胞的创新方法的发展。手术干预包括使用乳腺肿瘤切除术、乳房切除术以外科手术切除癌细胞。化疗包括使用化合物或药物来杀死癌细胞。免疫疗法是一种新发展起来的杀死癌细胞的技术。研究表明，联合疗法比单一疗法的效果要好得多。放射学在彻底和最终根除肿瘤方面也发挥着非常关键的作用。在肿瘤转移的情况下，使用化疗和免疫疗法来控制癌细胞的扩散，以缩小肿瘤的大小。此外，仍然需要开发乳腺癌的早期诊断、在恶性细胞增殖开始之前检测 *BRCA1/2* 突变及其治疗的技术。

第十三章　转录调控对乳腺癌临床预后的影响

Ayesha Aftab, Ranjha Khan, Uzma Hameed, Tanveer Abbas, Bashir Ahmad　著

【摘　要】 转录是将基因的信息转化为蛋白质过程中的重要事件。基因的转录过程由特定的转录因子参与调控。转录调控基因表达的主要机制之一是通过表观遗传学过程改变，包括组蛋白修饰、DNA 甲基化以及 RNA 调控介导的过程。包括翻译在内的其他步骤也参与了表观遗传学调控。因此，一个基因的表达可以在两个关键水平进行调控，一个是在转录水平调控 mRNA 表达量，另一个是转录后调控。表观遗传调节因子可以影响乳腺癌中的激素信号传导，为乳腺癌的治疗提供一个有前景的靶点。在乳腺癌中，复杂而广泛的通路与表观遗传因素相互作用。本章将重点介绍表观遗传事件及其与转录途径的相互作用，进而探讨可能的治疗靶点。同时，本章还将讨论处于临床前和临床阶段的转录调控药物。最后，本章还将概述可能带来临床获益的转录调控事件。

【关键词】 乳腺癌；表观遗传；转录；靶向治疗；信号通路

第一节　引　言

人们早前对肿瘤的认知中，认为癌症只是由基因突变引起的；而现在，众所周知，表观遗传学改变增加了肿瘤病因的复杂性。表观遗传学改变导致基因表达和活性的改变，而不改变 DNA 序列，并且是可遗传的改变。正常发育或饮食，以及生活方式和环境因素的改变均可引起表观遗传学改变[1-4]。表观遗传学变化涉及不同的机制，如组蛋白修饰、DNA 甲基化和非编码 RNA（ncRNA）[3,5]。

肿瘤相关基因的表观遗传改变导致基因表达失衡，表现为基因转录的异常调控和细胞分化、迁移、存活及侵袭的动态平衡被打破。最常见的变化包括靶向基因启动子区域的 DNA 甲基化修饰和组蛋白修饰，进而导致靶基因表达的增加或减少[6]。组蛋白修饰可影响染色体的结构，从而改变基因的表达并介导后续肿瘤的发生。染色质是由核小体构成的，每个核小体为组蛋白八聚体核心及包裹在其外的一段 DNA（147bp）。每个八聚体核心由 H2A、H2B、H3 和 H4 四种不同的组蛋白的两个亚基组成。每个核小体的中心由组蛋白的球状部分形成，N 端的尾部从核小体凸出。连接组蛋白 H1 可形成卷曲的染色质纤维，帮助核小体结构保持稳定。组蛋白可经历多种翻译后修饰，包括甲基化、乙酰化、磷酸化、糖基化、核糖基化、羰基化、泛素化和组蛋白尾部剪切，其中 N-末端尾部富含更多翻译后修饰[3,5,7-10]。

几种组蛋白修饰酶，如组蛋白甲基转移酶（HMT）、组蛋白去甲基化酶（HDM）、组蛋白去乙

酰酶（HDAC 和 sirtuins）、组蛋白乙酰转移酶（HAT）、泛素连接酶、去泛素化酶、激酶、磷酸酶和蛋白酶共同参与组蛋白翻译后修饰[3,5,11]。这些修饰在特定基因组区域的不同组合分别控制染色质结构的关闭和开放，从而介导基因表达的抑制或激活[5]。人体中目前至少已鉴定出 18 种不同类型的组蛋白去乙酰酶。组蛋白乙酰转移酶也是一个非常多样化的群体，分为 5 个家族，即 TAFII250、MYST、SRC、p300/CBP 和 GNAT。溴结构域是可识别组蛋白 N 端尾部等位置乙酰化赖氨酸残基的蛋白质结构域，存在于多种组蛋白乙酰转移酶、效应酶和其他染色质相关蛋白中的乙酰化修饰。溴结构域家族的成员（如 Myc 基因）可以增加癌基因的增殖和表达。组蛋白甲基转移酶和组蛋白去甲基化酶还可在组蛋白以外的其他蛋白质中引入或去除甲基基团[10]。

组蛋白修饰酶的突变或异常调控也可能导致癌症[3]。例如，HDAC1、HDAC2、HDAC3、HDAC6、p300 和 HBO1 的过表达，H3K9 三甲基脱甲基酶（JMJD2B）的缺失，EZH2 的扩增或过表达，LSD1（赖氨酸特异性组蛋白脱甲基酶 1A）的下调等与乳腺癌有关。然而，由于方法和技术的限制，与非编码 RNA 及 DNA 甲基化相比，组蛋白修饰在肿瘤中的研究仍不充分。事实上，许多表观遗传学的改变通过各种甲基转移酶和去甲基化酶调控组蛋白甲基化状态实现。组蛋白修饰发生在赖氨酸和精氨酸残基上，是一种可逆过程，其中一些位点的修饰（H3K4、H3K36 和 H3K79）与转录激活有关，而另一些位点的修饰（H3K9、H3K27 和 H4K20）与转录抑制有关[12]。

广泛的赖氨酸 K16 乙酰化和 K20 三甲基化丢失是多种肿瘤的特征。在乳腺癌中，精氨酸甲基化（H4R3me2）、赖氨酸甲基化（H3K4me2、H4K20me3）和赖氨酸乙酰化（H3K9ac、H4K12ac 和 H3K18ac）水平降低与预后不良相关[10]。例如，H4K20 甲基化是由 KMT5 家族催化，发挥转录抑制作用；H4K20me3 显著降低是乳腺癌预后不良的独立预测因子。乳腺癌的侵袭性随着 H4K20me3 的降低而增加，而这种效应可以通过增加 SUV420H1/SUV420H2 的表达来消除[13]。类似地，H3K36 在 KDM4（H3K36me2/3）、KDM2（H3K36me1/2）和 JMJD5（H3K36me2/3）的催化下去甲基化。KDM2A 可调控 rRNA 的转录，其在乳腺癌中的表达上调。在葡萄糖不足时，KDM2 通过启动子区域 H3K36me2 的去甲基化抑制 rRNA 转录并抑制乳腺癌细胞生长。此外，在 JHDM1B 乳腺癌细胞中，rDNA 基因座（H3K36me2 位点）甲基化水平显著增加，导致 45S pre-rRNA 转录增加，核糖体生物合成（RiBi）增加，乳腺癌侵袭性增强[13]。在大多数原发性乳腺肿瘤中，组蛋白乙酰转移酶（hMOF）下调和随之的 H4K16 乙酰化是乳腺癌发生的早期征兆[10]。同样，组蛋白乙酰转移酶可以增加儿茶酚-O-甲基转移酶（COMT）基因的表达，被认为是乳腺癌的危险因素[6]。我们将在本章中详细阐述 DNA 表观遗传学在乳腺癌中的作用。

第二节　获得性因素对乳腺癌转录调控的影响

一、获得性因素对乳腺癌发病率的影响

乳腺癌的发生并不总是遗传性的，也与非遗传性获得性危险因素有关。多种生活方式和个人行为相关的非基因因素与乳腺癌的发生相关，包括计划生育和避孕措施的使用、激素替代疗法（HRT）、

过度饮酒、肥胖、没有生育或没有母乳喂养、初潮年龄早、绝经期晚、缺乏体力活动和辐射暴露等[14]。

某些获得性危险因素并不受个体控制，如性别、年龄和遗传易感性。例如，身为女性和年龄增长增加了乳腺癌的风险，但我们无法改变性别和年龄的增长。同样，有一级亲属被诊断为乳腺癌也使自身的乳腺癌风险加倍。有 5%~10% 的乳腺癌与 *BRCA1* 或 *BRCA2* 基因的遗传突变有关，携带这两个基因突变的女性终身患乳腺癌的概率分别为 55%~65% 和 45%。携带 *BRCA* 突变的女性的乳腺癌的发生年龄更早，并且乳腺癌的患病风险在一生中是累积的，因此携带 *BRCA* 突变的女性在 80 岁时患乳腺癌的风险可累积达到 70%[15-19]。此外，乳腺癌发生率的增加与不良生活方式有关，如高脂肪饮食、酗酒和吸烟[20]。我们将详述这些危险因素对乳腺癌发生的影响（图 13.1）。

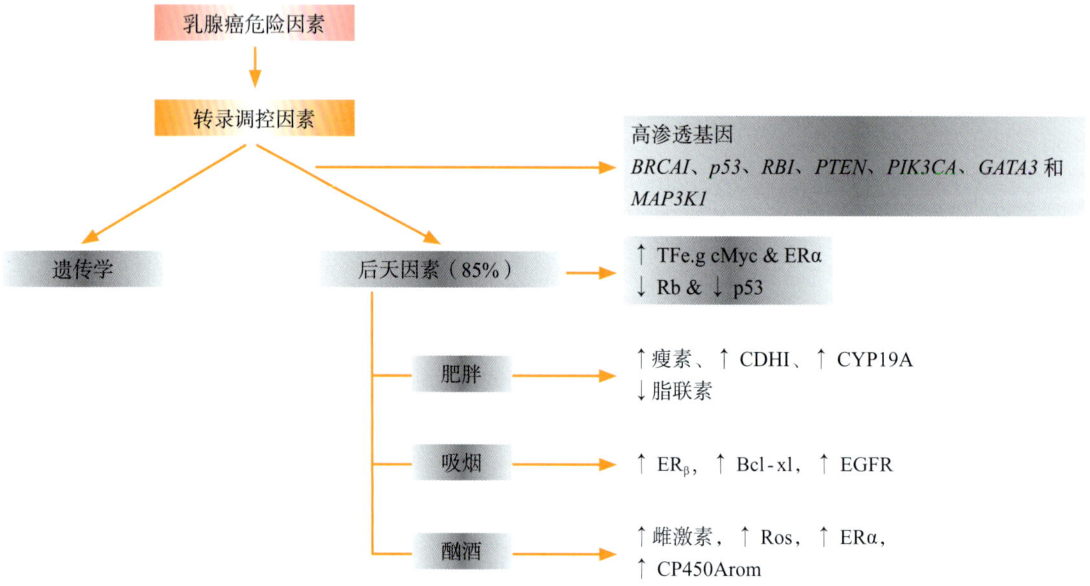

图 13.1　乳腺癌发病相关的转录调节因子

致癌因素可以通过改变细胞内的基因表达而导致肿瘤发生，其中最容易检测的是遗传性或获得性高外显率突变。与乳腺癌相关的突变包括 *BRCA1*、*p53*、*RB1*、*PTEN*、*PIK3CA*、*GATA-3* 和 *MAP3K1* 基因[21]。然而，与这些外显突变相关的乳腺癌占总体人数不超过 10%[17]。对于不携带外显突变的女性，乳腺癌的发生与生活习惯等获得性危险因素的关系更密切。根据流行病学研究，越来越多的证据表明饮食、吸烟、酗酒和妇女乳腺癌之间存在相关性。因此，我们需要深入探究这些危险因素如何通过调控基因表达促进乳腺癌的发生[21]。

二、乳腺癌转录调控

乳腺癌发生的促癌因素不尽相同，遗传的、表观遗传的或翻译后的改变均可诱导乳腺癌的发生。这些改变导致特定的蛋白质、DNA 结合转录因子、组蛋白、共调节因子、DNA 及组蛋白修饰酶的表达或功能的改变，从而影响基因的转录水平[21-22]。多平台基因组分析揭示了乳腺癌中 93 个频繁突变的基因，其中 49 个基因与转录直接或间接相关[23]。c-Myc 和雌激素受体 α（ERα）等转录因子的表达上调以及 Rb（视网膜母细胞瘤）和 p53 的表达下调是与乳腺癌相关的最常见的转录调控改变[24-25]。

三、肥胖及其对乳腺癌转录调控的影响

肥胖可显著促进乳腺正常腺上皮细胞和乳腺癌细胞的增殖。同时，肥胖和脂肪分布也受到内分泌激素和高胰岛素血症的影响[26]。在绝经后，卵巢停止产生雌激素，脂肪组织成为雌激素的主要来源。过度摄入高脂肪食物可导致脂肪组织的肥大和增生[27]，进而产生更多的雌激素，促进乳腺细胞的增殖，特别是那些携带基因突变的乳腺细胞[21]。瘦素是由脂肪细胞产生的另一种必需激素，可通过旁分泌和自分泌途径发挥作用。它向大脑发出抑制饥饿的信号，从而调节能量平衡。多种来源细胞均可表达瘦素受体（Ob-R），包括乳腺上皮细胞和脂肪来源的基质细胞（ADSC）[21]。脂肪组织的肥大和增生导致瘦素高表达[28]，其通过 IGF/ 胰岛素 /Akt 信号通路、瘦素 /JAK/STAT 信号通路，以及与肥胖和癌症有关的其他炎症通路等介导，最终刺激细胞增殖[29]。例如，高血糖已被证明可以激活 NF-B，这是肥胖与肿瘤可能的关联机制[30-31]。此外，更高的 C 反应蛋白水平，TNF-a、IL-6、IL-8 和 MCP-1 等炎症因子，以及瘦素等也与肥胖与肿瘤中的慢性炎症状态相关[32]。

脂肪组织和血清中的高瘦素水平、高雌激素水平，以及高瘦素受体 mRNA 会增加乳腺癌的发生风险，且与乳腺癌预后不良相关[31]。经多项研究验证，瘦素是乳腺癌肿瘤大小及 TNM 分期的独立预测因子[33]。

肥胖相关的代谢异常会引起多种信号通路的改变，可被用于开发抗肿瘤治疗靶点。生理性的雌激素 E2 在绝经后女性中具有生物活性，除了激活许多细胞增殖相关基因外，它还有其他重要作用。已知雌激素与乳腺癌和子宫内膜癌的发生发展相关[34]。脂肪来源基质细胞可以合成和分泌具有生物活性的雌激素 E2。雌激素 E2 的生成过程涉及 CP450Arom（细胞色素 P450 芳香化酶）芳香化 δ-4-雄烯二酮（δ4A）。芳香化酶在雌激素的生物合成过程中起到限速酶的作用。细胞色素 P450 基因（*CYP19A*）转录激活对 ER 阳性乳腺癌的存活和发展至关重要[35]。*CYP19A* 转录表达的关键机制涉及转录因子 CREB（cAMP 应答元件结合蛋白）招募并与 *CYP19A* 近端启动子（PII）的结合。这种招募需要 CREB 与其共激活因子 CRTC（CREB 调节的转录共激活因子）结合[36]，而 CRTC 受 AMPK 信号通路磷酸化状态调控。因此，在肥胖条件下，高水平瘦素通过 Ob-R 抑制 CRTC 磷酸化，进而导致 CP450Arom 高表达和局部雌激素 E2 合成增加（图 13.2）。雌激素水平的增加促进乳腺导管上皮细胞增殖基因的上调[37]。

瘦素还可刺激 Cadh-1 的产生，Cadh-1 是一种参与黏附连接形成的蛋白质，被认为与乳腺癌和转移有关。瘦素与 Ob-R 的相互作用还可激活 ERK 途径，导致 ERα 和 CREB 的核易位，并分别与 SP1（特异性蛋白）和 CRE（cAMP 应答元件）结合。这种作用不依赖于雌激素的存在，因此，瘦素还通过 Cadh-1 转录激活增加了非经典途径 ER 通路[21,38-39]。

除瘦素外，另一种脂肪因子脂联素可调节脂肪来源基质细胞雌激素 E1 和 CP450Arom 水平。该因子抑制细胞增殖，通过 p53 通路促进细胞凋亡，激活 AMPK 信号通路，激活肿瘤抑制复合物，并通过抑制 mTOR 下调增殖。它还通过激活 PPAR-γ 通路参与细胞增殖和分化的调控。脂联素可抑制乳腺癌细胞中的芳香化酶表达，因此低血清脂联素水平与乳腺癌风险增加相关[33,40-41]。

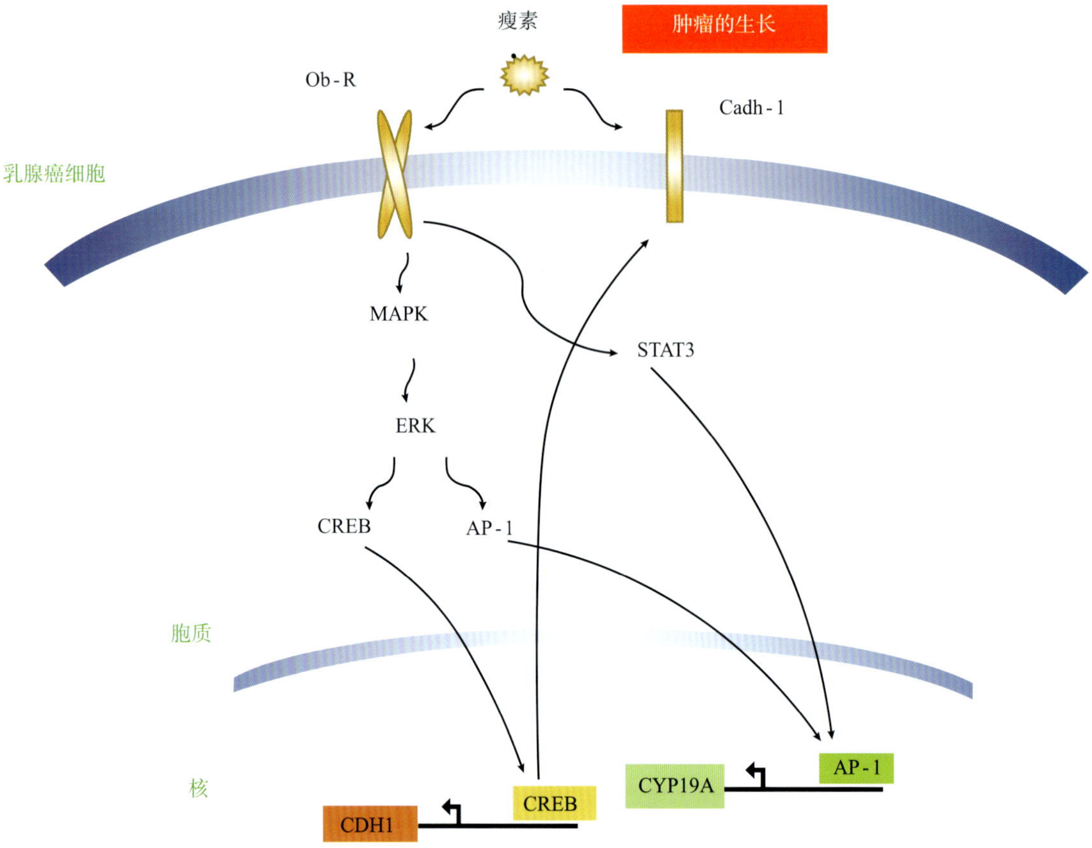

图 13.2 肥胖在乳腺癌发展过程中的作用通路

四、吸烟及其对乳腺癌转录调控的影响

吸烟在癌症发病率和死亡率中的作用是无可争议的，它与 25% 的男性恶性肿瘤及 4% 的女性恶性肿瘤相关[42]。吸烟也是乳腺癌最重要的危险因素之一[43]。流行病学和临床研究数据均表明，吸烟暴露与乳腺癌发病率之间存在确定且显著的相关性[43-44]。无论是健康人群还是乳腺癌患者，在吸烟后均可在乳腺组织中检测出烟雾中的化学物质。这些化学物质包含了诸如尼古丁、菲、苯并（a）芘、1-甲基蒽等，可以在表观遗传学及转录水平调控基因表达，从而促进乳腺癌中上皮间质转化（EMT）[21]。EMT 与肿瘤初始的转移事件发生相关，肿瘤细胞在 EMT 过程中丧失上皮特性，获得间充质特性，并变得具有侵袭性和运动性。EMT 是乳腺癌发生转移并最终导致乳腺癌相关死亡的关键过程[43]。

关于吸烟对转录调控的影响，尼古丁是香烟烟雾中的一种重要化合物，与表达在神经细胞和其他组织上皮细胞上的 AChR（离子型乙酰胆碱受体）相互作用[45-47]。尼古丁也可影响肿瘤细胞中多种信号通路。相关领域的研究结果表明，尼古丁会引起上皮间质转化（EMT），并增加乳腺癌细胞的侵袭性[43]。然而，吸烟与乳腺癌发生的确切机制尚不完全清晰。

由于香烟烟雾中的化学物质种类繁多，吸烟促进癌症发生的机制也并非由于单一基因的改变。通过比较正常上皮细胞和乳腺癌细胞暴露于香烟烟雾提取物（CSE）后的变化，发现了许多基因调控的异常。例如，由于甲基化增加，Claudin-1 和 Occludin 的 mRNA 和蛋白水平显著降低。此外，还可检

测到 *Erβ* 基因甲基化的显著增加 [48]。然而，介导这些表观遗传学改变的具体的化合物和潜在的机制仍不确定。

乳腺癌中烟雾介导的转录调控涉及 C/EBPβ（CCAAT 元件结合蛋白 β），其激活乳腺癌 1-XL（抗凋亡基因）的转录。1-XL 基因是乳腺癌侵袭性转移的标志物，抑制半胱天冬酶介导的凋亡途径。体外研究表明，香烟烟雾凝结物（CSC）的暴露同时增加了乳腺上皮细胞系 MCF-10A 中 1-XL 和 C/EBPβ 的表达。1-XL 表达上调与肿瘤干细胞比例增加相关。肿瘤干细胞作用的确切机制尚不清楚，但吸烟可能诱导高外显率突变，导致乳腺上皮细胞的侵袭性和生存率增加 [49-50]。此外，尼古丁可诱导乳腺癌细胞的上皮-间质转化（EMT）。

尼古丁暴露还可促进 CEBPB 依赖的 GFA 转录。尼古丁诱导乳腺癌细胞中 UDG-GIcNAC 的显著增加，这进一步导致 CHOP 的糖基化，CHOP 是 CEBPB 的负性调节因子，能够阻止其与 GFAT（氨酰胺：果糖-6-磷酸转氨酶）启动子的结合。糖基化破坏转录抑制因子 CHOP 和 CEBPB 的相互作用，增强 CEBPT 与 GFAT 启动子的结合，进而增强 GFAT 的表达。同时，GFAT 也参与调控已糖胺生物合成途径中的 UDP-GlcNAc 细胞内含量，GFAT 是这一过程中的限速步骤。因此，在乳腺癌细胞中，GFAT 调控的已糖胺生物合成过程可通过改变细胞中 OGlcNAc 糖基化修饰直接影响细胞 EMT。因此，高 O-GlcN 酰化在 EMT 中起重要作用，吸烟促进了乳腺癌的进展。

尼古丁还可通过其他机制促进乳腺癌的生长。在尼古丁暴露时，Scr 激酶通过离子型乙酰胆碱受体（AChR）激活 EGFR（酪氨酸激酶受体）信号通路。EGFR 通路的激活导致 ERK1/2、Src、Akt 和 PKB 的磷酸化，导致 E2F1 和 BRCA1/2 上调，促进乳腺癌细胞的生长和存活。E2F1 是细胞周期调节因子 CDC25a 磷酸酶基因非常确切的转录因子。磷酸化 PKB 途径诱导 BRCA1/2 转录表达。Scr 介导的 EGFR 和 AChR 之间的交互关系为吸烟促进乳腺癌提供了新的机制 [51]。

五、酗酒及其对乳腺癌转录调控的影响

饮酒是公认的乳腺癌危险因素。每天仅摄入 10 g 酒精就会使患乳腺癌的风险增加 8%~9%。对于长期饮酒的人群，每天摄入 5~9.9 g 和 30 g 将使患病风险分别增加 15% 和 51%。雌激素受体阴性和阳性乳腺癌均与饮酒相关，但后者与饮酒的关联更显著 [52]。初潮到第一次怀孕之间的时间窗内的致癌物暴露也非常重要。流行病学数据显示，早期饮酒使绝经前和绝经后患乳腺癌的风险均增加。第一次怀孕前接触酒精的时间越长，患乳腺癌的风险越高 [53]。

酒精促进乳腺癌发生的确切机制尚不完全清楚，但推测可能与雌激素代谢有关 [52]。其他可能的机制包括与酒精代谢相关的乙醛和活性氧（ROS）生成。国际癌症研究机构（IARC）已将乙醛列为致癌物。乙醛可以和 DNA 形成加合物，促进突变形成和细胞恶性肿瘤。实验证实饮酒导致大鼠乳腺组织中乙醛积累 [21,52]。在纯合 ADH3（乙醇脱氢酶 3）等位基因的绝经前妇女中，中等酒精摄入量（15~30 g/d）与乳腺癌风险增加有关。这种表型与乙醇脱氢酶活性增加以及随后的乙醛产生有关，表明酒精代谢产生的乙醛与乳腺癌风险增加有关 [21]。此外，由乙醇代谢产生的活性氧也可促进肿瘤进展。此外，酒精介导肿瘤发生的机制还包含了 DNA 或 DNA/ 组蛋白低甲基化及叶酸代谢障碍 [52]。

关于酒精在转录调控中的作用，酒精摄入可通过不同途径引起基因表达的变化。低至 0.06% 的乙

醇浓度即可导致促进乳腺上皮细胞恶性增殖的基因转录改变。近 75% 的乳腺癌为激素受体阳性，乙醇诱导的雌激素介导的细胞增殖、转移[54]及存活已经在许多研究中得到证实[36,55]。ERα 和 CP450Arom 的过度表达对早乳腺癌的发生发展至关重要。在中等剂量下，乙醇可诱导 ERα mRNA 的合成和随后的乳腺癌细胞增殖，但其转录调控机制目前尚不明确。有研究探索急性和慢性暴露于浓度超过 0.5% 的乙醇对转录的影响，发现乙醇通过抑制 Gαi 的功能来稳定腺苷酸环化酶。抑制 Gαi 上调 cAMP 水平[56-58]，从而促进基因如 CP450Arom 和 Amph（Amphiregin）的转录激活。Amph 属于内皮生长因子家族，是一种丝裂原激动剂[38,59,64]。在乳腺癌中，EGFR 信号通路介导的雌激素 E2 产生有两个相互关联的途径。第一个也是最被熟知的途径是通过 ERα 依赖的转录激活途径上调 Amph 和 TGFα 表达[59,63,65-66]。第二个途径涉及 GCPR 基因（G 蛋白偶联的雌激素受体）过度激活 EGFR 信号通路。GCRP 基因激活金属蛋白酶[67]，释放附着于细胞膜的 EGFR 激动剂[63,68]。此外，在乳腺癌细胞中，EGFR 还可以通过抑制 κB 激酶 α（IKKα）磷酸化和 PKA 分别通过配体依赖性和非依赖性途径诱导 ERα 活性。多种与增殖和侵袭性相关的基因在这两种途径中共同发挥作用，如 Myc、BRCA1-XL、细胞周期蛋白 D1、CDKN1A 和 AP1 等。因此，雌激素活性和 EGFR 之间的双向反馈对乳腺癌细胞的增殖至关重要[21]。在另一项体外研究中，与瘦素不同，乙醇在 12% 浓度时可增强抑制因子 Slug 和 Snail 招募，从而抑制乳腺癌细胞系中的 Cadh-1 表达，促进细胞迁移[38,59]。Slug 和 Snail 这两个因子本身就是 EGFR 的靶点，可被 AKT、p38 和 ERK 所激活[60]。然而，乙醇促进细胞迁移的确切机制还有待进一步证实。

此外，在 HER2 阳性小鼠肿瘤和 ERα 阴性细胞系中，乙醇暴露增加 Erα 基因表达和 BRCA1 水平降低，且与暴露剂量相关。由于 BRCA1 和 Erα 也存在相互作用（BRCA1 抑制 ERα 的转录活性），所以两者水平的失调都可能与乙醇的转录调控作用相关，需要更多实验验证[54,59,61]。流行病学和临床研究表明，酒精滥用和多种慢性疾病相关，如脂肪肝、胰腺疾病和巨幼细胞贫血等，也包括特定肿瘤[62-63,69]。乙醇干扰叶酸的吸收和同化，以及后续细胞中甲硫氨酸的合成[70-71]。甲硫氨酸缺失会重编程基因组活性并促进癌基因的表达[72-74]。例如，在乳腺癌中，乙醇诱导 ERα 的表达。在乙醇诱导下，细胞整体甲基化水平降低，研究发现 DNA 甲基转移酶的表达和活性有所改变[75]。然而，在肿瘤细胞中，乙醇是否能诱导抑癌基因特异性甲基化（例如乳腺癌中 BRCA1 的沉默）仍需要通过实验验证[21]。在这方面，乙醇诱导的 DNA 甲基化和基因表达数据的整合将有助于探索乙醇在乳腺癌中作用的潜在机制[52]。

第三节　乳腺癌核糖体 RNA 转录的研究进展

一、核糖体的生物合成

核糖体是一种核糖核蛋白复合体，是普遍保守的细胞器，负责所有活细胞中的蛋白质合成。它由大小两个亚基组成，每个亚基都是由许多不同的核糖体蛋白（r-蛋白）和核糖体 RNA（rRNA）相互作用形成的。大亚基在蛋白质合成过程中催化肽基转移酶反应[76]。小亚基具有解码功能，参与 mRNA 上的密码子和 tRNA 上的反密码子的配对。人类 60S 核糖体亚基包含 18S rRNA 和核糖体蛋白（RP）。小的 40S 亚基包括 3 个 rRNA（5S、5.8S 和 28S rRNA）和 4 个不同的 RP[76-79]。

核糖体的形成，即核糖体生物合成（RiBi），是一个复杂而关键的细胞过程。在真核生物中，它由核仁和细胞质共同完成。核仁是核内非常显著的动态结构区，在人类细胞中，核仁在含有核糖体RNA基因的染色体（染色体13、14、15、21和22）短臂周围的核仁组织区（NOR）形成。这些区域含有数百个以串联重复形式存在的rRNA基因簇，其具有回文单位[79-81]。在结构上，核仁具有特定的3部分结构，即FC（纤维中心）、DFC（致密纤维组分）和GC（腺体组分）。

rRNA转录相关因子定位于FC区域，并且rRNA基因的转录发生在RNA聚合酶Ⅰ（RNAPⅠ）的DFC和FC的交界处，形成47S pre-rRNA转录本。这种初始转录本经过进一步处理，在DFC区域内产生成熟的5.8S、18S和28S rRNA。第四个rRNA（5S）基因位于1号染色体上，通过RNA聚合酶Ⅲ（RNAPⅢ）在核质中转录。前核糖体亚基（90S）的组装发生在GC区域。这一过程涉及原代47S前RNA转录本与5S rRNA、大多数核糖体蛋白和众多装配因子之间非常有序的共转录关联。装配因子包括了近200种相互作用因子，包括snoRNA（小核仁RNA）、装配因子蛋白、核酸内切酶、核酸外切酶、碱基修饰和核糖修饰酶等，共同参与调节pre-rRNA的加工、修饰以及正确折叠成pre-40S和pre-60S亚基。之后这两个亚基将转移到细胞质中，经历最后的成熟步骤并组装成80S核糖体并准备进行蛋白质翻译工作[79-83]。

蛋白质翻译是维持细胞存活所必需的，核糖体的数量直接反映了蛋白质翻译能力。其中rDNA转录是核糖体生成所必需的过程，由RNA聚合酶Ⅰ介导的rDNA转录约占核转录的60%。人类二倍体细胞中rDNA位点串联重复序列和高拷贝数（约300个rDNA重复序列）使得这种高rRNA合成率得以实现。然而，并非所有这些基因都进行转录，只是在特定时间段这些基因中的部分进行转录[84-86]。

真核细胞中RNA聚合酶Ⅰ是一种由14个亚基组成的蛋白质（590 kDa）。它需要3种基础转录因子（SL1复合物、UBF和RRN3）来有效转录47S pre-rRNA基因[79,87-88]。UBF（上游结合因子）是核转录因子[79]，与rDNA多个位点结合，促进PIC（预起始复合物）组装和rDNA染色质重塑。SL1（选择性因子1）复合物由TBP（TATA结合蛋白）和TAF（TBP相关因子）组成。SL1和UBF相互作用并与rDNA启动子序列结合。第三个辅助因子RRN3（TIF-A1）通过UBF/SL1复合物募集RNA聚合酶Ⅰ启动转录过程[88-89]。

二、乳腺癌中RNA聚合酶Ⅰ的转录活性

人类细胞中核糖体生物合成的失调可导致各种疾病，如核糖体病、Treacher Collins综合征和肿瘤[90]。有趣的是，rDNA拷贝数在转移性乳腺癌细胞中是可变的，其缺失性和获得性突变均有报道。在恶变过程中，RNA聚合酶活性的增加表现为核糖体数量的增加[81,91]。RNA聚合酶活性是细胞恶变的标志之一，最显著的标志是ΔN-netrin-1（netrin 1的核仁N-末端截短同种型）在肿瘤细胞中的表达。在正常细胞中，netrin参与轴突的引导。而在肿瘤细胞中，ΔN-netrin-1与RNA聚合酶Ⅰ转录组分结合，驱动rRNA合成、pre-rRNA加工及随后成熟核糖体数量的增加。鸟嘌呤核苷酸交换因子eCT2（上皮细胞转化序列2癌基因）被蛋白激酶PKC1磷酸化时，通过与UBF1结合激活rDNA转录。金诺芬（PKC1的特异性抑制剂）通过抑制ECT2磷酸化和随后的rDNA转录可发挥其抗肿瘤增殖作用[79]。

关于乳腺癌的核仁重塑，核仁的超微结构可影响细胞的正常存活和生长，其受遗传和环境变化的

影响。核仁数目增多、肥大、形态不规则以及 RNA 聚合酶 I 镜像转录增加等核仁异常是包括乳腺癌在内的多种肿瘤的标志。这些核仁异常代表了核糖体和蛋白质翻译量的增加，以适应增殖癌细胞的高代谢活性。虽然核仁异常在一些缓慢增殖的恶性肿瘤组织中并不显著[92-93]，但是核仁适应性改变与肿瘤之间的联系不容忽视。核仁形态学也常被用于乳腺癌的预后因素。

有研究在 1600 例浸润性乳腺癌患者中使用苏木精和伊红染色评估核仁大小，结果显示核仁评分较高与乳腺癌特异性存活时间和无远处转移存活时间较短相关。核仁大小也是乳腺癌组织学分级的重要参数，并和其他临床病理指标（如患者年龄）相关[94]。类似地，嗜银染色显示乳腺癌的嗜银核仁区域越小，患者的预后越好，反之亦然[95]。rDNA 转录是核仁形成的驱动因素，也是细胞生长形成的限速步骤。因此，了解与 RNA 聚合酶 I 活性调节有关的途径和分子，以及与之相关的乳腺癌发病机制，有助于研发新的抗肿瘤药物靶点[81]。

三、调节 RNA 聚合酶 I 活性的信号转导途径

RNA 聚合酶 I 转录失调是包括乳腺癌在内的许多癌症的发生原因。Myc 通路、PI3K/AKT/mTOR 通路和 Wnt 通路是调节 RNA 聚合酶 I 活性的关键信号通路，且在多种恶性肿瘤中存在异常调控。

1. Myc 通路

Myc 家族的细胞原癌基因包括 3 个高度相关的核磷酸化蛋白，即 c-Myc、N-Myc 和 L-Myc。这些转录因子作为许多信号通路的下游靶标，可调控核糖体合成、细胞周期进程、增殖、永生化、细胞分化、细胞黏附、代谢和凋亡等许多相关通路基因的转录[88,96]。超过 50% 的肿瘤存在 Myc 家族癌基因失调，且通常与不良预后相关[97]。c-Myc 在乳腺中的过表达与乳腺癌的发生发展及预后差相关[98-100]。Myc 通过调控 RNA 聚合酶 I 和Ⅲ的活性来增强核糖体生物合成[81,88,96]。

在乳腺癌中，由 RNA 聚合酶 I 导致的转录异常主要由 UBF、RRN3 和 RNA 聚合酶 I 亚基的相互作用引起，从而增强 rRNA 基因转录。c-Myc 与 rRNA 基因的启动子结合促进了 SL1 复合体的招募，激活 RNA 聚合酶 I 并启动预起始复合物形成。c-Myc 还与核仁结构相关，c-Myc 过度表达者核仁肥大[81,88]。在前列腺癌中，Myc 癌基因亚染色体区存在 RNA 聚合酶Ⅱ与染色质相互作用，AR 和 FOXA1 激活增强子，活化的增强子通过与 Myc 启动子相互作用来调节 RNA 聚合酶Ⅱ活性[101]。

2. PI3K/AKT/mTOR 通路

PI3K/AKT/mTOR 信号通路是复杂的信号转导途径，负责调控包括代谢、生长和自噬等多种细胞活动[81,102]。该通路的失调可导致细胞生长和肿瘤增殖，并且与乳腺癌内分泌耐药相关。

脂质激酶 PI3K 在该通路中起重要作用。它由两个亚基组成，即调节性（p85）亚基和催化性（p110）亚基。p85 调节 p110 对不同生长因子（如 FGFR、EGFR 和 VEGFR）刺激 RTK 酪氨酸激酶受体（RTK）的反应[102]。酪氨酸激酶受体募集衔接蛋白，促进 p85 和 p110 的结合，激活 PI3K。活化的 PI3K 将 PIP2（磷脂酰肌醇 3,4-二磷酸）转化为 PIP3（3,4,5-三磷酸），其作为次级信使结合 PDK1（磷酸肌醇依赖性激酶-1）并磷酸化 AKT。AKT 是关键的信号转导蛋白，也可以被 mTORC2 磷酸化。激活后，AKT 可磷酸化多种底物和下游靶点，如 MMP（基质金属蛋白酶）、VEGF、mTOR（雷帕霉素的哺乳动物靶标）和 CDK（细胞周期蛋白依赖性激酶）。此外，在乳腺癌中，*PDK1* 基因是最常见突变的基因，并且是

抗肿瘤治疗耐药形成的关键[103-105]。

乳腺癌的发展和内分泌耐药与PI3K通路的过度激活有关，这反过来又导致效应蛋白mTOR的上调。mTOR是一种丝氨酸/苏氨酸激酶，是PI3K和Akt的下游分子，通过增加rRNA合成来促进细胞生长[81,102,106]。mTOR可以被许多信号激活，包括环境、营养和生长因子等，进而通过多种机制调节rDNA的转录。例如，mTOR可通过靶向核糖体蛋白S6K1（S6激酶1）帮助预起始复合物（PIC）的形成。S6K1通过磷酸化激活UBF的C-末端结构域，促进SL1与rDNA的启动子结合。mTOR还可通过与rDNA启动子直接结合，进而诱导Myc翻译来促进rRNA合成。此外，mTOR可磷酸化RRN3（TIF-1A）以调节其活性和定位[97,107-108]。RRN3是rDNA转录起始阶段的主要限速因子，是mTOR和c-Myc发挥致癌作用的共同靶点。无论是在早期还是在晚期乳腺癌中，常可检测到RRN3基因的上调，以及与之相关的前RNA水平增加，提示RRN3的过表达可直接促进rRNA转录。mTOR包含mTORC1和mTORC2两种不同的复合物，它们表现出不同的作用模式。mTORC1是雷帕霉素和雷帕霉素类似物的靶标，因其在肿瘤发生中的作用而被研究得更广泛。新近发现，mTORC2可促进肿瘤细胞生长。ATK是肿瘤中最常见的超活化蛋白，是mTORC2的关键底物。在被mTORC2激活后，ATK可促进mTOR信号传导，使该信号通路增加了调控的复杂性[102,109]。此外，AKT还可以调节RRN3与rDNA基因座的结合，并通过CK2介导的磷酸化增强RNA聚合酶Ⅰ活性，该作用不依赖于mTOR[110]。因此，在乳腺癌细胞中，由过表达RNA聚合酶Ⅰ转录相关因子驱动的rRNA合成增强可被认为是乳腺肿瘤发生启动的关键因素[81]。

3. Wnt通路

Wnt通路包括一组进化上高度保守的重要信号转导通路，负责调节胚胎发生过程中的细胞增殖、细胞极性和分化[111-113]。Wnt通路包括3个主要分类：经典Wnt/β-联蛋白通路、非经典的平面细胞极性通路和Wnt/Ca^{2+}通路[111]。经典的Wnt/β-联蛋白通路对于乳腺的发育至关重要，特别是乳腺导管上皮发育、乳腺导管祖细胞群维持和管腔样分化[113,96]。Wnt信号通路失调导致乳腺癌的发生，在超过50%的乳腺癌患者中存在Wnt通路异常激活并与预后较差相关[112-113]。Wnt/β-联蛋白通路也参与调节rDNA转录相关因子的表达，包括推定的调节因子PPAN和c-Myc。因此，该通路间接影响RNA聚合酶Ⅰ的活性。在非基底样乳腺癌细胞中，β-联蛋白调节的c-Myc表达[297]。与非三阴性乳腺癌相比，在三阴性乳腺癌（TNBC）细胞系中Wnt/β-联蛋白信号通路上调，单个细胞内核仁更多。使用亚致死剂量高度特异的β-联蛋白转录抑制剂处理TNBC细胞，核仁数量显著减少。此外，在抑制了β-联蛋白的三阴性乳腺癌细胞中，核仁中LAS1L（LAS1样核糖体生物合成）显著降低。LAS1L蛋白的表达对乳腺癌细胞的生长至关重要，并且在TNBC中显著高表达[113]。因此，在三阴性乳腺癌中β-联蛋白还具有协调核仁活性的功能[113]。

在肿瘤细胞中，核仁应激使经典Wnt通路过度激活，刺激PPAN（Peter Pan）表达以维持rRNA合成。PPAN在进化上是保守的核糖体生物合成的必需因子，定位于细胞核和线粒体。PPAN高表达与TNBC预后较差相关，是TNBC一个新的预后指标[114-115]。

非经典的β-联蛋白非依赖性Wnt通路涉及Wnt5a对乳腺癌rDNA基因转录的负调控。Wnt5a是自分泌或旁分泌配体，通过β-联蛋白非依赖途径抑制乳腺肿瘤细胞生长。在45%~75%的乳腺癌患者中可观察到 Wnt5a 的表达降低，且与无病生存率降低和早期复发有关[116,81]。Wnt5a 通过降低细胞迁移和侵袭功能抑制肿瘤生长，还可通过降低 rDNA 转录抑制乳腺癌增殖。与野生型肿瘤相比，Wnt5a$^{-/-}$ 转基因乳腺癌小鼠表现出嗜银核仁区域增大和肿瘤增殖标志物（Ki67）高表达。

此外，表达外源性 Wnt5a 的人乳腺癌细胞系 MCF7 中核仁面积、47S pre-tRNA 水平和细胞增殖均下调，表明 Wnt5a 对 rRNA 合成的抑制作用。这种抑制作用与 NOR 定位以及随后的 DVL1 与乳腺癌细胞中 rDNA 染色质的结合有关。Wnt5a 下游信号通路导致脱乙酰酶 SIRT7 与 RNA 聚合酶 I 解离[117]。SIRT7 催化 RNA 聚合酶 I 的 PAF53 亚基的脱乙酰化，并增强其与 rRNA 基因的结合[118]。

四、肿瘤抑制蛋白抑制核糖体 DNA 转录

肿瘤抑制基因（TSG）的翻译产物是肿瘤抑制蛋白，对细胞存活至关重要。它们参与抑制细胞分裂、诱导细胞凋亡、DNA 损伤修复和抑制转移。因此，这些 TSG 内的功能丧失突变将导致肿瘤的发生[119]。p53、pRb、PTEN 和 ARF 等是通过抑制 rDNA 转录来抑制乳腺肿瘤的重要抑癌因子。

1. p53

TP53（p53）是包括乳腺癌在内的所有肿瘤中十分常见的突变基因，在浸润性乳腺癌和三阴性乳腺癌中的突变率分别高达 35% 和 80%[120]。p53 是一种分子量为 53 kDa 的蛋白质，于 1979 年首次被发现[121]。p53 在细胞应激和 DNA 损伤的情况下阻止细胞周期 G1/S 期推进[118]。在基底样乳腺癌中，p53 功能缺失性突变与肿瘤细胞异常增殖和更具侵袭性有关[122]。除了调节细胞周期外，p53 还通过抑制 rRNA 合成来抑制细胞增殖和生长。它通过与 TBP 和 TAFI110 结合来抑制 RNA 聚合酶 I 的转录。它还通过与 SL1 复合物的 TBP 亚基结合来干扰 PIC 的形成，从而阻止 SL1 和 UBF 的相互作用并抑制 RNPI 转录。此外，p53 表达缺失还与 AgNOR 面积增加有关[81,123-124]。

核糖体生物合成对核仁应激反应（NSR）也很敏感，这种应激反应可以引起细胞周期停滞和细胞凋亡。MDM2（一种 E3-泛素连接酶）是 p53 的负调节因子，在正常细胞条件下，MDM2 与 p53 的 N-末端结合并阻止其转录活性。这种结合还启动了 p53 的泛素化降解和随后蛋白酶体系统的降解。此外，MDM2 还可直接与 p53 相互作用并诱导其出核，从而阻止其与 DNA 相互作用[105,125-127]。因此，MDM2 可抑制 p53 介导的细胞凋亡和细胞生长停滞。然而，在应激条件下，与 MDM2 结合的核糖体核糖核蛋白释放，抑制了 MDM2 与 p53 的相互作用及 p53 的泛素化降解[124,127]。p53 依赖性细胞周期阻滞通过干扰 rRNA 加工抑制 RiBi。因此，细胞周期、RiBi 和 p53 是紧密联系的过程。核仁作为应激感受器，维持低水平的 p53 表达。在应激条件下，核仁功能受损，导致 p53 水平升高和随后的细胞死亡。虽然细胞核应激也可以是 p53 非依赖性的[128-129]，但是对于具有 p53 突变的肿瘤细胞，靶向核仁活性是一个可能的治疗方向。

2. pRb

肿瘤抑制蛋白 pRb（视网膜母细胞瘤蛋白）的功能与 p53 类似。pRb 属于口袋蛋白家族，是负性生长调节因子。应激状态下，pRb 通过调控 E2F 介导细胞周期停滞。pRb 还可以通过 E2F 以外的机制来调控染色质结构、染色质内聚力、分化、细胞死亡和肿瘤增殖[130-131]。在细胞周期停滞的分化细胞中，pRb 在核仁中积累并抑制 rDNA 转录[132-135]。pRb 也通过直接抑制 RNA 聚合酶 I 活性而使 rRNA 转录失调。

这种抑制是由 pRb 蛋白 C-末端部分与 UBF 的 HMG 盒式结构 1/2 之间的相互作用介导的，导致 UBF 通过脱乙酰化失活 [79,135]。然而 pRb 家族成员之间有功能重叠，与缺乏所有三种 pRb 和 p130 蛋白的细胞相比，rRNA 合成在 $Rb^{-/-}$ 细胞中不受影响。pRb 和口袋蛋白 p130 均具有通过 UBF 抑制 RNA 聚合酶Ⅰ转录的能力 [130,135]。

一般认为，pRb 通过磷酸化失活促进细胞进入细胞周期。事实上，Rb 基因的失活还涉及大量的其他机制。pRb 基因失活突变在包括乳腺癌在内的多种肿瘤中有报道。大约 40% 的 TNBC 和 20% 的导管原位癌（DCIS）是 pRb 阴性。不同亚型的乳腺癌与 Rb 通路失活的不同机制有关。例如，ER 阳性乳腺癌通常表现为细胞周期蛋白 D1 的异常表达或扩增而导致 CDK4/6 失调 [131]。

3. PTEN

PTEN 基因编码磷酸酶，是蛋白质和脂质的双磷酸酶，于 1997 年首次被报道为抑癌基因。它直接或间接地在信号转导、生长、增殖、存活和凋亡等主要细胞过程中发挥调节作用。作为一种脂质磷酸酶，它是磷脂酰肌醇 3-激酶的拮抗剂，并调节 AKT 通路。PTEN 失活可活化 AKT，从而通过多种下游效应分子促进细胞生长、存活、迁移和增殖 [136]。PTEN 表达的丧失与许多类型的肿瘤（包括乳腺癌、肺癌、胶质母细胞瘤和前列腺癌）的发生有关 [81,137-138]。PTEN 的主要生物学功能是将 PIP3 去磷酸化为 PIP2。PIP3 的积累是生长因子 AKT 和蛋白激酶 C（PKC）激活的主要信号 [138]。*PTEN* 通过抑制 PI3K/AKT/mTOR 通路，最终降低 rRNA 合成和细胞生长。它还可通过干扰 RNA 聚合酶Ⅰ与下游基因启动子的结合直接抑制转录。这涉及 rRNA 基因启动子上 SL1 亚基的差异性减少，以及 SL1 复合物从启动子位点的解离和破坏 [139-140]。

PTEN 表达缺失与乳腺癌的侵袭性（包括淋巴结转移、肿瘤较大、TNM 分期晚和分化不良）之间有显著相关性 [141]。PTEN 的充分表达对于正常的细胞功能是至关重要的，通过降低 rRNA 基因转录防止细胞不受控制地增殖。

4. ARF

p53 的一个关键上游控制器是肿瘤抑制因子 ARF，它提供了抵抗致癌刺激引起的过度增殖的第一道防线。在非应激细胞中，ARF 被隔离在核仁中。ARF 的核仁隔离依赖于其连续的转录，应激引起的信号通路改变使 ARF 从核仁中释放。在核仁应激时，ARF 被激活，其通过与 MDM2/HDM2 结合并抑制其降解 p53 的能力，从而使 p53 浓度增加。还有研究发现，ARF 通过与 UBF 相互作用抑制 pre-rRNA 加工来下调 RNA 聚合酶Ⅰ介导的转录，其可能机制是通过降低内切核酸酶 NPM 的活性从而阻断 rRNA 成熟的特定步骤。因此，ARF 不仅触发抑制 RNA 聚合酶Ⅰ转录的 p53 反应，而且通过抑制 pre-rRNA 的加工来阻断成熟 rRNA 的产生。推测 ARF 的初始作用是在致癌刺激引起的过度增殖应激反应中减慢核糖体的产生。其随后与 p53 的连接可提高其效率，将核糖体产生与 p53 依赖性细胞周期进程相连并提供适当的检查点。此外，最近的一项研究表明，ARF 抑制转录终止因子Ⅰ（TTF-Ⅰ）的核仁输入，导致 TTF-Ⅰ在核质中积累 [124,142-144]。

p14 替代阅读框（p14Arf）也是一个 p53 通路相关肿瘤抑制蛋白，是 p53 的上游调节因子。它参与调控细胞周期 G2 期，帮助细胞抵抗致癌刺激引起的过度增殖 [124,145]。在正常细胞中，ARF 被隔离在核仁中，在细胞核应激信号的传递中，ARF 被释放和激活。在活性形式下，它与 MDM2/HDM2 相结合，并通过抑制其降解来增加 p53 的浓度。p14Arf-Topo1 复合物（拓扑异构酶 1 复合物）也通过直接与 rDNA 启动子相互作用下调 RNAP1[146]。在另一条 p53 非依赖通路中，p14Arf 降低了 UBF 的磷酸化，从而中断了其招募转录复合体的效率[124,146-147]。在另一种途径中，p14Arf 破坏 TTF-1 的亚核定位，TTF-1 穿梭于核质和核仁之间，抑制其核仁输入。核仁中 TTF-1 的缺失抑制核糖体 RNA 的合成。TTF-I 还通过促进转录的终止和 RNAPI 的重新启动来促进新生 rRNA 的释放。p14Arf 阻断 pre-mRNA 加工和 mRNA 成熟[143-145]。

p14Arf 在乳腺癌中的作用目前尚不完全明确。其表达随着肿瘤的进展而改变，在乳腺癌中，浸润性癌及浸润前癌中 p14Arf 的表达均有显著增加。p14Arf 和另一种衰老标志物（p16INK4a）的表达增加与浸润性导管癌预后差及复发风险增加有关[148-149]。但随着乳腺癌的进展，p14Arf 的表达降低，肿瘤进展减缓[150]。此外，p14Arf 的表达升高主要定位于细胞质而不是核仁，这也可能导致其促癌和抑癌的双重活性[149]。

五、非编码 RNA 对 rRNA 及转录的调控

分子生物学的进步帮助我们发现，尽管人类 90% 的基因组是动态转录的，但总基因组中只有不到 2% 的基因是蛋白质编码基因。既往曾被认为是累积的进化碎片或伪转录噪声的非编码 RNA（ncRNA），事实上在细胞生理学、发育和病理学中发挥重要的生物学作用。ncRNA 的差异表达被认为是癌细胞的标志，是肿瘤预后、诊断和预测性生物标志物[151]。

微小 RNA（miRNA）和长链非编码 RNA（lncRNA）在新的层面调控 rDNA 的转录[81,152]。miRNA 是一类调节 mRNA 转录后稳定性和可翻译性的短核苷酸（约21 个核苷酸）。许多癌症的进展与 miRNA 表达的失调有关。目前，大约有 3662 余篇关于 miRNA 参与乳腺癌发生、发展和转移的报道。一些 miRNA 通过影响 Myc 和 p53 相互作用直接调节 rRNA 转录[81,152]。例如，有研究发现乳腺癌中存在 Let-7 家族 miRNA 失调：在正常细胞中 Let-7 家族 miRNA 可下调 Myc；而浸润性乳腺癌细胞中 Let-7 家族 miRNA 因 Rpl22（miRNA 核糖体蛋白质 L22）失活而下调。干细胞因子 Lin28B 因 Rpl22 的失活而上调，其可下调 Let-7 家族 miRNA，从而促进 Myc 上调及其介导的 rRNA 转录活性[153-154]。另一方面，Myc 也可被微小 RNA 下调：miR-24、miR-130a 和 miR-145 分别与 RPL5、RPL11 和 RPS14 的相互作用可抑制 Myc。miR-504 可上调核仁蛋白 FGF13 的表达并下调 p53，因此 miR-504 的过表达可导致 rRNA 合成中断[81,155]。有研究报道，miR-504 在蛋白质水平和 mRNA 水平下调 MCF7 乳腺癌细胞系中 p53 的表达。类似地，miR-424-5p 通过与转录相关的 POLR1A 和 UBTF 相互作用下调 rRNA 和蛋白质合成[81,156]。

lncRNA 是非编码 RNA，长度在 0.2~100 kb 之间，缺乏开放阅读框[157]。它们具有复杂的异构三维结构，可以有不同的形状。因此，它们可以与各种细胞内成分（miRNA、蛋白质、DNA 调控序列等）相互作用，并调节其活性和位置。此外，lncRNA 还可作为 miRNA 的内源竞争（ceRNA），从而阻断 miRNA 的活动。这一机制在 lncRNA 参与发育、分化、mRNA 剪接、蛋白质稳定性、基因印迹、染色质修饰和抗病毒药物应答调控过程中发挥功能[158]，并且也与乳腺癌转移有关[157,159]。然而，lncRNA 作用的具体分子机制仍有待进一步探索[158]。此外，lncRNA 还直接或间接参与调节 RNA 聚合酶 I 活性和 rRNA 合成[81,160]。

一个众所周知的 lncRNA 成员，即 ZFAS1 反义 RNA 1（ZFAS1），其在多种肿瘤中异常过表达，并作为癌基因发挥作用。相反，ZFAS1 在乳腺癌中发挥肿瘤抑制基因的作用，在乳腺癌细胞中下调。在乳腺癌细胞系中，过表达 ZFAS1 可以通过阻止细胞周期并诱导凋亡从而显著抑制细胞增殖。过表达的 ZFAS1 还通过调节上皮-间充质转化抑制细胞迁移和侵袭[161]。然而，ZFAS1 参与乳腺癌的确切机制，以及其在乳腺癌中发挥不同作用的原因还有待探索。有研究提示它可能在核糖体生物合成中发挥作用[162]。

几种 lncRNA 参与了 rRNA 的转录调控。LoNA（长核仁 RNA）可以同时降低前 rRNA 和成熟 rRNA 水平。它与核仁素（核仁蛋白）相互作用，抑制 rDNA 常染色质修饰。RNA 聚合酶 Ⅰ 转录 pRNA（启动子相关 RNA），导致 NoRC（核仁重塑复合物）介导的 rDNA 转录沉默。SLERT 是一种以小核仁 RNA（snoRNA）为末端的 lncRNA，它可以促进前 rRNA 转录，并与 RNA 解旋酶 DDX21 相互作用以降低其对 rDNA 转录的抑制。IGS 转录本，包括 PAPAS（启动子和 pre-rRNA 反义转录本），在各种应激条件下调节染色质修饰并使 rDNA 转录失活。然而，许多新型非编码 RNA 的核糖体生物合成调控作用仍在探索中[152]。

六、治疗的靶向性

所有抗癌疗法的最终目标都是消除癌细胞所必需且尤为依赖的关键持续性支持[163]。核糖体生物合成、核仁功能、rRNA 合成和 RNA 聚合酶 Ⅰ 等的异常是癌细胞的标志。核糖体生物合成是一个包括 rRNA 转录、加工、核糖体蛋白合成和核糖体组装在内的多步骤过程，可以成为治疗抑制的潜在靶点[164-165]。

RNA 聚合酶 Ⅰ 对 47S rRNA 转录具有高选择性，可以被用来开发针对 RNA 聚合酶 Ⅰ 活性的抗肿瘤药物，以避免药物作用于 RNA 聚合酶 Ⅱ 而产生潜在副作用。健康体细胞中核糖体生物合成水平较低，使得这些细胞对 RNA 聚合酶 Ⅰ 抑制剂的敏感性低于恶性细胞[164]。因此，靶向 RNA 聚合酶 Ⅰ 活性和随后的核糖体生物合成的抑制剂作为包括乳腺癌在内的许多癌症的治疗靶点具有巨大的潜力[163-164]。此外，在核仁中选择性抑制 rRNA 转录也是促进癌细胞中 p53 激活的有效策略[166]。

1. 当前 RNA 聚合酶 Ⅰ 活性抑制类抗肿瘤药物

核糖体生物合成的调控包括 rRNA 的转录和加工、核糖体蛋白的合成和核糖体组装等步骤，这些都有助于潜在的抗肿瘤药物的开发。目前靶向核糖体生物合成和 RNA 聚合酶 Ⅰ 活性的药物已经用于癌症治疗，包括一些已上市的药物和还在临床试验阶段的药物。这些药物可抑制 rRNA 转录和肿瘤生长，分为非选择性和选择性 rRNA 转录抑制剂（表 13.1）。深入分析这些药物的机制细节、治疗潜力和作用模式，可帮助我们开发新的、更好的 RNA 聚合酶 Ⅰ 制剂[164]。

表 13.1 化疗药物影响聚合酶 I 转录 [164]

药物类型	药物	对聚合酶 I 转录的影响	一般作用机制	核仁监视通路活化	临床使用
烷化剂	顺铂	UBF 从 rDNA 位点移位	DNA 交联和损伤 DNA 合成抑制	是	是
	奥沙利铂	UBF 从 rDNA 位点移位	DNA 合成抑制作用，pre-Rrna 消耗，增加 RPL11 表达	是	是
抗代谢药物	5-氟尿嘧啶	嵌入 rRNA，抑制 rRNA 加工	尿嘧啶类似物，掺入 47S 前核糖体 RNA，抑制前核糖体 RNA 的加工，胸苷合成酶抑制剂，嵌入 DNA 和 RNA	否	是
	氨甲蝶呤	抑制机制不确定	叶酸类似物 胸苷合成抑制剂	是	是
抗生素	放线菌素 D	RNAP1 转录延伸抑制	插入 DNA 富含 GC 的 rDNA 区域，通过稳定 G4 结构影响转录	是	是
	丝裂霉素 C	机制不确定的抑制	DNA 插层 DNA 烷基化	是	是
	阿霉素	抑制作用——可能阻止转录起始	拓扑异构酶 II 抑制剂，DNA 插层	是	是
	米托蒽醌	抑制作用——可能阻止转录起始	拓扑异构酶 II 抑制剂，DNA 插层	是	是
植物生物碱	喜树碱	一种未知机制的抑制	DNA 插层，拓扑异构酶 I 抑制剂	是	是
	伊立替康	机制不明的抑制	拓扑异构酶 I 抑制剂	是	是
	依托泊苷	抑制机制不确定	拓扑异构酶 I 抑制剂	是	是
	玫瑰树碱衍生物	转录起始抑制	拓扑异构酶 II 抑制剂，SL-1 置换	是	II 期临床试验失败
特异性聚合酶 I 抑制剂	CX-3543	机制不确定的抑制	核仁-rDNA-G-四复合体的解离	是	临床试验 II 期
	CX-5461	转录起始抑制	在 rRNA 启动子上中断聚合酶 I 和 SL-1 之间的相互作用	是	临床试验 II 期
	BMH-21	转录延伸抑制	RPA194 的降解和 RRN3 的置换	否	否

2. 非选择性抗肿瘤药物

（1）烷化剂：顺铂及其类似物是铂类烷基化化合物 [167]。它们与 DNA 修复蛋白不可逆结合，形成 DNA 加合物，引起蛋白质合成抑制、细胞周期阻滞和随后的细胞死亡。然而，烷化剂也会影响正常细胞，产生副作用。顺铂和奥沙利铂可将 UBF 从 rDNA 上解离下来，并抑制其转录 [81,164]。铂类药物在肿瘤治疗中应用广泛，特别是死亡率高的肿瘤 [168]。顺铂是乳腺癌治疗中较为常用的化疗药物。近来有报道称，奥沙利铂通过消耗前 rRNA 和上调 RPL11 的表达导致核糖体生物合成缺陷 [169]。

（2）抗代谢药物：抗代谢药物是细胞代谢物的结构类似物，并引起特定酶的抑制，常用的如 5-氟尿嘧啶（5-FU）和氨甲蝶呤，分别是尿嘧啶和叶酸的类似物。5-FU 可以通过与 DNA 和 RNA 结合，以及通过使胸苷合成酶失活抑制 dTTP 的产生，从而导致细胞损伤和死亡。它还可通过阻断 47S rRNA

成熟来影响 rRNA 的合成。5-FU 常被用于治疗乳腺癌和结肠癌[164,170]。氨甲蝶呤被用于治疗乳腺癌和白血病。氨甲蝶呤与二氢叶酸结合并使其失活，导致叶酸缺乏，使胸腺苷合成酶无法将尿嘧啶转化为胸腺嘧啶，从而导致了 DNA 合成的抑制。氨甲蝶呤还可降低 RNA 聚合酶 I 的转录和随后的核仁破坏[170]。

（3）抗生素：抗生素在癌症中也被用作化疗药物，它们起到插层剂的作用。它们会成为快速分裂细胞的 DNA 碱基之间的插层剂，并诱发 DNA 损伤。经常使用的放线菌素 D（ActD）在低浓度下抑制 RNA 聚合酶 I 活性。这种药物通过插入 rDNA 富含 GC 的区域，使 RNA 聚合酶 I 在复制叉处停滞[171-172]。这种插层还导致拓扑异构酶 1 与 DNA 形成稳定的复合物，从而阻碍 rRNA 转录[173]。丝裂霉素 C（MMC）优先抑制 rDNA，因为它能够将 DNA 烃化，并与富含 GC 的 rDNA 区域插层，并像 ActD 一样介导细胞损伤和死亡[170,174]。

阿霉素和米托蒽醌靶向拓扑异构酶 II 发挥作用。由于这些抗生素在 DNA 内插层而形成的 DNA 加合物抑制拓扑异构酶 II 酶重新连接 DNA 链，从而在 DNA 内造成不可修复的双链断裂[175]。阿霉素和米托蒽醌还可像氨甲蝶呤一样，诱导 47S 前 RNA 成熟和加工抑制，常用于乳腺癌治疗[176-177]。

（4）植物生物碱：植物生物碱是植物的天然产物，可以抑制 DNA 合成和细胞周期。例如，喜树碱（一种中药）及其衍生物拓扑替康（Topotecan）和伊立替康（Irinotecan）常被用于多种不同类型的肿瘤[175,178]。这些生物碱以 RNA 聚合酶 I 相关的 I 型拓扑异构酶为靶点，形成拓扑异构酶 I -DNA 复合体，阻断 rRNA 转录，增加 DNA 断裂，从而促进 DNA 损伤[179-182]。另一种植物生物碱玫瑰树碱可以取代 rRNA 启动子上的 SL1 复合体，从而选择性抑制 RNA 聚合酶转录。另外，它还可以抑制拓扑异构酶 IIα，还能激活 NSP。但玫瑰树碱及其衍生物［如羟基-甲基-玫瑰树碱和 9-羟基-玫瑰树碱（9HE）］由于不良副作用而在临床试验中失败[183-184]。

3. 聚合酶 I 转录选择性抑制剂

特异性靶向 RNA 聚合酶 I 活性而开发的药物可具有毒性低、效力强的优势。Cylene Pharmaceuticals 利用高通量技术对具有抗聚合酶 I 转录活性的小分子进行筛选之后，鉴定出了一系列具有破坏核仁 /rDNA G4 复合物能力的氟喹诺酮类衍生物，包括了 CX-3543 的发现，以及随后第二种直接且更具选择性的化合物 CX-5461 的发现。Pimera 公司报道了 BMH21 和 PMR-116 在癌症治疗方面的数据，其潜力也备受期待[164,185-187]。

（1）CX-3543：CX-3543（Quarfloxin）存在于 rDNA 的 G4 四联体结构可促进 rRNA 转录，核仁素可与 G4 四联体结构结合并促进其稳定。CX-3543 以高亲和力结合 rDNA G4 结构，导致核仁从 rDNA 位点上 G4 结构中解离。这直接抑制 RNA 聚合酶 I 活性，导致核仁素在核质中的积累，从而介导细胞凋亡。临床前研究表明，CX-3543 可抑制多种肿瘤细胞系生长[185,189]。该化合物通过了 I 期临床试验，但由于生物利用度问题，其 II 期临床研究失败[81]。

（2）CX-5461：CX-5461 是一种非常有效的化合物，可选择性抑制在多种癌细胞系中低浓度的 RNA 聚合酶 I 。CX-5461 通过靶向 SL1 和 RNA 聚合酶 I 之间的相互作用，特异性地抑制 PIC 的形成。有报道发现它可通过非典型 ATM/ATR 通路诱导 p53 依赖性细胞凋亡（在淋巴瘤和白血病的小鼠模型中）和 p53 非依赖性细胞凋亡（在淋巴母细胞白血病细胞中），细胞死亡机制主要涉及拓扑异构酶 II 中毒。另有报道，CX-5461 通过阻断 RNAP1-RRN3 的释放来阻断转录起始。CX-5461 在乳腺癌细胞中通过干扰 BRCA1/2 介导的同源修复诱导 DNA 损伤。CX-5461 多重作用机制的发挥可能是细胞环境依赖的，但仍需未来进一步探索[81,164]。该药物已成功通过Ⅰ期临床研究，在多种肿瘤中具有抗肿瘤活性，此外，在 BRCA1/2 异常的乳腺癌中也具有一定潜力[81,164]。

（3）BMH 化合物：通过基于细胞的高通量筛选技术筛选能激活 p53 的化合物，发现了 BMH 化合物（如 BMH-7、BMH-9、BMH-21、BMH-22 和 BMH-23）。其中，BMH-9、BMH-22 和 BMH-23 能够诱导 RNA 聚合酶Ⅰ转录应激、蛋白酶体依赖性的 RPA194 不稳定以及 rRNA 合成的抑制。这些化合物的抗肿瘤活性在多种类型的肿瘤细胞中得到验证。BMH-21 是其中研究较深入的，它能够插入 rDNA 的高 GC 位点，随后降低 rRNA 的转录。它还诱发了 RNA 聚合酶Ⅰ最大亚基的耗竭[187-188]。然而，目前这些药物均还未进入临床研究阶段。

第四节　表观遗传改变

肿瘤的发生一直被认为是由基因突变引起的。然而在过去 10 年中，表观遗传修饰介导的基因组调控使肿瘤的发生机制更加复杂。表观遗传改变在印迹和 X 染色体失活等正常生长活动中的作用很早就被认识到了[291]。而异常的表观遗传改变在肿瘤发生中的作用是近年来才发现的。表观遗传信息在细胞分裂过程中可传递到子代，这种遗传不是通过基因组改变实现的[190]。讨论最多的两种表观遗传学改变是 DNA 甲基化和组蛋白修饰，DNA 甲基化是基因组中的 CpG 与甲基经历共价键结合，导致基因表达水平改变；组蛋白修饰是组蛋白经过去乙酰化或甲基化，导致染色体疏松程度改变[191-192]。

DNA 的甲基化改变可分为低甲基化和高甲基化两类，显著影响基因表达。成熟 DNA 中一个甲基化基因如果发生去甲基化，低甲基化状态就会导致基因表达。经常被抑制表达的基因（如 HRAS 致癌基因和其他基因）可导致细胞功能障碍和随之而来的肿瘤进展[191]。相反，当甲基化使基因调控位点或启动子位点的 CpG 岛沉默时，就会发生影响基因转录的高甲基化。基因甲基化和沉默的发生涉及许多调控蛋白和生化反应，最终导致组蛋白状态和染色体折叠的改变[193]。肿瘤相关的高甲基化研究中最广泛的例子之一是结直肠癌中 *hMLH1* 的沉默和乳腺癌中 *BRCA1* 的沉默[194]。两者都会导致重要的 TSG 被沉默，在这种情况下，该蛋白参与 DNA 的维持和修复功能缺失[194]。DNA 甲基化是乳腺癌的危险因素，也是早期诊断的潜在生物标志物。因此，识别 DNA 甲基化变化及其与乳腺癌的关系一直备受关注[195-197]。在一项研究中，与健康乳腺组织相比，在乳腺癌肿瘤中鉴定出 368 个甲基化差异的个体 CpG。其中，56% 的高甲基化位点存在于上游启动子区域，66% 的低甲基化位点定位于基因内。已有数百个基因被证实在乳腺癌中高甲基化，它们涉及关键的细胞周期调节（如 FOXA2、CCND2、AK5）、DNA 修复（如 MGMT、MLH1、BRCA1）、细胞黏附（如 CDH1）、细胞凋亡（如乳腺癌 L2、APC）、激素介导的细胞信号转导（THRB、ESR1 和 ESR2）以及组织侵袭和转移（如 RASSF1A、HIN1、TWIST、RARβ）[10]。许多甲基化状态改变的基因已被报道为生物标志物。例如，*BRCA1* 启动子位点甲基化的女性患乳腺癌的风险增加 3.5 倍。同样，其他几个基因甲基化状态作为乳腺癌的潜在生物标志物也有报道。例如，*ATM*、*PALB2*、*VTRNA2-1*、*BRCA2*、*HYAL2*、*S100P*、

TP53、*HIN1*、*MGMT*、*RASSF1A*、*CDH1*、*CHEK2* 和 *MLH1*[196,198-202]。肿瘤抑制基因的表观遗传沉默与乳腺癌有关。例如，基底样 / 三阴性乳腺癌中高甲基化介导的 *BRCA1* 沉默 [203-205]。*PTEN* 是乳腺癌中另一种重要的肿瘤抑制因子，与表观遗传修饰有关。*PTEN* 肿瘤抑制基因功能的丧失与启动子区域的高甲基化有关。该基因负向调控 PIP3 - AKT 通路。*PTEN* 沉默导致通路的刺激，随后破坏细胞凋亡，提高生存率 [206-208]。激素受体编码基因的 DNA 甲基化状态也与乳腺癌有关 [209]。

在表观遗传学领域，组蛋白改变正变得越来越重要。组蛋白可以乙酰化、磷酸化或甲基化，这些改变都可以调节染色体的稳定性和排列。乙酰化导致染色体的堆积松弛，使转录因子能够进入并激活基因转录 [210]。相反，组蛋白去乙酰化酶（HDAC）介导的去乙酰化以及随后组蛋白残基的甲基化，则会导致组蛋白收紧，限制调控转录蛋白的访问。多项研究表明，DNA 水平表观遗传改变与组蛋白水平变化之间存在复杂的关系。一些研究发现DNA甲基化的改变可能导致组蛋白残端修饰和染色质堆积 [210-212]。这一发现已被其他研究证实，且HDAC抑制组蛋白去甲基化不足以逆转DNA甲基化并导致基因表达 [293]。另一方面，一些研究人员认为组蛋白介导的染色质修饰并不是基因表观遗传沉默的主要驱动因素 [214]。这一假设的相关研究数据来自仅通过组蛋白修饰显示独立 DNA 甲基化基因沉默的调查。目前，该领域的研究在结肠癌、胶质瘤和白血病方面已经取得了重大进展 [212]，但在侵袭性更高的肿瘤中，如乳腺癌，还需要进一步的研究。

一、基因启动子 CpG 岛的甲基化

启动子 CpG 岛的高甲基化是另一种基因失活的机制，可在乳腺癌发展早期发生。在原发性乳腺肿瘤或乳腺癌细胞系中，已有超过 100 个基因被证明是高甲基化的 [215]。大量异常甲基化基因参与了肿瘤抑制和细胞周期控制、凋亡、血管生成、组织侵袭和转移 [216]。

1. CpG 岛高甲基化与乳腺癌进展

CpG 岛的高甲基化与乳腺癌进展有关。最近，在乳腺癌发展的重要阶段，研究人员对 TSG *RAR2* 和 *RASSF1A*、*MINT17* 和 *MINT13* 的甲基化水平进行了调查，发现这些基因的表达水平在整个乳腺癌进展过程中都有显著上升 [217]。各种研究表明，*RAR2* 和 *RASSF1A* 启动子 CpG 的高甲基化在乳腺癌中有一定作用，并被认为是乳腺癌的主要表观遗传过程。Jovanovic 及其同事（2010）在小叶原位癌（LCIS）和导管原位癌（DCIS）的病变中均检测到 *RAR2* 和 *RASSF1A* 甲基化。另一项研究观察了 20 个 IDC 及其相关的正常乳腺组织中的 57 个启动子 CpG 位点，并显示逐步从正常到非典型导管增生（ADH）/ 扁平上皮异型增生（FEA）再到导管原位癌（DCIS），15 种不同基因的甲基化均有增加 [218]。

可以比较乳腺正常、癌前病变和组织中的甲基化意义，以确定启动子 CpG 基因高甲基化与乳腺癌发展之间是否存在联系。为这些研究准备 DNA 的理想方法是使用激光捕获微解剖的福尔马林固定石蜡包埋（FFPE）组织，这保证了获得正确的组织类型用于 DNA 提取和甲基化检测。DNA 甲基化异常也与乳腺癌的临床和病理特征有关 [219]。肿瘤的大小、淋巴结状态、远处转移和激素受体状态都与表观遗传改变有关 [220-221]。MSDK 由 Dana Farber 癌症研究所和哈佛医学院的 K. Polyak 团队开发，是一种全面的 DNA 甲基化分析工具，可以实现公正和完整的甲基化分析 [222]。

2. 激素受体阳性与阴性乳腺癌中的 DNA 甲基化

激素受体阳性和阴性肿瘤的不同表观遗传特征已被确定[203,216-220,222]。基于阵列的甲基化分析有各种缺点，即使它可以同时评估许多基因。由于基于阵列的分析无法给出 CpG 甲基化的定量测量，需要进一步的实验来确认和验证研究结果。因此，像焦磷酸测序这样的新方法是可行的。焦磷酸测序是一种基于合成的测序技术，用于量化靶区内 CpG 位点的 DNA 甲基化。利用焦磷酸盐甲基化测序，Feng 等人发现了与乳腺癌中激素受体表达相关的两组甲基化模式[209]，并在 90 对恶性 / 正常乳腺组织中发现了 12 个肿瘤抑制基因（*ARHI*、*RASSF1A*、*HIN-1*、*RAR2*、*hMLH1*、*14-3-3*、*RIZ1*、*p16*、E-钙黏素、*RIL*、*CDH13* 和 *NKD2*）。

研究数据显示，12 个检测基因中有 5 个（*RIL*、*HIN-1*、*RASSF1A*、*CDH13* 和 *RARβ2*）在乳腺癌组织中甲基化，而在正常乳腺组织中没有甲基化。近 70% 的乳腺肿瘤被诊断为 ER 阳性。ER 阳性的乳腺恶性肿瘤患者接受他莫昔芬治疗，这种药物与雌二醇竞争性结合 ER。患有 ER 阳性乳腺肿瘤的绝经后妇女也是芳香化酶抑制剂（AI）治疗的适应证人群。AI 通过抑制芳香化酶来减少雌激素的产生，芳香化酶从睾酮和雄烯二酮合成雌激素[292]。虽然内分泌治疗对 ER+ 乳腺癌患者的疗效已得到充分证明，但并非所有 ER 阳性肿瘤患者对治疗都有反应[213]。

3. 乳腺癌中的 TSG 启动子高甲基化

TSG 的表观遗传缺陷，如 *BRCA1* 基因的表观遗传改变，与散发性乳腺癌风险高度相关[212-233]。初步研究表明，表观遗传沉默是 *BRCA1* 表达缺失的重要机制[203]。此外，最近发现 *BRCA1* 表达缺失与基底型 / 三阴性乳腺癌相关[204]。Stephenson 等人在 111 例散发性乳腺肿瘤中检测了 *BRCA1* 的甲基化，此前对细菌性 *BRCA1* 突变的检测显示，*BRCA1* CpG 岛高甲基化与基底型 / 三阴性乳腺癌显著相关[205]。最近，其他研究人员 Hsu 等人使用甲基化特异性 PCR（MSP）分析了 139 例早期乳腺癌组织中 *BRCA1* 启动子的甲基化。他们的研究结果揭示了 *BRCA1* 启动子甲基化与 TNBC 肿瘤类型之间的联系[221]。

PTEN 是乳腺癌中另一个重要的肿瘤抑制因子，已被证实与表观遗传介导的损失有关[207-208]。该基因编码磷酸酶 PIP3，负调控 PIP3-AKT 通路。*PTEN* 缺失可激活 AKT 通路，抑制细胞凋亡，增加细胞存活率[206]。研究发现，在 38% 的浸润性乳腺癌病例中，PTEN 蛋白表达丢失或降低。启动子高甲基化被认为是乳腺癌中 *PTEN* 基因丢失的关键机制。Khan 等人用 MSP 检测了 44 例侵袭性乳腺肿瘤中的 *PTEN* 启动子甲基化。研究表明，34% 的肿瘤存在 *PTEN* 高甲基化，*PTEN* 启动子高甲基化的肿瘤有 60% 的样本丢失 PTEN 蛋白。此外，Garcia 等人在 90 例浸润性乳腺癌中研究了 *PTEN* 基因启动子高甲基化，发现 48% 的肿瘤组织中 *PTEN* 启动子高甲基化[207]。

二、非编码 RNA

与 DNA 甲基化和组蛋白修饰一样，非编码 RNA（ncRNA）是基因表达和染色质调控的调节因子，是发育和胚胎发生的基础。这些 ncRNA 家族中的许多家族在整个物种中具有高度保守的序列。它们通过与靶基因的互补碱基配对参与转录和转录后基因沉默。据计算研究预测，人类基因组中约有 1000 个 miRNA 基因靶向多种蛋白质编码转录本。大约 60% 的蛋白质编码基因翻译是由 miRNA 调节的。miRNA 可以抑制多种基因的表达，因此在调节不同的细胞过程（包括增殖和分化）中起着重要作用。miRNA 的失调与癌症和其他疾病有关[3,5-6]。在乳腺癌进展过程中，这些 ncRNA 的异常表达可使 miRNA 细胞水平失衡，最终使疾病恶化。据报道，癌症患者血液样本中存在的特定 miRNA 可能是一种潜在的癌症生物标志物。因此，人们正在进行广泛的研究，以发现更多的 miRNA 作为肿瘤的新型生物标志物，用于早期诊断和治疗[6]。例如，miR-34 和 miR-21 都具有相反的作用，但在癌症中处于失调状态。miR-21 在多种癌症中上调，可被认为是一种原癌基因和恶性肿瘤的潜在生物标志物。miR-21 可以促进 EMT（上皮细胞向间充质细胞的转变），并参与维持多能性。miR-21 高表达与包括乳腺癌在内的癌症中肿瘤增殖和侵袭增加相关[223-226,295]。相反，miR-34 家族被认为是一种肿瘤抑制因子，因为在多种癌症中都报道了 miR-34 家族的下调。miR-34 家族作为正反馈的一部分，在胃肠道、肺部和脑细胞中被观察到表达，p53 通过周期阻滞和凋亡抑制肿瘤的发生。乳腺癌 L2、CDK4/6 和细胞周期蛋白 E2 是 miR-34 的靶点，通过抑制细胞凋亡和促进细胞周期进展促进肿瘤发生。在乳腺癌中，miR-34a 的靶点 E2F1/E2F3，干细胞相关转录因子 E2F1/E2F3，在乳腺癌患者中表达上调。miR-34a 表达下调与乳腺癌侵袭性和患者生存率降低相关[157,226-229]。

三、乳腺癌中的 DNA 甲基化和组蛋白修饰

DNMT 催化 CpG 中的胞嘧啶残基甲基化。DNMT 主要有 4 种类型，分别是 DNMT1、DNMT2、DNMT3a 和 DNMT3b，其中 DNMT1、DNMT3a 和 DNMT3b 是最具活力的[230]。研究最充分的 DNMT 抑制剂是 5-氮胞嘧啶（VidazaTM）和 5-氮胞嘧啶-20-脱氧胞嘧啶（地西他滨）[212]。这些化合物通过与 DNA 结合并在 DNA 复制过程中取代胞嘧啶共价捕获 DNMT。由于被捕获的 DNMT 不能继续甲基化，细胞失去 DNMT 活性，从而导致 DNA 去甲基化[231]。DNA 和组蛋白水平表观遗传改变的相关活性表明，要有效治疗沉默逆转，应使用 DNA 和组蛋白修饰的双靶向治疗。在各种癌症系统中，已经进行了 5-aza-2'-脱氧胞苷和 HDAC 抑制剂（如曲古霉素 A）的临床试验，主要是白血病和骨髓增生异常综合征[232-233]。在实体肿瘤系统中，如乳腺癌、前列腺癌和结直肠癌，还需要进一步研究。利用染色质免疫沉淀（ChIP）测试，组蛋白 H3（Lys27）的甲基化参与了 MCF7 中 CASP8 基因的沉默。基因沉默被逆转，只有在 5-aza-2'-脱氧胞苷和 HDAC 抑制剂曲谷霉素 A 使用后，Caspase 8 的表达才显著恢复[234]。

以上方法可能被用于重新激活与乳腺癌肿瘤发生和抗病相关的其他被抑制基因。*ESR1* 基因可能被去甲基化以重建 ER 表达和随后的肿瘤反应，像他莫昔芬这样的靶向治疗将是一个很好的目标。Fan 和同事证明，联合治疗可以恢复 ER 乳腺癌细胞系中的 ER 表达，并恢复对 ER 靶向治疗的反应[235]。此外，ChIP 测试可能有助于未来研究这些药物的有效性。ChIP 测试是一种评估组蛋白修饰状态的有效方法。在进行 ChIP 实验时，细胞首先被可逆固定以交联细胞核内的蛋白质-DNA 相互作用。在此之后，细胞被裂解，染色质被提取并通过超声处理或酶解分解。然后，使用特定蛋白质或组蛋白改变的特异性抗体，对染色质进行免疫沉淀。任何与感兴趣的蛋白质或组蛋白修饰相连接的 DNA 序列都会作为交联染色质复合物的一部分共沉淀，免疫选择过程将丰富该 DNA 序列的相对数量。蛋白质-DNA 交联被逆转，免疫沉淀后 DNA 被纯化。然后可以使用各种方法来鉴定某种或多种 DNA 序列的富集情况。

第五节　基因转录的调控

基因的表达受到细胞中多层次的强有力调控和良好协调。在转录水平上，组织特异性基因表达由顺式作用元件和反式作用因子共同调节[236]。基因受到其邻近区域中顺式作用元件的调控。核心和近端启动子元件是顺式作用元件的典型例子，它们的位置仅限于转录起始位点两侧的几百个碱基对[237]，而远端顺式作用元件位于转录起始位点两侧超过 1 kb，有时甚至超过 1 Mb[238]。此外，研究结果表明，基因也受到位于不同染色体上的反式作用因子的调控[239]。目前，转录调节元件主要分为 4 类，其中大多数为远端元件。例如，沉默子、基因座控制区域（LCR）、增强子和绝缘子。增强子是一段可以激活转录的序列，可以位于相对于启动子的任何位置，通常由许多转录因子结合位点组成，通过招募转录因子来调节组织特异性基因和暂时性作用基因的转录。增强子的功能非常灵活，许多增强子可以作用于同一个启动子。相反，沉默子是通过沉默或抑制基因的转录，对基因的转录产生负面影响的一段特异性序列[240]。沉默子主要有两类，即消声器元件和负性调控元件。消声器元件直接干扰转录因子组装，它们与位置无关；而负性调控元件依赖于位置实现其阻止转录因子与顺式调控元件结合的功能[241]。绝缘子是一种蛋白质复合物，可以防止基因转录受到不良信号的干扰。绝缘子也可以作为增强子阻滞剂，防止增强子-启动子相互作用或限制异染色质的扩散[242]。到目前为止，已知的哺乳动物绝缘体蛋白只有一种，即 CCCTC-结合因子（CTCF）。LCR 由顺式作用元件簇组成，在发育和细胞分化过程中调节基因表达。LCR 也与位置无关，大多数是强转录增强子。因为大多数远端调控元件距离它们调控的基因>1 kb，所以远程 DNA 相互作用参与转录调控时通常以染色质环作为中介[243]。在染色质环模型中，系带蛋白促进调控元件与启动子接触。哺乳动物 b-珠蛋白位点是首个已知的染色体内环位点，它可以帮助 LCR 激活其上游超过 50kb 的基因表达。研究表明，远端顺式作用元件和靶基因之间遵循环路相互作用模式[243]。此外，多种蛋白质参与建立染色体内环，如转录因子、结构蛋白和染色质重塑因子。位于不同染色体上元件之间的物理相互作用也有报道[239]。虽然染色体内相互作用的确切机制尚未确定，但 CTCF 和内聚中介复合物可能参与了这些相互作用。发现系链基因环并探索其在远程相互作用中的中介作用是研究者们未来需要面对的挑战。当前的研究主要关注远程调控在乳腺癌中的潜在作用。

一、长程转录增强子

目前，远端调控元件的相关研究方法尚不成熟，所以人们对调控乳腺癌相关基因表达的远程增强子知之甚少。许多雌激素受体（ER）介导的远程启动子-增强子相互作用已被报道。ER 和雌激素均在乳腺癌的远程相互作用中发挥了一定的作用。最新研究表明，雌激素通过距离 TSS 67 kb 的远端增强子刺激 Myc 癌基因的表达。激活蛋白-1（AP-1）和 ER 是染色质环介导 Myc 转录过程中的必需要素[244]。组织蛋白酶 D（CTSD）的表达也是由雌激素通过位于 TSS 上游 9 kb 处的远端增强子诱导的。而在乳腺肿瘤中，CTSD 过表达是与转移有关的分子标志物。转录因子的占用和转录激活依赖于 CTSD 启动子和增强子的 DNA 甲基化，这表明远程转录调控中的缺陷对于乳腺肿瘤的临床诊断也十分重要[245]。但目前尚未确定乳腺肿瘤患者 CTSD 水平升高是否与 CTSD 启动子和增强子的 DNA 甲基化相关。调控锌金属酶碳酸酐酶Ⅻ（CA12）表达的雌激素响应增强子位于 TSS 上游 6 kb 处。在乳腺癌细胞中，ER 结合增强子与 CA12 启动子通过染色体间环相互作用，可导致 RNA 聚合酶Ⅱ（RNA Pol Ⅱ）和类固醇共激活子 SRC-2 和 SRC-3 募集。值得注意的是，在小鼠模型中，接受雌激素治疗后，该增强子的表达被迅速激活[246]。部分乳腺癌相关基因的 ER 独立远程启动子-增强子相互作用也已被报道。例如，对乳腺癌的早期诊断较为重要的 B 细胞淋巴瘤 2（乳腺癌 L2）基因。乳腺癌 L2 的转录增强子位于 TSS 下游 200 kb 处。研究表明，SATB1 介导的乳腺癌 L2 启动子和增强子之间的染色质环是表观遗传修饰和乳腺癌 L2 表达所必需的[247]。通过 ER 介导的染色质环，乳腺癌 L2 转录受到基因编码区发现的两个雌激素反应元件（ERE）的调控。这两种参与乳腺肿瘤发生的独立通路可能为乳腺癌 L2 在乳腺肿瘤细胞中的表达提供了全面的解释。在乳腺癌细胞中，*CDKN1A* 抑癌因子也可以通过长链染色质环被维生素 D 受体（VDR）调控。3 种维生素 D 反应元件（VDRE）之间的环化是由 VDR 配体 1a,25-二羟基维生素 D3 诱导的。这些 VDRE 位于 TSS 上游 7 kb 处，通过 1a,25-二羟基诱导的环化促进了 *CDKN1A* 的转录[248]。*CDKN1A* 转录本的积累和染色质环的形成依赖于组蛋白去乙酰化酶 4（HDAC4）、中介蛋白亚基 MED1 和赖氨酸去甲基化酶 LSD1。*CDNK1A* 在乳腺癌中的表达降低与预后不良有关。目前尚不确定 *CDKN1A* 低表达的细胞是否具有低 VDR 表达。此外，基因的顺式激活也参与了乳腺癌的发生发展，有证据表明 GWAS 识别的变异经常位于增强子元件。

二、远程转录沉默子 / 绝缘子

在乳腺癌主要易感基因 *BRCA1* 的启动子和终止子区域之间，已经发现了一种与基因沉默相关的染色质相互作用。在小鼠模型中，在乳腺上皮细胞泌乳生长过程中也观察到了相同的基因沉默通讯现象，但在小鼠怀孕期间，*BRCA1* 水平较低、其表达被诱导时，该基因沉默通信并没有被检测到。值得注意的是，之前在距离 TSS 约 5kb 的内含子中发现了进化上保守的增强子和沉默子元件，称为 CNS1 和 CNS2[249]。*BRCA1* 的非编码区出现了转录沉默元件，这可能与 BRCA1 的抑制有关。

在人类 IGF2 启动子和位于下游约 80 kb 处的印记控制区（ICR）之间也存在基因沉默环。大量关于 ICR 甲基化的研究表明，ICR 是母系未甲基化和父系甲基化的，CTCF 通过与母系 ICR 和 IGF2 启动子结合来协调染色体内环，从而沉默母系等位基因[250]。包括乳腺肿瘤在内的许多人类肿瘤均表现出 IGF2 双等位基因的异常表达，这表明功能失调的 CTCF 调节通路和随后的染色质环可以促进肿瘤的发生。此外，在一些研究中已经观察到 DNA 甲基化和 IGF2 印记状态之间缺乏相关性。最近的一项研究表明，诱饵 CTCF 蛋白与 ICR 的结合未能招募适当的 TF，从而破坏了能使正常状态下被抑制的母系等位基因重新激活的环路。尽管有一些研究支持 CTCF 控制的 IGF2 等位基因调控，但仍不清楚该途径的失调是否是导致乳腺癌发生的潜在原因。

最近，一项研究发现了存在于乳腺癌易感性-5A（MCS5A/Mcs5A）基因上的另一个沉默环，该基因是一个在人和小鼠中都保守的乳腺癌易感性位点[251]。为了赋予乳腺癌耐药性，Mcs5a 含有两个非蛋白质编码的、协同互相作用的元件（Mcs5a1 和 Mcs5a2）。这两个元件位于同一染色体上，通过需要结合 CTCF 和内聚蛋白的远程绝缘体环进行物理相互作用。在大鼠模型中，这种相互作用导致 E3 泛素连接酶基因 Fbxo10 在胸腺中的表达减少，并降低肿瘤的多样性。然而，在人类同源基因座中，与乳腺癌风险相关的种系变异位于环状结构的两侧，并可相互作用改变转录活性。在缺乏证据表明对FBXO10的直接转录作用的情况下，大鼠和人类易感等位基因的类似机制已经被提出。然而，比较遗传学分析表明，MCS5A变体类似于GWAS识别的风险等位基因，与疾病相关的SNP是基因间的且赋予较低的相对风险。远端顺式元件内的功能变异与乳腺癌风险增加突出了远程调控在乳腺癌中的潜在重要性[252]。

三、其他顺式调控元件

虽然对UCR知之甚少，但一些研究已表明，UCR在具有增强子样活性和转录激活的远程基因调控中具有功能性作用。Yang等人通过基因型分析发现，两个UCR（uc.353和uc.140）与乳腺癌易感性相关[253]。在此之前，这两种UCR一直被认为是基因表达的组织特异性增强子或远程增强子在体内发挥作用。然而，还需要进一步的研究来明确它们的作用机制和靶基因，因为应用不同种族队列的两项研究，并没有发现这两个SNP与乳腺癌易感性之间的显著关联。这些相互矛盾的研究结果或许可以用研究种族中等位基因频率的差异和（或）使用小样本量时的统计波动来解释。

四、涉及乳腺癌的长程跨调节元件

在除了顺式相互作用外，染色体间（或反式）基因调控在哺乳动物中也有报道，虽然我们对这些相互作用的生理意义了解较少。目前，只有一种与乳腺癌相关的相互作用得到了较完善的报道，即位于人类21号染色体上的雌激素调控基因*TFF1*（三叶因子1）与2号染色体上的*GREB1*（乳腺癌1中雌激素调控的基因）之间的相互作用[254]。通过改进的3C技术，研究者在HMEC乳腺上皮细胞和MCF7乳腺癌细胞系中观察到雌激素诱导的*TFF1*和*GREB1*基因之间具有相互作用，并惊人地观察到细胞核内区域的染色体重新定位，这与普遍认为的染色质在哺乳动物细胞中流动性有限的观点相矛盾。然而，最近一篇使用类似实验条件的文章报道称，雌激素没有诱导这种远程相互作用或染色体重排[255]。此外，利用配对末端标记测序（ChIA-PET）对ER介导的染色质相互作用进行分析，也没有在该位点或基因组的其他地方发现任何可重复的ER介导的染色体间相互作用，这表明这些可能是一种罕见或弱事件。在近50%的人类乳腺肿瘤中，*TFF1*和*GREB1*异常表达。虽然这两种基因都可以通过ER结合近端和远端ERE而被激活，但调节其表达的机制尚不清楚。远程反转录激活代表了一种有趣的可能性，即雌激素诱导基因表达的协调增强，但这一现象需要实验证据支持。通过实验解决这一结果差异非常重要，因为该位点可能是迄今为止与乳腺癌相关的功能性染色体间相互作用的最佳例子。

第六节　乳腺癌转录控制的治疗策略

一、表观药物作为肿瘤治疗药物

肿瘤中表观遗传修饰的可逆性引起人们对表观药物的兴趣。表观药物具有表观遗传学调节活性。这些药物靶向HDAC和DNMT，并调节它们的活性，导致癌细胞中正常表观遗传景观的恢复[256]。美国 FDA 已经批准了几种不同癌症的表观药物。已批准的表观药物包括 DNMT 抑制剂，如地西他滨和阿扎胞苷，以及 HDAC 抑制剂，如帕比司他、贝利司他、罗米地辛和丙戊酸。其他几种单独或联合使用的表观药物正在临床试验中。随着近年来的发展，以表观药物为基础的疗法已经拓宽了视野。多种Ⅰ类、Ⅱ类和Ⅳ类特异性 HDAC 抑制剂，如 HAT、BRD（BET）、KMT 和 KDM，以及多种激酶正在被考虑用于抗肿瘤。对多种癌症有活性的 DNMT 抑制剂泽布拉林正在进行临床前研究。人们也在积极探索不同的植物化学物质的抗癌潜力[256]。据报道，生物活性多酚，如绿茶的常见成分 EGCG（epigallocatechin-3-gallate），可以通过不同的机制发挥抗癌作用，包括 DNMT 和 HDAC 转移酶抑制等[257]。白藜芦醇，一种存在于葡萄皮、浆果、虎杖中的植物抗癌素，也可以作为抗癌分子。它显示出通过不同机制抑制多种肿瘤起始和进展的能力，包括调节 DNM 和 HDAC 的活性[256-259]。同样，其他植物化学物质，如姜黄素（姜黄根茎中存在的多酚）、番茄红素（许多水果和蔬菜中存在的植物类胡萝卜素）、染料木素（包括大豆在内的几种植物中发现的异黄酮）[260-261]、萝卜硫素（一种存在于芸苔科蔬菜中富含硫的化合物）[262]也被报道可以通过调节参与表观基因组改变的酶以及其他机制发挥抗癌活性（图 13.3）。这些植物化学物质，以及许多其他天然生物分子，可能会促进开发毒副作用更小的强效抗癌药物。

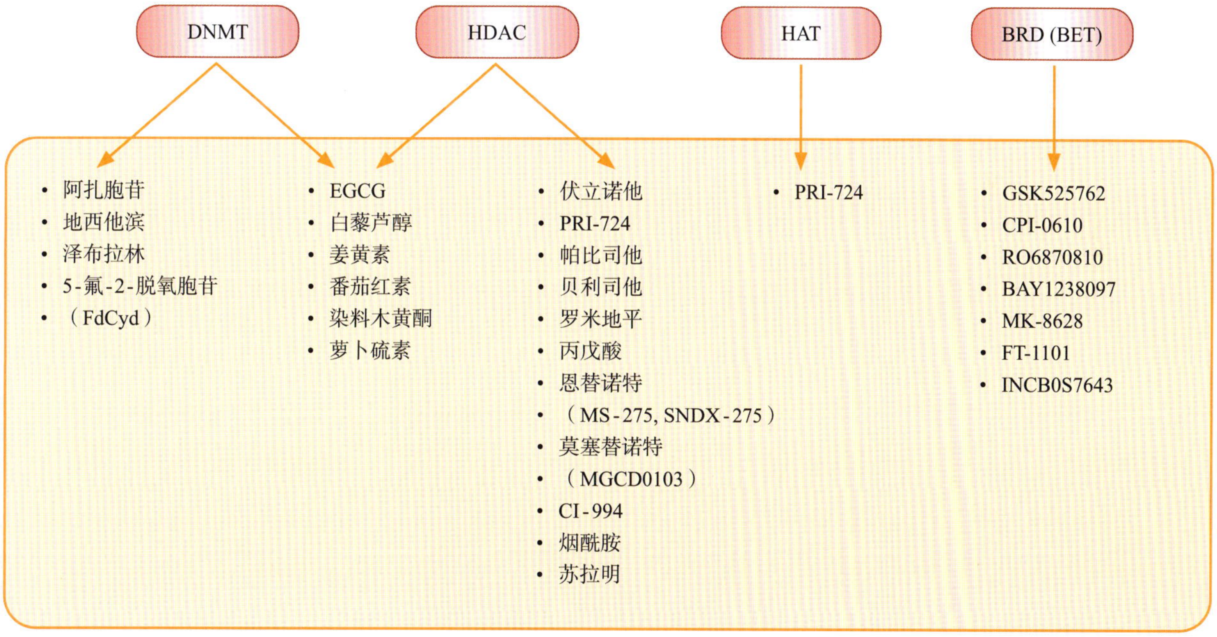

图 13.3 抗乳腺癌表观遗传药物

关于激素通路的表观遗传调控以及潜在的药物靶点，乳腺癌是一种异质性疾病，其具有复杂的生物学特征[263]。乳腺癌可以根据雌激素（ER）/ 孕激素（PR）受体表达、人表皮生长因子受体 2（HER2/ERBB2）表达、缺乏所有这些受体表达 TNP（三阴性乳腺癌）等分子标准被分为不同的表型。不同表型间存在不同的分子亚型[264]。遗传和表观遗传改变均会参与乳腺癌的发生发展。相比于难以纠正的基因突变，表观遗传改变是可逆的，而且容易被小分子化合物靶向治疗。此外，癌细胞表观遗传调节可以使细胞对免疫系统的敏感性增加，使其成为具有吸引力的免疫治疗靶点[265-267]。

雌激素在生殖和发育中具有正常的生物学作用。雌激素的亚型有雌酮（E1）、17-β雌二醇（E2）、雌三醇（E3）、雌四醇（E4）和硫酸雌酮（E1s）。E1作为雌激素的主要储存库，通过可逆反应很容易转化为生物学上更活跃的E2[264,267]。长时间暴露于高雌激素水平可导致与代谢和细胞周期调节相关基因的构成性激活，并增加乳腺癌风险。雌激素受体（ER）属于转录因子家族。雌激素受体（ER）存在两种异构体，即ERα和ERβ，它们参与了数百种雌激素靶向基因的调控。然而，对缺乏ERE（雌激素反应元件）的基因的刺激也很明显，这是通过ERα与特定的TF（转录因子）作用实现的，如AP-1、SP1、FOS和JUN；NF-κB；C/EBPβ。约75%的雌激素反应基因需要ERE或ERE-like序列进行转录[264,267]。E2对基因组信号通路的刺激始于ERα的同型二聚化，然后由TF通过其AF结构域直接或间接与染色质结合。ER阳性乳腺癌TF如GATA3+、AP-2γ、PBX1和FOXA1促进ERα结合以凝聚染色质，激活后还招募了一组辅抑制因子和辅激活因子介导的基因抑制或激活。ERα与染色质的相互作用是通过数百个辅调控因子以高度协调的方式介导的，从而调节靶基因，并具有表观遗传和致癌作用。p160家族成员、PRMTs、SWI/SNF复合体、P300/CBP和中介复合体是ERα的重要表观遗传共激活因子。p160家族的共激活子（SRC-1、SRC-2和SRC-3）在直接与ERα结合后，招募许多其他染色质重塑复合物和激活酶，导致增强子和启动子的表观遗传改变。ERα还利用HAT通过SRC-3对增强子进行乙酰化（H3K27ac）。这种乙酰化导致SWI/SNF染色质重塑复合物的募集，这意味着增强子的进一步重塑和激活[267]。

BRCA1、NCoR1、NCoR2和LCoR是ERα转录活性和靶基因下调的显著表观遗传辅抑制因子（见图13.2）。例如，BRCA1通过直接结合抑制ERα的转录激活功能，也通过单泛素化降解ERα[267-268]。

二、乳腺癌疗法

乳腺癌的治疗方法因肿瘤大小和分期而异。治疗方法包括手术、内分泌治疗、化疗和放疗，或将上述两种或两种以上的方法结合起来。市面上最常见的用于治疗乳腺癌的化疗药物包括氨甲蝶呤、氟尿嘧啶、环磷酰胺、阿霉素、卡培他滨和丝裂霉素等。手术后，乳腺癌可能会转移到淋巴结，所以通常会使用紫杉醇[269]。对于ER阳性乳腺癌患者，内分泌治疗是抑制雌激素和ERα的标准治疗。主要治疗方法包括SERM（选择性雌激素受体调节剂）、SERD（选择性雌激素受体降解剂）、AI（芳香化酶抑制剂）。临床上已经常规应用的内分泌靶向药物包括他莫昔芬、托瑞米芬、雷洛昔芬、氟维司群、阿那曲唑、来曲唑、依西美坦和戈舍瑞林（表13.2）。

表13.2 常用的乳腺癌内分泌治疗药物[269-270]

序号	药物	机制
1	他莫昔芬	选择性雌激素受体调节剂（SERM）
2	托瑞米芬	选择性雌激素受体调节剂（SERM）
3	雷洛昔芬	选择性雌激素受体调节剂（SERM）
4	氟维司群	选择性雌激素受体降解剂（SERD）

表 13.2（续）

序号	药物	机制
5	阿那曲唑	芳香化酶抑制剂
6	来曲唑	芳香化酶抑制剂
7	依西美坦	芳香化酶抑制剂
8	戈舍瑞林	促黄体激素释放激素类拟物
9	亮丙瑞林	促黄体激素释放激素类似物
10	阿贝西利	CDK 抑制剂-选择性抑制 CDK4 和 CDK6
11	甲地孕激素	合成孕激素，抑制细胞内雄激素作用

他莫昔芬是靶向 ERα 的 SERM，它与 E2 竞争性结合受体。它是第一种被临床批准的内分泌药物。对于早期和晚期乳腺癌患者来说，它都是一种主要的治疗选择。体外试验证明，他莫昔芬与 E2 竞争受体结合，可减少体外 E2 刺激。尽管应用了他莫昔芬治疗，但 1/3 的患者仍观察到疾病复发[271-272]。这些患者中的大多数仍然对 SERDS 敏感，如内分泌治疗中常用的药物氟维司群。它通过破坏 ERα 的二聚体和核定位来降解 ERα，并阻断 ERα 介导的转录活性。在管腔型乳腺癌的临床试验中，氟维司群作为患者的一线内分泌治疗药物，显示出比 AI 更好的无进展生存期。目前，许多 SERM 和 SERD 的联合疗法正在临床试验中进行疗效测试。由于绝经后女性卵巢内不再形成 E2，此时，正常乳腺细胞和原发性乳腺肿瘤成纤维细胞周围的皮下脂肪、肝脏、乳腺上皮细胞和基质成为雌激素的主要产生者。在这些患者中需要结合 AI 抑制芳香化酶。在大多数绝经后病例中，使用 AI 和氟维司群，单药单独或联合其他内分泌靶向药物（如 CDK4/6 抑制剂）是较为常用的方案[267,273-274]。

尽管 ER 阳性病例的主要驱动因素是 ERα，但除了 ER1 内的突变外，还存在其他基因改变，如 cyclin D1 的过表达、CDKN2A 的丢失、PI3K 通路的变异、MAPK 通路的变异、转录调控因子（FOXA1、CTCF、TBX3 和 Myc）的变异、异常的辅因子活性和表观遗传变异[275]。所有这些变异都可能会导致内分泌治疗耐药。因此，联合治疗取决于 ER 阳性病例中的其他突变因素。例如，在 50% 的乳腺癌病例中，细胞周期蛋白 D1 过表达，导致 CDK4/6 激活和 RB 磷酸化增加，以及随后的细胞周期进展[274,276]。因此，CDK4/6 抑制剂单独或与氟维司群 / 来曲唑联合是用于治疗内分泌敏感和内分泌耐药 ER+/HER2- 转移性乳腺癌的公认有效方案。此外，经过一段时间的内分泌单药治疗后，针对 PI3K（阿培利司）、CDK4/6（哌柏西利、瑞博西利、阿贝西利）和 mTOR（依维莫司）的靶向治疗在乳腺癌中也取得了显著疗效。此外，在针对 CDK4/6（哌柏西利、瑞博西利、阿贝西利）、PI3K（阿培利司）和 mTOR（依维莫司）的靶向疗法获批后，多项联合治疗的临床试验正在进行中（表 13.3）[275]。

表 13.3　FDA 批准的乳腺癌单克隆抗体和联合疗法

药物名称	抗原	形式	适应证 /（首次批准年份）
非结合的抗体			
阿替利珠单抗	PD-L1	人性化 IgG1	三阴性乳腺癌（2019）、癌症癌（2019）、膀胱和非小细胞肺癌（2016）
帕妥珠单抗	HER2	人性化 IgG1	乳腺癌（2012）
曲妥珠单抗	HER2	人性化 IgG1	乳腺癌（1998）
抗体-药物偶联物（ADC）			
恩美曲妥珠单抗	HER2	人性化的 ADC	乳腺癌（2013）
德喜曲妥珠单抗	HER2	人性化的 ADC	乳腺癌（2019）
戈沙妥珠单抗	TROP2	人性化的 ADC	三阴性乳腺癌（2020）

乳腺癌治疗的新兴领域之一是免疫治疗。在这种疗法中，患者自身的免疫系统被用来杀灭癌细胞。利用免疫系统抗肿瘤的想法已经有 100 多年的历史。免疫系统一方面可以抑制肿瘤的生长；另一方面，它也可以通过建立肿瘤微环境，让更适合生存的癌细胞存活，从而促进癌细胞生长。癌细胞通过多种机制来逃避免疫系统。通过适当激活免疫系统，可以预防乳腺癌的转移。例如，ER 阴性乳腺癌患者接受蒽环类药物单药治疗后，显示出与蒽环类药物敏感性相关的高度调节免疫评分。此外，免疫系统对于酪氨酸激酶抑制剂、单克隆抗体和内分泌治疗的反应至关重要[277-278]。免疫疗法包括单克隆抗体（mAbs）、CAR-T 细胞疗法、免疫检查点抑制剂、细胞因子、免疫调节剂和疫苗。

单克隆抗体已经被证明是成功的，并且和手术、化疗、放疗一起成为治疗标准的主要组成部分。癌细胞过表达特有的抗原可以被单克隆抗体靶向定位，并通过各种机制导致肿瘤细胞死亡。抗体诱导肿瘤细胞死亡的其中一个机制是阻断生长因子受体信号通路。例如，EGFR 过表达会导致肿瘤增殖、转移和侵袭。西妥昔单抗是一种抗 EGFR 单抗，通过受体二聚化和阻断配体结合诱导肿瘤细胞凋亡。也可使用 CDC、ADCP 和 ADCC 等间接机制[279]。

尽管取得了一定成功，但单克隆抗体的临床耐药性也是一个需要解决的问题，因为大多数患者通常在治疗后 1 年内出现难治性疾病。可能的耐药机制有很多，包括诱导替代生长信号通路、抗体靶点突变、效应细胞反应受损和 EMT 等[279]。这使得治疗范式转向了与其他化疗、放疗和靶向抑制剂的联合治疗。许多联合疗法正在进行临床和临床前试验，而其他一些疗法已经被批准用于乳腺癌。

三、转录调控药物

转录是细胞生存所必需的基本过程之一。这一过程在癌细胞中被上调，以适应核糖体生物发生和蛋白质生产的增加，这是包括乳腺癌在内的癌细胞的重要标志。为了开始转录，DNA 应该处于开放构象；需要适当的酶介导的 DNA 甲基化和组蛋白修饰。负责这些表观遗传修饰的酶是癌症治疗药物的重要靶点（表 13.4）[280]。转录是一个高度调控的多步骤过程，可分为以下步骤：启动前复合物（PIC）形成，涉及 RNA 聚合酶和启动子位点的几个 TF 的募集，启动后由 RNA 复制的产生和多聚腺苷酸化发生时终止组成的延伸。在此之后，初级 RNA 转录物进行转录后处理，其中 RNA 结合蛋白发挥关键作用[281-284]。转录机制的这些步骤和成分是药物开发的潜在靶点，特别是小分子，可以靶向多个步骤和成分，如 TF，包括 TFIID、TFIIH、TF 的亚单位、辅因子、RNA 聚合酶和中介复合物[284-286]。BET（bromodomai and extra-terminal motif）抑制剂可以可逆地抑制它们与乙酰化组蛋白的结合，减缓 PIC 的形成[287]。CDK 抑制剂由于其在细胞周期中的关键作用，已被广泛用作治疗癌症和其他疾病的靶点[288-290]。除表观药物外，其他几种转录控制药物正在进行临床试验（表 13.4）。

表 13.4　乳腺癌转录调控药物

药物	机制	状态
转录抑制剂		
cx-5461（Pidnarulex）	RNA 聚合酶 I 抑制剂	临床试验中（NCT04890613）
BMH-21	RNA 聚合酶 I 抑制剂	—
美塔瑞斯汀（ML246）	RNA 聚合酶 I 抑制剂破坏核周隔室功能	I 期临床试验（NCT04222413）
α-Amatinin	RNA 聚合酶 II 和 III 抑制剂	—
	3 种 RNA 聚合酶的非选择性竞争性抑制剂	终止于 II 期（NCT00737360）
转录复合物干扰剂		
bms-986158	BET 抑制剂：抑制 BET 蛋白与乙酰化组蛋白、TF 之间的相互作用	I 期临床试验（NCT03936465）
雷公藤甲素（Minnelide）	BET 抑制剂：阻断转录延伸，与 TFIIH 结合，抑制 RNA 聚合酶 I 和 II 转录	临床试验中（NCT04896073）
RO6870810	BET 抑制剂	I 期完成（NCT02308761）
未成熟转录链终止剂		
氟达拉滨	嘌呤类似物，DNA 连接酶和 DNA 引物酶抑制剂，合并到 RNA 和链终止	FDA 批准
8-Cl-Ado	腺苷类似物，通过腺苷激酶介导的磷酸化降低 ATP 水平	暂停（NCT02509546）
CDK 抑制剂		
哌柏西利	CDK4 和 CDK6 抑制剂	FDA 批准
瑞博西利	CDK4/CDK6 选择性抑制剂	—
阿贝西利	CDK4/CDK6 的选择性抑制剂和其他激酶的 n 特异性抑制	FDA 批准
夫拉平度（Flavopiridol）	CDK1、CDK2、CDK4、CDK6、CDK9 的抑制剂	II 期完成（NCT00058240）
转录后抑制剂		
BP1002（L-乳腺癌 l2）	针对 L-乳腺癌 1-2 的反义寡核苷酸	临床试验（NCT04072458）
特拉贝德森（AP 12009）	反义寡核苷酸靶向 TGF-β2	临床试验终止（NCT00761280）

表 13.4（续）

药物	机制	状态
BP1001-A	靶向 Grb2 的脂质体反义寡核苷酸	临床试验 NCT04196257
AZD4785	cET-ASO 靶向癌基因 KRAS	Ⅰ期完成（NCT03101839）
siG12D LODER	RNA 干扰，siRNA 靶向 KRAS	临床试验 NCT01676259
EphA2-Targeted siRNA	RNA 干扰，siRNA 靶向 EphA2	临床试验中（NCT01591356）
MRX34	肿瘤抑制剂微小 RNA-34a（miR-34a）下调＞30 种癌基因	临床试验终止（NCT01829971）
SY-1365	CDK 抑制剂，降低致癌转录因子	临床试验终止（NCT03134638）

第十四章　个体化治疗在不同亚型的乳腺癌治疗中的应用

Nosheen Akhtar, Uzma Azeem Awan, Rida Fatima Saeed, Asma Saleem Qazi, Sara Mumtaz, Samina Rubnawaz　著

【摘　要】 乳腺癌（breast cancer，BC）是一种由多个基因突变逐渐积累并伴有关键基因和蛋白通路失调引起的多方面的疾病。个体化治疗，即利用个体的基因组和蛋白质组学来预测疾病风险以及对药物的反应，彻底改变了乳腺癌的治疗模式。由于它有潜力开发成功的治疗方案并且提高总体生存率，这种设想也越来越受关注。许多基因和分子靶点被证实可以纳入临床作为鉴定BC不同亚型的生物标志物。这些标志物不仅为确定个体化治疗的药物种类和剂量提供了信息，而且还帮助识别分子靶点和基因特征以便于创造新的治疗方法。这将有助于产生更有针对性的有效癌症治疗手段。对乳腺癌患者疗护措施的个体化是改善治疗效果的一个重要因素，这也突显了个体化医疗的重要性。

【关键词】 个体化医疗；乳腺癌；生物标志物；药物遗传学

缩写

BC	breast cancer	乳腺癌
BCT	breast-conserving therapy	保乳治疗
DCIS	ductal carcinoma in situ	导管原位癌
ER	estrogen receptor	雌激素受体
HER2	human epidermal growth factor receptor 2	表皮生长因子受体 2
IDC	infiltrating ductal carcinoma	浸润性导管癌
LCIS	lobular carcinoma in situ	小叶原位癌
LRR	local-regional recurrence	局部区域复发
miRNA	microRNA	微小 RNA
PR	progesterone receptor	孕激素受体
TNBC	triple-negative breast cancer	三阴性乳腺癌

第一节 引 言

在所有癌症中，乳腺癌是女性中最常见的癌症。尽管进行了大量的医学研究，其发病率仍在持续上升。乳腺癌是一种高度生物异质性和临床异质性的疾病，它与许多遗传和环境因素有关。乳腺癌的亚型、组织学评分、大小、淋巴结转移数目、孕激素受体（PR）、雌激素受体（ER）、人表皮生长因子受体 2（HER2/neu）等因素都影响着乳腺癌的预后和治疗效果。这些因素导致每一个肿瘤各不相同，对于肿瘤合理分型从而达到良好的治疗效果是一个挑战。我们认为浸润性乳腺癌的分型、组织学分型及其分级体系已经建立。然而，就算利用了最优化的治疗措施，仍有近 20% 的乳腺癌患者死亡。此外，“通用剂量”的用药方法所导致的药物不良反应也会使得治疗失败[1]。据报道，美国近 16% 的已批准药物出现不良反应[1]。随着抗癌的新疗法的出现，医疗正朝着个体化治疗的方向发展。个体化医疗包括根据分子分型、医疗条件和患者个人偏好，为每位患者量身定制有针对性的治疗。乳腺癌需要个体化的治疗方法，因为其具有明显分子异常的异质性[2]。在个体化医疗中，为乳腺癌患者提供最有效、最适当的治疗，并使副作用最小化十分重要[3]。个体化医疗通过分析患者的遗传信息，改善治疗效果，重构医疗实践，并为新的经济和商业模式提供机会，改变医疗保健行业的标准。此外，高通量组学技术的最新进展进一步加深了对乳腺癌潜在分子网络的理解，从而揭示了导致临床治疗结果及药物反应差异的原因。结合个体化治疗的概念，临床医生可以做出最佳选择，以最大限度地提高治疗方案的成功率并且减少药物不良反应；科学家可以在药物研发方面取得突破；制药行业可以制造预测预后的设备来帮助疾病的早期发现。

在本章中，我们将首先讨论乳腺癌的组织病理学和分子分型。接下来，我们将强调个体化分子分型在化疗、手术以及放疗中的优势。而后将讨论乳腺癌的个体化治疗的不同策略，这将包括关于个体化治疗的突变和表达谱的细节。此外，还会包括高通量技术有助于了解乳腺癌肿瘤发生的动态及其在建立新兴治疗方法中的进展。最后，本章还提出了向乳腺癌引入个体化医疗的相关挑战。这些都是从临床研究到临床实践的精准医疗框架内的关键点和精华所在。

第二节 乳腺癌的组织病理学分类

乳腺癌有很强的侵袭性，并且具有不同的临床表现、危险因素、病理特征、临床表现、治疗反应及治疗结果。针对乳腺癌的分类有多种不同的方法，这些分类方法有利于乳腺癌的治疗和预后。但是，由于缺乏明确的生物标志物，以往我们很难确定乳腺癌的类型[4]。根据世界卫生组织的定义，乳腺癌通常属于上皮性肿瘤。根据组织学类型（histological type，HT）[5]和组织学分级（histological grade，HG）[6]，乳腺癌可以被分为不同的亚型。组织学类型指的是癌症的生长模式，根据组织学类型，乳腺癌可分为原位癌和浸润性癌。乳腺癌原位癌分为导管原位癌（DCIS）和小叶原位癌（LCIS）[7]。这两种原位癌在许多组织病理学特征上都有区别，如细胞类型、细胞数量、分泌部位、免疫组化特征、结构特征等。乳腺导管原位癌在乳管中开始发展，侵犯乳腺的脂肪或纤维组织。乳腺导管原位癌可以被进一步分为筛状、粉刺状、微乳头状、实性和乳头状等。如果导管原位癌扩散到整个导管，产生大面积病变，则称之为小叶癌。小叶原位癌的组织病理学变异较少。浸润性癌具有高度异质性，可以分为浸润性小叶癌（ILC）、浸润性导管癌（IDC）、导管-小叶癌、黏液性导管癌、髓样癌（MDC）、乳头状癌和管状癌。最常见的是乳腺浸润性导管癌，占所有新发浸润性癌症病例的 70%~80%[8]。髓样癌的发生率很低，只有 3%~5%。这种肿瘤通常在乳腺钼靶 X 线片上表现为海绵状组织。黏液性导管癌发生时，肿瘤细胞在乳房产生黏液。乳头状癌的预后良好，主要发生于 60 岁及以上的女性。管状导管癌也很少见，在显微镜下，这种癌症看起来像数百个微小的细管。组织学分级是一个预后相关因素，基于肿瘤有丝分裂指数评估肿瘤侵袭性和增殖活性。总的来说，分级较低的癌症往往比分级高的癌症侵袭性低。浸润性导管癌被进一步分为 1 级、2 级和 3 级，分别是分化良好、中等和低分化的肿瘤。分级和分型为肿瘤提供了额外信息 [9]。

第三节　乳腺癌的分子分型

对乳腺癌进行分类是为了精确诊断并预测肿瘤行为，来进行肿瘤治疗决策。传统的乳腺癌分型可能无法对不同的乳腺癌实施不同的治疗。随着技术的进步，分子分型系统有助于确定癌症的预测和预后判断。在这个新领域，新方法与新技能的应用以不同的方式定义了乳腺癌的各种特征，并将它们与 BC 的形态外观联系起来 [10]。这项重要研究基于转录组和基因组图谱提出了乳腺癌的 5 种潜在分子亚型 [11-13]。依据 4 种免疫组织化学标志物［ER、PR、人表皮生长因子受体 2（HER2）和 Ki67］的表达对乳腺癌进行分类。这些类型包括：①管腔 A 亚型或人表皮受体 2 阴性型（HR+/HER2－）-（HR 阳性 /HER2 阴性）；②管腔 B 亚型或 HR+/HER2+（HR 阳性 /HER2 阳性）；③三阴性 / 基底样（TNBC）或 HR－/HER2－（HR/HER2 阴性）；④ HER2 富集和正常样 [11,13-14]。管腔 A 亚型和管腔 B 亚型为 ER 阳性富集乳腺癌，而 HER2 过表达、基底样乳腺癌和正常样乳腺癌为 ER 阴性。不同分子亚型的关键特征见表 14.1。这种分型方式反映了乳腺癌的生物多样性，并揭示了其在基因组复杂性、主要遗传变异和预后方面存在的差异 [15]。在不同类型中，三阴性乳腺癌（TNBC）与其他类型有较多的不同之处。6 个不同的 TNBC 亚型是通过基因表达分析确定的。

除一般的生物标志物的评估外，其他因素也有助于对乳腺癌的分类，如增殖率、细胞角蛋白表达等。根据 St. Gallen 2013 分类系统，Ki67 也被纳入预后指标 [25]。基因表达谱进一步提供了不同乳腺癌亚型的特征以及生物学行为 [26-27]。基于 COSMIC 数据库中每种乳腺癌类型的不同突变谱，基因表达谱也有助于将乳腺癌分类为其他亚型，包括腺泡细胞癌、小细胞癌、腺样囊性癌、PR 阳性、PR-HER2 阳性、正常样癌、神经内分泌、化生性癌、髓样癌、腔管性 NS 癌、非特异性癌、ER-PR-HER2 阳性 [28]。

表 14.1　不同分子分型乳腺癌的百分占比、特征和个体化治疗反应

分子亚型	发生频率（%）	形态	免疫组化谱	基因突变位点	表达谱	化疗反应	个体化治疗	参考文献
管腔 A 亚型	30~40	组织学 1 级或 2 级；分化良好；无特殊类型，小管癌、神经内分泌癌、经典小叶癌、黏液癌和筛状癌	ER 阳性，PR 过表达（≥ 20%），HER2 阴性，Ki67 低	PIK3CA（48%），RUNX1（11%），MAP2K4（7%），TP53（10%），FOXA1GATA3 突变；1q、8q 增多，8p、16q 丢失	ESR1 和 XBP1 高表达	低	芳香化酶抑制剂、氟维司群、他莫昔芬	Carey 等 [16]，Subik 等 [17]，Vuong 等 [18]
管腔 B 亚型	20~30	G2、3 级；低分化，多为浸润性导管癌，无特殊类型，部分为浸润性微乳头状癌	ER 阳性，＜ 20%，PR 表达＜ 20%，HER2 不表达，Ki67 标记指数升高（＞14% 或 20%）	TP53，JAK2，PIK3CA，MAP2K4，RUNX1，KRAS，BRAF，GNAS，PTEN 突变，MDM2，扩增，ATM 丢失，基因组不稳定性增强，局部扩增（如 8p12，11q13）	FGFR1、HER1、PI3K 和 Src 高表达	中	他莫昔芬、芳香化酶抑制剂、氟维司群	Harvey 等 [19]，Cheang 等 [20]，Goldhirsch 等 [21]
HER2 过表达型 / 正常样型	12~20	G2、3 级；浸润性癌、顶浆细胞癌和多形性小叶癌	HER2 富集亚型（ER 和（或）PR 阴性 /HER2 阳性）和管腔 HER2 亚型 [ER 和（或）PR 阳性，HER2 阳性]；并根据 PR 表达进一步分为两种表型：ER 和 PR 阳性 / HER2 阳性；ER 阳性和 PR 阴性 /HER2 阳性	HER2，TP53，PIK3CA 突变，cyclin D1 扩增，基因组高度不稳定性	FGFR4 和 EGFR 高表达	高	拉帕替尼、曲妥珠单抗、帕妥珠单抗、恩美曲妥珠单抗	Perou 等 [11]，Sørlie 等 [12]，Sorlie 等 [14]，Staaf 等 [22]，Fountzilas 等 [23]
基底样型 / 三阴型	15~20	无特殊类型的导管癌	ER、PR、HER2 无表达。Ki67 高表达	细胞角蛋白基因，细胞周期和 DNA 复制，以及 DNA 损伤反应途径突变。BL2 肿瘤还表现为浸润性导管癌 NST、BRCA1、PTEN、ERBB2、TP53、PIK3CA 和 RB 的突变	P- 钙黏蛋白、肌动蛋白结合蛋白、微囊蛋白 1 和 2、α-β 晶体蛋白和（EGFR）高表达，高肌上皮标志物，如 CK5、CK14、CK17 和层粘连蛋白	高	PARP1 抑制剂（奥拉帕尼和伊尼帕尼），顺铂	Yersal 和 Barutca[24]

第四节　针对乳腺癌不同亚型的个体化肿瘤治疗

个体化医疗有助于乳腺癌的治疗取得进展，也有助于在更早、更易于治愈的阶段发现乳腺肿瘤。在过去的20年里，上述乳腺癌亚型主要用于个体化治疗，并对改善治疗结果十分重要。然而，目前的基础科学和临床研究正集中于进一步细化这些分类，以防止分类过大影响患者预后。先进的个体化医疗能够更安全、更有效地为目标人群量身定制治疗方案，从而改善乳腺癌患者的治疗效果。乳腺癌治疗是当前精准医疗时代真正实现个体化诊断和治疗的领先治疗模式，它展现出了精准医疗的改革成果。乳腺癌治疗的个体化不仅在改善医疗保健方面发挥着重要作用，还通过让每个患者获得更早的诊断、风险评估和有效的治疗，使得患者的花费更少。个体化医疗已经为乳腺癌患者的肿瘤复发或从首次诊断到手术、治疗和随访的所有阶段的护理提供了系统的治疗理念。本节重点介绍通过放疗、手术、化疗和疫苗对乳腺癌进行个体化治疗的最新进展和方法。

一、放射肿瘤学的个体化

精确的放射治疗有可能创造一系列的诊断、预测和预后分析方法，以预测肿瘤远处转移和局部区域复发的可能性，以及内在的放射反应。多年来，手术和放射治疗乳腺肿瘤淋巴转移一直被认为是标准的治疗方法。在此之前，BC的放疗在靶体积和剂量方面的应用是一致的。近年来，随着新的外科手术技术和系统治疗的出现以及对疾病生物学更深入的了解，治疗方法得到了显著改善。在保乳手术后放疗是乳腺癌综合治疗的多学科策略的一个重要组成部分，其治疗效果与乳房切除术相当[29]。在临床阶段，基于肿瘤大小和淋巴结阳性与否的个体化治疗，以及与阳性淋巴结相关的其他病理指标和标记（如切缘宽度），都影响放疗治疗选择，如下所示。

在乳腺癌患者中，成本效益和患者的便利是个体化利用大分割放疗最常见的原因。大分割全乳腺放疗已在大量随机试验中证明与常规分级方案同样有效，同时潜在的危害性更小[30]。在另一项研究中，对具有前瞻性预期结果（如局部复发率）的大量人群进行了分割敏感性研究，并进行了长期随访，报告未显示乳腺癌分子亚型与分割剂量之间存在必然联系[31]。Nguyen等人调查了793例乳腺癌患者，他们接受了乳腺肿瘤切除和放疗作为乳腺癌治疗的一部分，并将管腔A与所有其他亚型进行了比较[32]。经多因素分析，调整后的HER2阳性局部复发风险比为9.2，基底细胞型为7.1。在单因素分析中，HER2阳性的远处转移的调整风险比为5.3，基底细胞型为4.6，管腔B亚型以及癌症患者为3.9[32]。只有基底细胞型和管腔B亚型远处转移的发生率较高。在另一项研究中，Kyndi等人也证实，具有良好预后标志物（HER2阴性和ER/PR阳性）的患者在乳房切除术以及放疗后的总生存率显著提高，而ER/PR阴性的患者以及HER2阳性的患者在乳房切除术以及放疗后无显著提高[33]。

在有效的治疗方面，TNBC是最难治和最具侵袭性的亚型。尽管总生存期相同，但TNBC与管腔型相比，具有更高的局部复发和远处转移风险[34]。已知部分女性TNBC患者中有*BRCA1*基因突变，而没有BRCA1功能的肿瘤在同源重组修复双链DNA断裂方面较弱，使其对放射治疗敏感。如果进行保守性乳房手术以及放疗，可将隐藏在乳房和周围组织中的*BRCA1*缺陷肿瘤病灶切除，限制局部区域扩散[35]。尼拉帕尼已经被证明可以使几种人类肿瘤异种移植瘤放射增敏，包括TNBC[36]。因此，将这些药物与 RT 联合使用可能效果良好，但还需要针对联合使用后的有效性和安全性进行进一步研究。

二、手术和化疗中的个体化

在过去 20 年里，外科管理创新旨在减少手术范围 [37]，因为人们普遍认为侵入性更强的手术能带来更好的结果。保乳疗法（breast-preservation therapy，BCT），包括乳腺肿瘤切除术和放疗，其在过去的 10 年中有了显著的改进，现在大多数女性可以选择单独乳房切除术、即刻乳房重建或保乳疗法。早期乳腺癌试验者协作组对这些试验进行了一系列荟萃分析，在多项随机对照临床研究中进一步证实了保乳手术方式的优势 [38]。

系统治疗的类型主要取决于乳腺癌的分子亚型。有趣的是，Mazouni 等人研究了 1194 例原发性乳腺癌患者，以了解手术治疗以及何种分子亚群对他们的预后有何影响 [39]。研究发现，分子亚型对乳腺癌手术和淋巴结手术的频率有影响。他们报道，乳腺癌手术在管腔 A 亚型（70.6%）中优于 TNBC（66.2%）和 HER2 阳性肿瘤（60.9%）[39]。根据越来越多的研究，局部复发的可能性亦因分子亚型而异。Caudle 等人的研究支持这一观点，该研究发现，在 595 例 HR+/HER2 状态明确的患者中，无论肿瘤对新辅助治疗的反应如何，HR+/HER2+ 亚组患者都有明显的局部复发（LRR），且其生存期也被确定与肿瘤对新辅助治疗的反应无关 [40]。新辅助化疗反应较差的 HR/HER2+ 亚组患者在保乳手术后无局部复发生存期较低 [40]。TNBC 治疗选择范围窄，与其他亚型的乳腺癌相比远处转移率和局部复发率均高，预后差 [41]。

不同分子亚型的乳腺癌对治疗的反应模式不同。TNBC 由于 ER、PR 和 HER2 无表达，特异性内分泌和靶向治疗无效，预后差，化疗已成为 TNBC 的主流治疗方法 [42]。这直接导致 TNBC 新辅助治疗和辅助治疗的无病间隔期更短，以及转移情况进展更迅速。近年来多项研究表明，应用新辅助化疗方案治疗 TNBC 可改善患者预后，包括联合使用不同的化疗药物，如顺铂、紫杉烷、蒽环类、氟尿嘧啶和环磷酰胺 [43]。尽管蒽环类化疗已被证明对 HER2 过表达患者最有效，但其对 TNBC 患者的疗效仍有争议 [44]。因此，选择对患者本人合适的化疗组合是确保 TNBC 患者良好的治疗结果和预后的关键。

三、癌症治疗疫苗的个体化

针对多种肿瘤抗原的疫苗已被开发并证实可引起抗肿瘤免疫反应。HER2 阳性的乳腺癌亚型和 TNBC 亚型的免疫原性最强。因此，激活患者的免疫系统对某些乳腺癌亚型的反应是一种可行的治疗方法 [45]。虽然进展缓慢，而且这一技术的临床应用一直很困难，但临床前研究为癌症疫苗提供了重大支持，并取得了一些成功。

HER2 是最有希望的疫苗抗原之一 [45]。在一项 I 期临床试验中纳入了可切除的 HER2 阳性乳腺癌患者，以开发一种基于破坏 HER2 表位的疫苗，包括 4 个人类白细胞抗原 Ⅱ 类限制表位联合粒细胞-巨噬细胞集落刺激因子（GM-CSF）。研究结果表明，对于每个肽，应答 T 细胞免疫增强的百分比提高了 68%~88%。该疫苗还增强了 HER2 特异性抗体，使得接种后两年的免疫活性延长 [46]。在表达 HER2 的 BC 患者中，一项研究比较了一种针对人类白细胞抗原（A2/ A3 限制性 HER2 肽）和 GM-CSF 的 E75 疫苗的活性，发现基于 E75 的疫苗无毒且具有临床疗效 [47]。但其Ⅲ期临床试验显示，在预防乳腺癌复发方面未能证明具有显著临床获益[48]。

一项Ⅱ期随机试验（NCT00524277）入组了 456 例淋巴结阳性和淋巴结阴性伴有高危因素患者，HER2 衍生多肽被用于作为一种靶向 HER2 的替代策略（GP2 和 AE37），但在初步分析中没有发现 5 年生存率差异[49]。根据一项亚群分析，E37 免疫可能有利于 HER2 低表达的恶性肿瘤和晚期患者；可能需要额外的研究来获得对这种治疗方法的批准。

新型免疫系统调节剂、适应性细胞治疗、嵌合抗原受体（CAR）T 细胞治疗和疫苗，都在 TNBC 中显示了较好的结果[50]。在 TNBC 小鼠模型中，一种基于溶瘤性水疱性口炎病毒的全细胞癌症疫苗可以提高自然杀伤细胞和 CD8+ T 细胞活性，改善了 TNBC 的预后[51]，未来需要对 TNBC 患者进行更多的癌症疫苗的随机试验研究。

第五节　个体化治疗的发展策略

下面将讨论个体化治疗的不同发展策略，如图 14.1 所示。

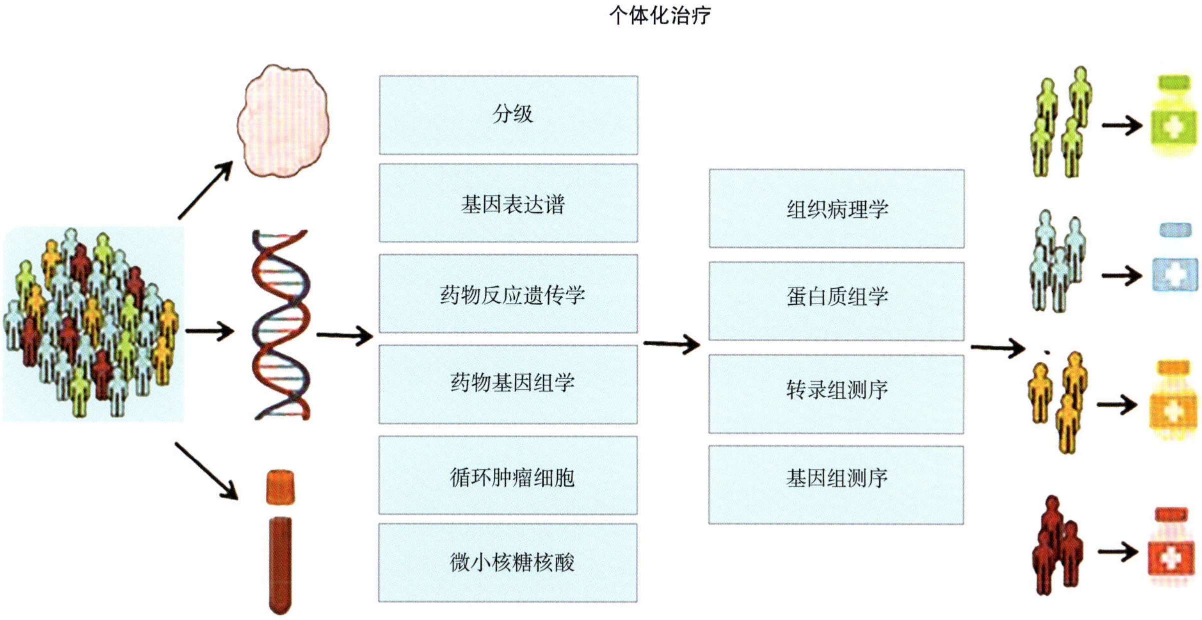

图 14.1　治疗策略和高通量测序技术在个体化医疗领域的应用

一、乳腺癌亚型中的药物遗传学

药物遗传学指的是由于患者的基因组成不同而对药物治疗产生不同的反应。药物遗传学方面的研究主要包括两种：全基因组关联研究（genome-wide association studies，GWAS）和候选基因法（candidate gene approach）。GWAS 会对全基因组的变异进行研究，而候选基因法研究的是与代谢、分泌、转运或药物靶点相关的基因，以寻找与特定反应（如药物反应或不良反应）密切相关的生物标志物。接下来，我们将讨论不同分子遗传标志物在治疗不同乳腺癌亚型中的作用。

1. 雌激素受体阳性（ER+）

雌激素受体阳性型乳腺癌（ER+BC）是可以用个体化内分泌（如人工雌激素类似物他莫昔芬等）治疗的主要亚型。他莫昔芬与雌激素（ER）结合，从而阻断经典信号通路的刺激，导致导管增生。其他一些与ER上调相关的信号通路并不依赖于激素。在这些信号通路中，ER通过激活细胞内磷酸酶和激酶的生长因子相关通路来发挥作用。然而，激酶会反过来影响ER蛋白的磷酸化，导致内分泌治疗的耐药性。此外，ER还会与C-Fos/C-Jun（AP-1）、NF-κB等转录因子相互作用，导致血管生成、肿瘤的增殖和转移[52]。除他莫昔芬外，氟维司群也可用于治疗乳腺癌，氟维司群通过抑制ER二聚体形成并促进ER降解来下调ER水平，达到治疗效果。对于能从氟维司群中获益的绝经后女性，阿那曲唑可以阻断肾上腺的雄激素转化为雌激素。然而，他莫昔芬的活性与是否绝经无关[53]。在上皮细胞中，孕激素受体（PR）基因的表达与ER的表达相关，这就是为什么在几乎一半的病例中ER+肿瘤也显示PR+。早期研究表明，与PR–患者相比，使用他莫昔芬进行治疗的PR+患者预后更好。这些患者也能够从阿那曲唑中受益[54]。由于突变率、甲基化、乙酰化、ERβ过表达、ERα下调以及信号通路之间的相互干扰等多种原因，这些患者可产生原发性和继发性内分泌耐药[52]。在ER基因（*ESR1*）发生突变的情况下，传统的激素治疗是不够的。突变热点存在于ERα的配体结合域，包括D538G、Y537C、Y537N和Y537S。这些突变与内分泌治疗的继发性耐药相关，在*ESR1*基因突变中占＞80%。在接受内分泌治疗的转移性BC患者中，*ESR1*基因突变是主要的产生耐药的机制。在选择治疗策略时，可以通过游离DNA（cfDNA）评估这些突变。例如，ARN-810药物能够有效地诱导蛋白酶体介导的ERα破坏，并有效地针对内分泌治疗无效的*ESR1*突变型肿瘤。单独使用氟维司群或联合帕博西尼治疗转移性BC也有利于*ESR1*突变型患者[55]。药物的联合使用有着更好的预后。然而，像这样的靶向治疗并非对所有患者都有效[28]。据COSMIC数据库报道，*ESR1* Y537S突变影响胰岛素样生长因子Ⅰ类受体（IGFIR）磷酸化，这与靶向治疗的耐药性和较短的总生存期有关。据报道，*K303R*突变也会通过影响磷酸化蛋白激酶B（AKT）降低他莫昔芬的敏感性。COSMIC数据库中还报道，大多数ER+病例中都存在*PIK3CA*突变。研究表明，*PIK3CA*和*ESR1*突变与临床表现相关。当检测到*ESR1*和*PIK3CA*的突变时，*ESR1*与*PIK3CA*相比具有较高的异质性。*PIK3CA*突变通常发生在肿瘤发展的早期阶段，而ESR1突变则发生在内分泌治疗的后期和转移期。因此可以得出结论，突变的发生可能是由于内分泌治疗对肿瘤的压力所致。此外，PITX2的甲基化也与他莫昔芬的耐药相关。因此，对候选基因进行甲基化分析对于使用去甲基化药物治疗的患者也很重要。治疗BC患者需要研发出基于药物遗传学、全身凝血和耐药谱的新药[28]。

2. HER2阳性（HER2+）

对于HER2+的患者，有不同类型的抗HER2介质可以用于治疗。如单克隆抗体（帕妥珠单抗和曲妥珠单抗），可以直接结合在HER2细胞外结构域；酪氨酸激酶抑制剂（来那替尼、拉帕替尼和阿法替尼），它们结合到各种HER家族成员的细胞内结构域；以及抗体药物偶联物（恩美曲妥珠单抗），包含带有细胞毒剂的单克隆抗体。所有这些药物都是经FDA和EMA批准，用于HER2+ BC患者的治疗。同时，许多新型药物正在临床试验中进行测试[56]。曲妥珠单抗是首个抗HER2+ BC的单克隆抗体。尽管研究表明，一些患者对这种治疗产生了耐药性，这与HER2信号通路以及*RAS*、*PIK3CA*、*Src*、

NF-KB 和 *PTEN* 的突变有关 [28]。

3. 三阴性乳腺癌（TNBC）

不幸的是，TNBC 患者的总生存率低于其他 BC 亚型。然而，随着技术的进步，我们对 TNBC 在基因和分子层面上的认识不断加深，这将影响治疗干预。研究表明，TNBC 是一种具有不同分子分型的异质性疾病 [57]。TNBC 有 3 种亚型，分别是基底样亚型、正常样亚型和非基底样亚型。约 80% 的基底样亚型的 TNBC 患者显示 p53 突变，而在基底样和非基底样亚型的 TNBC 患者中也存在同源重组修复（HRR）和同源重组缺陷（HRD）。同源重组修复（HRR）对治疗效果的预测很重要 [28]。COSMIC 数据库中报道了与 TNBC 相关的 *BRCA1*、*RB*、*PIK3CA* 和 *PTEN* 等其他基因的突变。*TP53* 基因突变与顺铂类药物治疗的耐药相关。尽管 *TP53* 突变与 *BRCA1* 的甲基化率相关，但 *BRCA1* 与 *TP53* 突变之间没有关联 [58]。*PTEN* 或 *INPP4B* 缺失、*PIK3CA* 基因突变和 *EGFR* 过表达会激活磷酸肌醇-3-激酶（PI3K）通路。p53 高表达与增殖增加相关，而 *PTEN*、*ERBB2* 和 *BRCA1* 突变可能预示着较高的转移风险。遗传物质和表观 DNA 修复机制的改变可能导致细胞转化。作为抗癌药物，很重要的一点是修复靶向细胞损伤和断裂的 DNA。针对 DNA 断裂细胞的抗肿瘤药物有铂类化合物和 PARP 抑制剂。PARP 抑制剂对无法修复 DNA 损伤的癌细胞有活性。该抑制剂阻断 PARP 酶，如 PARP1，导致未修复的断裂单链积累。这最终导致双链 DNA 在复制叉形成时断裂，缺乏 BRCA1 和 BRAC2 的细胞无法修复断裂 DNA 并导致细胞死亡 [59]。起初，在 TNBC 患者中使用 PARP 抑制剂产生了较好的结果，但在随后的试验中没有得到同样的结果。因此，目前尚不清楚 PARP 抑制剂（如 iniparib 和 olaparib）治疗对 TNBC 的哪个亚型或哪种类型的 BRCA 突变有益。研究还表明，*BRAC1* 甲基化状态可作为对 PARP 抑制剂反应的生物标志物 [60]。铂类药物如顺铂对 *BRCA1* 和 *BRCA2* 突变和甲基化的细胞有效。这种药物可以与 DNA 交联，并靶向不能自主修复的双链 DNA 断裂。开发 TNBC 靶向药物需要进一步的研究和临床试验，这些药物将针对基因突变和患者的分子谱发挥作用。

二、药物基因组学预测化疗反应

药物基因组学研究发现了一系列能够预测化疗毒性和疗效的生物标志物。然而，由于这类研究鲜有涉及 BC 病例，监管机构不可能提供剂量使用指南。唯一可用的指南是在使用氟嘧啶类药物之前进行 DPYD 检测 [61]。该检测能够筛选出遗传性二氢嘧啶脱氢酶（DPD）缺乏的患者，进而对氟嘧啶的治疗产生影响。氟嘧啶治疗存在毒性遗传风险。通过研究 DPD 基因（*DPYD*）的遗传变异，获得了大量数据，从而实现了临床基因检测的应用 [62]。临床药物遗传学实施联盟（Clinical Pharmacogenetics Implementation Consortium，CPIC）针对 4 种 *DPYD* 变异导致的 DPD 缺乏症提供了建议，以帮助氟嘧啶治疗方案和剂量的选择 [62]。

基于药物基因组学的研究正在进行中，已发现新的 BC 生物标志物，但结果并不乐观。正在进行的这类研究里，预期结果、使用的化疗药物和选择的基因各不相同。一些研究人员将毒性等级作为终点，而另一些研究人员则是测量由于毒性而导致的剂量延迟、修改或治疗中断的频率。此外，很少有研究集中于明确的症状，如胃肠道指征或特定级别的感染等。然而在这些研究中，很少涉及在细胞毒性物质外排和转运中活跃的 ATP 结合盒式蛋白家族成员和代谢细胞色素 p450 酶的编码基因相关的生物标志物。由于研究设计的异质性，我们无法比较他们的结果。一项类似的 GWAS 研究被设计用于寻找基因组生物标志物，以调查 BC 患者化疗引起的疾病。在这项研究中，对 303 例多西他赛引起的脱发 BC 患者与 880 例不使用多西他赛的脱发 BC 患者进行了比较。在研究结束时，在钙通道电压门控依赖的亚基-β4（CACNB4）中只发现了一个具有显著相关性的 SNP，以及许多有指向意义的 SNP。然而，为了发现显著的关联，有必要开展更多研究，这些研究应具备严谨的研究设计、具有代表性的样本量，着重关注全身性副作用的发生率，并采用能涵盖重点通路中所有基因的技术。

三、基因表达谱

个体化治疗因其具有开发有效癌症治疗方案的前景而受到人们的关注。个体化治疗发展的策略之一是基因表达谱，即确定在转录水平上基因的表达模式，并识别正常细胞和恶性细胞之间的转录变异[12]。在任何特定的细胞中，基因表达谱可以预测完整的细胞功能，并且可以通过 BC 扩散的分子谱一次性预测 1000 多个基因的活性。这些基因表达谱还可以揭示细胞对特定治疗的反应[63]。基因谱也有助于确定个体化治疗的最佳药物剂量和药物选择，它还可能有助于识别新的分子靶点，以确定癌症管理策略[64]。

正如我们提到的与癌症发展相关的基因一样，有文献报道，可变的蛋白质表达会改变对化疗的反应。其中一个例子是从谷氨酸到赖氨酸发生突变的 *AKT1*（*AKT1* E17K 突变），它是 PI3K-AKT-哺乳动物雷帕霉素靶点（mTOR）通路的重要组成部分。这种突变的发生在晚期癌症患者中位于第 17 位，导致整个通路的表达增强[65]。该靶点是一种癌症促进磷酸肌醇 3 激酶-AKT-哺乳动物靶点，该靶点的抑制剂可能有助于抑制肿瘤生长。另一个例子是依维莫司用于 BC 治疗，它是雷帕霉素的类似物之一，也是 mTOR1 的变构抑制剂，靶向 PI3K-AKT-mTOR 通路，并使 AKT1 E17K 突变成为 BC 的诊断标准[66]。除了基因谱分析，鉴于磷酸化蛋白数量充足，用磷酸化谱鉴定靶向 PI3K-AKT-mTOR 通路抑制剂的生物标志物也是可行的。磷酸化谱还可以根据生物标志物的磷酸化水平确定通道抑制剂的疗效[67]。基因谱和磷酸化谱在癌症治疗中也为优化个体化治疗和分析由于代偿产生的耐药性提供了基础，这也会影响 BC 患者的总生存率和生活质量。例如，PI3K-AKT-mTOR 通路、周期蛋白依赖的激酶 4/6 信号通路被认为可以有效延长患者的生存期，但它并没有提高总生存率[28]。这一观察结果表明，在制定癌症治疗方案时，需要开发个体化的医疗方案。

Turnbull 和他的同事通过他们开发的生物标志物识别模型，确定了一种被称为来曲唑的特定芳香酶抑制剂生物标志物，该模型也可以识别药物特异性生物标志物，用于定制个体化治疗。他们识别了两个上调的基因 *IL6ST* 和 *NGFRAP1*，这两个基因分别与免疫应答和细胞凋亡诱导有关。此外，他们还识别了两个在癌症治疗后期表达下调的基因 *ASPM* 和 *MCM4*，它们与细胞增殖有关[68]。这些基因的表达被认为是制定 BC 患者个体化治疗的有用工具。例如，HER2 过表达被发现与 BC 进展相关。人表皮生长因子受体 2（HER2）表达状态的评估与在癌症发展轨迹的各个阶段使用曲妥珠单抗（一种化疗药物）的用药方案有着直接关系。据观察，随着肿瘤从原发性到转移期的进展，HER2 表达可增加 20%[69]。因此，建议在开始个体化治疗之前进行特定基因评估。

另一个可以参与基因分析的基因组生物标志物是线粒体 DNA（mtDNA），它们在 BC 患者中常有缺失。这些突变变化可能是由于氧化磷酸化过程中活性氧（ROS）水平的升高，因此 mtDNA 可作为优化癌症治疗的生物标志物[70]。除此之外，代谢物组的改变也被认为是预测癌症发病率和疾病状况的潜在生物标志物。这些代谢物的作用可以启示未来的研究，包括对抗癌症的内分泌治疗和设计个体化医疗方法。例如，研究发现，TNBC 患者中卵磷脂的表达水平与疾病复发有关[71]。类似地，高睾酮水平也与癌症复发风险增加有关[72]。因此，在设计个体化治疗方案时，要定期检查激素水平，确保有效的治疗方案设计，降低癌症复发风险。

为了完成癌症治疗的临床活性评估，像基因表达谱这样可靠的方法可以用来检测导致癌症的罕见突变，这也将为 BC 患者设计个体化治疗方案提供便利。有几种商业上可用的 GEP 测试，如 MammaPrint、Oncotype DX、Endpredict 和 Prosigna（PAM 50）。它们都具有评估预后的能力，另外 Oncotype DX 也有预测疗效的作用。

四、循环肿瘤细胞

19 世纪，人们初步证实了单个肿瘤细胞从原发部位向血液扩散的机制。肿瘤细胞碎片随后到达骨髓和外周血的第二个归巢点，它们可能作为远端转移和遗留病症的前体生物标志物。包括循环肿瘤细胞在内的基于液体的生物标志物的出现，彻底改变了癌症患者的姑息治疗。众所周知，肿瘤的侵袭和转移是多个步骤的组合，使原发肿瘤细胞在一定时间内转移到其他器官，有时需要几十年才能完全扩散。在完成手术和所需的辅助治疗后，仍有某些患者在诊断前就出现远端转移复发[73]。有证据表明，肿瘤微环境和免疫系统也影响原发肿瘤细胞的脱离和在继发器官的归巢。然而，循环肿瘤细胞有很大一部分在“转移效率低下（metastatic inefficiency）”的过程中死亡，留下了一小部分。死亡细胞迅速被巨噬细胞、自然杀伤细胞、单核细胞和中性粒细胞清除。也有研究表明，肿瘤循环细胞也会激活继发器官转移前微环境的改变[74]。针对这一点，不同的机制被提出。例如，血管信号蛋白和循环细胞的表达可能会促使血管内皮生长因子受体造血干细胞在归巢位点影响成纤维细胞，从而在后期为转移性生长提供有利的肿瘤微环境[75]。不同 BC 亚型的微环境可以为科学家设计个性化医疗提供新的治疗靶点。

1. 早期和转移性乳腺癌的预后意义

在 BC 初级阶段，肿瘤细胞在进入血流并在外周血中播散之后，可能在病程中复发。在多中心汇总分析中，循环肿瘤细胞的存在在 BC 早期被证实为 4 个生存终点（如分级、肿瘤分期、淋巴结分期、激素受体状态）的远端无病生存的独立预测因子，在某些情况下，HER2 状态是独立的显著预后因素[76]。与早期 BC 复发和生存率相关的其他非显著因素包括绝经状态、组织学类型、非辅助化疗和辅助化疗。然而，在小淋巴结阴性肿瘤的低风险患者中，癌症可以成功治疗。这一预后指标有助于肿瘤学家设计个体化医疗。此外，肿瘤细胞的扩散和扩散模式因疾病的生物学方面而异。例如，在 HER2 阳性且激素受体阴性的肿瘤患者中，由于循环细胞的存在，无法预测生存，但可以对 TNBC 和管腔型进行预测[77]。

研究表明，循环肿瘤细胞不仅具有预后作用，而且其数量的变化还会影响治疗方案和治疗反应，以及这些细胞的特征[78]。在 Budd 等人的研究中，观察到在转移性 BC 患者中，循环肿瘤细胞仍然持续存在，即使在放疗后也可以预测到受影响的临床结果。在这种情况下，通过液体活检进行无创血液分析对监测疾病进展和治疗反应有很好的作用[79]。在一项研究中，对 107 例使用新疗法的患者进行了评估，发现 HER2 状态不影响总生存期[80]。循环肿瘤细胞的临床意义仍在德国 DETECT 试验

（NCT01619111）中进行研究。在分子水平上对循环肿瘤细胞进行界定，可为识别肿瘤耐药机制和优化系统治疗提供支持。

2. 早期和转移性乳腺癌治疗的监测

在辅助化疗之外，BC 患者随后复发的概率更大。SUCCESS 试验表明，循环肿瘤细胞与较短的、无复发的生存期相关。然而，化疗的 2 年后，如果有循环肿瘤细胞存在，预示着临床无病症患者的最差生存率[81]。然而，具有增强抵抗机制的肿瘤细胞有机会存活更长的时间，从而导致转移性生长。Hall 等人对 57 例 TNBC 患者的研究发现，在新辅助治疗完成后，循环肿瘤细胞与无复发生存期之间存在统计学显著相关性[82]。在辅助治疗中，这种观察反应的工具不再可用，原因是手术后直接进行了全身治疗。对 237 例患者随访 71 个月后，观察到紫杉烷类药物的辅助治疗具有更长的无病生存期[83]。由于循环细胞描述了临床结果的下降，并且它们似乎反映了转移性 BC 的治疗反应，因此提出基于循环肿瘤细胞的治疗及其临床结果。第一个大型临床试验 SWOG S0500（NCT 00382018）已经解决了这个问题。这是一项Ⅲ期试验，针对发生转移和第一个周期化疗后仍保持高水平循环肿瘤细胞的患者。在这次对循环肿瘤细胞的试验中，证实了其很强的预后能力。然而，在循环细胞水平持续升高的患者中，临床结果较差。这些患者可能来自化疗耐药人群，可能需要替代治疗方法[84]。在法国居里研究所开展的另一项Ⅲ期试验 CirCeo1（NCT 01349842）中，观察到在循环肿瘤细胞阳性患者中，可以通过临床试验、成像或循环肿瘤细胞计数来分析疾病进展。循环肿瘤细胞水平明显下降的患者可以改用另一种基于循环肿瘤细胞的化疗方案，这种做法或可以避免低效和有毒的化疗。

五、个体化医疗中的 miRNA

miRNA 被认为是一种设计个体化医疗的工具。miRNA 具备很多优点，能够满足临床实践分析的严谨性。它们非常稳定，易于检测。迄今为止，已经鉴定出 2000 多种人类 miRNA。miRNA 具有调节基因表达的能力，使这些标志物变得敏感，有助于后续的病理检查。限制 miRNA 在个体化医疗中使用的重要因素包括 miRNA 的来源和其对最终恢复的影响，从生物体液中提取的 mRNA 更是如此。尽管 mRNA 在个体化医疗中具有光明的前景，但由于 mRNA 分析的技术受限，要形成一种临床可用的诊断测试仍然具有挑战性。分析前、分析中和分析后阶段是大多数技术问题出现的阶段。因此，在设计基于 mRNA 的个体化医疗时，提取来源、处理条件、数据分析都会导致结果的不确定性[85]。

在分析前阶段，样品的组成、患者的病情、样品的处理、mRNA 的滴度、mRNA 的分泌和分类都会影响综合的结果。根据 Miotto 等人（2014）[86]的研究，mRNA 浓度之间的可变性高达 23 000 个拷贝 /μL。污染物 mRNA 的存在是我们面临的另一个挑战。众所周知，循环 mRNA（c-mRNA）有着不同的细胞来源，主要是来自血细胞；因此，溶血和血细胞计数的变化对 mRNA 信号的影响高达 30 倍[87]。在分析后的阶段，相对定量的检测方法中，对过程的内源控制、信号的归一化分析都需要考虑生物学和技术方面，在疾病分期、治疗方法和组织类型方面仍需控制过程[88]。

科学界普遍认为，要在不同的生物和技术条件下，综合考虑所有的步骤、阶段，找到普遍的内源性控制方法是很困难的。然而，mRNA 在个体化医疗中的重要性仍不容忽视[89]。

第六节 采用高通量的技术来辅助乳腺癌的个体化治疗

一、基因组测序

遗传和基因组变异的高通量测序可以局限在特定基因（靶向基因组），包括基因组的所有编码区域（全外显子组测序），也可以集中于基因组的所有内含子和外显子区域（全基因组测序）。决定是否使用这些技术将受到多种因素的影响，如研究与临床中的肿瘤检测是否一致、成本、检测结果和技术效率[90]。到目前为止，WES 和 WGS 主要局限于研究领域，目的是积累大量的遗传数据，用于转化研究应用，帮助我们逐渐对癌症生物学有更好的理解。另一方面，靶向基因组在临床中更加适用。这是因为靶向基因组在特定感兴趣的区域（例如，已知可操作突变的热点区域）提供了更大的覆盖深度、更多的临床相关数据和更快的周转时间[91]。这些技术已经成为 BC 遗传学的重要组成部分。与单独检测 *BRCA1/2* 相比，现在有可能可以以更低的成本，对大量 BC 易感的靶向基因进行测序。包含 6~100 多个基因的多基因组可用于检测与癌症易感性相关的突变。对于有明显的 BC 易感性特点的女性，BC 基因组的需求量很大[92]。这种检测是为了发现 BC 的遗传特性，并对患者的健康有很大的好处。这样可以在早期诊断 BC，通过个体化治疗提高患者的生存率。此外，用于检测体细胞突变的肿瘤基因组谱对晚期 BC 患者也很重要，*HER2* 和 *PIK3CA* 是可靶向的突变。在获得明确的指导方针后，将有可能在临床环境中使用这些多基因组检测[92-93]。同时，采用 WES 和 WGS 来鉴定导致 BC 易感性的新基因也是可行的。

二、转录组测序

在过去的几十年里，转录组分析为癌症管理提供预后和预测帮助，成为肿瘤学中最强大的方法之一。转录组测序很重要，因为大多数人经历了选择性剪切的过程。选择性剪切是指在细胞生长的不同阶段，mRNA 中可能会出现两种或两种以上的重排，如内含子的去除和外显子的重新连接。然而，一个 mRNA 能产生不同的蛋白质，因此选择性剪切发生错误可能导致许多疾病，如癌症，而通常这些缺陷在基因组水平上是检测不到的[94]。该技术能够确定转录组中包含的遗传密码，并在广泛的生物条件下分析细胞的功能。基因的差异性表达可以通过互补探针杂交的微阵列分析来测量，这有助于发现许多 BC 相关基因。

非编码 RNA 是转录组学的另一个重要方面。利用非编码基因和融合基因的基因表达分析，研究等位基因失衡、病毒整合基因、假基因、转录后调控、剪切和 RNA 编辑。此外，RNA 测序（RNA-seq）技术的进步提升了对乳腺癌的认识。使用大量的 mRNA 测序，已经确定了 TNBC 和非 TNBC 之间许多转录的差异表达。mRNA 分型将 TNBC 的亚分类细分为具有独特转录特征的不同分子亚型，有助于治疗决策和预后预测[95]。

三、蛋白质组学

高通量质谱分析提供了人类蛋白质组的初步图谱。蛋白质组学分析在癌症患者中是一种有用的生物标志物监测和发现未知分子的技术，具有较高的准确性和敏感性。此外，蛋白质组学分析还可以监测治疗效果、药物活性，发现未知病因，并为个体化医疗提供治疗方案[96]。对于生物标志物的监测和鉴定，蛋白质组学分析主要涉及两大类，一类是疾病的严重程度，另一类是疾病的特异性诊断，但是受分析物数量和敏感性的限制。在临床上，定量测定生物标志物和分析单个分子，以发现或排除疾病。质谱法可以在一次测试中同时对单个样品的几种生物标志物进行定量分析，减少患者诊断所需的时间。

开发新的生物标志物是利用质谱的精细灵敏度来检测较低水平的生物标志物，也可包括翻译后修饰、代谢物、代谢通量和从复杂混合物中鉴定同源异构体。蛋白质也以酶切或翻译后修饰的多种状态存在。在疾病状态下或在疾病发展过程中激活的蛋白质可能会发现一些相对丰富的蛋白质前体形式[97]。这些也可能产生新的生物标志物的鉴定。这种用于新型生物标志物识别的非靶向方法可能会在识别前消除先验研究或系统研究。这可能为开发 BC 患者的个体化医疗提供平台[98]。

蛋白质组学是一个广阔的领域，它也提供小分子代谢物的分析。样本中代谢物浓度变化，既代谢通量，可以反映出疾病状态下的机体功能改变。能量消耗的改变和与癌症扩散相关的肿瘤代谢产物的存在，不容易被常规手段检测到。此外，治疗药物的监测、激活和清除也有助于肿瘤学家提供关于患者治疗成功的实时功能信息。由于肿瘤通常会复发，分析会一直显示肿瘤对治疗无反应。蛋白质动力学、清除率和蛋白质合成速率会影响目标蛋白质的总浓度，这是决定给药策略的重要因素[99]。个体化医疗的目标之一是为每个患者量身定制最佳治疗方案，达到最佳结果，并将风险降至最低。

第七节　乳腺癌个体化治疗时代的挑战

尽管在靶向治疗方面取得了进展，但无论如何，个体化治疗并不能帮助所有患者，肿瘤学家在实施个体化治疗时仍然面临许多问题[100]。迄今为止，已经在成功采用个体化治疗的 BC 患者中遇到了一些阻碍。个体对各种癌症治疗方案（放疗、化疗或手术）的反应差异以及癌症异质性[101]产生了转化、分析和伦理问题[102]。有人认为，特定癌症相关基因中单核苷酸多态性（SNP）的种族差异可能是治疗反应差异的一个因素[103]。这些差异导致了个体化治疗的发展困难，这需要使治疗药剂及剂量精确到每个人。由于需要针对多个基因，有些甚至是尚不确定的 SNP 来量身定制治疗方案，并且这些 SNP 会引起不同个体对治疗产生不同反应，因而针对具有不同 SNP 的不同个体制定最优个体化治疗方案将是昂贵且耗时的。

将遗传变异信息和环境与生活方式相关风险因素相结合，会使风险评估更加准确。尽管使用回顾性自我报告和问卷对这些风险变量进行评估的可靠性较差，并且容易引起偏差[104]，但表观遗传修饰在细胞水平上捕捉到了每个个体中已注意到和未注意到的风险因素之间的相互作用[105]。创建个体化的医疗保健系统是一个多步骤的过程，这给决策者和他们所服务的人带来了各种障碍。为了提供平等获得风险评估和干预的机会，培训工作人员，开发用于监测测试和服务效率的基础设施，以及设计 IT 平台和数据存储能力，这些只是必须解决的挑战中的一小部分。缺乏不同人口统计数据和有限的、可用于指导临床使用的证据基础是实施过程中的障碍之一[106]。

伦理挑战：个体化医疗的主要伦理问题是，世界各地的人是否都能够获得并支付诊断测试和所需治疗的费用，或者是否只有发达国家和富人才能负担得起特定的测试和药物，从而加剧了某些群体之间的歧视。另一个主要问题是数据的隐私性，例如谁将有权访问个人信息，以及可能产生的后果。个体化治疗的另一个问题是疏忽导致的伦理问题。

第八节 未来前景

在 BC 治疗中识别新的突变和驱动基因，显然能够使新的靶向治疗技术与现有的化疗相结合。这将需要不同的管理办法，加强团队之间的国际合作，并认识到必须向所有患有这种疾病的人提供药物才能有效。

个体化的 BC 预防和治疗不会通过单一技术实现，而是通过多种方法一起工作。大多数医院和医生诊所正在建立电子医疗记录；未来 10 年，肿瘤学工作者将发展突破性技术，以更低的价格提供个体化治疗。为了改善患者的治疗，可能会记录药物不良反应，并与其他医生共享。因为我们认识到 BC 是一种多样化的疾病，针对 BC 的各种亚型的新型靶向治疗将在未来 10 年得到应用。根据肿瘤特征和个人基因型，那些不太可能对特定剂量的治疗产生反应的患者，一旦我们了解了为什么对新药的反应不同，就可以避免不必要的药物暴露。这是因为我们知道药物代谢是异质的，这导致广泛的药理功效和毒性。随着对药物遗传学和药效学的深入了解，药物的剂量将更加准确。同样，癌症风险也存在异质性。确定高危人群和实施可降低总死亡率的癌症预防战略是癌症控制的关键组成部分。需要 MRI 筛查的患者将根据其个人风险，而不是整个社区的风险进行筛查。基于定制的癌症风险评估的个体化 BC 监测已被证明是一个很好的策略。美国癌症协会对高危 BC 患者进行筛查的建议强调了在权衡各种筛查技术的风险和优势之后进行共同决策，尤其是对年轻女性。这意味着定制化的筛查方法很重要 [107-108]。通过避免不必要的毒性反应，加快早期识别和预防，这些个体化的技术从长远来看可能会节省成本 [109]。

第九节 结论和建议

虽然在过去 10 年中，靶向 ER 和 HER2 在 BC 的预防和治疗方面取得了相当大的突破，但对于患有三阴性乳腺癌的女性来说，选择仍然有限。低反应性 BC 亚型的靶向分子治疗需要确定新的生物标志物。由于 miRNA 分析和全基因组关联研究等新技术的投入使用，我们现在才开始了解宿主遗传学在优化治疗和耐药性中的作用。miRNA 技术正在迅速发展，揭示了 BC 的新信息。鉴于越来越多的证据表明 miRNA 可能与致癌或抗癌肿瘤抑制功能相关，miRNA 干扰可能构成未来特定 BC 亚型的潜在治疗选择。我们需要一种跨学科的系统生物学方法来描述新的易感位点，了解表观遗传学在癌症发生和肿瘤进展中的作用，开发预测和预后的生物标志物，并确定对 BC 更有效和更具特异性的新治疗靶点。BC 预防和筛查的个体化策略是具有前景的，但是需要多学科团队之间的国际合作，这些团队包括有组学、生物信息学、流行病学、公共卫生学、经济学、决策分析学、伦理学、法学、风险沟通学以及科学界与医疗专业人员的参与。为了解决多种科学障碍，需要跨国团队参与合作研究，以克服与个体化癌症医疗相关的各种科学上的挑战。

第十五章　乳腺癌的分子进展与个体化治疗临床试验

Somia Liaqat，Mubashar Hussain，Kiran Aftab，Maryam Khalid，Saima Shakil Malik　著

【摘　要】 乳腺癌（BC）在诊断时具有相似的组织病理学特征，但众所周知，其临床表现极具多样性。基于对乳腺癌分子发病机制的研究表明，大多数不同的疾病都具有可变的分子基础，用以调控治疗反应、长期生存和无病间隔时间。BC 的分子变化与正常乳腺的发育之间的显著相似性表明，BC 可能是由乳腺癌干细胞引起的。HER2、ER 和 PR 等多种信号通路通过调控干细胞的运动、分化、增殖和细胞死亡来调节乳腺干细胞，实现正常乳腺发育。最近的研究还发现，非编码 RNA 和表观遗传调控可能在 BC，特别是三阴性 BC（TNBC）的转移和异质性中起重要作用。传统使用的治疗策略取决于 PR、ER 和 HER2 的表达水平。尽管临床分类方法有助于选择针对性治疗，但预测患者对治疗的反应和长期生存仍然很困难。分子生物学领域的最新进展（多基因检测、二代测序）已经推动了诊断和治疗方面的发展。许多多基因检测，如 Oncotype DX、MammaPrint 等已被开发出来，以更好地预测早期 BC 患者的预后生存状况。个体化医疗由于其在 BC 治疗中的潜在作用而受到关注。通过基因表达谱分析鉴定出的各种分子生物标志物可能有助于预测患者的药物反应和癌症相关症状强度。分子生物标志物还可以帮助确定最佳药物选择及药物剂量，并识别出更多分子靶点，从而帮助制定更加具有针对性的治疗策略。为了实现乳腺癌的个体化治疗，需要对每例患者的分子特征进行适当的评估和分析。此外，在 BC 患者的治疗中还应考虑表观遗传学层面和基因层面的变化。最终，临床试验将会把这些技术联系在一起，并决定其是否能够改变临床实践。在使用的各种临床试验设计中，适应性临床试验是最常用的，因为它们旨在减少资源投入，缩短完成时间，并具有提高检测治疗效果的可能。

【关键词】 基因测序；免疫治疗；淋巴管生成；预后；肿瘤标志物

第一节　引　言

乳腺癌（BC）是一种根据某些细胞组织、分子转化和临床行为分为不同亚类的多形态疾病[1]。疾病预后和疗效取决于各种因素，包括肿瘤的类型和大小、淋巴结转移、组织学分级、孕激素受体（progesterone receptor，PR）、雌激素受体（estrogen receptor，ER）和人表皮生长因子受体 2（human epidermal growth factor receptor 2，HER2）。在此基础上，人类 BC 分为 4 个主要类别，即正常样、管腔样、基底样和 HER2 阳性型[2]。随后，又将管腔类划分为管腔 A 亚型和管腔 B 亚型两个子类[3]。乳腺癌分子亚型的分类如下：管腔 A 亚型（ER+/PR+/HER2−/ 低 Ki67）；管腔 -B（ER+/PR−/HER2−/+/ 高 Ki67）；三阴性乳腺癌（TNBC）（ER−/PR−/HER2−）；基底样和 HER2 阳性型（ER−/PR−/HER2+）[4]。管腔 / 激素调节途径和细胞周期调节通路用于区分 BC 的管腔型。管腔 B 亚型的细胞周期相关基因，如 Aurora 激酶 A（AURKA）和增殖 Ki67 标记（MKI67）高表达，而激素调节基因，如叉头框 A1（Forkhead-box A1，FOXA1）和孕激素受体（PR）的表达较低[5]。雌激素受体（ER）在两种管腔型中表达相似，可用于区分管腔和非管腔型[5]。在 DNA 水平比较管腔 A 亚型和管腔 B 亚型提示，管腔 A 亚型的突变率较低，这意味着癌蛋白 TP53 的突变率较低（12% *vs*. 29%），细胞周期蛋白 D1（CCND1）的扩增率较低，GATA3 的突变率相似（14% *vs*. 15%），*MAP3K1*（13% *vs*. 5%）和 *PIK3CA*（45% *vs*. 29%）的突变率较高[6]。有趣的是，管腔 B 亚型的一种亚型具有高甲基化特征，管腔 A 亚型（7.8%）和管腔 B（20.8%）亚型的 HER2 扩增率较高[7]。

HER2 富集亚型的特征是，细胞周期相关和 HER2 相关的蛋白和基因的高表达，如 HER2，促细胞癌基因 B-2（erythroblastic oncogene B-2，*ERBB2*），生长因子受体结合蛋白 7（growth factor receptor-bound protein-7，GRB7）；激素相关的基因和蛋白的中度表达，如孕激素受体（PR），雌激素受体 1（ESR1）；基础相关的基因和蛋白的低表达率，如叉头框蛋白 C1（Forkhead-box C1，FOXC1）和角蛋白 5（Keratin 5）。有研究显示，HER2 富集的肿瘤具有高突变率。39% 和 72% 的患者存在 *PIK3CA* 和 *TP53* 突变。HER2 富集亚型在载脂蛋白 B mRNA 编辑酶催化亚基 3B（Apolipoprotein B mRNA-Editing Enzyme Catalytic Subunit 3B，APOBEC3B）相关突变频率较高的肿瘤中富集[8]。APOBEC3B 是 APOBEC（Apolipoprotein B mRNA-editing enzyme，catalytic polypeptide）胞嘧啶脱氨酶的一个亚类，可将胞嘧啶转化为尿嘧啶，是不同类型癌症的主要突变来源[9]。

基底样亚型的特征是，在 RNA 和蛋白质水平表现为细胞周期相关基因的表达较高，如 MKI67 和主要由皮肤基底层表达的角蛋白；HER2 相关基因的中度表达（如角蛋白 5、14 和 17）；激素相关基因的极低表达，如角蛋白 5、14 和 17。基因组分析表明，该类型突变率排名第二，其中大部分突变是由于高甲基化造成的，并分别含有 *PIK3CA*（9%）和 *TP53*（80%）突变。此外，*BRCA1* 基因突变导致的乳腺癌通常为基底样亚型[10-11]。

三阴性乳腺癌（TNBC）的特点是，其与 PR、ER 或 HER2 相关的基因不表达。因为该类患者对内分泌治疗或其他靶向药物无应答，所以对我们来说是一个重大挑战。与其他亚型相比，TNBC 具有相似的转移潜能，但 TNBC 肿瘤复发和死亡的中位时间更短[12]。

在过去的几十年时间中，我们对不同癌症亚型分子基础的深入了解取得了实质进展，在此基础之上寻找新的治疗靶点的认识，促进针对不同亚型的个体化医疗成为现实[13]。在临床实践中，分子分型技术将有助于评估患者的特异性预后、复发风险和病理缓解的可能性。其最重要的优势在于识别出哪些患者在新辅助治疗中风险大于益处[14]。

一、分子改变与靶向药物的应用

在雌激素阳性乳腺癌中，因为促进疾病进展所需的主要分子是雌激素和雌激素受体，因此阻断雌激素是最常用的抑制雌激素信号通路的方法。雌激素依赖性乳腺癌可以通过使用能够抑制肿瘤生长的选择性雌激素受体调节剂（selective estrogen receptor modulators，SERM）来治疗。他莫昔芬是第一种用于治疗雌激素阳性转移性乳腺癌的药物（已批准），可将复发率降低近40%~50%[15]。芳香化酶抑制剂，即依西美坦、来曲唑和阿那曲唑，可以抑制芳香化酶并阻断雄激素生物合成，从而导致肿瘤细胞中雌激素水平降低，因此也被用于治疗雌激素依赖性BC[15]。非激素依赖性的BC也有很多不同的治疗策略。HER2蛋白是乳腺癌中一类过度表达的受体标志物，被认为是乳腺癌治疗的相关生物标志物。曲妥珠单抗（赫赛汀）是第一个被FDA批准用于治疗HER2阳性乳腺癌的重组抗体[16-17]。其他靶向药物，如拉帕替尼和帕妥珠单抗，在抗击乳腺癌进展方面未被证明有效，并且还表现出许多副作用[18-20]。HER2阳性乳腺癌也可以通过抗体偶联药物TDM1（恩美曲妥珠单抗）来治疗，因为它能有效地将DM1药物（微管抑制剂）输送到乳腺癌细胞中并抑制其生长。缺乏HER2和激素受体的TNBC可能通过靶向HER1的药物进行治疗，并可能对PARP1有反应。西妥昔单抗联合顺铂化疗在一项Ⅱ期临床研究中得到了令人鼓舞的结果。这可能是因为少数TNBC亚型对表皮生长因子受体（epidermal growth factor receptor，EGFR）抑制剂较为敏感[21]。常规疗法，即蒽环类和紫杉醇衍生物，在下一个“可药物治疗”靶点确定之前，仍将被广泛使用[21]。

针对血管内皮生长因子（VEGF）的靶向治疗药物已获批准，贝伐珠单抗联合多西他赛或紫杉醇在治疗晚期转移性BC方面显示出一定的效果[22-23]。少数治疗方法包括抑制PI3K/AKT/mTOR和RAS/MEK/ERK通路。此外，针对酪氨酸激酶的因子，即SRC、多聚ADP核糖聚合酶（PARP）抑制剂、胰岛素样生长因子［IGF/IGF受体（IGFR）］和基质金属蛋白酶（MMP）对治疗肿瘤细胞转移是必需的[24-30]。BC细胞的药物性耐药是由于其通过新的分子通路继续生存，包括磷脂酰肌醇-3-激酶（PI3K）信号水平升高[31-34]，HER/ErbB家族以外的受体酪氨酸激酶信号和其他一些HER受体的参与[35]。

二、乳腺癌靶向治疗的现状

靶向治疗已被用于少数特异性蛋白过度表达所导致异常生长的BC患者。抗体可以被用作靶向治疗是因为它们的作用模式类似于人体免疫系统。迄今为止，针对细胞表面HER2过表达的靶向治疗是最有效的方法。在所有的靶向药物中，有7种被广泛应用，它们可以有效阻断各种分子通路。贝伐珠单抗，又称阿瓦斯汀，通过抑制供应癌细胞的血管生长来阻断肿瘤细胞的营养和氧气供应来达到抗癌目的[36-37]；曲妥珠单抗（赫赛汀）使癌细胞无法接收生长信号[38-39]；依维莫司或依维替尼抑制mTOR通路，从而阻断癌细胞的能量供应[40-43]，而T-DM1或Kadcyla是美坦新和赫赛汀的组合[20,44]。赫赛汀作为一种递送方式将美坦新运送到肿瘤细胞。其他疗法包括帕妥珠单抗抑制癌细胞对生长信号的响应[38,45]，而拉帕替尼可抑制HER2蛋白，导致细胞生长信号受阻[22,46]。

1. HER2蛋白

在2500例乳腺癌中，有10%~12%是*HER2*原癌基因过度表达导致的，这会引起恶性转化，并且促进淋巴结转移，进一步降低生存率[47]。HER2/neu 癌基因（*erbB2*）属于 EGFR 酪氨酸激酶家族，位于 17 号染色体（17q12）。它是 BC 中常见的过表达受体，并且是潜在的治疗靶点[39,48-54]。EGFR 家族由 4 种受体组成，即 EGFR/HER1、ErbB2/HER2、ErbB3/HER3 和 ErbB4/HER4。这些受体的共同结构域包括富含亮氨酸的重复序列的胞外域、富含半胱氨酸重复序列的胞内结构域、较小的膜中区域、激酶区域、跨膜结构域和含有大量酪氨酸磷酸化位点的胞质尾部区域[55-56]。配体与 EGFR、HER3 和 HER4 的胞外结构域结合，产生激酶活性的同二聚体和异二聚体，并与 HER2 结合。HER3 利用 PI3K 的 6 个对接位点激活 PI3K/AKT 信号通路。产生 HER2 的细胞的存活依赖于 HER3/PI3K 轴，因为 HER3 缺失会降低过表达 *HER2* 的 BC 细胞的存活率[57-58]。

2. 曲妥珠单抗的耐药机制

曲妥珠单抗（赫赛汀）是第一个被批准用于治疗 HER2 阳性乳腺癌的抗体，之后是拉帕替尼和帕妥珠单抗。曲妥珠单抗与 HER2 受体酪氨酸激酶的近膜部分结合，使得 HER2/HER3 异源二聚体出现解耦联，从而抑制细胞毒性和下游信号传导。*HER2* 基因扩增和蛋白 /RNA 过表达导致了曲妥珠单抗耐药机制的产生。尽管耐药性癌细胞可以绕过曲妥珠单抗的作用，但是过表达 HER2 的癌细胞仍然持续依赖 *HER2* 癌基因。这可能是由于耐药细胞内部产生了 ERbB 家族以外的受体酪氨酸激酶（RTK）信号，出现了曲妥珠单抗不能识别的 HER2 形式，以及 PI3K 信号水平升高。对曲妥珠单抗产生耐药性可能是由于胰岛素样生长因子-1（IGF-1）对细胞周期蛋白依赖性激酶抑制剂（p27）的调节作用。因为过度表达的 IGF-1 会激活磷脂酰肌醇-3-激酶（PI3K）通路，进而影响 AKT[59-60]。而且，有研究表示，miR-375（靶向 IGF1R 的抑癌基因）表达的抑制在 HER2 阳性 BC 曲妥珠单抗耐药中起重要作用[61]。IGF1R 的完全阻断可以使得 HER2 阳性 BC 细胞（体外）恢复对曲妥珠单抗的敏感性。miR-375 缺失和随后的表观遗传改变，即组蛋白去乙酰化和 DNA 甲基化，可能导致 IGF1R 的过表达，从而导致曲妥珠单抗耐药。为了恢复 HER2 阳性 BC 细胞对曲妥珠单抗的敏感性，针对 miR-375 基因被证明可能为治疗靶点[61]。新开发的曲妥珠单抗 DM1（TDM1）已用于治疗 HER2 阳性 BC，因为它可以有效抑制曲妥珠单抗耐药和敏感的 HER2 阳性 BC 细胞（体外）。在曲妥珠单抗耐药的 BC 细胞系 JIMT-1 中，TDM1 通过驱动有丝分裂和凋亡来抑制微管组装。这些耐药细胞的主要特征是同时存在曲妥珠单抗耐药机制，即 HER2 受体中度表达、PTEN 低表达、*PI3KCA* 基因突变以及 NRG1 过表达。在 JIMT-1 细胞系中观察到 HER2 在溶酶体样细胞器中聚集，表明该蛋白在这些特异性胞内颗粒中被分解[62]。另有研究证明，整合素 αvβ6 促进了肿瘤细胞的存活、迁移和侵袭，对于曲妥珠单抗耐药性的发展至关重要。在 HER2 阳性 BC 细胞中，可以通过用 264RAD 抗体靶向抑制 αvβ6 来减缓曲妥珠单抗耐药的发展[47]。位于乳腺癌细胞附近的脂肪组织中的前脂肪细胞和脂肪细胞分泌的多种可溶性因子促进了乳腺癌细胞对于曲妥珠单抗介导的细胞毒作用的耐药。以下情况下的耐药机制是通过脂肪组织（体内）和自然杀伤细胞（体外）抑制曲妥珠单抗所诱导的肿瘤裂解而产生的。在肿瘤和脂肪瘤距离较远的小鼠中观察到曲妥珠单抗抗肿瘤作用增加，而对于肿瘤位于脂肪瘤附近的小鼠，其抗肿瘤作用降低。说明脂肪细胞在缺氧状态下阻碍了曲妥珠单抗的抗肿瘤活性，这表明肥胖是曲妥珠单抗耐药机制的一个因素[63]。针对 HER 家族受体的靶向治疗可能有助于克服肿瘤细胞产生的西妥昔单抗耐药机制。有研究发现，U3-1287（单克隆抗体）和针对 EGFR 和 HER3 的西妥昔单抗联合给药可以使得西妥昔单抗敏感癌细胞的增殖显著降低[64]。这是因为AKT和MAPK通路受阻，来自HER受体的信号就会减少。多项因素都可影响曲妥珠单抗抑制BC细胞增殖的效果，包括HER家族受体的密度、HER受体活化配体heregulin-β1和EGF的存在[65]。有研究发现了一种未知的耐药产生机制，主要与mRNA结合蛋白tristetraprolin（TTP）的下游突变有关。当*TTP*基因发生突变时，其产生的TTP mRNA不能被有效地翻译成蛋白质，因此会导致TTP水平降低。TTP的减少，以及TTP竞争者HuR（胚胎致死性异常视觉系统-ELAV样蛋白1）的浓度增加，导致mRNA编码基因、血管生成和炎症因子的半衰期延长。因此，*TTP*突变可以被认为是曲妥珠单抗耐药的预后因素[66]。*TTP*通常被认为是BC的抑癌基因[67-69]。细胞内相似的激酶可以磷酸化人抗原R（HuR）和TTP，但磷酸化对这两种蛋白的影响是相反的，即TTP失活和HuR激活。因此，激活的细胞内信号通路通常会增加与致癌特性相关的蛋白质的浓度[70]。曲妥珠单抗治疗的主要副作用包括心血管副作用，因为*HER2*突变分析具有预测心脏毒性作用[71]。由于HER2表达于人体心肌细胞，曲妥珠单抗具有诱发心力衰竭和心功能障碍的风险。在与曲妥珠单抗联合化疗之前，必须首先考虑蒽环类药物的心脏毒性，其次是erbB2/HER2受体的抑制，以确保患者的安全。曲妥珠单抗相关的各种心脏毒性副作用可表现在少数患者中，并且都是可逆性损害，先给予单克隆抗体，然后进行放疗或化疗可能降低心脏毒性作用的风险。显而易见，曲妥珠单抗治疗对患者有益，应该作为标准治疗以抑制erbB2/HER2，同时最大限度地降低其副作用[71]。

3. 内分泌治疗耐药机制

对于激素敏感性乳腺癌，尽管PR和ER靶向治疗有效提高了患者的生活质量（quality of life，QOL），但内分泌治疗耐药仍然是一个挑战。胰岛素受体/IGF1、血管内皮生长因子（VEGF）和成纤维细胞生长因子（FGF）、HER酪氨酸激酶受体（HER tyrosine kinase receptor，HER-AKT）、SRC以及应激相关激酶在内分泌治疗耐药中发挥重要作用。过度激活的PI3K通路、GFR信号通路和ER之间的交联也与内分泌耐药相关[72]。雄激素受体和核受体的翻译后修饰使它们的功能从抑制ER变为替代性生长诱导因子。作为内分泌耐药必不可少的两个因素，同时靶向HER2和EGFR通路被认为是避免内分泌耐药最有效的策略[73]。

4. mTOR 通路

mTOR通路作为细胞生理的主要调节因子，可能在乳腺癌的靶向治疗中发挥重要作用[74]。20世纪70年代，雷帕霉素（rapamycin）被发现后，研究证明其具有免疫抑制功能，可以阻止多种真核细胞的生长。雷帕霉素与FKBP12结合，形成的复合物可以与一种称为mTOR的蛋白质结合[75]。mTOR是一种苏氨酸/丝氨酸激酶，它类似于PI3激酶及其相关酶的激酶区域。mTOR通路是哺乳动物细胞周期中的一个重要组成部分，因为其整合了传入的信号及其参与的机制，如蛋白质合成和葡萄糖转运。它还负责磷酸化两种激酶，即4E-BP1和S6激酶（S6KI），使其参与翻译过程[76-77]。小的40s核糖体亚基跟随S6KI活化而被激活，随后与核糖体大亚基结合后启动蛋白质的合成过程。mTOR作为AKT信号通路的调控者，对细胞的增殖和凋亡至关重要。抑制mTOR复合物会导致AKT信号通路关闭，从而过度活化PI3K/PTEN表达缺失[78-79]。70%的BC患者mTOR/PI3K/AKT通路过度激活，与这些通路相关的蛋白激酶可能是BC治疗的药物靶点。选择性沉默mTOR/PI3K/AKT通路可能对治疗产生耐药性的患者有效。

mTOR 与其他靶向药物的联合应用可能会有效克服各种肿瘤患者的耐药机制。为恢复乳腺癌细胞对常规治疗的敏感性并克服耐药机制，应用依维莫司联合 ER 抑制剂或 HER2 抑制剂抑制 mTOR 通路可能是一种有前景的策略[80]。不受控制的癌细胞增殖是 *BRAF*、*PI3K*、*AKT* 或 *EGFR* 突变所致。据观察，通过针对含有敲入突变基因的乳腺上皮细胞系，以及使用 mTOR 和 EGFR 抑制剂，可以提高 BC 细胞对常规药物的敏感性[81]。联合用药，即厄洛替尼 / 吉非替尼和西罗莫司 /ZSTK474，也能有效阻断 EGFR 和 mTOR 通路[81]。

5. RTK 抑制剂耐药机制

拉帕替尼是一种针对 HER2/EGFR 酪氨酸激酶的 ATP 竞争性抑制剂。它通常与紫杉醇一起用于治疗 HER2 阳性的转移性 BC 患者。不幸的是，人们认为拉帕替尼治疗后会出现耐药，特别是当 AKT 磷酸化抑制导致 ER 信号转导和 ER-α 转录水平升高时。这种耐药机制可以通过使用氟维司群（ER 下调调节剂）来克服，它可以抑制拉帕替尼耐药细胞的增殖。此外，HER2 蛋白突变，特别是第 20 外显子 G776 处的 YVMA 插入，可能导致癌细胞对曲妥珠单抗和拉帕替尼产生新的耐药[60]。此外，下游信号的扩增可能会绕过拉帕替尼对癌细胞的抑制作用，激活的 HER3 上调减弱了酪氨酸激酶的抑制作用。HER3 上调导致 PI3K/AKT 通路激活，从而提高转录因子（FoxO3A）水平，控制肿瘤转化、上皮-间充质转化以及细胞周期[82]。在临床及临床前研究中发现，使用针对 HER3 抗体对抑制癌症是有效的。然而，随着时间的推移，因为抗体只阻断信号，而不改变 HER3 的表达，肿瘤细胞会逐渐对抗体产生耐药性。反义寡核苷酸（EZN-3920）和组蛋白去乙酰化酶（HDAC）抑制剂恩替诺他（entinostat）等新药物旨在降低 HER3 水平[83]。肝细胞生长因子受体(hepatocyte growth factor receptor，HGFR)，即 c-Met 酪氨酸激酶可能在针对曲妥珠单抗和拉帕替尼的靶向治疗产生耐药机制中起重要作用。在临床前研究中观察到，在胃癌中抑制 c-Met 可以规避耐药机制并恢复对肿瘤细胞的生长抑制作用[84]。在甲状腺癌、结肠癌、卵巢癌、食管癌、乳腺癌和肺癌中，由于 AXL（受体酪氨酸激酶）的过表达，患者的预后较差，且具有侵袭性表型。这可能是体外临床前 BC 研究中拉帕替尼获得性耐药的原因。SRC 酪氨酸激酶的活性也会对拉帕替尼的耐药性产生影响，因为 BC 细胞系中 SRC 过表达导致 EGFR 而不是 HER2 的相互作用增加。用西妥昔单抗抑制 EGFR，用塞卡替尼抑制 SRC，可使得拉帕替尼耐药性 BC 细胞恢复敏感性并死亡[85]。西妥昔单抗和拉帕替尼在体内和体外条件下均可导致 HER2/EGFR 信号传导降低[85]。受体酪氨酸激酶配体水平的升高可能是由于自分泌肿瘤细胞的产生和神经调节蛋白-1（HER3 配体）诱导拉帕替尼完全耐药[86]。HER2 和 ER 通路之间的相互作用形成了另一种拉帕替尼耐药机制。拉帕替尼抑制 PI3K/AKT 通路导致 ER 上调，导致 Bcl-2（抗凋亡蛋白）表达水平升高，从而使得肿瘤细胞对拉帕替尼产生耐药性，逃避细胞死亡[87]。

6. VEGF 和 VEGF 耐药机制

肿瘤血管生成主要受 VEGF 及其表面受体的调控。VEGF 受体激酶抑制剂与贝伐珠单抗或阿瓦斯汀（抗 VEGF 抗体）一起在癌症的抗血管生成治疗中发挥重要作用[88]。VEGF 配体具有同源二聚体结构，由 β-链组成的单体组成，通过二硫键以及一对对称配置的桥将单体连接在一起而达到平衡。在血管内皮生长因子受体（VEGF-1,2,3）的胞外域上有 7 个类似免疫球蛋白的结构（Ig 结构域）[89-90]。胎盘生长因子和 VEGF 家族的 4 个成员分别附着在 3 个内皮细胞酪氨酸激酶受体上，每个受体都有不同的功能。VEGFR1 促进血管系统的维护和分化，VEGFR2 诱导血管通透性和内皮细胞增殖，VEGFR3 刺激淋巴管生成。神经纤毛蛋白-1（neuropilin-1）和神经纤毛蛋白-2（neuropilin-2）可能以共受体的形式附着在负责轴突生长的第 3 类神经生长导向因子（semaphorins）以及少量 VEGF1 异构体上，这会导致 VEGF 与 VEGFR2 的额外结合[91]。内皮细胞的增殖增加了血管的通透性，细胞存活及小管的形成是肝素激活对受体位点的调节而产生的细胞效应。VEGFR 通常起源于内皮细胞，但它们也可能以巨噬细胞的形式存在于肿瘤细胞和基质中。缺氧诱导因子（hypoxia-inducible factor，HIF）在缺氧条件下对 VEGF 等基因的转录起重要作用。在常氧条件下，泛素化导致 HIF 异源二聚体（α，β）中的 α 亚基降解。这种蛋白酶体依赖性降解是通过 HIF-α 与 p-VHL（von Hippel-Lindau 肿瘤抑制蛋白）结合形成 E3-泛素连接酶复合物导致的。在低氧条件下，缺氧反应元件（hypoxia response element，HRE）和 HIF-β 与 HIF-α 亚基的异源二聚作用使 HIF-α 亚基处于稳定状态。HIF-α 亚基的稳定可激活 HIF 靶基因的重要组成部分，即调节细胞增殖和代谢的基因 *VEGF*[92-93]。在显示特定血管表型的缺氧微环境中可以发现 VEGF 的上调，而 VEGF 表达水平的升高是人类 BC 的一个众所周知的预后因素，这表明 VEGF 是一个主要的治疗靶点。然而，最近的数据表明，贝伐珠单抗（抗血管生成）和化疗药物紫杉醇的联合应用会带来很多副作用，如中性粒细胞减少、胃肠道穿孔、出血、动脉栓塞和卒中[94]。

关于 VEGF 耐药机制，抗血管生成治疗的耐药性涉及多种机制，其中最重要的与癌细胞的无序性有关。由于这种无序性，癌细胞产生不同类型的血管生成信号，限制了药物的效力。肿瘤细胞对抗血管生成药物的反应可能是由于血管生成基因的扩增使得从血管萌发、血管新生转变为血管选定，保证营养供应。同时，癌细胞通过招募骨髓来源的细胞分泌促血管生成因子，如内皮素、血管生成素或成纤维细胞生长因子。VEGF 受体可能通过诱导细胞因子级联反应，形成有利于肿瘤转移的炎性微环境。控制抗血管生成治疗耐药机制的各种替代靶点可能包括靶向 Bv8（Bombina variegata）和胎盘生长因子，以减轻肿瘤炎症、缓解缺氧、减少血管渗漏和减少血管生成。其他靶点包括与 Delta 样配体 4（delta-like ligands 4，DLL4）抗体相关的 Notch 通路，以及用于减少血管过度萌芽和渗漏的分泌酶抑制剂。通过抑制 PHD2 可实现血管正常化，改善血管功能，减少缺氧和转移。抑制神经纤毛蛋白-2（Npn-2）可以抑制淋巴管生成，而靶向神经纤毛蛋白-1（Npn-1）可以抑制血管生成和肿瘤生长[95]。抗血管生成治疗的耐药性可能通过获得性耐药或肿瘤固有耐药诱导等其他途径而产生。它包括产生促血管生成因子的血管生成冗余，即肿瘤坏死因子-α（TNF-α）、成纤维细胞生长因子（FGF）、胎盘生长因子（PGF）和血小板衍生生长因子（PDGF）。在治疗中协同靶向促血管生成因子是必要的，因为尽管抑制了 VEGF 通路，其他促血管生成因子仍然可以促进肿瘤血管生长。抗血管生成治疗可以抑制肿瘤血管的形成和功能，但也会导致肿瘤微环境中的氧气减少，从而激活缺氧诱导因子-1（HIF-1）的表达。HIF-1 过表达可直接诱导与血管生成相关的基因的转录，因此可以筛选出侵袭性癌细胞，产生化疗耐药性。肝细胞生长因子（HGF）在血管生成期间激活酪氨酸激酶受体（c-MET）。这导致下游 AKT、STAT3、SRC 和 MEK 的活化，内皮细胞 VEGF 表达增加。c-MET/HGF 的协作导致了癌细胞更具侵袭性和转移能力。同时，低氧状态也会促使癌细胞向富含氧气的区域迁移，从而逃避缺氧所带来的压力，因此可能筛选出更具侵袭性的肿瘤细胞。因为缺氧条件诱导细胞释放大量的促血管生成因子，所以适应性耐药机制可能与炎症细胞的侵入和骨髓来源的促血管生成细胞有关。由于血管生成通路之间的相互作用而导致的抗血管生成治疗的耐药机制可能是内皮细胞和周细胞的变化。这导致了同时抑制VEGF通路和通过酪氨酸激酶抑制剂抑制PDGF受体，提供了一种有效的策略来增加治疗效果。血管选定可能产生具有正常血管结构的癌细胞，这种癌细胞对抗血管生成治疗的敏感性较低，而且以非血管生成依赖方式生长的早期肿瘤也有可能逃避VEGF抑制[96]。抗血管生成治疗的前景似乎取决于不同肿瘤的血管化程度以及它们不同的耐药途径。阐明血管生成的复杂生物学以及关键生物标志物的功能，有助于实现血管正常化和增强化疗效果，从而体现抗血管生成治疗的优势。

7. TNBC 和 PARP 抑制剂

在一般人群中，TNBC占侵袭性BC总数的10%~20%，在非裔美国人中占比较高，约占28%[97]。在几乎80%的非HER2蛋白过表达的乳腺肿瘤中，ER和PR也为低表达，这类患者被归类为TNBC。它们的分类可能是由PARP酶的浓度增加来完成的，而且它们通常从基底样细胞发展而来。TNBC是最具侵袭性的BC类型，目前还没有针对性疗法。Claudin-low亚型占TNBC病例的12%，可以通过DNA微阵列表达谱进行识别。

当与其他药物联合使用时，TNBC肿瘤似乎对靶向DNA修复系统的分子有反应，诱导细胞死亡。如果合成致死基因对中的一个基因已经失去功能，那么PARP抑制剂就是一种可以导致肿瘤细胞死亡的治愈性选择。PARP同工酶是由18种分子组成的一组酶，它们在单链DNA片段的碱基切除修复途径中起着核心作用。例如，在BC中的PARP抑制剂可以靶向作用于*BRCA1*-2突变的癌细胞，阻断其DNA修复系统，从而导致肿瘤细胞的选择性死亡[98]。有研究显示，在TNBC亚群中发现的核碱性成纤维细胞生长因子（bFGF）蛋白可以使得TNBC对化疗产生耐药性[99]。在短期化疗后仍存活的TNBC亚群可以继续存活并随着时间的推移恢复增殖。在残留癌细胞中敲低bFGF后，TNBC细胞的数量减少。这种现象与DNA依赖性蛋白激酶（DNA-PK）的抑制有关，DNA-PK加速了DNA修复过程。从这项研究中可以得出结论，TNBC细胞中bFGF的表达可以用来预测TNBC患者的化疗不完全和肿瘤复发[99]。TNBC患者的生存率因为面临两个主要的挑战而显著降低，即发展出替代的耐药机制和规避治疗诱导的耐药机制。这两个挑战都会使得TNBC对化疗药物产生不完全的病理反应[80]。舒尼替尼似乎可以抑制基底样BC细胞增殖、血管生成、生长和迁移。异种移植模型显示，由于舒尼替尼的作用，肿瘤体积减小，但由于其通过HIF-1影响缺氧和Notch-1蛋白表达，观察到BC干细胞增殖水平增加。γ-分泌酶抑制剂联合舒尼替尼可以同时靶向血管生成和肿瘤干细胞，因此被证明对TNBC治疗有效[100]。在TNBC的病例中，VEGF可能呈高表达，这可能是考虑将舒尼替尼作为有效治疗选择的原因。高VEGF水平可能是TNBC亚型的预后因素，因为血管通路是治疗这一罕见亚型的重要组成部分[101]。TNBC的靶向治疗尚未发现，因此可以使用紫杉烷和蒽环类药物等常规化疗药物。有必要研究导致TNBC进展的多重通路，以鉴定出特定的治疗靶点。*BRCA1*和*BRCA2*突变见于20%的TNBC病例，这些患者可能对PARP抑制剂联合化疗敏感[102]。一项临床试验（Ⅱ期）评估了伊尼帕利（PARP抑制剂）与吉西他滨和顺铂联合用药的效果，结果显示，除了增强抗增殖作用外，伊尼帕利还显著增强了吉西他滨和顺铂的细胞毒性作用[103]。

8. 乳腺癌的免疫治疗

BC一直被认为是非免疫原性的，直到最近的数据提示，HER2和TNBC阳性亚型具有免疫浸润，这可能是一种有效的靶点，用于补充协同药物的作用。Sipuleucel-T 和伊匹木单抗（ipilimumab）已经成功地用于治疗去势抵抗性前列腺癌。免疫治疗旨在激活人体免疫反应，将肿瘤识别为抗原，最终杀伤肿瘤细胞。由肿瘤调节（tumor regulatory，T-Reg）细胞组成的肿瘤微环境（tumor microenvironment，TME）具有复杂的细胞间通信，这代表了一个有前景的研究领域，旨在分离并鉴定可能的免疫原性靶点，提高现有治疗的有效性[104]。PD-1 受体（免疫检查点）在肿瘤浸润淋巴细胞（TIL）上表达，能抑制效应 T 细胞活性，从而抑制炎症和自身免疫反应。当 PDL-1（PD-1 配体）与 T 细胞结合，该受体（PD-1）将会上调。通过抑制参与激活免疫反应的激酶来抑制免疫反应[105]。对 PDL-1/PD-1 通路的阻断能增强抗体药物的治疗效果，显示出了在乳腺癌研究领域深化该方向探索是十分重要的。抑制性配体 PDL1 过度表达和促炎性细胞因子在癌症免疫耐药机制发展中至关重要，其导致了一种耐受性或耗竭性的免疫 T 细胞反应，因此进一步研究 PDL-1 作为耐药生物标志物也显得尤为重要[106]。纳武利尤单抗（抗 PD-1 抗体）已成功靶向免疫调节蛋白，从而增强了黑色素瘤和肺癌患者的肿瘤免疫反应。其他一些潜在的靶点，如 B7-H3、B7-H4、B7-H6、CD80、CD86、ICOS-L 和 PDL2 也正在被研究。BC 免疫治疗的前景应该是联合检查点阻断对于最大限度提高临床应答的意义[107]。

第二节　乳腺癌基因表达谱分析

过去几年的技术进步使研究人员能够同时检测各种基因的表达。在这些方法的帮助下，研究人员可以快速分析多种标志物。另一个优点是识别基因表达模式，从而作为肿瘤标志物。人们还开发了各种方法来观察几百到几千条基因信息。与传统的病理和临床参数相比，基因表达谱旨在提供更好的临床预后预测。该工具有助于临床医生评估局部治疗的结果，以及全身辅助化疗和内分泌治疗的预期优势。对于不需要辅助个体化治疗和化疗的低危患者，确定肿瘤细胞合成的 RNA 转录本的特征仍然是一个挑战。肿瘤基因表达谱似乎是进一步为我们提供与 BC 行为和生物学相关信息的重要工具。乳腺癌基因表达谱分析的方法如下。

一、Oncotype DX

Oncotype DX 是一种基于定量反向 PCR 的方法，可检测 21 个基因（5 个内参基因和 16 个癌症相关基因）的表达。福尔马林固定的石蜡包埋组织用于 RNA 提取。Oncotype 检测法适用于 HER2 非过表达、腋窝淋巴结阴性、激素受体阳性的早期乳腺癌患者。该检查的要求包括 ER 评估和使用替代方法评估 HER2 状态[108]。Oncotype DX 是美国最常用的基因表达检测工具[109]。在 NSABP B-14 临床研究中，对他莫昔芬治疗后的 ER 阳性淋巴结阴性 BC 患者进行了 Oncotype DX 的验证。研究显示，低危组、中危组和高危组的 10 年复发率分别为 6.8%、14.3% 和 30.5%[108]。复发评分（recurrence score，RS）的范围为 0~100，它测量了 10 年内疾病复发的风险。RS 是接受辅助性他莫昔芬治疗的 ER 阳性无淋巴结转移 BC 患者的独立预后因素。研究表明，低危组的患者似乎不会从辅助性化疗中获益，而高危组的患者能够获益[110]。

二、MammaPrint

MammaPrint 是一种基于微阵列技术的 RNA 基因表达谱分析方法。该检测包括从新鲜冷冻的人类肿瘤组织样本中提取 DNA，并从最初未筛选的超过 25 000 个基因中鉴定 70 个基因[111]。多项研究试验表明，用 RT-qPCR 在福尔马林固定石蜡包埋组织和新鲜冷冻组织中进行该检测后获得了相似的结果[112]。这些基因与癌症的所有特征相关，即血管生成、增殖和侵袭[111]。该检测已经在不同组别的无淋巴结转移患者中进行了验证，已经被确定是除了标准变量（即病理分期、年龄和组织学分级）之外的独立预后因素[111,113-114]。

MammaPrint 是淋巴结阴性乳腺癌患者的基因表达检测方法，它将患者分为两组，即低危组和高危组。在调整腋窝淋巴结状态后，MammaPrint 可用于预测总生存期和无远处转移生存期。低危组患者在不接受任何额外全身化疗的情况下，无远处转移生存率达 90%。该检验还可以用于预测化疗对不同人群的效果，发现高危人群的患者可以从辅助化疗中获益[111]。在对局部晚期患者进行的一项回顾性研究显示，低危组患者对新辅助化疗没有达到完全的病理缓解[115]。在另一项研究中，结合 BluePrint 和 MammaPrint，确定了 4 种分子亚型，包括 HER2 型、基底样型、管腔 A 亚型（Luminal 型 /MammaPrint 低危型）和管腔 B 亚型（Luminal 型 /MammaPrint 高危型）。管腔 A 亚型患者（MammaPrint 低危型 /BluePrint 管腔型）具有良好的生存和预后，可能无法从化疗中获得优势。BluePrint 将患者分为基础型（120 例）和临床型（93 例），PCR 率分别为 42% 和 31%。分子亚型鉴定可改善新辅助治疗的患者分层。因此，MammaPrint 在治疗结果和分子分型之间建立了临床相关性[116]。

三、Mapquant DX 基因组分级指数

Mapquant DX 是一种基于组织学分级对肿瘤进行分层的预测和预后标志，减少了观察者间的差异。该检查将 1 级肿瘤与 3 级肿瘤区分开来，并将 2 级肿瘤细分为两个亚类，即低复发风险 *vs.* 高复发风险。Mapquant DX 将 70% 的 2 级肿瘤降级为 1 级[117]。该检测由负责细胞增殖和细胞周期调节的 97 个基因组成基因组分级指数（genomic grade index，GGI）。对于高危人群建议进行辅助化疗。对于接受蒽环类和紫杉类药物化疗的患者，GGI 水平与化疗有效性呈正相关[117]。GGI 只能应用于 ER 阳性肿瘤。Mapquant DX 检测所需要的肿瘤组织和 MammaPrint 一样，应该是新鲜冰冻组织，但目前已经开发出来了另一种基于 RT-qPCR 的版本[118]。

四、Rotterdam Signature

基于 115 例乳腺癌患者的微阵列数据分析，开发了 Rotterdam 76 基因生物标志物。对 ER 阴性和 ER 阳性肿瘤分别进行评估，选取了 ER 阴性肿瘤中 16 个基因，ER 阳性肿瘤中 60 个基因。在不考虑肿瘤大小和患者年龄的情况下，该预后标志物有助于预测未接受过全身化疗的淋巴结阴性乳腺癌患者 5 年内发生远处转移的情况[119]。76 个基因签名被证明是 198 例患者的有效预后因素，它在识别预后良好、不需要辅助化疗的患者方面优于 NCI 和 St Gallen 指南。研究持续时间的中位数为 14 年，显示远处转移的患者有 51 人（26%），其中 35 人（18%）在 5 年内出现疾病进展。“Adjuvant!”在

线软件显示，152 例（77%）患者被认为是临床高风险类别，而 46 例（23%）患者属于临床低风险类别。高基因组风险（72%）和低基因组风险（28%）是通过 76 个基因签名观察到的。有趣的是，低基因风险组包含了 21.9%（64 例中的 14 例）的 ER 阴性患者，而临床低风险组没有任何 ER 阴性患者。高基因风险组 5 年和 10 年的远处转移概率分别为 98% 和 94%，而低基因风险组分别为 76% 和 75%[120]。

五、PAM50

一项针对 157 例早期 BC 患者进行的新辅助治疗研究显示，在管腔型的肿瘤中，pCR（病理完全缓解）和 npCR 均较低。基底样亚型和特异性 p53 突变的 HER2 富集型经 4 轮术前化疗后 pCR 率较高[121]。2009 年提出了使用 50 个基因对 BC 进行亚型分类的标准化的 PAM50（微阵列预测分析）[122]。PAM50 是通过 qRT-PCR 检测该基因集的临床表现，使用福尔马林固定的石蜡包埋组织进行 qRT-PCR 检测。该检测测定 5 个对照基因和 50 个分类基因的表达率，确定了 BC 的固有亚型，即基底样型、HER2 富集型、管腔 A 亚型和管腔 B 亚型。采用临床资料（ER 状态、淋巴结状态、分级）和 PAM50 亚型进行的多因素分析显示，PAM50 可作为 BC 患者的独立预后因素[123]。PAM50 测试提供的额外信息包括肿瘤生物学以及关于目前用于治疗决策的生物标志物的定量数据。除了 BC 亚型的分类，PAM50 检测还提供了管腔基因表达、ERBB2、PGR、增殖和 ESR1 的定量数据。管腔 A 肿瘤一般具有正常到高表达的 ESR1 和 ER 相关基因，很少出现 ERBB2 高表达。与管腔 A 肿瘤相比，管腔 B 亚型肿瘤通常具有正常到高表达的 ESR1 和 ER 基因，并常表现出更高的增殖率。HER2 富集型具有正常到高表达的 ERBB2 基因，正常到低表达的 ESR1 和 ER 基因。基底细胞样亚型通常表现为 PGR、ERBB2、ESR1 和 ER 基因低表达，但增殖率较高。

第三节　二代测序带来的发展

医学领域的迅速发展使疾病研究在个体、细胞甚至分子水平上取得了进展。人类基因组计划完成后，越来越多的人开始关注基因的研究和疾病的遗传基础。众多研究者开展了基因与疾病的相关研究，对复杂疾病（糖尿病、癌症、自身免疫性疾病等）以及一些常见的异常指标（体重、血脂、血糖等）取得了良好的成果。这些研究发现了大量与疾病发病机制相关的基因位点，为这些疾病的治疗和诊断带来了新的思路。癌症领域基于基因组的研究成果令癌症研究人员兴奋不已。在过去 10 年中，对各种类型的癌症（肺癌、肝癌、前列腺癌、乳腺癌等）进行了大量的基因组研究。

Sanger 测序法是传统的基因测序方法，其中包括了作为基因检测标准方法的双端终止法。Sanger 测序的缺点包括偏离目标、成本高、通量低，而二代测序（next-generation sequencing，NGS）克服了传统方法的缺点[124]，其类似于深度测序和高通量测序。与传统的 Sanger 测序方法相比，NGS 的优点包括准确度高、速度快、通量高[125]。一项研究证实了二代测序具有更高的测序量和诊断灵敏度，且与传统的 Sanger 测序法相比，二代测序在检测 *BRCA1/2* 基因突变方面更可靠[82,126]。遗传易感性见于两个主要的 BC 基因，即 *BRCA1* 和 *BRCA2*。有研究在 1 例中国女性中发现 *BRCA2* 基因新突变

c.8946_8947delAG（p.D2983FfsX34）[127]。在考虑分子诊断率的同时，NGS 的外显子组测序较 Sanger 单基因测序、微阵列分析、染色体分析等传统方法具有更高的诊断率[128]。二代测序方法不再需要大肠埃希菌的体内扩增，而是通过聚合酶和连接酶直接进行体外测序。二代测序主要采用的技术包括 Illumina/Solexa 技术、Helicos 技术、ABI/SOLID 技术和 Roche/LS454 技术[129]。Illumina/Solexa 技术是目前 GWAS 和外显子测序中常用的技术，其优点是操作简单、均聚体检测偏差小、成本低。GWAS 涉及全基因组关联研究，以在广泛的人类全基因组 SNP（单核苷酸多态性）中识别与疾病相关的序列变异。外显子测序是对大量外显子进行测序，以识别疾病相关区域并对 SNP 进行验证。

关于 NGS 在 BC 研究中的应用，在过去的 10 年中，二代测序技术被不同的研究者用于解释 BC 基因组多样性，从而揭示了 BC 基因组景观。NGS 在 BC 研究中的应用主要包括 3 个方面，即 RNA 转录组测序（小 RNA 测序、全转录组分析和非编码 RNA 分析）、基因组 DNA 分析（靶向基因测序、全基因组测序、外显子测序）和表观遗传测序（甲基化分析测序、染色质免疫共沉淀测序）。NGS 在研究核外遗传和 RNA 转录组方面发挥了重要作用。研究表明，某些特定的 miRNA 异常与特定的 BC 类型相关，如有的 miRNA 与浸润性乳头状癌具有一定的相关性[130]。此外，各种类型的 miRNA，如 miR-9、miR-10b、miR-31、miR-126 和 miR-335 被发现与 BC 转移相关，而在 TNBC 中没有观察到特征性的 miRNA 表达[131]。

一、BC 的全基因组关联研究（GWAS）和风险预测

全基因组关联研究（genome-wide association studies，GWAS）是研究人类基因的重要工具，目前已发现约 2000 个基因位点或 SNP。全基因组关联研究除了具有二代测序的优势外，还具有低频率突变和样本需求少的优势。各种流行病学研究发现，BC 与生活方式和环境危险因素相关，如体重指数（BMI）、初潮和绝经年龄、外源性激素使用和初产年龄。除了这些危险因素外，BC 还与风险基因密切相关[132]。已有 90 多个风险位点被证实与 BC 相关。而且，自 2007 年以来，大规模的 GWAS 研究又报道了 5 个与 BC 相关的风险位点。据预测，与 BC 有关的风险位点可能有 1000 多个，而这些基因尚未被发现[133]。对非裔 BC 女性的全基因组关联研究证实了两个基因位点（3p26 上的 rs10510333；14q31 上的 rs4322600）与非洲女性 BC 的发生有关[134]。在东亚 BC 的 GWAS 研究中，有研究发现了 3 个与亚洲女性 BC 相关的基因位点[135]。即使 GWAS 识别出的单个 SNP 对 BC 发生机制的影响很小，但也不能忽视，因为多个 SNP[136] 的叠加可以用于 BC 的风险预测。另一项研究发现，酪氨酸激酶受体 2（FGFR2）内含子中的 4 个 SNP 与 BC 发生密切相关。与 *BRCA1* 相关的 BC 增殖率高，存在 *TP53* 突变，缺乏 *ERBB2* 和 *ESR1* 表达。此外，NGS 还在家族性卵巢癌 / 乳腺癌患者中发现了多种新的突变。除 *BRCA1/2* 外，研究发现 *PALB2*（BRCA2 的伴侣和定位基因）是第二常见的突变基因[137]。一些基因已经被发现与 BC 密切相关，但 BC 的发生是多种因素共同作用的结果。致癌因素中风险基因比例较低，因此有待对其进行进一步探索。在一项研究中，观察到 MDA-MB-231 和 MCF-7 细胞系中非编码和编码 RNA 谱存在显著差异。其中 SOD2、SLP1、miR-7、miR-143 和 miR-145 在 MCF-7 细胞中高表达，而 KRT17、CD55、miR-9、miR-10b、miR-21、PICSAR 和 NEAT1 在 MDA-MB-231 细胞中高表达。差异表达的 mRNA 参与了生物黏附、黏着斑、运动、ECM-受体相互作用等通路。与差异表达

RNA 相关的 miRNA 和 mRNA 与肿瘤转移相关，但 ncRNA 在其中的作用仍然不明确[138]。

二、全基因组外显子测序与 BC 研究

大量的非沉默突变（85%）发生在仅占人类基因组 1% 的外显子蛋白编码区[139]。因此，全基因组外显子测序在恶性肿瘤的基因检测和风险预测方面具有重要意义。近年来，全基因组外显子测序技术的应用促进了乳腺癌的基因组学研究。早期研究表明，携带 *BRCA1* 或 *BRCA2* 突变的女性的风险比为 50%~80%[140]。外显子测序发现，罕见的男性乳腺癌发病风险与 *BRCA2* 基因缺失密切相关[141]。尽管 BC 患者在人群中分布均匀，但有 15% 的 BC 患者存在家族聚集。全基因组外显子测序鉴定出 *BLM* 和 *FANCC* 为 BC 的易感等位基因（DNA 修复基因）[142]。此外，全基因组外显子测序也鉴定出 *FANCM* 基因是 TNBC 的易感基因位点[143]。一项关于 BRCA 阴性的家族性 BC 的研究发现，有 7 个突变（*TH*、*XCR1*、*SRL*、*ACCS*、*CCNF*、*DLL1* 和 *SPPL3*）可能与潜在的 BC 有关[144]。另一项采用全基因组测序和外显子测序的研究发现，*SF3B1* 突变已被证明是抗癌治疗的另一个靶点[145]。新突变的发现除了丰富 BC 基因研究之外，也为 BC 的治疗和诊断带来了新的思路。外显子测序可被研究者广泛应用于 BC 患者的遗传易感性、干细胞分化等多个方面的研究。

三、靶向测序与 BC 研究

靶向测序针对特定的基因组区域或基因进行靶向测序分析。在 BC 研究中，已经开展了一些其他基因位点测序研究，以确定已经发现的基因位点。例如，*MED12* 基因与 BC 有关。通过靶向测序鉴定叶状肿瘤和乳腺纤维瘤的突变量，发现叶状肿瘤的突变量高于乳腺纤维瘤[146]。据报道，通过靶向测序可以很容易地检测出 BC 和卵巢癌中的有害突变基因[147]。同时，BC 靶向治疗也可以在靶向测序的帮助下得到改进。可以说，继外显子测序和全基因组测序之后，靶向测序是 BC 研究非常重要的补充。

第四节 分子图谱的临床应用

分子图谱分析是一种在全球范围内比较不同组织类型的分子水平（即 mRNA、DNA、蛋白质等）的方法。由于最终数据解释的困难，这一领域的临床应用受到了阻碍，所以研究者们已经设计了各种方法来实现这一目标。到目前为止，许多研究都集中在对 cDNA 芯片的解释和操作上。cDNA 是将不同组织类型的 mRNA 转化为 cDNA 而产生的，通过将它们固定在一个固体基质上来完成这些 cDNA 的定量。通过评估每种组织 cDNA 的比较表达，研究人员可以解释不同组织类型的生物学特征。

乳腺癌的分子表达谱被用于解决 3 个主要问题：①比较乳腺肿瘤与正常组织以及其他乳腺肿瘤的生物学特性；②准确预测相似类型肿瘤的临床结局，有助于更好地做出决策；③准确预测肿瘤对特定治疗类型的反应，以提高每例患者的治疗获益 / 风险比。

癌症基因组图谱（the cancer Genome Atlas，TCGA）项目为我们提供了不同癌症类型的转录组、蛋白组、基因组和表观遗传组方面的宝贵数据[148-153]。通过大规模分子谱分析收集的数据可能为肿瘤

学临床实践的各个方面提供有价值的信息。其关键应用为疾病早期患者提供准确的预后分析，有助于将患者分为不同的风险群体，帮助他们选择准确的监测和治疗策略。肿瘤分期和年龄是影响预后的临床变量。最近，为了更好地判断患者的预后，分子信息已被纳入。例如，HER2 蛋白水平、PR、ER 和 *HER2* 基因扩增是 BC 的主要生物标志物，具有很高的临床应用价值 [154]。然而，因为大规模的分子谱分析非常昂贵，所以以往的研究只考虑研究特定数量的基因或单一平台的基因组数据（微阵列）。这些研究仅限于特定的癌症谱系。根据患者肿瘤的改变谱选择靶向治疗是分子谱分析的另一个应用。尽管临床上可靶向基因的变化尚未完全分类，人们仍然正努力将高通量测序数据应用于临床 [155-156]。

该应用提供的信息可能有助于研究人员进行目标明确的药物开发和临床试验设计，还可以帮助筛选出可能从新兴靶向治疗中获益的患者人群。

第五节　适应性试验、篮式试验和主方案试验

临床试验对于发现各种治疗药物的疗效至关重要。适应性临床试验是一种新的临床试验方法，它允许在整个试验过程中对试验设计特征进行修改（图 15.1）。选择在临床试验中进行修改是基于试验期间收集的数据。这与传统的临床试验设计不同，传统的临床试验设计不能在患者入组和随访期间进行修改，因为试验的安全性和有效性只能在试验结束时计算。适应性临床试验设计旨在缩短临床试验的完成时间，减少参与人数，减少资源消耗，提高临床试验中发现治疗效果的概率。在对 ClinicalTrials.gov 上注册的临床试验进行的分析中，我们观察到适应性临床试验的数量大幅增加。据报道，2006 年以前注册的适应性临床试验仅有 10 项，2006—2013 年注册的适应性临床试验有 133 项，且以肿瘤学为主 [157]。药物开发是适应性临床试验在肿瘤学中的主要应用 [158]。对适应性临床试验进行的各种综述提示，研究者们越来越依赖这一研究设计，特别是在药物研究中 [157-158]。

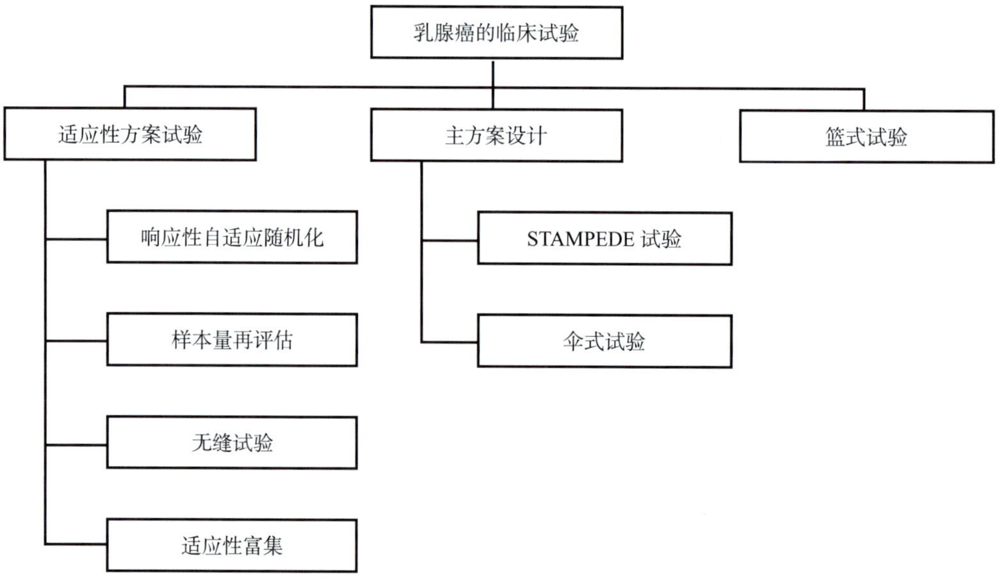

图 15.1　乳腺癌的临床试验

一、适应性方案试验

由于传统和适应性方案试验的差异，人们应该认识到适应性临床试验的运用日益广泛。监管机构，即欧洲药品管理局（European Medicines Agency）和美国食品药品监督管理局（Food and Drug Administration，FDA）已经观察到了适应性方案试验的有效性，他们还为研究者提供了指南，指导他们在计划和试验阶段考虑监管因素[159]。研究者和临床医师对适应性试验的认识和理解通常有限[160]。常用的适应性临床试验包括样本量再评估（sample size reassessment，SSR）、适应性富集、响应性自适应随机化（response-adaptive randomization，RAR）和无缝试验。

1. 响应性自适应随机化

响应性自适应随机化（RAR）允许根据试验的中期分析改变治疗分配比例。在 RAR 中，治疗分配比例被调整为有利于提供更多有益结果的治疗组，减少试验中不良临床结局的发生。同时可以在不影响统计精度的前提下尽可能地减少样本量。“Play-the-winner”是最著名的 RAR 设计[161]。这种 RAR 设计从两个瓮开始，每个瓮代表一种治疗，每个球代表初始的 1∶1 分配比例。每当观察到一种治疗成功时，就会改变分配比例，向相应的瓮中增加一个球。这种 RAR 设计的缺点包括在可能由于偶然事件而获得有效初始结果的治疗组中，增加极端分配的机会。RAR 试验包括应用计算算法（如贝叶斯预测概率）和复杂的规则来维持一个稳定的分配比例[162]。

2. 样本量再评估

样本量再评估（SSR）已经使用了几十年，它是早期适应性试验设计方法的主要关注点。SSR 开发背后的主要因素是减少计划阶段样本量估计错误带来的负面影响，因为这将导致临床试验出现统计学效力不足的情况[163]。如果一项试验未能达到预先设定的终点，单纯纳入更多患者并不是一个好的选择，因为出现假阳性结果的风险将无法控制。在这种情况下，SSR 可以预先计划，以控制假阳性的风险[164]。SSR 的目的不是恢复失败的试验，而是在较早阶段减少试验过度或低效力的风险。

SSR 也可用于决定是否终止或继续试验。例如，如果 SSR 显示要求的样本量过大，研究者可能会决定结束试验或将试验目标从优效性改为非劣效性。根据预先设定的计划，在对数据进行几次中期检查后即可对样本量进行调整[164]。建议使用模拟和分析方法进行预规划，确定允许和预期的调整范围。

3. 无缝试验

按照惯例，对人体试验干预措施的评估要经过 3 个阶段：第一阶段是测试健康个体对干预措施的耐受性；第二阶段是确定健康状况相关人群的耐受剂量范围；第三阶段是测试健康状况相关人群干预措施的安全性和有效性。此外，少数研究可能还包括第四阶段的试验，与第三阶段试验中的大量控制环境相比，患者在一个更符合现实世界的环境中接受测试。在常规随机临床试验（RCT）中，只有在一个阶段完成后，才能使用该阶段的结果。

无缝试验是一种可以使临床试验从一个阶段直接延续到下一个阶段的研究设计。在临床环境中，Ⅱ期和Ⅲ期是相似的，因此这些设计被用于Ⅱ期和Ⅲ期试验的无缝结合[165]。一个无缝的Ⅱ/Ⅲ期 RCT 在各阶段的设计中很少有改变，因此其对于临床试验是有利的，但它也需要重复各种重要的组成部分。例如，一个研究 5 个剂量的耐受性的Ⅱ期试验，以其中 3 个剂量的终止而结束，那么Ⅲ期试验可以继续进行其余 2 个剂量的试验，或者也可以增加另一个治疗组，即安慰剂组。无缝试验的目的是快速分析和解释早期数据，以便做出使临床试验过渡到下一阶段的决定[165]。无缝设计的优点在于可以减少从第二阶段到第三阶段试验结束时对安全性和有效性做出明确结论所需的时间[165]。

4. 适应性富集

适应性富集是对试验纳入标准的修改[166]。例如，如果中期分析表明预先设定的患者亚组的缓解情况不同，则可以修改本试验的纳入标准，仅纳入有利组[166]。在这种情况下，也可以独立进行 SSR，以修改各亚组对样本量的要求。与此相反，如果试验期间的新证据提示，与根据本试验的纳入标准确定的人群相比，更广泛的人群可能有优势，则本试验的纳入标准可能会放宽[167]。

精准医学领域的新趋势强调了生物标志物，对检测生物标志物亚组效应的需求也有所增加。BATTLE 和 I-SPY2 是两个自适应试验，其中富集作为设计的一个重要组成部分。I-SPY2 是一个Ⅱ期试验，评估了 12 种新辅助治疗对 10 种生物标志物的有效性。有较高预测概率有效治疗患者（携带相应生物标志物）的治疗组继续进行Ⅲ期试验[168-169]。BATTLE 试验也是一个以生物标志物为驱动的自适应富集试验[170]。在早期阶段，BATTLE 旨在确定预测性生物标志物，将非小细胞肺癌（NSCLC）患者随机分配到 4 个可能的治疗组中。在第一阶段的基础上，BATTLE-2 强调对有 KRAS 突变的 NSCLC 的靶向治疗进行评估。

二、主方案设计

主方案设计是在特定疾病环境下由固定数量的治疗组构成的多组试验。中期监测被用来判断治疗无效或有效，进而决定是否提前终止某些治疗组。主方案设计允许在试验过程中增加治疗组（在新的或现有的患者亚组中），以测试不同的治疗方案。使用主方案设计的试验也被称为“平台”试验[171]。

1. STAMPEDE 试验

STAMPEDE 试验是在疾病环境下开发多种治疗方法的主方案设计的一个例子。例如，STAMPEDE 试验被用于评估许多药物（在标准激素疗法的基础上加用）对晚期前列腺癌的疗效，具体是在有新的有效治疗方法时增加新的治疗组，在没有观察到足够有效性时放弃该治疗组[172]。STAMPEDE 试验方法的优势是增加了新的治疗组，并且仍然可以继续现有的多组试验，这将加快对特定疾病新疗法的测试。然而，因为随机分配到这些组的患者只能与随机对照组患者进行比较，所以新试验组的随机入组降低了多组设计的统计学效能。实施固定治疗组的多组主方案试验面临的挑战包括说服不同的业界合作伙伴参与试验、试验资助、业界合作伙伴之间的信息共享以及各种监管之外的复杂情况[171]。

2. 伞式试验

主方案试验设计在肿瘤生物标志物方面可获得额外的好处[173]。伞式试验是将同一种肿瘤类型的患者根据其肿瘤的分子特征分配到不同的治疗组中。Lung-MAP 是一项针对晚期鳞状细胞肺癌患者的伞式试验[174]。随着新的靶向药物的发展，可以为具有合适分子靶点的肿瘤患者增加新的治疗组。

三、篮式试验

在一项篮式方案试验中，仅基于肿瘤的分子特征，而非组织学信息将患者纳入不同治疗组中。随着新的可操作靶点及其相关药物的发现，这些分子靶点将被加入试验。例如，美国国家癌症研究所治疗选择分子分析（National Cancer Institute Molecular Analysis For Therapy Choice，NCI-MATCH）试验就是篮式试验的一个例子[175]。

筛查组件是篮式试验和伞式试验的主要组成部分，用于指导患者选择能使其最大获益的治疗策略。篮式试验和伞式试验都允许在试验过程中增加实验性治疗组和单一治疗组，以与相应的对照组进行随机比较。

基于生物标志物的治疗方案所进行的主方案设计试验是非常有效的，因为这些亚型在整个患者人群中占比很小，所以需要通过筛选组件来识别和招募合适的患者。使用该设计可以更好地匹配药物和患者，从而提高治疗效果。这对进行过分子筛查的肿瘤患者特别有利，因为他们可以根据肿瘤的分子特征找到潜在的治疗和试验。基于中期监测结果，删除或增加治疗组的适应性因素，进一步提高了主方案设计的有效性。对于确定性研究和早期研究，将新疗法添加到主方案中的证据要求可能有所不同，因此需要明确定义这些要求。如果增加了一些证据不足的新治疗方案，可能会影响主方案的质量和效率，也会增加患者的风险。因此，应该避免这类风险的产生。

第六节　结　论

BC 的生物学和分子发病机制的最新进展，提高了我们对不同类型的侵袭性 BC 表现出的多样化临床行为的认识。尽管传统的组织病理学技术对于基于表型特征，即 HER2 和 ER 表达，来分类 BC 很重要，但是如果不考虑 BC 的蛋白质组、基因组和转录组，就无法理解该疾病的真正并发症。根据现有的蛋白质组、基因组和转录组数据，每种 BC 都可以被预测为一个不同的个体。癌症基因组图谱网络（Cancer Genome Atlas Network）最近报告的数据表明，每种 BC 的分子生物标志物与最近邻或同一分类的其他 BC 相比，或者与所有病例相比，都是独特的。随着评估的基因数量的增加，观察到的分子多样性也随之增加。

任何类型的 BC 中发现的分子变化，可能是由于一些对癌症进展必不可少的驱动事件，或者是一些次要的、对疾病进展不必要的伴随事件所导致的。现有的数据表明，BC 是由于大量的驱动因子或驱动通路所引起的，而每个通路只占癌症的一小部分。在相似的 BC 队列中，对某种药物的不同反应，体现了潜在的分子改变，这些改变使治疗无效或者产生了耐药性。因此，还需要进行更多的研究来阐明 BC 生物学特征与其对特定治疗策略反应之间的关系。

针对癌细胞来源的 DNA 和 RNA 的二代测序可以用来研究基因突变状态、基因表达模式和拷贝数变异。这项技术必将有助于探索 BC 的个体生物学，并识别新的疾病预后生物标志物。暴露于治疗策略的患者的额外详细分子数据可能有助于确定可以指导治疗（通过产生敏感性）或可能混淆治疗（通过产生耐药性）的分子病变，并进行相关性分析。目前，临床、基础科学和转化医学研究者面临的主要挑战是评估大量 BC（具有已知的临床和治疗反应指标），以将定量和定性的分子特征与对靶向和非靶向药物的反应联系起来。随着 BC 分子生物标志物知识的最新进展，可以通过前瞻性临床试验，将个体化医学应用到各种患者队列中，从而增加对乳腺癌药物基因组学的循证证据。

第十六章　乳腺癌化疗耐受性及个体化治疗

Yoser Al Rawi，Saima Shakil Malik，Nosheen Masood　著

【摘　要】 乳腺癌是全球女性中最常见的肿瘤。乳腺癌患者会经历一系列症状，而这些症状却不利于开发副作用小且生活质量更好的治疗方案。许多患者会对多种化疗药物产生耐药性，因此，研究人员正在深入研究个体化治疗药物以解决化疗耐受性问题，从而延长患者生存时间，提高生活质量。最近，很多基因 / 多态性已被发现，用作药物反应和癌症相关症状严重程度的预测因子。这将指导我们确定作为个体化治疗的最佳药物剂量，并找到有助于疾病管理和有效治疗的相应分子靶点。但目前研究尚处于起步阶段，需要大量探索以优化化疗耐受性乳腺癌患者的个体化治疗。
【关键词】 乳腺癌；化疗耐受性；个体化治疗；分子靶点

第一节　引　言

化疗耐受性也称为化疗抗性或耐药性，是用于描述肿瘤细胞对治疗不敏感的术语[1]。其定义为药物产生治疗效果和效力的降低[2]。它是癌症治疗成功的主要障碍，尤其是转移性癌症，因为转移性癌症的主要治疗方式为全身治疗，而这将导致 90% 以上的转移性癌症患者治疗失败。这种现象首先由 Gillman 和他的同事提出，他们注意到接受氮芥治疗的晚期恶性淋巴瘤患者初期有所改善，而随着时间的推移，这些患者开始反应不佳[3]。化疗耐受性可能在治疗的后期发展，也可能从一开始就存在。前者称为外在耐药性或获得性耐药性，后者称为内在耐药性。每个分类被认为具有不同的机制。内在耐药性通常与人的基因构成有关，也见于某些类型的恶性肿瘤。例如，对抗癌治疗初始反应较差的肾癌、肝细胞癌和恶性黑色素瘤[4]。然而，最初对癌症治疗敏感的肿瘤会产生外在耐药性，这些肿瘤最初对抗癌治疗反应良好，但随着时间的推移开始对其不敏感或导致治疗失败，导致生存率较差。化疗耐药可根据耐药机制分为单药耐药或多药耐药。对于癌症患者，尤其是那些转移性癌症的患者，了解耐药机制对于制定更好的治疗方案至关重要，可以提高存活率并降低死亡率[5]。本章将回顾我们目前对乳腺癌化疗耐受相关机制的理解，并进一步讨论包括靶向治疗和个体化治疗等新的临床策略的潜力，来管理和克服化疗耐药。

全身治疗目前包括化疗、免疫治疗和抗血管生成剂，化疗耐受包括对所有这些疗法产生的耐药。药物与肿瘤微环境之间的相互作用是动态且复杂的。就像细菌在面对药物压力时往往会发展出耐药性

一样，癌细胞也是如此。这就导致了对治疗的耐药性，这一现象在靶向不同分子通路的化疗中可以看到 [6]。研究一直在探索描述癌细胞对药物产生耐药性的途径。

第二节　乳腺癌的化疗耐受性概述

乳腺癌是全世界女性最常见的恶性肿瘤，也是癌症相关死亡的最常见原因。然而，转移性癌症和化疗耐受性，尤其是在 TNBC 中仍然不可避免，并导致预后不良 [6]。全身治疗是转移性乳腺癌的主要治疗方法。化疗是乳腺癌的主要全身治疗之一，化疗耐受性一直是成功治疗乳腺癌的主要障碍。然而，更多新的靶向治疗亦被发现对治疗产生了耐受性。化疗耐受性的研究正在扩展，重点关注耐受性发展的机制和克服耐受性的方法 [7]。

第三节　乳腺癌化疗耐受性的机制

多药耐药性是对多种结构无关的抗癌药物产生耐受性，应与靶向治疗和免疫治疗的耐受性相区别 [8]。

一、药物外排增多

MDR 发展的机制之一是外排转运蛋白的表达，将药物泵出癌细胞，减少抗癌药物在细胞内的积累。在耐药性中发现的第一个转运蛋白是 P-糖蛋白，后来发现它属于 ATP 结合匣式转运蛋白（ABC 转运蛋白）类。这组转运蛋白是由 48 个人类基因编码的大组转运蛋白，分为 7 个亚家族——从 ABCA 到 ABCG[9]。几种 ABC 转运蛋白（48 种中的 19 种）已被证明可以在一定程度上外排抗癌药物。ABC 转运蛋白中首先被报告的多药外排泵包括 ABCB1（P-糖蛋白 /P-gp/MDR1）、ABCG2（BRCA 耐药蛋白 /BCRP）和 ABCC1（多药耐药蛋白 1/MDRP1）[9]。它们的生理作用涉及跨细胞膜转运物质以进行排泄和（或）保护。因此，这些转运蛋白也会影响药物的药代动力学，包括药物的吸收、分布、代谢、排泄和药物毒性 [8]。

P-糖蛋白是 Victor Ling 于 1976 年发现的第一个转运蛋白，后来被发现是 ABC 转运蛋白亚家族 ABCB1 的一部分 [10]。人类基因 *MDR1*（后命名为 *ABCB1*）是在 1989 年 Gros 等报道了从多重耐药的中国仓鼠细胞中克隆出的耐药基因后被报道的，后来发现该基因转移到敏感细胞后会诱导耐药 [11]。包括紫杉醇、长春新碱、依托泊苷和柔红霉素在内的多种化疗药物都容易通过 P-糖蛋白介导的外排产生耐药性 [12]。

第二个 ABC 转运蛋白家族的成员是由 Cole 及其同事于 1992 年报道的 MRP1（后来命名为 ABCC1）[13]。它与多柔比星、依托泊苷和长春新碱耐药性的发生有关。然而，其广泛的表达使其不太可能成为抗癌治疗的合适靶点 [9]。它已被证明可以运输各种中性和阴离子疏水化合物和药物代谢的 2 相产物，包括许多谷胱甘肽和葡糖苷酸结合物。此外，ABCC11/MRP8 在 TNBC 中过度表达并能产生对 5-氟尿嘧啶和氨甲蝶呤的耐药性 [14]。

第三个被发现的 ABC 转运蛋白是乳腺癌抗性蛋白（BCRP；后来更名为 ABCG2）。它与 TNBC

的化疗耐受性密切相关。它能外排多种抗癌药物，包括米托蒽醌、多柔比星、SN-38 和某些 TKI。目前已经开发出少量 BRCP 抑制剂，并处于临床试验阶段 [15-16]。

二、肿瘤干细胞

肿瘤干细胞是急性髓系白血病中最常研究的细胞，已知具有 CD34+ 和 CD38− 的表型 [17]。肿瘤干细胞具有在小鼠体内形成癌症病变的能力。研究表明，肿瘤干细胞具有发生转移的潜能，使病情恶化，并且它们可能导致对化疗或放疗产生耐药性，从而使治疗出现问题。肿瘤干细胞在导致转移的上皮间质转化（EMT）中发挥重要作用。EMT 与肿瘤干细胞的可塑性有很强的相关性，但据报道，大多数转移细胞缺乏 EMT 特性，而当细胞到达远处的身体区域时，它们会以某种方式获得这种能力 [18]。肿瘤干细胞具有潜在的危险性，因为当患者接受化疗或放疗时，它们会保持静止状态，一旦治疗结束，这些细胞就会恢复活跃状态，从而导致复发。肿瘤干细胞的这种休眠在肝癌、前列腺癌和乳腺癌病例中都有报道。TGF-β 是乳腺癌患者降低干细胞增殖速率以实现静止的主要因素 [19]。大多数疗法是针对活跃增殖的干细胞而忽视休眠细胞。此外，p53 介导的细胞凋亡会抑制放疗诱导的 EMT，从而导致放疗耐受 [20]。

三、信号通路

肿瘤干细胞具有自我更新能力，是一类多能干细胞。它们是动态的，通过控制 Wnt、Notch 和 hedgehog 等通路来帮助它们发挥在干细胞中维持这种能力的作用 [21]。这些细胞通过逃避细胞凋亡而在血流中存活，并在体内迁移，找到远离原发部位的合适的肿瘤微环境定居下来。在它们的表面有 CD44 标志物，还包括 ALDH1、Trop2、alpha2beta1、Sca1、Lgr4、CD117+、Lin、CD133+、p63、Nkx3.1 和其他许多标志物。根据标志物的不同，肿瘤干细胞有许多亚群，这些亚群会对治疗产生不同的反应 [22]。许多参与保持肿瘤干细胞特性的基因是致癌基因，而限制自我更新的基因是抑癌基因。通常，这些基因表现出保护作用，但在复制过程中，突变可在这些基因中积累，从而导致癌症。肿瘤学家一直致力于开发与这些分子通路相互作用并降低或削弱肿瘤干细胞转移能力的化合物 [23]。

PI3K/AKT/mTOR 和 RAS/MAPK/ERK 通路参与了对乳腺癌的化疗耐药 [24]，而 PI3K/AKT/mTOR 在 HER2+ 肿瘤中是激活的 [25-26]。PI3K/AKT/mTOR 通路与肿瘤侵袭性、细胞凋亡和不良预后相关 [27-28]。众所周知，JAK/STAT 通路与肿瘤发生、恶性肿瘤、血管生成、增殖、转移和生存有关 [29-30]，而 RAS/MAPK/ERK 通路与细胞增殖以及生存相关 [31]。

BRCA1、*BRCA2*、*PTEN*、*TP53*、*STK11*、*MLH1*、*PALB2*、*HIF1A*、*MSH2* 和 *JAK2* 等基因的遗传改变与乳腺癌发展的更大风险有关 [32-38]。此外，某些基因的突变被发现与不良预后相关，如 *AKT1*、*BRCA1*、*BRCA2*、*c-KIT* 和 *KDR*[37,39-40]。而且，*PIK3* 突变与三阴性乳腺癌的不良预后更具体相关 [41]。

文献表明，具有等位基因改变（尤其是 *RAD51B*、*BRCA1*、*ERCC* 和 *PALB2* 基因缺失）的乳腺癌病例对化疗方案具有耐药性。在 *ERBB2*、*ESR1*、*Myc*、*FGFR1*、*PIK3CA*、*TP53* 和 *CCND1* 基因具有特异性扩增突变的乳腺癌患者中已经观察到化疗耐受性 [37]。

功能缺失或获得的基因突变以及等位基因频率变化均与化疗耐受、生存时间和化疗敏感相关联 [42]。

有一项病例对照研究报告显示，具有 BARD1 和 ERBB3 多态性的乳腺癌患者，与不包含这些基因多态性的患者相比，对多种化疗治疗无反应，具有更高的复发率[43]。

信号通路在乳腺癌的发生、转移、进展和耐药性中起着至关重要的作用。信号通路之间、它们的作用之间、基因改变以及化疗耐受性之间均存在着实质性的协作和相互作用。因此，需要更多的研究来了解其潜在机制和对患者的管理策略。

四、上皮间充质转化

上皮间充质转化被标记为细胞黏附和 E-钙黏蛋白的丢失以及细胞向间充质转化[44]。肿瘤干细胞的表型并非是恒定的，而是动态的。肿瘤干细胞具有 EMT 转变的特性，允许其转移。它们都具有相同的分子参与途径，导致 CSC 从肿瘤起源部位的侵袭和迁移。在食管癌和结肠癌预后不良的患者中均表达 miRNA、hedgehog 信号和 TGF-β，均归因于 EMT[45]。显示 EMT 的乳腺癌细胞表达较高水平的 CD44，而 CD44 是识别肿瘤干细胞的标记基因[46]。

在上皮间充质转化过程中，上皮细胞失去了黏附性和极性，具有迁移性和侵袭性，形成了间充质等特化细胞。基本上，作为对细胞外刺激的反应，一些转录事件和蛋白质变异会引起上皮细胞表型的改变，这是可逆的或不可逆的。*CDH1* 是一种 E-钙黏蛋白基因，在上皮细胞中表达量最高，在上皮间充质转化中起主要作用，在间充质细胞中表达量较低[47]。*CDH1* 表达的缺失或减少导致非侵袭性细胞的侵袭，表明其在肿瘤的侵袭能力和转移中起着重要作用[48]。研究表明，间充质表型的乳腺癌细胞对化疗药物具有较高的耐药率，并与癌症干细胞有关。

第四节　与化疗反应相关的标志物

二代测序已经导致了新型生物标志物的鉴定，这些生物标志物可作为化疗耐药 / 抗肿瘤反应预测指标。研究人员报道，rs6484711 多态性的乳腺癌患者对表柔比星和多西紫杉醇新辅助治疗反应较差，导致 *ABTB2* 基因表达增加[49]。根据我们的研究，仅在 1 年内，就有 9 项不同的研究探索了各种耐药相关的生物标志物，如表 16.1 所示。

表 16.1　乳腺组织样本的化疗耐药研究

药物	标志物	表达	参考文献
紫杉醇	ATIP3	过表达	Rodrigues Ferreira 等[50]
环磷酰胺 + 氨甲蝶呤 + 氟尿嘧啶；氟尿嘧啶 + 紫杉醇 + 表柔比星 + 环磷酰胺	NNMT	过表达	Wang 等[51]
紫杉醇 / 多西紫杉醇，表柔比星，环磷酰胺	2,3-双加氧酶吲哚胺	过表达	Zhao 等[52]
蒽环霉素	FKBP12	低表达	Xing 等[53]

表 16.1（续）

药物	标志物	表达	参考文献
多柔比星	TWIST1	过表达	Demir 等[54]
多柔比星	lnc-TRDMT1-5	过表达	Chen 等[55]
表柔比星 / 环磷酰胺	TCHH，PLXNA1，CACNA1C，S100PBP，ZFHX4，SYNE1，FLG2，CENPF，ABL1 和 ARAP2	体细胞变异	Al Amri 等[56]
曲妥珠单抗	NCAPG	过表达	Jiang 等[57]
表柔比星和多西他赛	ABTB2	过表达	Gong 等[49]

第五节　个体化医疗在药物耐受性管理中的作用

利用生物信息学和 DNA 测序，个体化医疗的概念得以梦想成真。与非小细胞肺癌或结直肠癌相比，这一概念更显著地提高了乳腺癌患者的总生存率[58]。然而，由于肿瘤的异质性和对治疗方案的反应差异，个体化医疗的成功受到限制，并不是每个人都能从中获益。不同种族之间的基因变异可能是导致这种现象的原因之一。对多个基因进行基因筛查是昂贵的，而且很多 SNP 仍未被识别，这也成为个体化医疗成功的障碍[59]。

大多数乳腺癌患者的治疗选择是化疗，但不幸的是，这种方法有一系列相关的副作用。不同患者对化疗药物的反应水平差异很大，使得问题进一步复杂化。患者的年龄和分期影响治疗的决策，这两个因素越高，有效率越低[60]。肿瘤医生一直面临的一个重大挑战是选择有效和安全的治疗药物以及治疗肿瘤的剂量。

解释上述耐药的机制之一包括 P-糖蛋白介导的抗癌药物外排。一些临床试验研究了 ABC 转运蛋白抑制剂的有效性，希望克服多重耐药，但不太成功，因此人们不再尝试使用它们进行更多的临床试验。然而，对靶点生物学和生物标志物开发的当代理解可以确定多重耐药中涉及的转运蛋白可以被认为是重要的治疗靶点。在进行这些试验时，目前可用的新技术在当时还不存在[61]。

有充分的证据支持遗传学在化疗反应中起重要作用这一事实。AKT1 突变 E17K 虽然罕见，但已知会影响雷帕霉素的靶点 PI3K/AKT/mTOR 通路[62]。因此，用依维莫司等药物抑制该通路可导致肿瘤抑制[63]。虽然这种基因很罕见，但如果在治疗前对其进行检测，就可以给予更精准、有效的治疗药物。用于鉴定 PI3K、AKT、mTOR 通路抑制靶点的生物标志物的磷酸化谱可用于个体化治疗[64]。如果这些磷酸化蛋白可以抑制该通路，那么它就可以抑制乳腺癌患者的疾病进展[65]。问题在于，药物可能会激活代偿通路来克服这种作用，从而使药物失效。研究人员没有发现这种策略能提高总生存期，但乳腺癌患者的无进展生存期延长了。已知的基因，如 *BRCA1*、*BRCA2*、*Neu* 和 *HER2* 在肿瘤治疗中具有重要作用。

通过分析线粒体 DNA，也可以提高肿瘤的治疗效果[66]。较高水平的活性氧引起氧化损伤，导致线粒体 DNA 突变，这种突变已知会导致肿瘤患者耐药，在此之前需要进行检测。代谢组因患者而异，据报道对药物的疗效有影响[67]。研究发现，三阴性乳腺癌患者的疾病复发率较高，而他们的磷脂酰胆碱水平也较高。同样地，较高的睾丸激素水平也与乳腺癌的复发有关[68]。表 16.2 列出了治疗前需要考虑的大多数选择。

表 16.2　克服化疗耐受性的个体化治疗策略

序列	策略	靶向性使用
1	基因表达谱检测	肿瘤治疗药物选择的优化
2	循环肿瘤细胞监测	药物疗效
3	药物基因组学的应用	预测对化疗药物的反应
4	微小 RNA 的使用	触发药物释放
5	生物医学工程工具的使用	干预设计
6	基因调整辐射剂量（GARD）的使用	放射治疗中辐射剂量的优化

第六节　个体化医疗为化疗患者提供更好的生活质量

大多数患者在使用化疗药物时会出现不良副作用，这基本上降低了他们的生活质量，并影响整体表现[69]。因此，个体化医疗提出了不同的方法，不仅可以提高各自治疗过程的疗效，而且提供了管理副作用和管理患者化疗耐受性的方法[70]。现在，我们将解释与基因组学、蛋白质组学和代谢组学相关的现有信息，这些信息可能有助于在个体化医疗方面取得进展，提高化疗患者的生活质量。

40 岁或以下的女性卵巢正常功能下降，导致雌激素分泌减少，从而导致绝经提前[71]。因此，发现雌激素生物合成和代谢相关的基因多态性可以更好地了解用于解决乳腺癌患者过早绝经 / 化疗诱导绝经的生物标志物。研究人员已经确定了很多基因多态性，解释了提前绝经、化疗诱导的绝经和性激素产生之间的联系。但不幸的是，他们未能找到两者之间的任何关联或直接联系[72-73]。其中一项研究报道了性激素结合球蛋白（SHBG）基因多态性与 SHBG 血清水平的相关性，但这些多态性与骨折和骨质疏松（过早绝经的主要症状）无关。最近有报道称，雌激素受体基因 *ESR1* 和 *ESR2* 中的单核苷酸多样性与卵巢功能早衰有关，这是过早绝经的一个特征[74]。这一发现促使我们探索治疗或管理乳腺癌过早绝经患者的等位基因生物标志物，并为未来的研究提供方向。这可能会对个体化医疗和策略方法的开发带来丰硕的成果，并将其与现有的化疗药物相结合，获得有助于管理和治疗乳腺癌患者药物耐受性的药物剂量或治疗方案。

据观察，在化疗后有闭经（即提前绝经的临床特征）的乳腺癌患者，表现出更好的生存和无病生存结局[75]。因此，在未来的研究中，在探索个体化医疗时，应该考虑到各治疗方案的所有利弊。

最近，在接受化疗的肿瘤患者中发现了各种遗传标志物，并表明它们与化疗诱导的周围神经病变有关。它还阐明了由化疗引起的神经毒性及其在患者中的控制和管理。*ABCB1* 基因编码是 ATP 结合盒亚家族的一个重要蛋白，据报道，有 3435TT 表型的乳腺癌患者，在接受多西紫杉醇和紫杉醇化疗中的神经毒性显著增加[76]。

认知障碍是肿瘤患者化疗的已知结果之一。尽管潜在机制尚未完全清楚，但研究人员认为，炎症可能是其潜在的基本机制之一[77]。IL1R1 被发现具有显著的多态性，主要作用为促进炎症，并被发现与乳腺癌幸存者中更高水平的感知认知功能有关。研究探索了一种可能的标志物，用于识别那些认知功能障碍风险较小的化疗患者。针对认知障碍量身定制的干预措施可以对认知功能障碍风险更大的人实施，从而节省干预执行的费用[78-79]。

抑郁被认为是乳腺癌辅助治疗患者的重要心理症状[80]，而当抑郁与疲劳、睡眠障碍、疼痛等相关症状结合时，抑郁症状会更加严重，从而导致身体、情绪、社会和功能健康的不良影响[81]。因此，针对抑郁症的个体化治疗可能是提高乳腺癌患者生活质量的有效方法。

第七节　结　论

随着分子生物学的飞速发展，乳腺癌的治疗研究取得了卓越的进展。然而，一些乳腺癌患者在转移性肿瘤化疗耐药性方面仍有相当大的挑战。乳腺癌涉及极其复杂的通路，因此，最大的困难或挑战之一是彻底理解所有与乳腺癌相关的分子机制，但为了确定新的治疗靶点，探索所有这些机制是至关重要的。

目前，新的治疗方案比传统的方案更能解决乳腺癌耐药问题。新型给药系统的发现为提高抗癌药物治疗化学耐药肿瘤的疗效提供了有力的证据。此外，另一种有前景的方法是使用免疫疗法治疗耐药肿瘤，但这一领域还需要更多的研究。

虽然目前临床上尚不普遍应用肿瘤干细胞及自噬调节，但对改善乳腺癌转移及化疗耐药的预后仍有很大希望。未来还需要对乳腺癌进行更多的研究，发掘潜在的分子机制，为肿瘤管理和治疗提供新的临床策略，改善患者的生存结局。

第十七章　乳腺癌病理学研究进展

Zaineb Akram　著

【摘　要】 现代医学是一个多学科领域，病理学家的角色已被重新定义，以实现对疾病的准确诊断、预后判断及最佳治疗方案的制定。病理学家通过评估有助于预后的相关生物标志物来识别其特征上的潜在靶向病变。外科病理学家已经采用了免疫组织化学、荧光原位杂交、常规和实时聚合酶链式反应、Sanger 测序、二代测序、可应用于患者组织或血液样本的微阵列等多种分子检测方法。实际上，病理学家的作用是整合患者的形态学、遗传学、表观遗传学和分子检测，以帮助治疗医生做出诊断、预后和治疗策略。新时代在技术方面的进步也使开发基于人工智能算法研究患者样本的软件成为可能。这些有助于将人为错误和患者内部差异降至最低。这是一个独特而现代的领域，还需要做更多的工作。通过工程师、病理学家和临床医生的密切合作，这将成为可能。

【关键词】 病理学家；免疫组化；FISH；NGS；乳腺癌

第一节　什么是外科病理学

病理学最常应用于疾病的研究。它包括检查身体器官、组织、体液，有时还包括尸检。它有助于向患者和他们的主治医生提供有关疾病诊断和治疗的详细信息。病理学家可以专攻不同的领域，如胃肠病、血液疾病、微生物学、乳腺癌等。他们与外科医生、放射科医生和肿瘤学家密切合作。

病理学最重要的分支是外科病理学，病理学家首先用肉眼和显微镜检查手术切除的组织，以诊断疾病。样本可以来自小的皮肤活检或核心活检。它包括对组织的宏观（大体）和微观（组织学）分析，以及许多基于实验室的测试，以研究它们的分子特性[1]。

第二节　乳腺癌诊断中的分子病理学与诊断学

绝大多数乳腺癌是由患者自己发现的，这是基于对乳房结构的物理变化的观察，通常表现为肿块、增厚或其他肉眼可见的变化。然后，患者访问诊断团队工作的医疗保健系统。对于此类患者，第一步是临床乳房评估（CBA）或临床乳房检查（CBE），此项检查能提供重要信息，包括异常存在的时长，这能提示潜在疾病的病理性质——是先天性的、恶性的还是良性的。第二个重要方面是异常斑块的影像学或临床表现的尺寸变化。相关部位的特征性改变以及相关症状也是非常重要的。症状可能包括疼痛、淋巴结压痛、吞咽困难等。病理学家还应该了解患者的详细病史、家族史和社会史[2]。

在详细的体格检查后，进行“三联检测”，包括临床检查、诊断性乳腺 X 线摄影和细针穿刺细胞学检查（FNAC）。三联检测对乳腺癌的诊断准确率达 100%。对于 40 岁以上的女性，建议使用 2D 数字诊断性乳腺 X 线摄影，因为它具有较高的敏感性和特异性。这对诊断来说应该足够，但对于复杂病例，也可以使用断层合成（3D 乳腺摄影）或磁共振成像（MRI）。对于活检，细针穿刺细胞学检查（FNAC）通常是首选方法。这种方法会在超声引导下将一根细针插入关注区域（病变区域），然后吸取少量细胞。第二种选择是核心活检，即从实体肿块中取出相关组织的小样本或核心。特别是在很难识别特定关注区域的情况下，通过对不同角度的 X 线进行计算机分析，进行核心活组织检查，准确地定位异常的乳房区域。高通量技术的应用提升了对疾病生物学的了解，并提高了治疗医生的预后和预测能力[3]。

第三节 乳腺癌的生物标志物

早期，人们研究了许多生物标志物，但最终只有人表皮生长因子受体 2（HER2）、孕激素受体（PR）和雌激素受体（ER）被确立为乳腺癌诊疗的常规必检指标。HER2 是一种蛋白质，通常存在于所有乳腺细胞中，具有促进生长的功能。根据患者 *HER2* 基因的过表达或正常表达，乳腺癌被认为是 HER2 阳性或阴性。已有研究证明，HER2 过表达与肿瘤快速生长、治疗后复发风险高、化疗反应差和生存期降低有关。这些联系导致了 HER2 拮抗剂的发展，这是一种被称为曲妥珠单抗的单克隆抗体。同样，雌激素在正常乳房和乳腺癌的进展中也发挥着重要作用[4]。雌激素受体（ER）是核激素受体，起转录因子的作用。ER 阳性的乳腺肿瘤对细胞毒性化疗反应不佳，但很大程度上受益于靶向内分泌治疗，如他莫昔芬、芳香酶抑制剂等。类似地，孕激素受体（PR）有助于 ER 信号转导，ER 调节 PR 的表达。PR 是乳腺癌的驱动因素，尤其是在绝经后妇女中[5]。肿瘤对内分泌治疗的反应性与 PR 的表达相关，即使 PR 少量存在。然而，对于 ER 阳性的乳腺癌，PR 评估可能不会提供任何额外的预后信息。评估乳腺癌患者 HER2 和 ER/PR 的表达是一种标准做法，最常用的是免疫组织化学（IHC）方法，其中固定剂在组织加工、酸脱钙标本和内部 / 外部检测控制中发挥作用。IHC 方法测量肿瘤样本中蛋白质合成的水平，因为它确定了合成特定蛋白质的癌细胞数量，染色强度代表蛋白质合成的水平[6]。另一种先进的技术，即荧光原位杂交（FISH），由于其更好的可靠性和有效性，经常被认为是金标准[7]。选择免疫组织化学方法的原因是成本低、操作容易和容易获得。临床已使用的有基于免疫组化（IHC）的检测试剂盒，包括检测 5 个 IHC 标志物的 Mammostrat® 测试（Clarient Inc.，US），以及测量 4 个 IHC 标志物的 IHC4 检测。根据美国临床肿瘤学会（ASCO）和美国病理学家学会（CAP）的建议，最终报告应包含阳性染色的肿瘤细胞百分比、总染色强度和激素受体状态。如果超过 1% 的肿瘤细胞染色阳性，则 ER/PR 的表达被标记为阳性[8]。三阴性乳腺癌代表 ER、PR 和 HER2 表达缺失的乳腺癌，它们不能用内分泌治疗，而必须依赖于传统的化疗方案[9]。

基因表达谱技术也可以用来确定特定基因的 mRNA 水平和数量，这些基因间接反映了癌细胞中蛋白质的表达水平。在这种方法中可以同时检测多个基因，而且主要使用实时逆转录-聚合酶链式反应（RT-PCR）和脱氧核糖核酸（DNA）微阵列技术。这些检测报告包括 HER2、ER 和 PR 状态以及其他一些基因，这些基因在不同的平台上是不同的。用于基因表达谱分析的一些专门的 RT-PCR 试剂盒包括 OncotypeDX ™（Genomic Health Inc., Redwood City, CA, USA）测量 21 个基因的表达，PAM50 基因表达分析（ARUP Laboratories, Salt Lake City, UT, USA）是 50 个基因，MapQuant（Ipsogen）是 9 个基因，MammaPrint®（Agendia, the Netherlands）测量了 70 个基因的表达[10]。

第四节　乳腺癌遗传学

随着基因技术的发展和完善，几种乳腺癌易感基因的鉴定变得更加容易。这些 Panel 包括 *BRCA1/2* 以及许多其他相关基因。随着人们对基因检测认识的提高，其需求也增加了，导致检测成本下降。几乎 20% 的乳腺癌是遗传性的[11]，其中 2/3 是由 *BRCA1/2* 突变引起的[12]。已被确定为乳腺癌易感因素的非 *BRCA* 基因包括 *ATM*、*PTEN*、*CHEK2*、*TP53*、*PALB2* 等[13]。共济失调血管扩张突变（ATM）基因编码一种蛋白质，激活细胞对 DNA 双链断裂的反应，从而使其在 DNA 损伤通路中发挥关键作用[14]。检查点激酶 2（*CHEK2*）基因是一种肿瘤抑制基因，参与 DNA 修复和细胞凋亡[15]。PALB2（BRCA2 的伴侣和定位因子）作为肿瘤抑制因子，其活性丧失在范可尼贫血以及乳腺癌和胰腺癌中被发现[16]。*PTEN*（磷酸酶和张力蛋白同源物）也是一种肿瘤抑制基因，参与细胞的存活、凋亡和增殖[17]。随着二代测序技术（NGS）的广泛应用和乳腺癌病理中新基因的发现，多基因 Panel 已经发展起来，可以提供比单一检测更多的信息。已经证明了它们对评估乳腺癌风险的重要性，因为它们最大限度地提高了健康效益，并且早发现可以实现更方便和更经济的治疗，还能提高生存率[18]。在推荐 NGS 检测之前，应该考虑一些因素，包括由临床意义不确定（VUS）的变异组成的海量数据、低或不完全外显突变、高成本以及对患者和家人的情感影响[19]。对乳腺癌患者使用 NGS 多基因 Panel 的优势在于，它允许在单次运行中对大量片段进行测序，周转时间更短，与 Sanger 测序的综合分析相比，它具有更低的相关成本[20]。在大多数情况下，唯一的障碍是对结果的解释需要经专门训练的生物统计分析人员给出[21]。

第五节　外科病理学家在癌症新分子靶向治疗中的作用

精确 / 靶向医学领域正在转向多维方法，其中包括基因组学、转录组学、蛋白质组学和代谢组学对参与癌症发展、进展和预后相关的标志物的分析[22]。这导致了外科病理学的策略和实践的巨大变革。或者可以说，外科病理学家的角色已经成为靶向治疗决策的中坚力量。手术病理学的目标已经扩大，其中包括[23]：①致力于收集尽可能多的关于肿瘤的预测性信息，如疾病的预后、对特定药物的反应、转移状态等；②帮助治疗医生根据肿瘤的特定特征选择适当的药物，如涉及基因突变的蛋白质表达水平等；③帮助改进和扩大生物标志物的清单，这些生物标志物将确定研究小组和制药行业靶向药物开发的基础。

第六节　新型图像引导，多模式诊疗剂

外科病理学家工作的一个重要方面是对活检样本进行成像，这将有助于识别特定的癌症靶点。然后，这些图像将帮助设计特定的靶向制剂，可视化药物递送和反应，并同时保护正常组织。这就是将诊断和治疗结合在一起的诊疗一体化成像。重点是开发有助于靶向治疗的治疗药物，并将对邻近正常细胞的附带损害降至最低。由于存在免疫原性问题、cGMP 合成问题以及相关的高昂的合成和临床试验成本，这些治疗药物需要经过广泛的研究才能获得食品和药物管理局（FDA）的批准。

诊疗一体化成像的目的是将特定的治疗剂输送到特定的靶点，并通过非侵入性成像追踪疗效。在乳腺癌患者中，20%~30% 的人 HER2 标志物呈阳性，曲妥珠单抗可作为 HER2 胞外区的靶向治疗剂[24]。乳腺癌病理学中的许多成像进展正在探索用于诊疗一体化成像技术，包括磁共振成像 / 光谱分析（MRI/S）、正电子发射断层扫描（PET）和单光子发射计算机断层扫描（SPECT）。诊疗一体化成像将极大地改善癌症的个体化靶向治疗领域。目前，癌细胞受体和抗原是靶向，但未来它可以扩展到靶向微环境、基质，甚至癌症干细胞。

第七节　数字病理学：前进的方向

外科病理学家在组织病理标本的物理检查中的作用是直观地识别受影响组织的形态模式。即使在根据准则使用标准做法之后，这种评估也会受到不同观察者判断差异以及同一观察者的判断不稳定的影响。为了消除这些差异，可以使用高分辨率成像以及人工智能和机器学习，因为当前正处于计算时代。例如，在乳腺癌中，IHC 检测阳性染色的细胞可以通过软件进行计数，以提高准确性并减少人为错误[25]。为了检测活检样本的形态特征，可以使用人工智能软件来识别细胞和亚细胞结构、肿瘤内的异质性、良恶性区域之间的区分，以及根据疾病的严重程度进行分级[26]。为了从传统病理学向数字病理学转变，工程师和病理学家之间需要高度的集成。他们需要密切合作来设计、开发和改进能够执行关键图像分析以进行诊断和研究的软件[27]。

第八节　病理学家在整合基因型和表型以优化患者护理和治疗中的作用

在当今时代，现代病理学家的作用变得越来越重要，他们基于相互关联的来自形态学、遗传学、

分子学和临床信息的结果来解释患者的状态[28]。随着个体化医疗的革命，包括疾病的诊断、定性和治疗在内的方方面面都得到了改进。从形态学到分子病理学，精准医学涉及的各个方面都有着重要的作用。形态学评估根据组织学，分析代表性样本的不同特征（坏死组织百分比、炎症等），选择所需的分子分析（最有效、最具成本效益），检测先前分析中的任何伪影并评估肿瘤内的异质性来确定病变的亚型[21]。同样，在分子病理学中，分子病理学家的关键作用是根据指南为样本选择最合适的检测方法和平台，以便获得准确的和临床相关的信息[29]。病理学家的作用是根据组织病理学评估将分子信息联系起来。尽管表型和基因型看似相互独立，但病变在外观形态上的表现，主要是由其内部的分子构成所决定的[30]。因此，病理学家的报告应包含更多的信息，结合了形态和分子信息，这些信息应具有诊断、预后和预测价值。

第十八章　乳腺癌的现代放射治疗技术及其毒性

Atia Atiq，Maria Atiq，Hamza Naeem，Naila Saeed，Manzar Abbas　著

【摘　要】　乳腺癌是全球女性的主要死因之一。仅2020年，就有近230万人被诊断为乳腺癌，近68.5万人死于乳腺癌，这极大地影响了人力资源及医疗成本。除了全身治疗方案外，放射治疗（RT）延长了乳腺癌患者的生命并提高了生存率。随着当前放疗计划的出现，乳腺癌的放疗技术经历了剧变。历史上，基于切向野方案的传统分割技术被认为是乳腺癌放疗的基准。在过去的15年中，治疗技术，尤其是放疗技术的进步使得治疗相关并发症相应减少。从二维到三维治疗计划的转变大大降低了长期心脏毒性。因此，谨慎的做法是使用辐射进行治疗，以达到最大的效率。本章节对最近在临床实践中放疗技术的进展提供了实践和理论的见解。除了三维放疗、调强放疗（IMRT）、容积旋转调强放疗（VMAT）以及质子治疗等现代治疗方案以外，另一个可缩短疗程的方案是大分割放疗技术。此外，部分乳腺加速照射（APBI）和深吸气屏气（DIBH）也分别是低风险患者和最大限度心脏保护的合理选择。聚焦于保护心脏或深呼吸保持的先进技术可提供最大的安全性并降低长期心脏毒性。本章将为学习和实践乳腺癌放疗的放射肿瘤学家、临床医生和研究员提供最新的指南和资源。

【关键词】　放射治疗；乳腺癌；大分割放疗；深吸气屏气放疗；心脏毒性

第一节　定位和固定技术

辅助放疗是乳腺放射治疗和保乳治疗的融合，已成为乳腺癌最先进的治疗选择。乳腺放疗不仅有助于改善患者终局，还可降低致死率。根据患者的解剖结构，如腋窝深度和胸壁凹陷度，乳腺癌的放疗可能是不同的或困难的。乳腺放疗的第一步是使用心脏阻断或屏气等心脏保护技术进行CT模拟，以安排适形放疗或调强放疗，尤其是对于左侧乳腺癌患者。治疗野包括整个乳房、腋窝、乳内动脉和锁骨上动脉。乳腺放疗的主要目标是远离相邻野之间的冷热剂量区，同时减少对周围健康组织（即心肺）的辐射。治疗野必须根据乳房的解剖结构进行调整，因为乳房的不规则表面可能导致剂量的不均匀性。此外，设置必须易于再现。

仰卧位被认为是女性最自然的姿势，也是大多数患者保乳治疗（BCT）后的放疗体位。它具有准确性、舒适性，可复性好且是胸壁手术最佳通道等优点。该体位使得乳腺延伸至胸壁，尤其是胸部沉重的女性。

因此，对心脏和肺部的照射是不可避免的，皮肤褶皱的面积也会扩大，辐射引起的毒性无法规避[1]。

对于胸部下垂的患者通常采用俯卧位以减少晚期和急性毒性。现代 CT 技术的发展使得该体位可复性好。俯卧位极大地减少了暴露于辐射的心肺面积，因此不仅适用于胸部较大的患者，也适用于大多数乳腺癌患者[2-3]。然而，关于健康组织效率降低的数据存在冲突。现代放疗技术简化了对大分割方案的探究，而更侧重于在俯卧位处理肿瘤床[4]。俯卧位起初是建议给胸部较重的女性采用。随后出现了采用俯卧位患者心肺受累剂量减少的报道，且不论其乳房轻重。同时，放疗技术的改进和深呼吸屏气（DIBH）方法的出现，使得心脏远离照射野，导致放疗危及器官（OAR）的受照剂量显著降低，即便在仰卧位中[5]。

Würschmidt[6] 等人的研究结果表明，以俯卧位照射左乳房时，对 LAD（左前降支）的辅助剂量为 33.5 Gy，而在坐位时为 25.6 Gy。同时，Kirby 等人[7] 预测，在接受全乳照射（WBI）的 30 例患者中，俯卧位可将约 64% 的患者心脏受照剂量降低；而在接受部分乳腺照射（PBI）的相同数量患者中，24% 的患者的中位剂量降低到 29.3 Gy。同时，全部 WBI 患者以及 65 例 PBI 患者中的 61 例同侧肺受照剂量降低，所有 WBI 患者胸壁受照剂量降低。根据 Varga 等人[8] 的随机临床试验，俯卧位的位移范围更大。与标准仰卧位相比，在俯卧位下，要特别注意设置误差以及可重复性。与俯卧位相比，仰卧位的摆位误差更低：系统误差为 3.1~4.3 mm（俯卧位）（P=0.02）和 1.3~1.9 mm（仰卧位），随机误差为 3.8~5.4 mm（俯卧位）（P=0.02）和 2.6~3.2 mm（仰卧位）。患者的治疗时间和舒适度得分也有比较。有报告称，仰卧位（10 mm）的临床靶区容积和计划靶区边界小于俯卧位（12~16 mm）[9]。

对于胸部较大的患者，推荐一种侧卧位——侧腿姿。由于在该姿势下覆盖淋巴区域具有一定复杂性，因此只在经验丰富的医院开展。居里研究所（巴黎）采用侧卧位给 500 多名女性进行了 50 Gy 的全乳照射，并特地为该姿势定制了薄碳纤维支架，以及用于患者定位的特殊装置。结果表明，该姿势下放疗剂量均匀性是可接受的，且对于潜在危及器官的辐射剂量非常小[10]。尽管有有效的单中心结果表明，但这一体位尚未在临床实践中得到广泛应用。

尽管仍有主张认为，由于肿瘤位置、乳房解剖结构或其他临床情况的差异，俯卧位或仰卧位中的一种可能比另一种更能使患者受益，但在许多放疗中心，这两种体位大多同时被采用。定位偏好的选择可能取决于身体习惯、训练偏好、医生偏好以及肿瘤大小和形状的差异。目前，尚无证据表明哪种体位更优越，选择的主要出发点是保证该体位下放疗的有效性和安全性[5]。

常规固定装置在乳腺癌放疗中被广泛使用。众所周知的设备有阿尔法篮、真空固定袋、真空摇篮床、板翅蝶板、斜面和胸板。仰卧位时，最简单和推荐的是将胸板与有扶手的倾斜平面结合。患者头部应朝向另一侧，手臂外展（90°~120°）并向外旋转。在稳定板上，患者仰卧，胸板倾斜，以确保胸骨与桌面平行。该角度可根据临床情况酌情修改，但角度变大会增加患者肺部的辐射剂量，可能需要锁骨上照射野。锁骨上野和胸壁之间的边缘通常位于锁骨头底部。使用不透射线的金属丝划分乳房边界和切口[2]。为了最大限度降低健康周围器官的照射剂量，热塑性胸罩也在研究中。结果表明，使用热塑性胸罩使得左侧乳腺癌梁设置更小（戴热塑性胸罩内侧 288°~315°，不戴热塑性胸罩内侧 302°~325°），降低 30.6% 的肺部辐射剂量，且没有特定的临床标准[11]。

第二节 现代计划和递送技术

乳腺癌是女性中除皮肤癌外最常见的癌症。及时诊断、个体化治疗方案以及对该疾病的更多了解都有助于提高乳腺癌生存率，并减少与该疾病相关的死亡人数。

乳腺癌是 20 世纪中将放射用于治疗并获得巨大进展[如近距离放疗和外照射放疗（EBRT）]的疾病之一。随时间推移，EBRT 中先进方法的使用大量增加。因此，放疗方法的选择对于治愈肿瘤和降低毒性至关重要。在过去的 20 年里，许多计划方法已经从 2D 技术发展到 3D 技术，包括 IMRT、VMAT 和质子治疗。

现代放疗技术减少了组织瘢痕形成和长期心脏毒性等并发症，同时也提高了局部控制率，并通过 4D 屏气技术保留了冠状动脉。主要目的是选择合适的治疗计划使得高剂量照射肿瘤的同时减少周围健康组织器官（如肺和心脏）的受照。图 18.1 展示了乳腺癌治疗计划的完整过程。

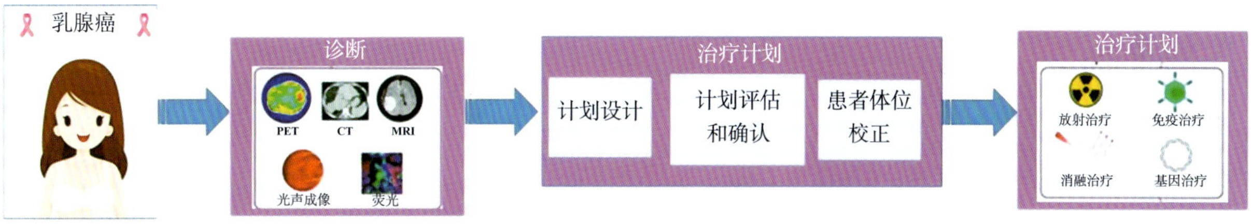

图 18.1 乳腺癌的治疗计划流程

一、大分割放疗

20 世纪 80 年代中期，大分割放疗（HF）已被许多放疗科熟悉并使用。多年来，HF 因治疗的数量而闻名。它被定义为“较少的治疗”，而传统放疗每周需进行 5~6 次。HF 是将总辐射剂量分解为大剂量的放射治疗，并且通常每天照射。与传统放疗类似，HF 的目的是破坏乳腺肿瘤细胞，但通过较少疗程的大剂量辐射。HF 的主要优势是增加了肿瘤的生物辐射剂量，而不增加迟发反应健康组织的辐射剂量。HF 是 EBRT 的一种，它释放出精准靶向乳房的高能 X 射线。传统放疗的每次照射来源于同一台机器，但 HF 中，肿瘤在每次放疗中都会接受更高的辐射剂量。因此，HF 可以更快地完成放疗过程。HF 也可以用于患者保乳手术后的治疗。

采用 HF 方法的两个重要好处是：首先[12]，一旦熟悉了兆伏级机器，就可以治疗深部肿瘤，增加了对放疗的需求。未观察到总疗程的增加，因此治疗所需时间较短。由于每个患者的分次数较少，因此随着时间的推移，可能会有更多患者接受放疗。其次，HF 可以缓解患者的情况，他们不需要每天去医院治疗。

随着时间推移，这些治疗方案也可能对患者造成伤害。在患者中发现了辐射引起的损伤，包括手臂瘫痪、手或手臂水肿、手臂和胸廓骨折、肩部活动受限、心脏病、呼吸窘迫、霍纳综合征（由于交感神经链受损）和声音嘶哑。主要优势是方便，因为患者可在较少的疗程中实现全面放射治疗。与其他形式的放疗相比，接受 HF 的女性乳房肿胀（乳房水肿）、疲劳、皮肤瘙痒和皮肤刺激不太常见。此外，HF 减少了设备、时间和人员的需要，在保证相同疗效的前提下更加节省资源。Gilbert Fletcher[13] 将

HF 定义为："患者治疗最耗时的是安排统筹，治疗的实际时长只是总时长的一部分，用更大剂量分割照射来缩短机器运行时间是合理的。"

二、全乳房照射

对于 EBC，护理标准已从改良根治性乳房切除术（MRM）发展到保乳治疗（BCT），包括区域淋巴结评估、肿瘤切除术（部分乳房切除术）和 5 周[14]或 5~7 周[15]的 WBI（标准剂量近 50 Gy）。根据患者状况和肿瘤特征，向肿瘤床增加额外 10 Gy 或 16 Gy 照射[16]。如今，分割为 15~16 次的 HF 方案最受欢迎[17]。全乳照射作为 BCT 的一部分，具有低毒性、美观性和高疗效。目前已观察到肿瘤控制率和与较短放疗方案相关的毒性。HF-WBI 包括每日使用更高剂量的辐射治疗全乳。以下研究表明，HF-WBI 是一种增强的 WBI[18]。支持缩短放疗疗程的观点认为，该治疗使患者更顺从，且在乳房切除术前有更多的乳房保护选择，同时提高患者的生活质量，并为患者和医疗组织带来成本效益[19]。与 WBI 相比，APBI 的靶向区域不同，因此具有不同的毒性率和局部控制率。HF-WBI 和 APBI 的一些共识指南为医生在临床试验之外为患者选择最佳方案提供了指导[20-22]。由于大多数复发乳腺癌发生在肿瘤切除术腔附近，将 APBI 应用于原肿块切除术位置附近的小体积组织已引起更多关注，目前正在讨论将其作为 WBI 的替代。

关于大分割全乳照射（HF-WBI），WBI 以每日用 2.5 Gy 或 3.20 Gy 照射整个乳房，总剂量约为 39 Gy 或 42.5 Gy/13~16 次，持续 3~5 周[22-24]，或大分割 WBI 治疗，用 40 Gy 或 42.5 Gy/15~16 次，连续 3 周[20]。与传统分割相比，大分割疗程更短、次数更少、总剂量更低，因此成本降低且为患者提供便利。在过去的几年里，开展了许多 BCS 后大分割与传统分割的对比临床试验[22,24]。这些 2005 年的试验表明，对于合适的患者而言，与传统分割相比，HF 可提升总生存率和无病生存率[22,24-25]。此外，最近 10 年的随访显示，常规分割和大分割具有相似的长期毒性特征[22,25]。因此，最近出版的《临床实践指南》将 HF 确定为主要适用于早期乳腺癌患者的治疗选择[20]。HF-WBI 较晚应用于临床的因素有很多，另外，它在为大乳房患者提供更高剂量的同时，其无法保证的剂量均匀性和难以降低的急性毒性同样令人担忧。

三、部分乳腺照射（PBI）

WBI 与剂量依赖性、肺癌[26]及更高心脏毒性相关，风险随时间推移逐渐增加。注意早期乳腺癌治愈女性患者的长期毒性非常重要。PBI 是一种辐射聚焦于肿瘤主要复发部位的有限形式[27]。通过减少选定体积的辐射剂量，PBI 减少了对包括皮肤、肺、肋骨、心脏和对侧乳腺组织在内的危及器官的辐射暴露，从而将潜在的晚期不良反应降至最低。许多研究描述了较高的毒性风险[28]和局部复发[29-30]。既往荟萃分析显示，PBI 与较低数量死亡及无 BC 复发相关[29]。多个随机试验将主要结局 IBTR，以及部分乳腺照射的 5 年慢性和急性毒性与全乳放疗进行了比较。WBI 和 PBI 同侧乳腺肿瘤复发率相似，PBI 技术未观察到明显变化。然而，部分乳腺放疗比 WBI 慢性和急性毒性更少[31]。在过去几十年中，部分乳腺放疗有取代 WBI 的趋势。

四、加速部分乳腺照射（ABPI）

APBI 技术于 20 世纪 90 年代[32]与多种技术一起进入临床应用，如 3D 适形放疗、术中光子或电子放疗、单次近距离放疗、多导管和调强放疗。与传统放疗相比，APBI 有一些优势。APBI 中，辐射束聚焦的范围很窄，因此可以减少对邻近区域健康组织和器官的暴露，包括肺、心脏、肌肉、肋骨和皮肤。APBI 急性辐射副反应（ARS）通常较小。APBI 后，晚期放射副反应（LRS）罕见，包括乳房外观不良或脂肪坏死、纤维化、毛细血管扩张和局灶性皮肤色素沉着变化[33]。

BCS 联合全乳放疗是早期 EBC 患者的金标准治疗方法，可产生与乳房切除术相似的结局[34]。虽然全乳放疗大多耐受较好，但有晚期反应风险，如放射性肺炎、继发性肿瘤和心脏毒性。全乳照射通常连续几周，每天 1 次，使得一些社会经济困难的女性难以获得有效放疗。在保乳手术（BCS）后，复发模式显示大多数局部复发主要发生在邻近乳腺组织内或肿瘤切除腔隙的周边[35-36]。据预测，15%~25%[36]接受 BCS 的候选者可能符合 APBI 的条件，如不累及淋巴结的微小浸润性导管癌（IDBC）患者。患者选择标准包括年龄 40 岁以上、乳腺肿瘤切除术后状态、临床淋巴结阴性、BC（原位或浸润性疾病）测量值<3 cm、切缘阴性（至少 2 mm），以及无淋巴血管间隙浸润（LVSI）。患有 EBC 的女性及其护理者必须熟悉这种有利的治疗方案。APBI 在 1~3 周内仅照射瘤床[33]，因为其减少了护理问题，因此对许多患者来说是一种有利的治疗方法。此外，由于加速部分乳腺放疗的照射范围减小，预计其比 WBI 减少危害，提高生活质量，改善美容效果[37]。

五、深吸气屏气（DIBH）

BH 法于 2001 年首次报道用于治疗 BC[38]，直到最近才为人所知[39]。其最大益处是向肺和心脏输送的辐射剂量较少[39-40]。然而，根据患者肺容量和解剖特征[40]，优势程度因人而异；鲜有报道无获益的病例[38]或更高的心脏剂量[41]。在 BC 放疗中，深吸气屏气是一种非常占优势的心脏保留技术。

在 BC 治疗中，RT 在几十年来发挥了重要作用。在个体基础上，由于现代 RT 技术的便利性，在以优化护理为重点的放疗实践中观察到了重要变化。BCS 后绝大多数患者需要术后全乳照射，伴或不伴瘤床加量，而 PBI 在低风险病例中是足够的。除非结合乳房切除术后放疗和淋巴结放疗，否则很少需要胸壁（CW）照射。

大部分乳腺癌患者长期生存，因此治疗干预不会危及患者的健康和整体福祉。辐射引起的主要危险是肺损伤和放射性心脏，导致 RT 后数十年或数年严重的发病率[42]。心脏和全肺的辐射剂量每增加 1 Gy，心源性死亡或继发性肺癌的额外风险分别为 0.04 和 0.11[26]。辐射诱发的心脏病（RIHD）主要表现为心脏毛细血管和冠状血管损伤，逐渐纤维化，导致循环系统改变，可能导致致死性缺血性心脏病（IHD）[43]。剂量依赖性辐射暴露对心脏的有害影响与 IHD 已在回顾性分析和 BC 患者放疗模拟中揭示[44]。心脏的辐射剂量以及辐射诱导心脏病（RIHD）的发病率在左侧中更高，且在年轻患者中危害可能更大[45]。预计心脏每接受 1 Gy 剂量可使 IHD 发生率增加 7.4%，这可能会因吸烟[26]和既存心血管问题而增加[46]。

在当代出版物系统评价中，建议右侧和左侧心脏的辐射剂量分别为 3.7 Gy 和 5.2 Gy，而对同侧肺的辐射剂量为 9 Gy[26]。因此，人们在避免或减少心脏暴露上做了很多努力。

有许多方法可使心脏免受辐射。屏气和俯卧位技术通过使心脏免受辐射场的影响而发挥作用。先进的质子放疗和 IMRT 没有得到广泛的应用，但在低风险的情况下，可选择在 PBI 期间进行小体积治疗或排除放疗。这些方法对心脏和肺暴露的影响各不相同，而俯卧位 RT 显著降低了肺部辐射剂量 [47]。图 18.2 显示了 BC 治疗中使用的 5 种放疗技术的治疗时长。

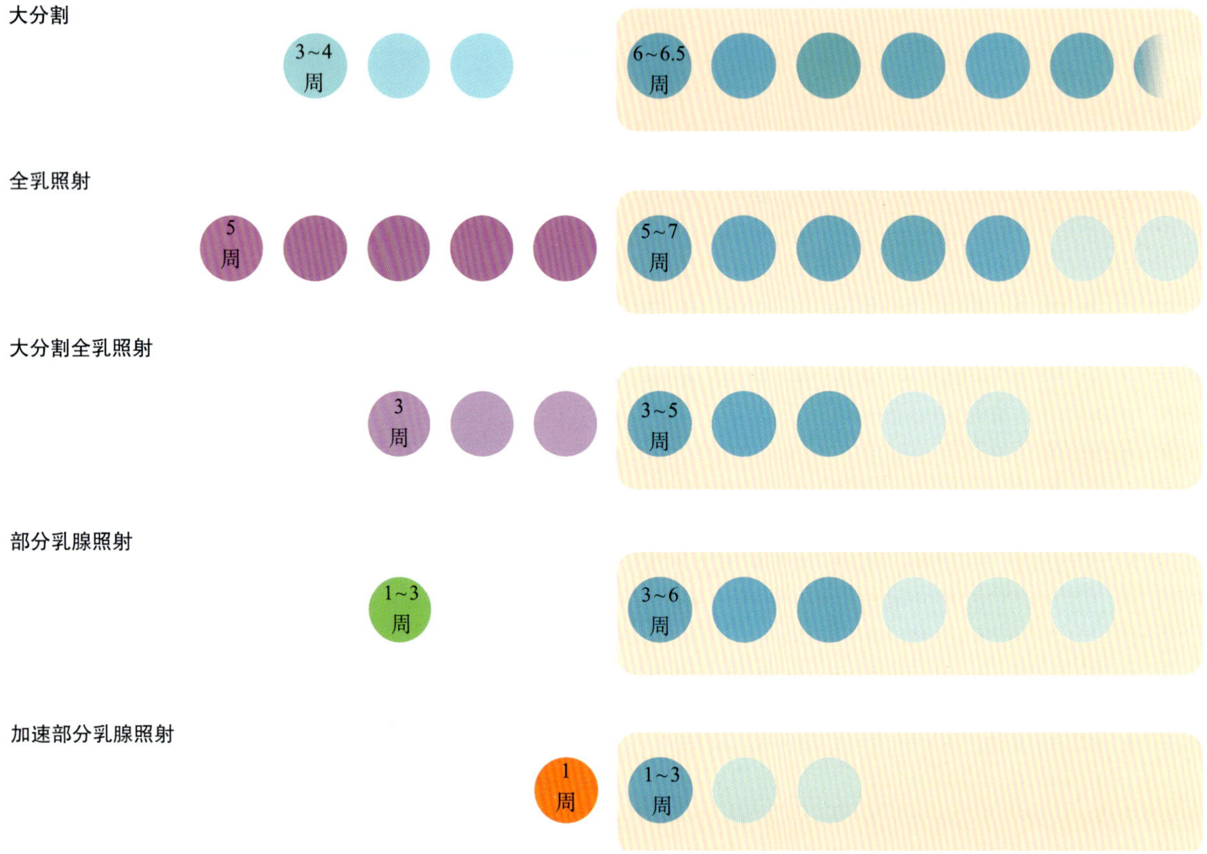

图 18.2　大分割、全乳照射、大分割全乳照射、部分乳腺照射和加速部分乳腺照射的治疗时间

六、三维适形 RT（3D-CRT）

更好的计算机化治疗计划系统使为患者制定多个治疗计划变得更容易。乳腺放疗的长期心脏毒性是最重要的问题之一。长期严重心脏问题的风险随着心脏平均辐射剂量增加而呈线性增加，平均心脏剂量每增加 1 Gy，估计风险为 7.4%。使用标准 2D 切向束覆盖整个乳腺实质有时是困难的，使用适形技术可以克服这种困难 [46]。3D-CRT 治疗是一种复杂的方法，利用成像技术产生患者肿瘤以及周围器官组织的三维图像。因此，恶性细胞可能暴露于更大和更有效的辐射剂量中。

提高靶区肿瘤体积的辐射剂量均匀性，同时降低治疗相关并发症的风险是主要的问题。近年来，尤其是适形 RT、逆向或正向 IMRT（一种复杂且更先进的 3D-CRT）对乳腺照射越来越有吸引力，因为其改善了正常组织的保留，降低了不均匀性 [48]。同时，周围正常组织的辐射剂量可显著降低。3D-CRT 被用于治疗既往认为过于接近重要器官和结构而无法进行放射治疗的癌症。例如，3D-CRT

允许用于头颈恶性肿瘤放疗，同时减少唾液腺、脊髓、视神经和其他重要组织的暴露。

如果患者适合行 3D-CRT，放疗科医生将使用以下成像方法之一生成肿瘤和周围组织的三维图像：①计算机断层扫描（CT）；②正电子发射断层扫描-计算机断层扫描（PET-CT）；③正电子发射断层扫描（PET）；④磁共振成像（MRI）。

由于 3D-CRT 提供了更精准的放疗，其可建议用于邻近重要器官的恶性肿瘤。

七、调强放射治疗（IMRT）

IMRT 是 3D-CRT 的一种新型优秀形式，越来越多地用于 BC 治疗。由于乳房较大女性的剂量不均匀的可能性增加，IMRT 成为首选技术。左侧 BC 患者更可能从该技术中获益，以减少心脏、对侧乳房照射和深部瘤床照射剂量。解剖结构的复杂性和区域淋巴结的深度变化使乳腺特别难行放疗。IMRT 是一种利用复杂的计算机算法从多角度计算并直接给予癌细胞放射的肿瘤治疗方法。它使癌症患者能够获得更高、更有效的辐射剂量，同时减少对其周围健康组织和器官的伤害。这提高了治愈的机会，同时减少了不良反应。

首先，患者接受 CT 扫描成像检查，绘制其肿瘤 3D 图像。其次，通过现代计算机算法，由包括医生和物理学家在内的放射治疗专业人员组成的团队将从直接计算及各个角度给予肿瘤放疗。在每个疗程开始时，放射治疗师将患者置于治疗床上，在皮肤上做标记，以确定放疗的部位。治疗过程不会引起疼痛。3D-CT 扫描确定肿瘤的形态、大小、种类和位置，以指导临床医生改变 IMRT 射束杀灭肿瘤，同时避开健康组织。直线加速器的可移动机架为肿瘤提供 X 射束，加速器内的计算机使用多叶准直器调整射束的形式以匹配肿瘤的形状。通过调整或调节射束的方向和强度，准直器增加肿瘤的剂量，同时保护健康组织免受辐射。与传统 RT 技术相比，IMRT 降低了 OAR 的毒性，提高了患者的生活质量。计算机剂量估算结合 3D 计算机断层扫描（CT），以计算根据肿瘤形状应施加的辐射剂量。来自不同射束方向的多个 IMRT 射野通常结合在一起，以产生特定的辐射剂量，提高肿瘤剂量，减少正常器官的暴露。

IMRT 纠正了 3D-CRT 的缺陷并改善了剂量分布。IMRT 是计算机生成的计划，通过利用多个称为射束小单位的微小射野产生复杂的射野形式以避开重要的正常结构；IMRT 计划调整射野数量和每个射野强度，以为肿瘤提供更精确的辐射剂量，同时保护正常组织免受损害；为改善治疗结局，IMRT 还有助于增加肿瘤剂量；降低毒性以提高患者的生存质量。

即使不增加剂量，IMRT 也有可能将治疗毒性降至最低。因此，如果患者已经接受了常规放疗，并且治疗区域肿瘤复发，IMRT 可能是一种治疗选择。放疗（特别是 IMRT）抑制肿瘤细胞分裂和增殖，因此减少或阻止肿瘤发展。

通过改变准直器角度、机架角度、塑形 MLC 叶片切向野，可为个体病例定制 IMRT 治疗计划，以便充分覆盖原发肿瘤，同时将 OAR 排除在高剂量区域外。在考虑原发肿瘤区域位置、乳房轮廓和正常组织解剖结构时，应谨慎对每位患者进行治疗野修改。使用“野中野”前向治疗计划在照射区域具有突出的剂量均匀性。然而，高度复杂靶区使用了更先进的 IMRT 技术（如逆向计划）[49]。其他几种 IMRT 技术，如前向计划静态调强治疗、弧形治疗、拓扑治疗、基于 MLC 的静态或动态 IMRT 和螺旋断层放疗，均可改善剂量均匀性[50]。既往文献显示，IMRT 在剂量学方面优于 3D-CRT，提供了极佳的肿瘤覆盖率和更好的 OAR 保护[51-53]。此外，剂量学研究成功证实 IMRT 技术具有更佳的美容效果和低皮肤毒性[54-55]。湿性皮炎的风险被发现与乳房大小有关。这些试验显示，使用 IMRT 可显著减少湿性皮炎。研究发现，当接受 IMRT 治疗时，皮肤毒性更多发生在中等乳房体积患者，而非大或小乳房体积患者[55]。一些 IMRT 方法被认为可以更好地保留一种结构，而另一些方法则擅长保留其他结构。不同计划研究间使用的辐射束数量和方向没有分歧。建议弧度为 180°~360°，最多 11 个射束。由于该技术使用了急剧的剂量梯度，因此在评估 IMRT 相对 3D-CRT 的益处时，必须考虑呼吸运动和患者摆位过程中剂量分布误差产生的影响[56]。在行 IMRT 前，为获得肿瘤覆盖而避免 OAR 非必要的高剂量，从肿瘤固定到治疗确认的专业治疗计划，严格的质量保证（QA）和毒性评估至关重要。

八、容积旋转调强放疗（VMAT）

VMAT 是一种新型 RT 技术，在治疗机器旋转过程中提供连续剂量的辐射。这是一种剂量在旋转时从 0°~360° 弧形递送的 IMRT。结果表明，由于灵活性增加，剂量依从性得到了改善。由于其以更快速度给予辐射，VMAT 将整个治疗时间缩短至 5 min 以下（IMRT 治疗需 20~30 min）。VMAT 可用于产生利用 IMRT 难以制定的复杂计划。VMAT 的计划和治疗非常有挑战，需要很高的精准性。VMAT 技术与三维适形治疗一样，通常需要约 20 min。大部分时间用于患者精确定位。每日进行 X 线扫描，以确保一切按计划进行。VMAT 采用与其他形式放疗相同类型的辐射。

放射治疗是治疗乳腺癌的多维方法中的一个重要组成部分，考虑到多种因素，各种分割方案和治疗方法已经相继得到验证和分析。已发表的数据表明，VMAT 在乳腺癌治疗中的临床应用有限，但它可能是适用于部分或全乳治疗以及传统或改良分割方案的首选解决方案。并且从技术角度来看，VMAT 技术作为一个有吸引力的选择，已经通过计算机软件或模拟得到测试和验证，以研究其未来的前景[57-58]。

九、质子治疗

常规放射治疗中使用的光子与质子具有不同的剂量学测定特性。目前，基于光子（X 射线）的调强外照射放疗是大多数恶性肿瘤最常见的放射治疗方法。由于最近技术、科学和临床研究的发展，带电粒子，尤其是调强质子治疗，正用于更有效和非侵入性的恶性疾病放射治疗。质子束的大部分能量集中在其最外层范围（布拉格峰），导致临床靶区的辐射剂量增加，而附近正常组织的辐射剂量减少。光子束的传能线密度（LET）较低，但在质子束中，布拉格峰展宽（SOBP）较高。因此，质子束治疗比光子放疗具有特定的生物学优势[59]。

研究人员调查了由于对乳腺癌中淋巴结靶标的辐射剂量覆盖范围较差而导致的复发可能性和心脏毒性[60]。41 例患有左侧乳腺癌需要辅助性完全淋巴结照射的候选患者，与“现实”光子照射方案进行比较。Darby 等人[46]使用模型估计心脏毒性风险。20 项随机对照试验用来评估在淋巴结覆盖率下降后的复发风险，增加的绝对心脏发病率很低。使用光子，10 年后乳腺癌复发的可能性为 0.1%，而使用质子，复发可能性仅为 0.02%。研究发现，对于个别候选患者，质子治疗可以将预测的心脏毒性风险降低 2.9%，将乳腺癌复发的概率降低 0.9%。一些进一步的研究证实了质子的剂量学优势超过了当前的光子技术[61-63]。当使用光子时，获得 20 Gy（V-20）的肺体积比使用质子时大 30%，使用质子时心脏剂量为 4~10 Gy，而使用光子时心脏剂量为 1 Gy[64]。根据现有研究，基于正常剂量程序，质子治疗可以将平均心脏剂量保持在 3 Gy 以下或 3 Gy（RBE），其中包括淋巴管，甚至是最复杂的胸壁照射。目前尚不清楚基于光子放疗是否可以将这些个体的剂量保持在相同的较低水平，许多机构使用不同的方法来最大限度地分布剂量。心脏和冠状动脉的剂量根据候选解剖结构的不同而有很大的不同，如心脏与胸壁的距离和胸壁曲线。

第三节　毒性问题

尽管乳腺癌是全球女性癌症死亡的第二大原因，但该疾病的年死亡率随时间推移稳步下降[65-66]。这一大幅下降被认为是由于筛查乳腺 X 线摄影的使用增加和治疗的巨大改进。使用乳腺 X 线摄影术可早期发现组织的异常生长，局限于乳腺导管，称为导管原位癌（DCIS）。1895 年伦琴发现 X 射线后不久，在 1896 年，芝加哥一名二年级医学生埃米尔・格拉布声称对乳腺癌患者进行了射线照射。他用锡纸保护肿瘤周围的邻近皮肤。随后，德国科学家赫尔曼・戈希特为两名患有晚期 BC 的女性进行了放射治疗，同时用柔性铅保护皮肤[67-68]。尽管大多数女性放疗后的毒性后遗症通常较轻，但这些影响可能会损害健康，至少在放疗后的初期是这样。分析递送至各部位辐射剂量的主要障碍之一是许多参数都是可变的，如患者的体重和身高、乳房的形状和大小以及治疗方式。因此，对乳房不同部位的放射治疗的回顾性研究应谨慎解读[69-70]。一项研究表明，影响放疗诱导毒性的因素是女性的“积累”。例如，乳房大小和体重会导致额外的皮肤皱褶并在这些皱褶内扩散，而不是辐射剂量的不均匀。因此，在模拟时必须仔细进行患者情况定位，以尽可能消除这些皮肤皱褶。提倡仰卧位去除这些皱襞并减少扩散[34]。建议接受治疗的女性常规使用放置在乳房下皱襞（IMF）的棉垫，以减少皮肤反应的影响[71]。

一、乳腺癌筛查技术

美国癌症协会建议对 55 岁及以上的女性进行定期乳腺 X 线摄影术筛查[72]。然而，令人担忧的是，在年轻女性中，由于乳房组织致密，乳腺 X 线摄影术筛查可能不那么敏感。目前正在考虑将磁共振成像作为年轻女性的替代筛查技术。尽管如此，研究者仍担心磁共振成像筛查的假阳性率（FPR）。虽然筛查性的乳腺 X 线摄影术确实会导致额外的辐射剂量，但暴露量可以忽略不计，因此它是一种广泛用于辅助诊断乳腺癌的廉价的早期检测工具。在患者预计进展之前对患者进行第二次癌症筛查是合理的。大多数情况下，放疗诱导的癌症在放疗后 10~15 年内发生，因此应在 20~30 岁接受放疗后 8~10 年对患者进行筛查。在 25~30 岁之前发展为继发性乳腺癌的可能性罕见[73]，因此在 20 岁之前接受治疗的女性可在 25 岁时开始接受筛查[70]。有了新技术，即使是左侧有肿瘤的患者，也能减少对心脏的辐射。尽管调强放疗、屏气技术、大分割等新的治疗技术在很大程度上限制了辐射诱导的心脏毒性，但放射肿瘤学家使用该技术的技巧仍然是减少心脏辐射剂量的最重要因素之一。大量研究的证据表明，青春期接受放疗的患者发生继发性乳腺癌的风险更高，因为青春期乳腺组织的急剧生长使这些患者的乳腺上皮细胞

（MEC）发生 DNA 损伤。对于年龄大于 30 岁的患者，仅观察到继发性癌症的概率略有增加[73-74]。关于斗篷野放疗的各种研究表明，对于低剂量范围（即 5 Gy），乳腺癌的风险随着剂量的增加呈线性上升[75-78]。对于高辐射剂量（即 20 Gy），研究发现，高剂量与乳腺癌发生的高概率相关。

二、皮肤毒性

皮肤毒性是乳腺癌最典型的急性影响。它的范围从红斑（发红）到脱皮（皮肤脱皮）、坏死和溃疡。这种皮肤辐射的程度被称为“皮肤毒性”。接受放射治疗的患者中有 75%~100% 观察到皮肤毒性。在乳腺癌放疗期间，皮肤毒性可能会带来身体刺激、情绪痛苦和身体形象方面的问题[69]。照射后 3 个月内发生的皮肤毒性称为早期反应，如果 3 个月后发生反应，则称为晚期反应。如图 18.3 所示，已批准使用放射治疗肿瘤学组（RTOG）评分来评估对皮肤的毒性影响[79]。

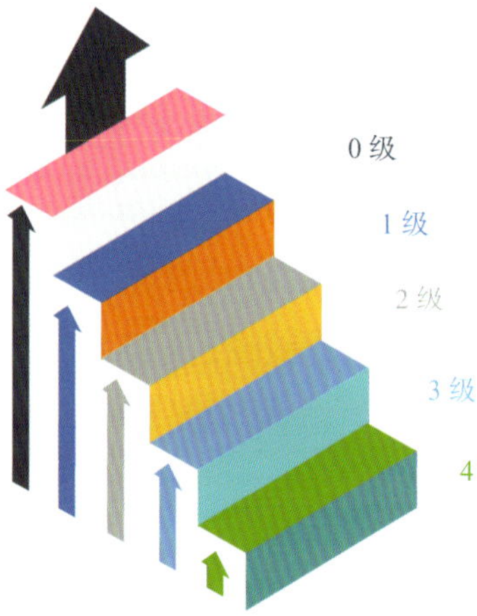

图 18.3　皮肤毒性 RTOG 分级系统

三、心脏毒性

近年来，人们特别关注乳腺放射治疗可能产生的心脏毒性。许多接受放射治疗的年轻女性表现出长期心脏毒性的风险，并增加了发生继发性乳腺癌的可能性。虽然许多乳腺癌患者完全从疾病中康复，但人们对治疗的长期风险感到担忧。早期疾病的发现和治疗方式的改进提高了癌症的生存率，但心脏毒性作为乳腺癌治疗的主要反应之一，仍然是令人关注的领域。使用蒽环类药物治疗癌症的副作用已经确定了 30 年，但最近才开始研究放疗和化疗导致的心脏毒性的急性效应。心包炎、心包积液和心律失常是放射治疗后常见的心脏问题。如果辐射综合征对冠状动脉内皮细胞和心包造成严重损害，从长远来看，最终会导致纤维化和心肌细胞缺血。辐射对冠状动脉内皮细胞的毒性会引起炎症，最终形成血栓。据观察，左乳房受到辐射剂量的女性在放疗后心脏疾病更常见，但采用当前治疗方式后，情况发生了很大变化[80]。

使用较旧的放疗方法治疗乳腺癌和引流淋巴结的主要缺点是向心脏体积输送相当高的辐射剂量。在使用旧技术的患者中，存在明确和有力的心血管疾病的发病率和死亡率证据。尽管使用现代放疗技术大大减少了心血管系统的辐射暴露，但它并没有被消除。对霍奇金病生存者的大量研究表明，该疾病的斗篷野放疗后有发生继发性乳腺癌的风险。斗篷野放疗后发生乳腺癌的风险似乎取决于对周围健康组织的辐射剂量，患者在接受乳房照射时的年龄，以及是否将化疗纳入整个治疗计划。值得注意的是，除了乳腺切线野放疗相关的晚期心脏并发症外，其他并发症包括肋骨骨折、淋巴水肿、肺炎、臂丛神经病变和外观不佳。这些问题促使研究人员对放射治疗技术进行了改进，不仅减少了心脏附带照射的体积，还减少了附带照射的剂量 [70]。

最近的研究表明，由于更多适形技术的使用，心脏毒性的大小已经降低 [81]。然而，即使在接受现代放疗技术治疗的乳腺癌患者中，也能检测到灌注不良 [82]。几项研究表明，左侧 BC 放射治疗后发生缺血性心脏事件的风险增加，尽管这种风险的确切程度较低 [83]。目前的研究还表明，其他心脏危险因素，如吸烟、高血压和放射性损伤可能具有协同作用 [84-85]。因此，有相当大可能获得净增益的女性不应仅仅因为与心脏毒性有关的担忧而避免放射治疗。由于最大限度地减少对心脏的辐射剂量是一项值得努力的工作，因此必须谨慎地制定治疗计划，以确保将患者的风险降至最低 [86]。图 18.4 是研究乳腺癌患者辐射所致心脏毒性的临床证据的出版物摘要。

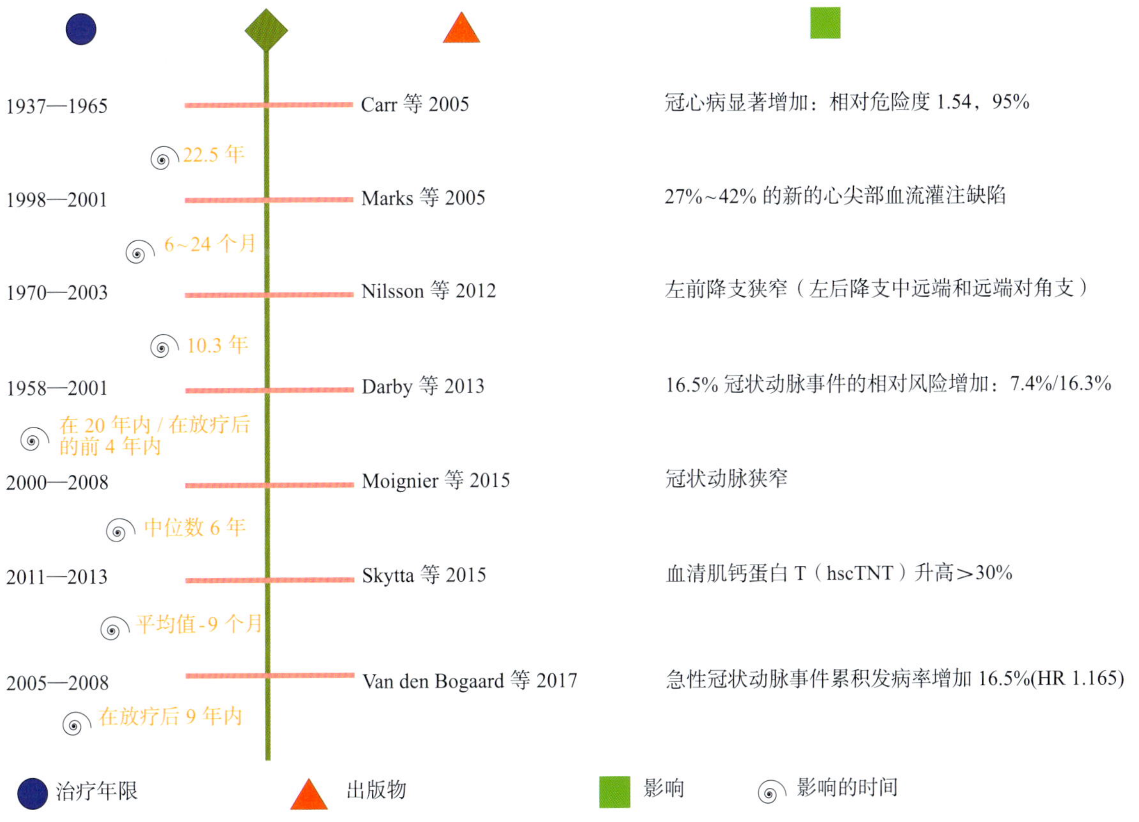
1937—1965
Carr 等 2005
冠心病显著增加：相对危险度 1.54，95%
22.5 年
1998—2001
Marks 等 2005
27%~42% 的新的心尖部血流灌注缺陷
6~24 个月
1970—2003
Nilsson 等 2012
左前降支狭窄（左后降支中远端和远端对角支）
10.3 年
1958—2001
Darby 等 2013
16.5% 冠状动脉事件的相对风险增加：7.4%/16.3%
在 20 年内 / 在放疗后的前 4 年内
2000—2008
Moignier 等 2015
冠状动脉狭窄
中位数 6 年
2011—2013
Skytta 等 2015
血清肌钙蛋白 T（hscTNT）升高>30%
平均值-9 个月
2005—2008
Van den Bogaard 等 2017
急性冠状动脉事件累积发病率增加 16.5%(HR 1.165)
在放疗后 9 年内
治疗年限
出版物
影响
影响的时间

图 18.4　基于各种结论的辐射诱导心脏毒性的出版物总结示意图 [44,46,82,87-90]

四、乳腺癌放射治疗技术的比较

降低心脏辐射剂量的方法目前正在研究中。这些技术包括呼吸门控和深吸气屏气、心脏传导阻滞、螺旋断层放射治疗、混合电子 / 光子束和调强放射治疗。通常，为了适当覆盖腋窝淋巴结，乳腺治疗是不可避免的。迫切需要寻找不同的策略来预防这类患者的癌症发生。目前，仔细筛查这些患者是否发生继发性乳腺癌是至关重要的。预计现代治疗方法和模式，如混合光子和电子束、使用质子和锥形束 CT 将导致 PTV 边缘减小，最终将更好地保留健康器官[49]。

随着时间的推移，使用放射治疗的乳腺癌患者越来越多，有必要充分了解其长期的心脏毒性效应。荟萃分析报告了20世纪60年代至80年代接受放射治疗的女性因心血管原因导致的死亡率增加[91]。因此，放射肿瘤学家和医学物理学家面临着开发新的乳腺癌治疗方法而不向心脏传递过高剂量的挑战。在心脏回避方面已经取得了很多进展，包括仔细的患者定位和验证、心脏阻滞、APBI、DIBH、主动呼吸技术、大分割、IMRT 和质子的使用。DIBH 是乳腺癌放疗中最有益的技术之一，因为它涉及在心脏容量最小的情况下通过门控辐射剂量进行治疗[80]。不同方式的比较显示，DIBH 患者接受剂量大于 50% 的心脏容量中位数从 19% 降至 3%[92]。因此，在当今时代，DIBH 或吸气门控大大降低了心脏容量和毒性。APBI 是心脏回避的另一种方式，治疗正常乳房的一部分。大分割的 WBRT 具有同等的美观效果和临床结局。质子治疗也被广泛使用，因为它也可以减少心脏剂量。质子治疗与 DIBH 光子 IMRT 的比较显示，使用质子治疗后，心脏的平均辐射剂量从 1.6 Gy 降至 0.009 Gy[80]。

放疗技术进步在改善疾病控制和毒性结果方面发挥了至关重要的作用。其目的是最大限度地减少非靶向组织（主要是肺和心脏）的辐射暴露，同时增加关键乳腺癌肿瘤（包括局部淋巴结）的剂量。治疗方式的选择在很大程度上取决于乳腺癌的偏侧性和患者解剖结构。俯卧位或 DIBH 用于实现心脏从乳房的物理位移。当高剂量被输送到靶区，同时对侧乳腺和肺组织的剂量较小时，IMRT 和 VMAT 优于 3D-CRT。质子治疗还可提高靶区覆盖率，降低 OAR 的积分剂量。大分割方案进一步改善了结局，但需要至少 10 年的随访来确认预期[56]。

第十九章　纳米颗粒：乳腺癌治疗领域新兴的诊断和治疗性手段

Ramish Riaz，Abdullah Ahmad　著

【摘　要】 尽管乳腺癌化疗方面已取得长足进步，但死亡率仍在稳步上升。究其原因，主要是大部分化疗药物缺乏特异性，其次是药物的代谢损失导致其在靶病灶的生物利用度低所造成的死亡率居高不下。纳米技术的引进正好为解决这一难题提供了一些有前景的方案。纳米颗粒具有体积小（至少有一个维度小于 100 nm）的优点，使得它们在生物系统的分子水平有独特的相互作用。纳米颗粒还具有巨大的比表面积，促使期望纳米属性的转换变得相当便捷，如癌细胞的靶向性、携带药物和遗传物质、控制释放，达到对靶细胞的高选择性和生物利用度。通过靶向癌细胞，纳米药物可以帮助减少化疗药物对全身的毒副作用。因此，在乳腺癌新兴治疗手段方面，金属和非金属纳米颗粒研究的热度在逐步增强。不仅如此，纳米颗粒可作为载体平台，搭建一个能够组合具有治疗性和诊断性的传递系统，促进治疗性（治疗＋诊断）纳米颗粒的发展。在本章中，我们详细讨论了纳米粒子在乳腺癌治疗中的药代动力学、控释机制，以及作为治疗药物应用中的潜力。

【关键词】 乳腺癌；纳米药物；纳米颗粒；治疗药物；主动靶向；被动靶向

自 3500 年前希波克拉底和盖伦首次报道乳腺癌以来，科学家们一直在致力于研究诊断和治疗乳腺癌的病理生理学和分子机制。到目前为止，乳腺癌还没有完全被我们认识，且仍然是研究的热点 [1]。即使在 2020 年，与其他癌症相比，女性乳腺癌的发病率最高，并且仍然是女性癌症相关死亡的第二大原因。死亡率趋势的改变已经被众多学者意识到。相比于次发达国家，乳腺癌的生存率在发达国家中要高得多，但它仍然是导致死亡的主要原因。在不同国家中由乳腺癌导致的死亡率差异巨大 [2]。如美国这样的发达国家，其 5 年生存率高达 90%[3]。这很大程度上归功于全国范围内的筛查以及乳腺癌治疗的进步。在过去的 20 年里，乳腺癌的系统性治疗取得了巨大的进步。芳香化酶抑制剂、单克隆抗体和免疫疗法的应用在控制乳腺癌方面显示出良好的效果。然而，初诊时的乳腺癌分期仍然是乳腺癌生存和预后的最强预测指标 [4]。一旦癌症转移，由于无适合的全身治疗方案或耐药导致疗效较差造成可及性治疗方案逐渐减少，乳腺癌的死亡率急剧上升。因此，我们仍然迫切需要新的治疗方案来解决乳腺癌患者治疗所面临的困境 [5]。

为了解决这些问题，纳米技术提供了一些方案。由于纳米颗粒尺寸小，至少有一个维度小于 100 nm，

因此它们在分子水平上与生物系统具有独特的相互作用。它们较大的比表面积提供了使得其极其容易转换成期望的属性，如癌细胞的靶向性、携带药物和遗传物质、控制释放，达到对靶细胞的高选择性和生物利用度[5]。通过靶向癌细胞，纳米药物可以帮助减轻化疗药物对全身的毒副作用。此外，通过将药物包裹在纳米载体中，可以帮助提高稳定性，提高生物利用度以及控释动力学。正是因为纳米载体具有极强的组织穿透能力，才使得纳米药物具有组织渗透性强、靶病灶治疗药物效果好、生物相容性好、无毒、血药浓度维持时间长等众多优点[6]。本章将深入讨论纳米药物的类型、靶向机制，以及作为载体、诊断和治疗药物的作用。

第一节　纳米药物的种类

在过去几年中，随着越来越多的基于纳米材料衍生的产品在众多领域的广泛应用，纳米技术已经产生了颠覆性及革命性的影响。同样，在医学和药物研究领域，纳米技术也起到了巨大的影响。纳米医学的具体定义是使用纳米材料进行诊断、预防、控制和治疗疾病。纳米医学研究目前被欧盟认定为能够为医疗问题提供创新解决方案的“关键使能技术”[7]。目前，纳米药物根据材料类型分为有机纳米药物和无机纳米药物两大类（图 19.1）[8]。

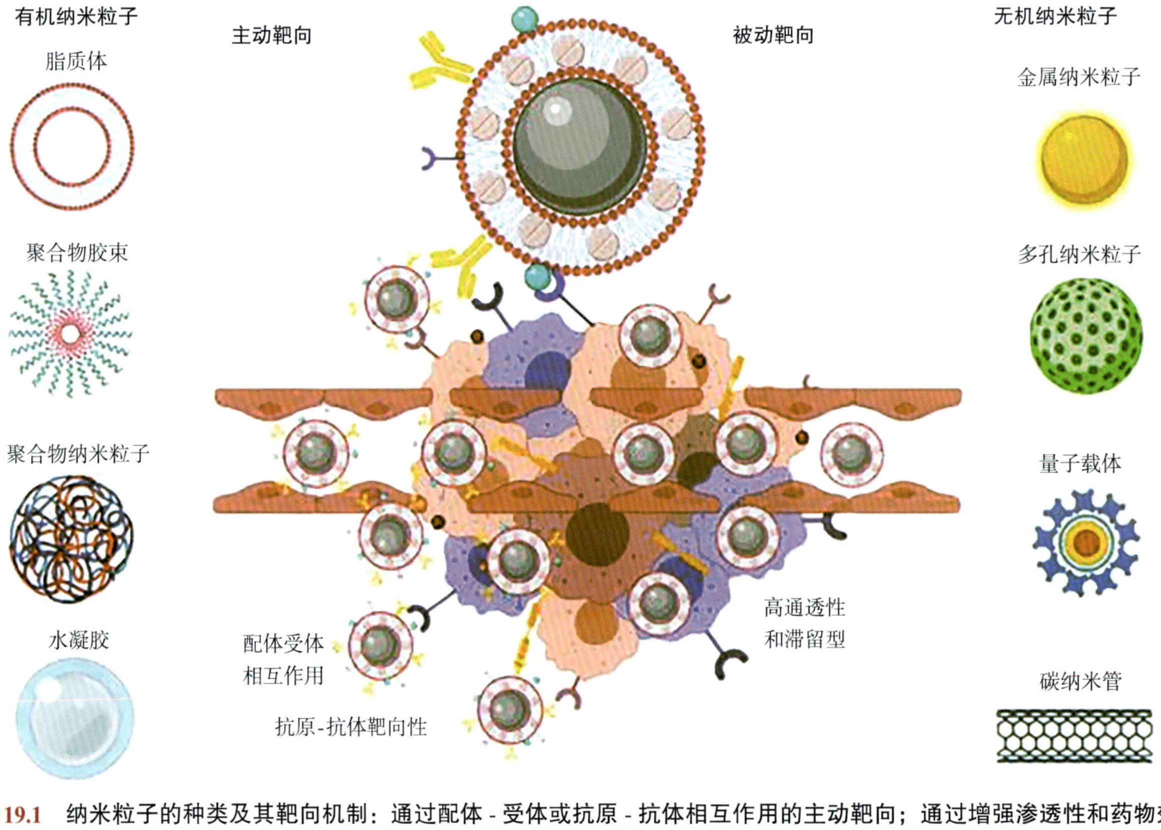

图 19.1　纳米粒子的种类及其靶向机制：通过配体 - 受体或抗原 - 抗体相互作用的主动靶向；通过增强渗透性和药物效果的被动靶向

一、基于有机纳米粒子的纳米药物

有机纳米颗粒因其独特的性质，包括包载药物的能力以及表面功能化（包括共轭靶向配体、荧光染料和治疗剂等分子基团来修饰表面的特性）、有机纳米颗粒已被广泛探索用作药物递送和靶向治疗的纳米载体（nanocarriers）。这些特性最常用的有机纳米颗粒包括脂质体、聚合物和树状聚合物[9]。

1. 以脂质体为载体的纳米药物

脂质体是具有脂质双分子层的脂质囊泡，其核通常具有水溶液，主要由磷脂和胆固醇组成。磷脂双分子层包裹药物并增加其溶解度、生物利用度和治疗效率。在血液中，胆固醇有助于降低流动性，具有稳定其结构的作用[10]。与非脂质体药物相比，脂质体在血流中停留的时间更长，从而延长了药物的释放时间，增加了药物的生物利用度。脂质体有同时携带疏水性和亲水性药物的能力。它们可以自然地积聚在肿瘤部位，并可以向靶区输送更多的药物。它们往往通过肝胆系统代谢清除。50%~70%的药物在网状内皮系统吸收入血[11]。

脂质体药物是纳米颗粒治疗中应用最早的药物。脂质体阿霉素是1995年FDA批准的第一种聚乙二醇化的阿霉素脂质体剂型。阿霉素是一种有心脏毒性的化疗药物。脂质体包封后可以在不降低其治疗效果的同时显著降低心脏毒性。脂质体外层覆盖聚乙二醇后有助于增加其半衰期和减少网状内皮系统吸收。这款药物具有显著的肿瘤抑制活性并可以延长患者生存期，已经被认为是纳米技术领域成功应用于临床的药物之一[5,12]。

随着脂质体阿霉素的成功应用，越来越多化疗药物的构建都以脂质体为载体，如顺铂脂质体。目前，获批的20种纳米药物中有10种是基于脂质。靶向传递的另一个有趣应用是构建免疫脂质体[8]。抗人表皮生长因子脂质体在表皮生长因子阳性乳腺癌中获得了阳性结果。Tang等人的研究发现，可以将阿霉素包裹在表皮生长因子靶向免疫脂质体中。他们还研究了将这些免疫脂质体与另一种包含有贝伐珠单抗（抗血管生成药物）的脂质体药物联合起来构建药物。体外和体内研究结果显示肿瘤体积均明显缩小，在表皮生长因子/多药抗药双阳性乳腺癌中有较大应用潜力[13]。

2. 以聚合物为载体的纳米药物

基于聚合物的纳米载体在药物和基因运输方面已被广泛地研究。合成和天然聚合物纳米粒子已被探索性地用于药物输送方面。与脂质体制剂相比，聚合物纳米粒子具有更好的稳定性和延长其在血液中的循环时间。这使得它们很有希望成为纳米载体[8]。然而，到目前为止，还没有一种基于聚合物的药物被批准用于治疗乳腺癌。尽管它们被批准用于其他类型的癌症，但目前在乳腺癌中仅在研究其疗效如何。一项关于聚乳酸-羟基乙酸共聚物-聚乙二醇（PLGA-PEG）纳米粒子与AXT050（一种具有抗血管生成和抗肿瘤的胶原蛋白肽）结合的研究表明，通过与整合素 $\alpha_v\beta_3$ 结合抑制三阴性乳腺癌细胞的黏附和增殖功能[14]。除了聚合物纳米粒子，聚合物胶束目前也在研究中。胶束是具有疏水核心和亲水外壳的两亲性嵌段共聚物，因此能够包裹疏水性和亲水性药物，因而它们能转运更多的药物，并在肿瘤部位药物渗透性和滞留（EPR）效应增强[10]。一项涉及多西他赛负载的聚（苯乙烯-马来酸）-聚（酰胺醚酯-酰亚胺）共聚纳米粒子-靶向雷洛昔芬受体的研究显示，其可以显著抑制肿瘤细胞活性，并提高实验动物生存率[15]。

3. 以蛋白质为载体的纳米药物

基于蛋白质为载体的纳米药物以其生物相容性和生物降解性而闻名。包括铁蛋白、运铁蛋白、白蛋白、明胶、热休克蛋白、胶原蛋白和乳清蛋白等多种蛋白质已经被用作纳米载体。2005 年，第一个获得 FDA 批准用于乳腺癌治疗的药物是以白蛋白为载体的白蛋白结合型紫杉醇纳米粒子[9]。蛋白质笼是近年来为递送药物而开发的载体。它们以蛋白质为载体，由有限数量的子单元组装成带状、链状或纳米球状结构。与其他以蛋白质为载体的纳米粒子相比，蛋白质笼具有统一的大小、均匀的药物分布及较少的药物积聚。纳米大小的蛋白质笼不仅可以逃脱巨噬细胞的吞噬，而且可以黏附在癌细胞上延长其有效治疗时间[16]。

二、以无机纳米粒子为载体的纳米药物

近年来，无机纳米颗粒因其独特的性质越来越受到专家学者们的关注。它们独特的性质促使其适用于成像和治疗应用。虽然它们携带药物的能力有限，但它们表现出通过激发来达到控制药物释放的优势。目前，多种无机纳米粒子正处于试验阶段。它们大致可分为金属纳米粒子和非金属纳米粒子。

1. 以金属纳米粒子为载体的纳米药物

在治疗中使用金和银等金属可以追溯到公元前 2600 年，当时埃及人相信金可以治愈各种身体、精神和心理疾病。在过去的几十年里，随着纳米技术的发展进步，诸多研究都集中在以金为载体的纳米粒子的诊断和治疗特性上，这使得金纳米粒子已成为一个研究热点[17]。与一般金属材料相比，金纳米粒子具有非常高的吸光度和荧光特性。其光学特性、表面等离子体共振现象，以及在辐射作用下能产生离子的能力，使之成为光学传感器和光烧蚀疗法的理想材料[18]。最近的研究显示了纳米光子疗法在乳腺癌的治疗中具有良好效果。这项研究利用金纳米粒子在可见区域用激光束照射可以产生离子，随着黄金离子数量的增加，乳腺癌细胞死亡数目也在增加。

目前正在试验的另一种常见金属是超顺磁性氧化铁纳米粒子。由于这些粒子表现出超顺磁性，使它们既能充当磁共振成像的造影剂，也能作为磁热疗中的治疗媒介[11]。因为其循环时间长，可生物降解性好，毒性低，磁热疗已经在众多癌症治疗中处于临床试验阶段[19]。对于乳腺癌，不同的超顺磁性氧化铁纳米粒子正处于临床试验阶段。通过光刺激或磁刺激，它们不仅可以作为药物载体，也可以单独作为热疗剂应用于临床[20]。

量子点最近在肿瘤学研究领域也是备受关注。量子点是尺寸为 2~10 nm 的具有荧光特性的半导体纳米晶体。相比于传统的荧光基团，量子点发出的信号是其 20~50 倍，因此量子点是体内研究的理想工具。它们具有较大的表面积，可用于负载药物以及与其他配体进行功能化修饰。研究最多的量子点是硒化镉和碲化镉。然而，由于毒性的副作用，它们在体内的研究一直是备受局限的。目前，大量研究主要集中在通过表面涂层降低其毒性，以及生成其他新的量子点，从而充分挖掘其治疗潜力[11]。

2. 以非金属纳米粒子为载体的纳米药物

在非金属纳米粒子中，碳纳米管引起了广泛的关注。碳纳米管以其高比表面积可以承受高有效载荷而为大家所熟知。此外，它们具有独特的机械和光学性能[10]。Liu 等人研究了透明质酸修饰的氨基单壁碳纳米管用于阿霉素药物的传递。由于透明质酸特异性结合 CD44 细胞，在 CD44 过表达 MDA-

MB-231 细胞中发现阿霉素的传递显著增加，并抑制其肿瘤增殖和诱导凋亡，从而降低乳腺癌细胞的生长[21]。

三、以混合纳米粒子为载体的纳米药物

混合有机和无机纳米粒子为载体的纳米药物不仅具有两者的优点，而且克服了单个纳米药物的局限性，有助于达到预期的结果。特别是随着治疗性纳米粒子发展趋势愈演愈烈，混合纳米粒子是一种理想物质。在大多数情况下，携带药物的聚合物纳米粒子或脂质体金属纳米粒子相结合和发挥功能，促使其成为同时具有治疗性和诊断性的一种药物。虽然它们都没有得到 FDA 的批准，但很多药物都已经在临床试验中，并且可能改变传统的乳腺癌治疗方法[10]。

第二节 纳米药物的药代动力学

纳米药物的吸附、分布、代谢和消除等药代动力学特点与传统疗法有很大差异。纳米药物的药代动力学属性取决于其物理化学组成和给药途径。

一、给药途径与吸附方法

纳米药物可以通过口服、静脉、经皮、鼻腔等多种途径给药。然而，在乳腺癌治疗中，纳米药物大多是口服或静脉注射给药。口服纳米药物需要通过肠腔吸收才能到达体循环。因此，纳米药物的第一个屏障是覆盖在肠腔表面的黏膜[22]。研究表明，直径小于 200 nm 的纳米药物可以更容易地穿过肠道黏膜。不仅在吸收过程中存在物理屏障，纳米药物还必须通过胃肠道 pH 值、代谢酶和表面活性剂的考验。将含有聚合物胶囊、凝胶的涂层包裹纳米药物，可有效防止纳米药物的过早释放和降解。300 nm 以下的疏水性纳米药物大部分被肠细胞吸收，500 nm 以上的疏水性纳米药物通过十二指肠的派尔氏斑吸收进入体循环[23]。胞吞、细胞微囊和网格蛋白介导的内吞作用是口服药物最常见的吸收机制。

二、纳米药物的分布

一旦进入体循环，纳米药物就开始向组织分布。药物在不同组织中的分布取决于纳米药物的大小、形状、电荷、化学成分、涂层，还取决于个体差异。纳米药物被肝脏的巨噬细胞迅速吞噬，因此，为了增加纳米药物在血液中的血药浓度和生物利用度，大多数纳米药物都被聚乙二醇等亲水聚合物包裹。在血液循环中，纳米药物通过与多种蛋白质接触而发挥作用。由于蛋白质种类繁多，与各种纳米药物的结合亲和力也不尽相同，使得纳米药物与循环中蛋白的相互作用性质难以预测。然而，纳米药物的组织分布通常是通过类似于增强渗透和滞留（EPR）的过程进行扩散而实现的[22]。可以通过主动和被动靶向实现将纳米药物递送至乳腺癌组织（见图 19.1）。

1. 乳腺癌的被动靶向治疗

与正常组织相比，由于癌细胞内血管渗漏的增强使得纳米药物更倾向于在癌变组织中积聚。由于

反复的血管生成和炎性反应使肿瘤血管具有较强的渗透性，导致了纳米药物更倾向于在靶区域的积累。这也伴随着癌组织内淋巴引流不良造成更少的纳米药物的代谢清除。肿瘤血管的孔径在 100 nm 到几百纳米之间，使得纳米药物很容易通过肿瘤血管，这种情况对于传统药物来说是不可能的。与传统化疗药物相比，仅这种滞留效应就将纳米药物的生物利用度提高了数倍。在组织内，细胞对纳米药物的摄取是通过被动的内吞机制发生的，如微胞吞。尽管正在进行诸多主动靶向的研究来进一步增强其细胞传递，但目前大多数可用的纳米药物依赖于被动靶向摄取[24]。

2. 乳腺癌的主动靶向治疗

为了提高癌症的靶向性和药物传递性，目前研究最多的技术难点是纳米药物的主动靶向性。在靶向方面，纳米药物可以修饰靶向部分，即受体配体、对肿瘤或肿瘤微环境的靶点具有亲和力的单克隆抗体。理想靶点在癌组织中的表达应该高于正常组织，这样它应该能够被纳米药物表面的受体而不是细胞内受体所识别，并且应具有与恶性行为相关的细胞外内转运药物的能力[5]。

在乳腺癌的研究领域中，纳米药物的主动靶向性研究已被众多学者关注。许多过表达受体已被尝试进行主动靶向研究。Tang 等人在一项研究中设计了一种靶向双药物输送系统，即将抗血管生成药物贝伐珠单抗包裹在脂质体中和阿霉素包裹在人表皮生长因子受体 2 抗体修饰的免疫脂质体中。联合疗法在体内和体外进行了测试，结果显示出良好的生长抑制作用[13]。

在 Mamot 等人的另一项研究中，过表达表皮生长因子受体的多药耐药癌细胞的免疫脂质体已经被应用。与被耐药细胞排除的游离阿霉素相比，包裹了阿霉素与针对表皮生长因子的单克隆抗体片段（西妥昔单抗和马妥珠单抗）相偶联的免疫脂质体在细胞内的积累量增加了 4~8 倍。此外，与游离药物相比，设计的构建体对癌组织的细胞毒性高出 20~200 倍[25]。

目前，主动靶向不仅局限于癌细胞表达的受体，还可以靶向乳腺癌干细胞和肿瘤微环境，这与生长抑制剂联合也有助于预防乳腺癌复发这一目标[5]。

三、纳米药物的代谢与清除

大多数纳米药物，尤其是以非金属纳米粒子为载体的药物是可生物降解的，一旦进入体内就会发生化学或酶降解。降解动力学也决定了纳米囊泡中所含药物的释放规律。不可降解的纳米载体通过肾脏或肝胆进行清除。无机小纳米药物通常通过肾小球毛细血管内皮细胞的基底膜中足细胞进行吞噬清除。通常小于 5.5 nm 的纳米粒子容易被肾脏清除，而大部分 10~100 nm 的纳米药物经过肝胆排泄。研究表明，纳米药物经胞吞作用到达肝细胞，从而进入胆管分泌到胆汁中，最终通过粪便排出[26]。这个过程可能需要几个小时到几天。由于纳米药物的清除机制存在较大差异，因此需要进一步研究不同类型纳米药物的清除机制。

纳米药物与免疫细胞相互作用后引发的加速代谢清除这一现象的相关研究甚少。肝脏是一个巨噬细胞池。这种现象在给予第二剂量的聚乙二醇化纳米药物的反应中已经被深入研究。Dams 等人首次研究发现在恒猕猴体内第一次给药 5~20 d 后给予第二剂量聚乙二醇脂质体导致其快速被清除。后来的研究表明，这一现象是由于脾脏内形成了抗聚乙二醇 IgM 抗体所造成的[27]。如果血液中有循环抗体水平的几天内给予第二剂量，那么它将与聚乙二醇化的纳米药物结合，并激活补体系统。这将导致 C3

片段形成，引起纳米药物被库普弗细胞（Kupffer cells）调理吞噬，最终导致加速清除。最近研究发现，脾脏并不是产生这些抗体的唯一来源，淋巴组织也可能在抗聚乙二醇抗体的形成中发挥作用。这一推测基于在脾切除患者体内也检测到这些抗体的产生。这个现象不仅仅局限于聚乙二醇化的纳米药物[28]。已观察到其他一些纳米药物也会因抗药物抗体的形成而经历快速清除。由于纳米药物的清除是一种复杂的现象，它取决于所使用的纳米载体的大小和类型，所以广义的方法是不适用的。因此，纳米药物的类型及其清除机制有待进一步研究[29]。

第三节　纳米粒子作为乳腺癌药物传递的载体

目前，乳腺癌的治疗方法包括乳房切除术、放射疗法和化疗。乳房切除术和放射治疗通常适用于早期患者，然而晚期患者通常需要化学药物进行治疗。标准的化疗药物存在耐药性。纳米药物脂质体阿霉素和白蛋白紫杉醇在乳腺癌治疗中取得巨大成功。然而，它们都是一般的抗癌药物传递载体，并不是专门为治疗乳腺癌而设计的。最近，随着人源化抗表皮生长因子受体 2 的单克隆抗体成功引进，在靶向特定分子通路方面，曲妥珠单抗研究在逐步增加。然而，传统靶向治疗的挑战仍然存在。药物治疗疗效的障碍主要包括不良的药代动力学导致药物缺乏生物利用度、外排转运导致的药物耐药性、缺氧、低 pH 值导致的肿瘤微环境药物低效率和癌症干扰，以及缺乏根除乳腺癌干细胞的能力。纳米药物通过改善细胞摄取、同时靶向癌细胞和微环境、触发释放机制和提高药物的生物利用度，为解决以上治疗难题提供了方法[5]。

Panagi 等人进行的研究旨在使肿瘤微环境正常化并提高对免疫治疗的反应。研究者用转化生长因子-β 抑制剂曲尼司特将阿霉素脂质体进行包封。曲尼司特是一种经批准的抗纤维化和抗组胺药物，可改善灌注和氧合，从而提高抗肿瘤免疫能力。该组合纳米药物在三阴性乳腺癌小鼠模型中的应用改善了氧合，并显著缩小了肿瘤大小。癌症组织中免疫刺激巨噬细胞 M1 和 T 细胞的浸润也可以改善免疫反应，这些细胞通常在癌症相关成纤维细胞产生的免疫抑制环境中迁移以改善免疫反应[1]。

研究发现，乳腺癌干细胞可诱导化疗后癌细胞耐药和疾病复发。常规化疗被证实是对乳腺癌干细胞无效的。恰恰相反，多种研究证实了纳米药物对干细胞有潜在的作用[1]。Yang 等人制备了靶向乳腺癌干细胞的紫杉醇和姜黄素聚合物通过黏附在乳腺癌干细胞表面的类脂质的纳米粒子共给药系统。透明质酸偶联的纳米粒子与乳腺癌干细胞上的 CD44 受体相结合，从而将药物输送到靶细胞。这种靶向共送纳米系统可以同时杀死乳腺癌细胞和乳腺癌干细胞。它导致了乳腺癌干细胞的乳腺球形成减少，从而起到抑制其迁移的目的。联合治疗也抑制了上皮间质转化信号。结果表明，在体内外均有良好的治疗效果[30]。

考虑到乳腺癌的异质性，鸡尾酒疗法比单一靶向疗法更有治疗潜力。然而，在设计联合疗法之前，需要充分考虑几个因素。首先，所有选择的药物必须具有协同性，没有重叠的毒性和作用机制。其次，它们应该能够同时作用于靶向癌细胞和癌症干细胞而没有交叉耐药。Sahli 等人最近针对最具侵袭性的乳腺癌之一的三阴性乳腺癌设计了一种三纳米药物输送系统。他们将紫杉醇、康普瑞汀 A4 和维替泊芬装载在以脂质-聚合物为载体的纳米粒子中。紫杉醇是一种已知的具有抗增殖潜力的化疗药物，但在使用过程中，化疗药物多重耐药以及癌症干细胞的诱导和迁移会导致化疗耐药、癌症复发和逃逸。康普瑞汀 A4 是一种抗血管破坏剂，目前正在进行的Ⅲ期试验已显示出其强大的抗血管生成活性。康普瑞汀是一种能有效地结合化疗药物的微管蛋白，并显示出抗癌活性。维替泊芬是美国食品药品监督管理局批准的治疗黄斑变性的药物，通过细胞质中 Yes 相关蛋白（YAP）的螯合抑制癌细胞增殖从而达到抗肿瘤作用。YAP 被发现是癌症干细胞的驱动因素之一，其表达与乳腺癌的转移潜能直接相关。这种鸡尾酒疗法不仅抑制了 TNBC 细胞的活力和迁移，而且抑制了紫杉醇诱导的 CSC 富集，这是由于维替泊芬可以下调 YAP 的表达所起的作用。因而三纳米药物输送系统不仅可以有效减少肿瘤的生长，而且可以抑制癌症干细胞和血管生成。令人鼓舞的是，体内实验研究结果发现在抑制癌症生物学功能方面该药物耐受性良好且无毒性 [31]。

纳米药物传递系统的另一个主要优势在于纳米药物在靶组织可达到可控释放，这不仅提高了药物在靶组织的生物利用度，而且有助于减少药物的副作用。这种可控释放系统大多是基于药物到达靶组织后在某些外部刺激下触发释放。

由于纳米粒子可作为药物释放的触发器，纳米载体递送药物具有更高的生物利用度、更低的初始给药浓度，以及良好的可控性释放。在过去的几十年里，在药物输送方面相继开发了不同类型的生物相容性纳米载体，与传统的宏观药物输送系统相比，纳米载体在体内输送药物的效率更加具有优势。纳米载体具有更高的比表面积，因此可以携带更高浓度的药物或附着更多的配体。同样的，与传统的宏观药物输送系统相比，纳米载体具有更高的组织穿透率及更长的药物半衰期。可调纳米颗粒可以被设计成以可控的方式传递药物，这确保了更好的药代动力学。药物控释的不同机制包括如下。

一、可控降解

因为聚合物具有可生物降解性、易合成性、生物相容性好、药物释放的可控性等特点，使得聚合物纳米粒子成为输送药物的主要载体。其最重要的是药物从聚合物纳米粒子中的释放有 4 种不同的途径。第一种是通过孔隙进行扩散，聚合物纳米药物内包封分子通过这些纳米粒子表面设计多个充水孔隙扩散出去。这种方法通常采用的是可降解性的聚合物基质，随着聚合物降解，充满水的孔隙会随着时间的推移而进行性增大。第二种方式是通过聚合物基质本身进行扩散。在这种机制中，药物分子直接扩散出聚合物载体，因为聚合物通常是不可降解的。在这种情况下，扩散的速率主要受聚合物材料性质的影响，而不受浓度梯度的影响，因此扩散的速率保持不变 [32]。第三种方式是通过纳米载体外的渗透泵进行输送。水通过纳米载体的孔隙进入并建立渗透压梯度，在渗透压的驱动下将药物分子逐出系统 [34]。最后一种是通过纳米粒子的表面侵蚀或自身侵蚀。表面侵蚀就是纳米粒子从外到内的侵蚀。表面侵蚀逐步过渡，从而释放出被输送的药物。表面侵蚀具有可重复利用、不依赖于水的输注、疏水药物可保持稳定等众多优点，以防大量流失、水渗透聚合物纳米粒子从而导致侵蚀和药物释放。与表面侵蚀相比，它的可重复性和可预测性要低得多 [32]。

二、pH 触发的控制释放

有机和无机纳米药物的释放都可以被 pH 值所控制。在 pH 可调控系统中，利用了在感染部位改变 pH 值的情况。靶组织 pH 值的改变导致脂质体纳米药物的形态变化，从而导致纳米药物释放。这些形态变化是由靶组织 pH 值引起的质子化/去质子化。肿瘤微环境的 pH 环境呈微酸性，这有利于药物释放，因此研究的重点是设计对酸性 pH 反应的纳米药物。为了实现这一目标，因为酸性环境会由于氨基的质子化而引起树枝状聚合物的静电排斥，因此阳离子多胺相关研究已逐渐引起大家的重视。另一种技术是制造出可以对 pH 响应的纳米药物，如肼键，在特定 pH 下分解导致药物释放[33]。

三、酶敏感释放机制

另一种方法是通过酶刺激释放药物。在肿瘤组织中相关酶的表达升高时，酶刺激释放药物机制被有效地激发起来。酯酶和蛋白酶通常是在 DDS 中裂解酰胺和多肽从而导致药物释放。脂肪酶或蛋白酶敏感的前药物与高表达的相关酶接触时（通常在肿瘤微环境中）被水解成对周围癌细胞有害的细胞毒副产物（药物）。例如，PMA-KP9 是谷胱甘肽还原酶的缀合物，二巯基连接聚合物寡肽脂质体纳米药物通过酶响应级联反应释放运送药物。谷胱甘肽是一种重要的细胞抗氧化剂，有助于裂解二硫键（S—S）同时防止自由基损伤。谷胱甘肽还原酶参与谷胱甘肽二硫化物的氧化过程从而生成还原巯基形式的谷胱甘肽。谷胱甘肽二硫化物通过搭载谷胱甘肽还原酶系统转化为巯基形式，随后巯基形式的谷胱甘肽介导的肽偶联物二硫键发生裂解从而释放寡肽。相比于标准样品在 37℃时只能释放 20%，这种酶响应级联反应系统释放药物高达 50%~70%，即使在 24 h 后，也能观察到 GSSG 的释放。此外，值得注意的是，在 37℃时，谷胱甘肽二硫化物才会转化为谷胱甘肽[34]。

四、氧化还原反应释放机制

氧化还原反应脂质体最近涉及的研究颇多，它利用电子转移反应进行诸多药物输送。不同的参数如电位差、交联的去除、亲水性的改变以及化学还原剂的优化可以使囊泡变得不稳定[16]。细胞内药物传递和激活肿瘤的靶向性可以通过细胞内还原环境和细胞外氧化环境之间存在的高氧化还原电势差（100~1000 倍）来激活。最常用的氧化还原-氧化系统包括通过两性分子之间的二硫键破坏硫溶还原剂，如二硫苏糖醇。硫溶裂解的两亲性副产物的临界胶束浓度在还原反应后显著增加[16]。

五、物理刺激触发的释放机制

纳米药物的释放也可以由一些物理刺激（如光）引发。当使用光作为刺激因子时，激活的光子应该安全地穿过活体组织，这样它们就可以开始触发过程。通常，波长在 600~900 nm 范围内的光谱由于吸收系数小和散射低而被认为是可穿透至深部活体组织[35]。光动力疗法是另一种先进的癌症治疗方法，它利用具有不同强度、波长和脉冲持续时间的光敏分子作为活化剂，直接杀死癌细胞或从运载工具中选择性释放药物[36]。

六、纳米乳剂的扩散机制

纳米乳剂主要是通过两亲性表面活性剂使两种不相溶的液体（水和油）进行两相分散，从而形成油包水或水包油稳定复合体，由于它们的黏弹性、视觉特性和不同的载药能力，它们被认为是一种超细分散体，可用于多种生物医学应用，如药物输送。纳米乳剂被动释放药物是根据菲克第一定律触发的，公式如下：

$$t_{1/2} = 1/4 \times 0.0585\ \mathrm{r}_2\, Kow D$$

其中，$t_{1/2}$ 是一半药物从乳剂中扩散出来所需的时间；r 是乳滴半径；D 是药物的扩散系数；Kow 是油水分配系数 [37]。在高度亲脂性药物的情况下，只有当乳剂的油成分被溶解掉时，才有可能释放。

纳米乳剂是目前临床试验中多种药物纳米载体中最成功的给药途径。纳米乳剂可以采用所有可能的给药途径进行给药，即鼻腔给药、外用给药、口服给药、眼部给药和注射给药。在药物输送中如此广泛应用的原因是生物利用度的增加以及更好的疏水药物介质。例如，槲皮素是一种可促进伤口愈合的类黄酮家族的天然化合物，但它的皮肤穿透性、生物利用度和水溶解度非常低。然而，当装载自发乳化形成的纳米乳剂时，其皮肤渗透性和生物利用度显著提高 [38]。

第四节　纳米粒子作为乳腺癌诊疗一体化制剂（治疗 + 诊断）

如前所述，纳米粒子是通过一种有效的药物和基因输送载体来治疗诸多癌症的治疗手段。纳米粒子目前也被用于诊断包括乳腺癌在内的多种类型的癌症。目前乳腺 X 线摄影是诊断乳腺癌最常用的影像学检查 [3]。然而，仍有 20% 的新发乳腺癌在乳腺 X 线摄影中被漏诊 [39]。乳腺 X 线摄影对不同类型乳腺癌的诊断能力也有所不同，核磁共振是诊断乳腺癌的更好的技术 [6]。T_1 和 T_2 对比增强 MRI 都有助于诊断乳腺癌。许多纳米颗粒被用作 MRI 的造影剂，其中超顺磁性氧化铁纳米粒子是研究最多的造影剂 [40]。通过装载药物、基因、荧光剂或造影剂，纳米药物可以用作诊疗一体化制剂（图 19.2）。

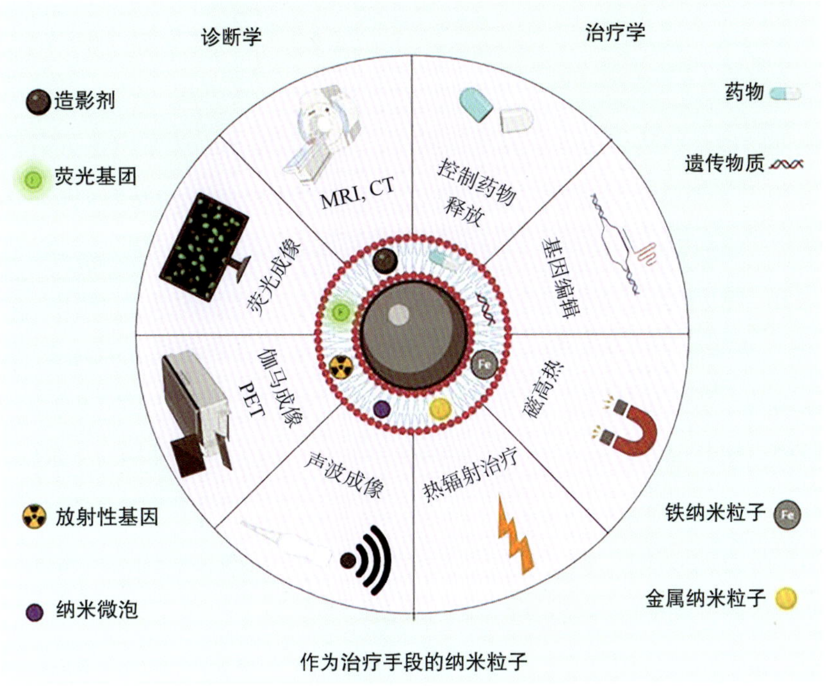

图 19.2 乳腺癌常用的治疗与诊断方法

一、超顺磁纳米粒子作为诊疗一体化制剂

超顺磁性纳米粒子是由氧化铁、钴或镍的金属核组成的纳米粒子，其核心被聚乙二醇（PEG）、葡聚糖、淀粉等多层有机聚合物包裹。

在诊断肿瘤的过程中，超顺磁纳米粒子的磁性属性使它们成为 MRI 成像过程中对比明显的造影剂。超顺磁性氧化铁纳米粒子（SPION）结合乳腺癌细胞的多肽靶向受体作为乳腺癌 MRI 成像的 T_2 造影剂被广泛研究[41]。例如，胃泌素释放肽在乳腺癌中过表达，用右旋糖酐包裹并与丝绵偶联纳米粒子作为乳腺癌检测的 T_2 造影剂被广泛研究。DSPION-BBN 在 T47D 乳腺癌细胞系中表现出良好的 GRP 受体靶向性且作为 MRI 的造影剂在小鼠中显示出良好的乳腺癌诊断能力。此外，精氨酸-甘氨酸-天冬氨酸多肽修饰的 SPION，生物素连接的 PEG-SPION，人转铁蛋白连接的极小的 SPION，均是在体外和体内用于对抗多种乳腺癌受体的例子[42-44]。

超顺磁性纳米粒子通常被同时用于乳腺癌的诊断和治疗。在一项研究中，聚乙烯亚胺包裹治疗性 siRNA 的空心氧化锰纳米粒子通过与抗表皮生长因子 2（赫赛汀）配体连接以主动地靶向乳腺癌细胞。本研究结果表明，这种主动靶向摄取作用增加了纳米药物的摄取，因此增强了 siRNA 的治疗效果，同时 MR 图像上的 T_1 信号对比度也较前明显增强[2]。另一个例子是通过使用带有抗 CD44 抗体的超顺磁性氧化铁纳米粒子和吉西他滨作的纳米药物来预防及治疗 CD44 阳性的乳腺癌患者[4]。乳腺癌的光学和核磁共振成像和同时可治疗乳腺癌的多模式系统也已经开发出来。其中一个例子是开发了一种涂有荧光染料 Cy5 的氧化铁纳米粒子用于 MR 和光学成像。这些纳米粒子涂有靶向部分尿激酶型纤溶酶原激活剂和荧光药物阿霉素。体外实验显示，这种纳米粒子可以使阿霉素向 4T1 和 MDA-MB 231 细胞的药物输送明显增加，并且 4T1 小鼠乳腺肿瘤模型被用于体内研究[1]。

二、量子点作为诊疗一体化制剂

量子点是由典型的核壳结构组成的荧光纳米粒子。量子点的核心通常由覆盖有硫化锌外壳的硒化镉（最常见）、锝和钼等硬质金属组成。量子点的大小依赖于可调波长发射而被广泛用于成像研究。在乳腺癌研究领域中，它们也已广泛用于体外和体内相关研究。

量子点已应用在 MRI 和光学成像系统中来诊断乳腺癌。靶向基团如抗 HER2 抗体、抗 HER2/ 抗 HER2 单链 Fv 抗体、抗雌激素受体抗体、抗孕激素受体、抗 EGFR 和抗 mTOR 抗体已广泛用于乳腺癌细胞在体外和体内的光学成像[45-48]。

含有磁芯的量子点因其固有的光学特性，也提供了光学成像途径并被用于 MRI 成像。在一项研究中，将氧化铁磁性纳米粒子和不同大小的量子点嵌入到不同的二氧化硅层中开发出来了一种多层核壳纳米探针，该纳米探针可同时用作 MRI 和光学成像的造影剂。这些多层核壳纳米探针与抗 HER2 抗体连接，用于在体外和体内主动靶标并显示乳腺癌细胞[49]。

在诊疗领域中，量子点的应用颇多。如量子点和磁性纳米粒子偶联阿霉素的复合物应用在 MRI 和光学成像过程中，在治疗中用于乳腺癌和阿霉素的检测[50]。

在另一项研究中，以 PEG-PLGA 为载体构建包含着含荧光亲水性 MSA 覆盖的量子点和阿霉素的复杂纳米聚合物，可以高效地用于乳腺癌的光学检测和治疗。

三、金纳米粒子作为诊疗一体化制剂

由于金纳米粒子的独特属性及其在乳腺癌治疗过程中表现出的对肿瘤的破坏力等优势，在过去几年中已被广泛应用于临床。金纳米粒子可以根据临床的需求构建成具有不同形状、大小及性质的不同纳米粒子药物。金纳米粒子由于具有独特的电子、光学和磁性性能，成为可用于各种检测和诊断技术的理想媒介[18]。

1. 金纳米粒子的可调节光学特性在诊断中的作用

金纳米粒子由于具有独特的 SPR 和光学特性而被应用到一些超灵敏检测技术中，从而被广泛应用于乳腺癌的早期诊断和治疗。金纳米粒子的散射特性和吸光度可根据其尺寸参数进行调整[51]。纳米粒子的散射特性随着尺寸增大，散射性能越来越好，而且金纳米粒子能够表现出两条吸收带，从而当它们以合适的比例合成时，可以制成相对应的商用激光器。等离子体带向红外区域的偏移说明金纳米粒子穿透活体组织的深度比可见光要深[51]。由于纳米粒子表面折射率的变化，金纳米粒子也被证明发生了从暗红色到紫色的颜色变化。特异性抗体可以附着在纳米粒子表面，当特异性分析物与这些抗体结合时，它们的相互作用会导致与分析物的浓度相对应的颜色变化。

2. 金纳米粒子的荧光属性

金纳米粒子在强光照射下表现出优异的抗光漂白特性。尽管其量子产率低，但仍显示出强荧光特性。当金纳米粒子染色的细胞被照射时，活性组织内部纳米粒子的荧光信号进行细胞成像[52]。因此，金纳米探针可以成功地用于基于荧光的乳腺癌诊断中。

3. 用于 MRI 的金纳米粒子的磁共振特性

金纳米粒子因具有磁性及提供其在空间和时间的成像分辨率，在成像诊断方面特别具有吸引力。在光成像技术中，将功能化的金纳米粒子专门注射在靶组织，与肿瘤细胞结合并分散，因此外科医生很容易从正常细胞中识别出癌细胞。例如，在 TPIP 成像（双光子诱导光致发光）中，在激光激发下可以看到 HER2 阳性的 SK-BR-3 细胞株，从而实现乳腺肿瘤细胞的可视化[53]。

4. 从诊断到治疗

金纳米粒子在诊断和治疗相结合的诊断治疗学中被广泛应用于临床。多功能金纳米粒子积聚在肿瘤细胞中，通过发光进行检测，从而通过光热处理提高生存率。

（1）药物输送：在乳腺癌化疗治疗中，由于化疗的重复使用，抗癌药物耐药有可能是原发性的（内在的）或继发性的（获得性的）。此外，化疗药物改变药物特异性靶点或不能激活它们。金纳米粒子可作为复合功能生物材料用于纳米载体介导的治疗，以最大限度地提高治疗效果和药物释放效率，克服乳腺癌治疗中的耐药问题[18]。

（2）光热治疗：由于肿瘤微环境对光热转换效率的影响，大多数用于乳腺癌治疗的光热疗法均以失败告终。由于金纳米粒子的热效率和水分散取决于粒径和激光波长，因此在光热治疗下可以有效地将光转化为热能。例如，聚乙二醇化的金纳米粒子在癌变部位的近红外光谱区域表现出吸收和积累的增强效能，并且在单次 10 min 激光照射治疗后疾病未复发[54]。

（3）曲妥珠单抗轭合物：这些是新型抗体-药物偶联物，在乳腺癌治疗中有两个潜在的好处，一是它们能够吸收金纳米粒子，二是克服曲妥珠单抗耐药性。在聚乙二醇化金纳米粒子的情况下，对 HER2 过表达的 SK-BR-3 乳腺肿瘤细胞应用 300 峰值千伏电压辐射，导致双链 DNA 断裂增加 5 倍[55]。

第五节　纳米粒子介导的基因递送用于乳腺癌治疗

表面修饰的金纳米粒子因其显著的生物相容性、独特的结构和光学特性被认为是治疗乳腺癌最有潜力的基因输送载体[56]。

一、反义寡核苷酸

反义寡核苷酸通过与靶 mRNA 结合，将异核 RNA 剪接到成熟 mRNA 上，通过空间位阻信号进行靶基因的剪切和翻译，从而阻断靶基因的表达。基因沉默是将特定的核酸片段输送到肿瘤部位，最终下调靶基因的表达。基因沉默疗法是最常用的疗法，通过将专门针对目标靶基因的选择性 mRNA 的 siRNA 传递到癌细胞中，从而通过阻断翻译过程导致其降解。

金纳米粒子因其独特的特性而被广泛用于基因沉默领域，并且已被证明是治疗乳腺癌的理想候选者。RNA 干扰因其效率高、携带能力强而成为最有前景的基因治疗技术之一。在过去的几年里，使用 RNA 干扰技术已成功完成检测和基因敲除。在诸多类型的肿瘤细胞中，端粒酶的表达显著增加；研究显示可抑制人端粒酶逆转录酶的活性。然而，在细胞内水平和组织水平上抑制人端粒酶逆转录酶活性的效率仍然存在一些挑战。RNA 干扰技术的成功之处在于在细胞核内体内可有效释放 siRNA，使其可以降解细胞质内部的靶 mRNA，并最终抑制靶蛋白的表达。siRNA 和 mRNA 结合也导致特定互补序列的靶 mRNA 降解，从而大大降低了靶蛋白的表达。eEF-2K 是一种真核延伸因子激酶 2，被证实是促进乳腺致癌通路中的关键组成部分。修饰的金纳米粒子可以制备成具有高度稳定和单分散特性的纳米制剂，然后将它们与 eEF-2K 的 siRNA 结合，可以导致三阴性乳腺癌细胞中 eEF-2K 的表达持续下调[57]。

二、基于 CRISPR/Cas9 的转录重组过程

从发育的早期阶段到死亡，生命的每一个过程都被转录程序控制。癌症是一种异常状态，有其特定的转录程序，可以通过 CRISPR 在包括乳腺癌在内的不同肿瘤类型中进行验证。癌细胞具有独特的细胞特异性转录调控通路，其中表观遗传是主要的关键调控因素。该程序可以通过抑制 CDK7 受体（乳腺癌的潜在治疗靶点）的表达进而破坏该程序。最显著的特点是，抑制 CDK7 的表达不仅会抑制乳腺癌细胞的增殖，而且还会逆转乳腺癌 MCF7 细胞的耐药性。由聚乙二醇化纳米粒子组成的 CRISPR/Cas9 输送系统现在被认为是治疗乳腺癌的有效治疗手段。此外，CRISPR 介导的 HER2 基因编辑可以在参与细胞死亡的 PARP 抑制剂存在下得到增强[58]。

第二十章　乳腺癌和二代测序：面向临床相关性和未来

Michele Araújo Pereira, Feliciana Lage de Oliveira Marinho, Laura Rabelo Leite, Luige Biciati Alvim, Frederico Scott Varella Malta, Fabiana Kalina Marques, Aline Brito de Lima　著

【摘　要】 乳腺癌是全球发病率最高的癌症，是一种异质性疾病，需要适当的诊断方法以实现更好的患者管理。因此，了解肿瘤异质性的分子机制以及对癌症进行特征描述和精准监测已经成为肿瘤学研究的核心议题。在此背景下，二代测序技术（Next-Generation Sequencing，NGS）作为肿瘤遗传学研究中最重要的工具之一得到了广泛应用。自那时以来，NGS 已经彻底改变了精准肿瘤学领域，提高了癌症检测、预防和治疗水平。该技术可用于表征肿瘤类型、筛查遗传性癌症、识别适当的治疗药物并提示疾病预后。本章首先对 NGS 在乳腺癌研究、诊断和治疗中的指导性应用进行了综述，始于肿瘤遗传学研究中 NGS 的历史回顾，包括对 NGS 技术和乳腺癌遗传性的综述。其次讨论了变异分类的挑战，并强调了一些可用的数据库。最后，讨论了临床 NGS 检测和遗传咨询的重要性，还探讨了 NGS 技术的优点、局限性和未来前景。在精准医学时代，分子检测已经反复证明了其在指导治疗决策、提高患者生存率和生活质量方面的用处。理解 NGS 在乳腺癌中的主要特征可以帮助从基础医学到临床基因组学领域的科学家针对精准肿瘤学中的特定应用使用 NGS 技术。

【关键词】 乳腺癌；二代测序技术；精准肿瘤学；测序

第一节　乳腺癌和二代测序技术

一、NGS 在肿瘤学中的历史

DNA 测序技术的进步使得对遗传学变异进行更全面的研究成为可能。Sanger 及其同事 [1] 开发的测序方法是现有测序技术的先驱，经过多年改进，实现了许多进展，包括人类基因组计划（1990—2003）[2-3]。最初，在 1994 年至 1995 年之间 [4]，Sanger 测序常规用于乳腺癌（BC）患者的临床诊疗中，以研究 *BRCA1* 和 *BRCA2* 等基因的部分序列，这些基因被描述为由连锁不平衡研究和位点克隆法确定的高风险易感基因。然而，在当时，由于每个测序单元的高昂成本和庞大的实验流程运行时间，Sanger 测序受到限制。

主要由重测序推动的人类基因组计划的完成以及技术的巨大进步，使二代测序（NGS）或大规模平行测序[5]的开始成为可能。因此，NGS 代表着遗传学，尤其是肿瘤遗传学研究的重要里程碑之一，发展了生成数据的能力并提高了人类基因组知识[4,6]。此外，由于成本降低和速度提高，如今 NGS 已是一项可及性更高的技术[4,7]。

NGS 包括以下 3 个主要步骤：文库构建、核酸测序和数据分析（图 20.1）。简而言之，文库构建是指 DNA 样品制备过程，涉及两种常见方法，即基于捕获的方法（如 Illumina）和基于扩增子的方法（如 Ion Torrent）（图 20.1a）。核酸测序技术因测序平台不同而异，主要基于克隆扩增类型［如桥式扩增或乳液 PCR（图 20.1b）］和检测方法［如通过合成测序或半导体测序进行测序（图 20.1c）］。数据分析包括使用许多可及的生物信息学工具和软件对测序数据进行处理和解释[5,8]。

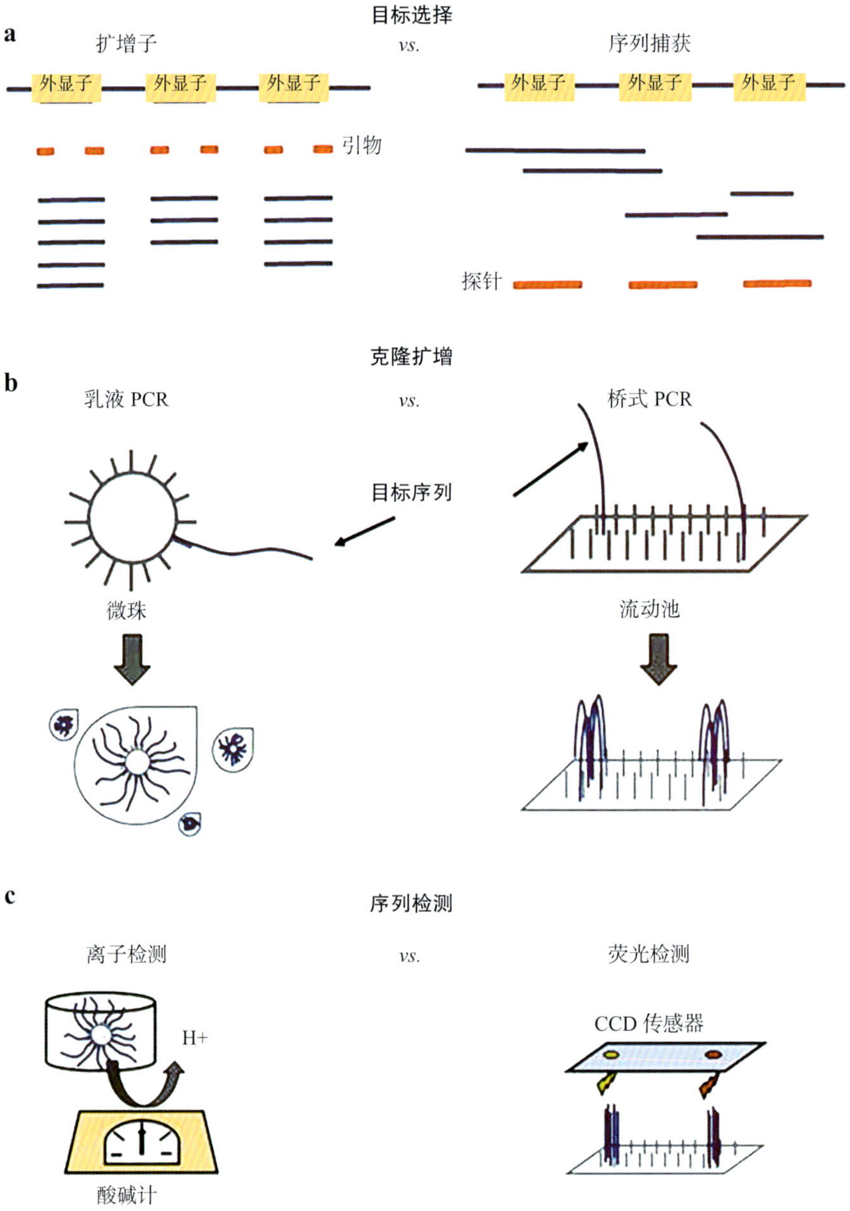

图 20.1 NGS 主要技术的概述。无论每种平台使用的方法如何，NGS 通常包括 3 个步骤：文库构建、核酸测序和数据分析。（a）在扩增子法中，使用特定引物定义热点区域以进行目标选择，而在序列捕获法中，插入片段大小由机械或酶解片段定义，并通过特定探针选择；（b）克隆扩增通过乳液 PCR 或桥式 PCR 从单个固定于珠子或流动池上的分子产生约 1000 个目标片段的拷贝，以放大测序器检测到的信号；（c）Illumina 测序中的检测是通过荧光光传感器进行的

考虑到NGS生成大量信息的能力在肿瘤遗传学中的应用，促成了大型联合组织和合作项目的出现，国际癌症基因组联盟 ARGO（ICGC ARGO）[9] 和癌症基因组图谱（TCGA）[10] 是其中的典型。这些旨在收集大量测序数据，有助于理解各种类型的癌症及其机制。因此，在 COSMIC 等数据库中识别和记录胚系和体系遗传变异的工作非常重要 [11]（图 20.1c）。这使得基础研究中获得的知识可以应用于临床肿瘤学，遵循转化医学的方法 [12]。

大规模平行测序技术在癌症研究中发挥了重要作用，可以识别新的候选基因并了解疾病进展 [13-16]。这种多功能性使得 NGS 成为临床肿瘤学中一项重要的工具，因为开发了相对低成本效益的目标 Panel 用于乳腺癌检测 [17-20]。例如，涉及全基因组测序（WGS）、全外显子组测序（包括所有蛋白编码基因——WES），以及独立或跨越热点区域选择的基因的测序研究。乳腺癌是最早被 WGS 研究的癌症类型之一 [21]。考虑到这一点，本章稍后将讨论基于大规模平行测序的各种进展，以及它们在癌症诊断和预后中的应用。

二、遗传与乳腺癌

乳腺癌是乳腺细胞不受控制地生长所形成的恶性肿瘤。细胞增殖调控机制的缺失是由突变引起的，是肿瘤发生的本质 [22]。突变包括在生殖细胞或体细胞中 DNA 序列的改变。胚系突变也称为遗传性突变，发生在生殖细胞中并可传递给后代。这些突变在遗传综合征的研究，包括遗传性乳腺癌和遗传咨询的研究中很受关注。与此相对，体细胞突变发生在特定组织的细胞中，并且不会传递给后代（非遗传性）[23-24]。

遗传变异可分为以下两个不同的类别：①原癌基因（如 *HER2*）的功能获得突变，它们诱导细胞生长；②抑癌基因（如 *BRCA1/2* 和 *TP53*）的功能丧失突变，通常有助于防止不受控制的细胞增殖，促进 DNA 修复和控制细胞周期检查点。抑癌基因的突变在遗传性乳腺癌中更为常见 [25-26]。

乳腺癌易感基因还可以根据它们的遗传外显率进行分类，并可分为以下 3 类：①高外显率基因（如 *BRCA1/2*、*CDH1*、*NF1*、*PTEN*、*STK11* 和 *TP53*）；②中外显率基因（如 *ATM*、*BRIP1*、*CHEK2*、*HRAS1*、*NBN* 和 *PALB2*）；③低外显率基因（如 *MEN1*、*MLH1*、*MSH2*、*MSH6*、*PMS2* 和 *PPM1D*）[27-28]。准确的外显率估计对于更加可信地评估发生乳腺癌的终身风险以及支持管理策略［例如，加强监测手段和风险降低干预（包括预防性手术）］来说至关重要 [29]。

1. 遗传性乳腺癌

在遗传物质中携带的致病基因突变会随着世代传递，导致癌变的高风险，导致了 5%~10% 的乳腺癌病例 [30-31]。这种患者经常低龄发病，并表现为常染色体显性遗传方式 [31]。

遗传性乳腺癌中的大部分致病变异位于 *BRCA* 基因（*BRCA1* 和 *BRCA2*）。然而，约 30% 的有乳腺癌个人或家族史的患者为 *BRCA* 阴性而显示有其他基因的改变 [32-33]。Catana 及其同事对超过 87 000 例接受遗传性乳腺癌多基因 panel 检测的患者进行了回顾性研究，发现非 *BRCA* 基因（*ATM*、*CHEK2*、*PALB2*、*PTEN*、*TP53* 和其他基因）的突变率高达 12%[34]。相似结论已在其他研究中报道 [35-37]。其他基因和罕见综合征［包括 *TP53*（Li-Fraumeni 综合征）、*PTEN*（Cowden 综合征）和 *STK11*（Peutz Jeghers 综合征）］也被识别到，并且明确显示与乳腺癌易感性有关 [31,38-41]。

在胚系变异和受影响的基因的分布模式中也显示出了人群差异[42-43]。Caswell-Jin 及其同事比较了白人、亚洲人和西班牙裔患者不同基因突变率的情况，观察到白人与其他族裔相比，*CHEK2* 突变的比例明显更高，而 *APC* 突变的比例较低[44]。此外，始祖突变是影响不同族群乳腺癌风险的另一个重要因素。这些突变是遗传的，并且由于它们在连锁不平衡区域的基因组位置而在特定人群中高频发生[45-47]。

2. 散发性或体细胞突变乳腺癌

大多数 BC 病例为散发性（90%~95%），并与个体生命周期内乳腺细胞中获得体细胞突变有关[30]。体细胞起源的癌症来源于低到中等易感性风险等位基因和环境因素的综合影响。

内源性（首次月经年龄、停经、初次怀孕、哺乳、子女数量等）或外源性（肥胖、高胆固醇、糖尿病、激素替代治疗、体育锻炼、辐射暴露、血清维生素 D 水平、饮酒、主动或被动吸烟、雌激素、雌激素代谢产物的累积暴露等）风险因素都可能与乳腺癌相关[48-49]。自我们的生命存在于子宫内以来，它就暴露于许多已知的有毒物质以及若干潜在的风险尚不完全明确的危险化学品之中。有些化学品由于其抗降解性、环境持存性及食物链中的生物富集作用，是持久性有机污染物。尽管由于对人类健康的负面影响而在许多国家被禁用，但它们仍然在土壤、空气和生物体中积累。因此，人类仍然通过几种迂回的途径暴露于这些化学物质中[50-51]。已有研究探究了环境不良因素在乳腺癌发生、侵袭和转移中的作用，最近的研究也探究了其对化疗反应的影响[51]。

除关于患病风险和易感性的研究以外，有关乳腺癌遗传学的研究强调了细化疾病分类及对与遗传异质性相关的临床特异性进行详细描述，如靶向治疗响应性。从这个角度出发，若干研究使用 NGS 来探究体细胞突变特征，包括具有临床显著性的乳腺癌基因中的单核苷酸变异（SNV），如 *AFF2*、*ARID1B*、*BCL2*、*CASP8*、*CBFB*、*DDR2*、*EGFR*、*FGFR1*、*FGFPR2*、*GATA3*、*JAKP1*、*KDM6A*、*KDR*、*MAP3K1*、*MYC*、*NCOR1*、*NOTCH3*、*PDK1*、*PIK3CA*、*RB1*、*RETCD1*、*RUNX*、*TBX3* 以及 *CDKN2A*、*ERBB2*、*MAP2K4*、*MLL3*、*PIK3CA*、*PTEN*、*RB1* 和 *TP53* 的拷贝数变化[49,52-53]。

三、变异分类和数据库

变异致病性分类极具挑战性。为了标准化变异解释，美国医学遗传学与基因组学学会（ACMG）和分子病理学协会（AMP）于 2015 年发布了一个分类系统，针对从良性到致病的胚系变异，基于如人群频率、计算机预测、功能和遗传研究等因素[54]。他们提出了特定的建议来解释变异，例如针对 *CDH1* 基因[55]、*PTEN* 基因[56] 和 *TP53* 基因[57]，应减少临床意义不确定（VUS）的变异数量。后来，在 2017 年，AMP、美国临床肿瘤学会（ASCO）和美国病理学家学院（CAP）提出了一种基于目前各肿瘤类型靶向治疗和临床应用情况的体细胞变异分类规范[58]，该主题的全面解释最近由 Pereira 等人[59]讨论过。

宣传分析遗传变异的最佳生物信息学实践方法的指南也被制定了出来[60-61]。实施更全面的 Panel 可能需要在临床实践中进行另外的调整[62]。生物信息学分析至少涉及一个步骤来保留高质量序列[63-65]，一个步骤将下机数据与多个基因的参考序列或全基因组进行比对[66-70]，以此来识别胚系变异[71-73]，并对这些变异应用特定筛选标准进行注释[74-76]。

无论选择哪种流程，在分析过程中都必须仔细斟酌以下几点：①基于捕获的方法往往比基于引物扩增的方法能够更好地确保测序均一性，并且可能更适合进行拷贝数变异（CNV）研究[77]；②质控步骤必须行之有效，以确保生物变异和测序噪声之间能被更好地区分[61]；③有些问题可能需要使用双重索引和唯一分子标识符（UMI）或特定探针 / 引物进行进一步的湿实验，以支持低灵敏度区域变异的检测[78]。

关于数据库，有许多数据源可用于乳腺癌研究[79-82]。为了向读者提供一个较为全面的高通量数据库概述，本章在表 20.1 中列出了通用型数据库（可以针对特定的癌症类型进行过滤）以及专业型数据库（发表在主要期刊与某特定癌种相关的研究）。

TCGA 项目（国家癌症研究所）和 canSAR 是一些通用型数据库的例子。TCGA 项目包含超过 2 万个原发性肿瘤样本和配对的正常样本的分子特征，共计 2.5 PB 的组学数据[83]。canSAR 数据库将多学科数据（生物学、化学、药理学、结构生物学、网络和临床注释）集成在一起，重点关注不同癌症类型的药物靶点预测[84]。

另一方面，作为专业型数据库的一个例子，得克萨斯大学 MD 安德森癌症中心乳腺外科肿瘤系提供了一个包含约 30 000 例患者的临床信息数据库。此外，为了给科研人员一个快速预览的途径，研究人员基于乳腺癌相关基因功能和用于乳腺癌治疗的药物的文献报道开发了乳腺癌数据库（BCDB）[85]。

随着数据量的激增，尤其是由于 NGS 技术的出现，如何将研究数据与相关临床信息组织在一起的科学问题越来越显示出其必要性和挑战性。因此，几个提供乳腺癌的统计、筛查、预防、治疗和临床试验的网站应运而生。在这个意义上，允许存储和分享全球科学界进行的各种研究的信息的数据库在肿瘤学领域的研究中至关重要。

表 20.1　乳腺癌研究相关数据库

数据库	说明	URL	校验	变异	基因、样本或变异	癌症类型	乳腺癌	更新频率（最近一次更新）
临床基因组资源库（ClinGen）	定义用于精准医疗及研究的基因与变异的临床相关性的资源中心	https://clinicalgenome.org/	X	胚系突变及体细胞突变	基因数：2221； 变异数：2727	未按癌症类型分类	—	不定期（2021）
莱顿开放变异数据库（LOVD）	包含关于基因、变异和遗传疾病信息的数据库	https://www.lovd.nl/	X	胚系突变及体细胞突变	基因数：22 998； 变异数：837 502	未按癌症类型分类	—	不定期（2021）
人类基因突变数据库（HGMD）	核基因中潜在的或与人类遗传疾病相关的胚系突变的集合	http://www.hgmd.cf.ac.uk/ac/index.php	X	胚系突变	基因数：12 233； 总变异数：323 661； 变异数（公开访问版）	未按癌症类型分类	—	3 个月（2021）
CanDL	一些基于按证据等级分类的文献的潜在基因组	https://candl.osu.edu/searc/	X	体细胞突变	基因数：56； 变异数：330	未按癌症类型分类	—	不定期（2015）
CIViC	肿瘤基因变异的临床解读	https://civicdb.or/	X	体细胞突变	基因数：45； 变异数：2870	316	未按癌症类型分类	每周（2021）
COSMIC	列举癌症中的体细胞突变。也可通过 BioMart 门户网站访问	http://cancer.sanger.ac.uk/cancergenome/projects/cosmic/	X	体细胞突变	总基因数：237； 校验基因数：49； 样本数：149 089； 变异数：520	未按癌症类型分类	—	每月（2021）
HemOnc	与肿瘤学和血液学相关的医学 wiki 网站	https://hemonc.org	X	体细胞突变	变异数：5525	约 27	7 种乳腺癌	≤1 个月（2021）
JAX-CKB	Jackson 实验室在蛋白质水平、实施治疗及临床试验过程中对癌症基因的注释	https://ckb.jax.org/	X	体细胞突变	总基因数：1840； 基因数（公开访问版）：50； 总变异数：41 535； 变异数（公开访问版）：8632	未按癌症类型分类	—	每月（2021）
MD 安德森	MD 安德森癌症中心针对特异性肿瘤生物标志物的有潜力的治疗方法	https://pct.mdanderson.org/	X	体细胞突变	基因数：32； 变异数：＜ 1000	未按癌症类型分类	—	≥ 1 年（2021）
OncoKB	纪念斯隆凯特琳癌症中心（MSK）专家对癌症基因变异与临床数据的比较	https://www.oncokb.org/	X	体细胞突变	基因数：682； 变异数：5670	125	22 个基因，40 种药物	每月（2021）

表 20.1（续）

数据库	说明	URL	校验	变异	基因、样本或变异	癌症类型	乳腺癌	更新频率（最近一次更新）
PMKB	对癌症基因变异的临床解释	https://pmkb.weill.cornell.edu/	X	体细胞突变	基因数：610； 变异数：2247	156	1126 个基因注释	不定期（2019）
ClinVar	人类基因变异与和表型之间关系的公开档案报告	https://www.ncbi.nlm.nih.gov/clinvar/	—	胚系突变及体细胞突变	变异数：>100 万	未按癌症类型分类	—	不定期（2021）
dbVar	人类基因组结构变异数据库>50 bp	https://www.ncbi.nlm.nih.gov/dbvar/	—	胚系突变及体细胞突变	变异数：>700 万	未按癌症类型分类	—	不定期（2021）
单核苷酸多态性数据库（dbSNP）	人类核苷酸序列中常见和罕见的短变异目录<50bp	https://www.ncbi.nlm.nih.gov/snp/	—	胚系突变及体细胞突变	变异数：>10 亿	未按癌症类型分类	—	不定期（2020）
在线人类孟德尔遗传（OMIM）	人类基因和遗传疾病及遗传特征目录，着重于表型与基因型的关系	https://www.omim.org/	—	胚系突变	基因数：16 578； 变异数：4804	未按癌症类型分类	—	每日（2021）
癌症热点	在大规模癌症基因组数据中发现的具有统计学意义的变异列表	http://www.cancerhotspots.org/#/home	—	体细胞突变	基因数：247； 肿瘤样本：24 592； 变异数：1165	未按癌症类型分类	—	不定期（2017）
cBioPortal	多维癌症基因组数据的交互式可视化	http://www.cbioportal.org/	—	体细胞突变	样本数：137 374； 肿瘤样本：>5000	>20	20 项研究，10 920 个样本	≤1 季度（2021）
MyCancerGenome	精确的癌症医学信息，重点关注突变和相关的治疗意义	https://www.mycancergenome.org/	—	体细胞突变	6871 个分子生物标志物	955	1081 个生物标志物，68 种药物，5974 例临床试验	不定期（2019）
TCGA	癌症基因组图谱，从 GDC（基因组数据共享）数据门户进行评估	http://cancergenome.nih.gov/	—	体细胞突变	基因数：23 621； >20 000 个原发肿瘤及正常样本	33 种癌症，67 个原发部位	9115 例，56 794 份档案	≤1 季度（2021）

第二节　NGS 检测

正如本章节前文中所讨论的，NGS 是一种重要的临床工具，可以用于识别不同的突变（SNV）、插入缺失（indels）、拷贝数变异（CNV）、结构变异（SV）和基因重排。图 20.2 总结了临床应用中 NGS 检测涉及的主要步骤。

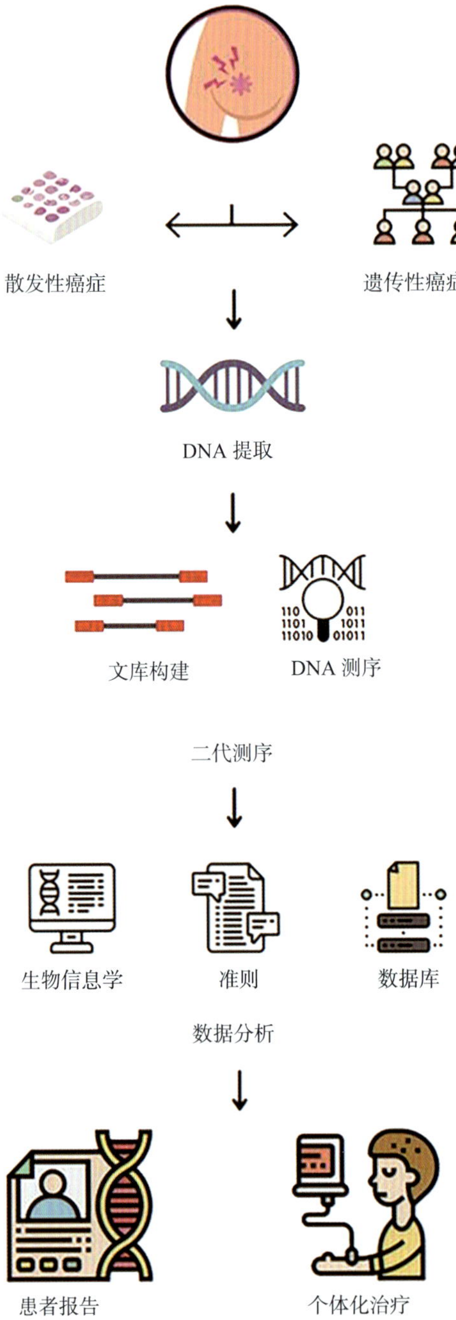

图 20.2　临床 NGS 测试的主要步骤：首先要调查肿瘤的起源是否与散发性或遗传事件相关，从样本中提取 DNA 并选择目标区域（文库构建），对文库进行测序，然后通过生物信息学工具进行分析，将测序数据的解释转化为报告，供医疗保健从业人员在个体化医疗方法框架内选择最佳治疗方案和遗传咨询使用

为了指导医疗保健从业人员识别高风险癌症患者，美国国家综合癌症网络（NCCN）制定了《肿瘤学临床实践指南》（NCCN Guidelines®）。基于在分子遗传学应用方面的科学进展，对与致病或可能致病变异相关的遗传风险评估、遗传学检测和遗传学咨询，以及患者管理的推荐方法，NCCN 指南更新了《遗传 / 家族高危评估：乳腺、卵巢和胰腺》指南（版本 1.2022）[86]。本章后文将讨论 NGS 在遗传学检测中的一些主要应用，以及关于利用 NGS 实现乳腺癌患者治疗获益的未来展望。

一、多基因 panel 检测

对癌症异质性的认识，加上近年来 DNA 测序技术的进展，已使得多基因 panel 检测成为 NGS 在临床实践中的一部分。多基因 panel 检测能够在大量个体中同时测序许多基因，与单一基因序贯检测相比有显著的优势——更快捷、更便宜，用于鉴别诊断时更为高效。例如，不同肿瘤之间存在重叠的临床表现时，或存在某种特定疾病遗传易感性相关的个人史或家族史的个体在该疾病常规检测呈阴性的情况下[34,87]。

除了乳腺癌患病风险管理外，多基因 panel 检测还可用于指导靶向治疗选择。目前，几种 FDA 批准的治疗方案必须基于 NGS 对靶向治疗的生物标志物检测的阳性结果才能实施。例如，针对 *BRCA1/2* 突变的 PARP 抑制剂、靶向 NTRK 融合的拉罗替尼（larotrectinib）和恩曲替尼（entrectinib），以及需要检测肿瘤突变负荷（TMB）的帕博利珠单抗（pembrolizumab）[86]。

目前市场上有不同的多基因检测选择。商业化多基因 panel 检测通常分析由医学界的重要实体［如 NCCN 指南（版本 1.2022）］确定，建议作为多基因 panel 检测的一组基因。例如，检测 *ATM*、*BARD1*、*BRCA1*、*BRCA2*、*BRIP1*、*CDH1*、*CHEK2*、*EPCAM*、*MSH1*、*MSH2*、*MSH6*、*PMS2*、*NF1*、*PALB2*、*PTEN*、*RAD51C*、*RAD51D*、*STK11* 和 *TP53* 等基因用于乳腺癌患病风险管理[86]。其他的基因，如 *RECQL* 和 *NBN*，也会纳入商业化多基因 panel 检测分析[88-91]。除了预先设计好的商业化多基因 panel 检测试剂盒外，一些公司也提供定制 NGS panel 的服务来满足客户的需求。定制 Panel 允许客户选择一组要分析的特定基因。这种灵活性允许调查特定的临床情况或表现不同的病例[92]。

多基因 panel 检测还可以被分为肿瘤特异性 panel 检测、泛癌 panel 检测。肿瘤特异性 panel 检测通常仅检测一系列与特定肿瘤类型患病风险增加有临床关联的基因；与此相对，泛癌 panel 检测可能包括与多种胚系或体系肿瘤相关的大量基因[93-94]。表 20.2 总结了基因检测公司为乳腺癌患者提供的 NGS 多基因 panel 检测。

表 20.2　目前市场上乳腺癌商业化与定制 NGS panel 检测

Panel 类型	检测公司	Panel 名称	基因数目	检测类别		检测类型		变异检测					
				某种癌症分析	泛癌分析	胚系突变	体系突变	SNV	CNV	Indel	Fusion	MSI	TMB
商业化	Ambry Genetics	BRCANext ™	18	X		X		X	X	X			
		CancerNext ™	36		X	X		X	X	X			
	Centogene	CentoBreast®	30	X		X		X	X	X			
		CentoCancer®	70		X	X		X	X	X			
		Solid Tumor Panel	149		X		X	X		X			
	Foundation Medicine	FoundationOne®CDx	324		X		X	X	X	X	X	X	X
	GeneDx	Breast Cancer Management Panel	10	X		X		X	X	X			
		Breast/Gyn Cancer Panel	25		X	X		X	X	X			
	Illumina	TruSight Cancer	94		X	X		X	X	X			
		TruSight Oncology 500	523		X		X	X	X	X	X	X	X
	Invitae	Invitae Breast Cancer STAT Panel	9	X		X		X	X	X			
		Invitae Multi-Cancer Panel	84		X	X		X	X	X			
	Myriad Genetics	myRisk ™ Hereditary Cancer	35		X	X		X	X	X			
	Quest Diagnostic	Hereditary Breast Cancer Panel	16	X		X		X	X	X			
		Comprehensive Hereditary Cancer Panel	66		X	X		X	X	X			
		Solid Tumor Core Panel	49		X		X	X	X	X	X	X	X
	Thermo Fisher Scientific	Oncomine BRCA Expanded Panel	15	X			X	X	X	X			
		Oncomine Comprehensive Assay Plus	>500		X		X	X	X	X	X	X	X
定制化	Ambry Genetics	CustomNext-Cancer®	达到 91	X	X	X		X	X	X			
	GeneDx	OncoGeneDx Custom Panel	达到 83	X	X	X		X	X	X	X		
	Illumina	AmpliSeq for Illumina Custom	尚不明确的	X	X	X	X	X	X	X	X		
	Sophia Genetics	Hereditary Cancer Solutions	达到 143	X	X	X		X	X	X			
	Thermo Fisher Scientific	Ion AmpliSeq Custom DNA Panels	尚不明确的	X	X	X	X	X	X	X	X		
	Twist Bioscience	Twist Custom Panels	尚不明确的	X	X	X	X	X	X	X	X		

尽管 NGS panel 具有许多优点，但必须考虑其应用时的几个问题，多基因检测通常需要更长的实验流程时间，并且不同的检测可能分析不同数量的基因；它们还可能识别过量的遗传变异，包括低外显率或不完全外显的突变以及 VUS 变异。这增加了复杂性，可能使医生难以对检测结果进行解释[95-97]。因此，我们建议在进行多基因 Panel 检测之前及之后进行遗传咨询，并且目前仅建议对符合明确定义的患病风险标准的患者进行检测[98-99]。

二、同源重组缺陷（HRD）

同源 DNA 重组修复（HRR）是双链 DNA 损伤修复的关键机制[100]。双链断裂修复功能失活被称为同源重组缺陷（HRD）。多项研究表明，HRD 与发生包括乳腺癌、卵巢癌和前列腺癌在内的多种肿瘤的风险增加有关[101]。据估计，约 40% 的遗传性及散发性乳腺癌病例属于 HRD 阳性[102-103]。

抑癌基因 *BRCA1* 和 *BRCA2* 在 HRR 的不同阶段至关重要，它们常常在遗传性乳腺癌或卵巢癌中发生突变[104]。*BRCA1/2* 突变状态目前仍然是临床使用的主要遗传学生物标志物[105]。除了 *BRCA* 基因之外，还有若干其他基因参与 HRR 路径，包括 *RAD51*、*ATM* 和 *MRE11*[106]。因此，*BRCA1/2* 突变、*BRCA1* 启动子甲基化、其他 HRR 基因的突变以及其他未确定的因素都会导致 HRD 状态[107]。

明确 HRD 肿瘤状态还涉及评估一组被称为“基因组瘢痕”的改变，通过在肿瘤组织中应用与基因组不稳定性相关的 3 个指标，即杂合性缺失（LOH）、端粒等位基因不平衡（TAI）和大片段迁移（LST），计算基因组瘢痕评分（GSS）［也被称为基因组不稳定性评分（GIS）］。因此，要明确 HRD 肿瘤状态，必须使用 NGS 一类可以同时评估多个基因座的高通量技术[101,108]。

HRD 阳性患者对 PARP 抑制剂有最强的治疗响应性。PARP 在单链 DNA 修复中发挥关键作用，PARP 抑制剂可以阻止单链 DNA 修复。在复制过程中，未修复的单链断裂会转化为双链断裂。因此，双链水平的 DNA 损伤发生加上 HRD 阳性肿瘤细胞双链修复功能失活造成合成致死效应，导致肿瘤细胞死亡[109]。因此，HRD 被认为是肿瘤的致命弱点，已被用作衡量 PARP 抑制剂在临床中的敏感性生物标志物[101-110]。

近期的临床研究显示，既有胚系突变又有体系突变的患者可从 PARP 抑制剂治疗中获益，如奥拉帕利（olaparib），这是对散发性乳腺癌患者治疗选择的优化[111-113]。奥拉帕利目前已在美国、日本和其他国家被批准用于经过化疗治疗的胚系 *BRCA* 突变的 *HER2* 阴性转移性乳腺癌[114]。

HRD 肿瘤状态与对 PARP 抑制剂的治疗响应性并不总是一致的，因为一些 HRD 阳性肿瘤可以通过体细胞突变逆转恢复同源重组修复功能[115]。因此，为了确保个体化临床应用的准确性，了解检测的细节和局限性非常重要[116]。一般来说，HRD 检测寻找下列一个或多个基因组改变：① HRR 相关基因（如 *BRCA1*、*BRCA2*、*PALB2*、*RAD51*、*RAD51C* 和 *RAD51D*）中的胚系和体系突变或拷贝数变异；②启动子甲基化导致的基因表达沉默；③基因组不稳定性评分（GIS）；④携带 BRCAness 表型的肿瘤中发生频率高的突变特征，以及在乳腺癌中发现的其他的突变特征[117]。

HRD Focus Panel（AmoyDx）、myChoice（Myriad Genetics）、BRACAnalysis（Myriad Genetics）、Foundation Medicine（Foundation One）和 TumorNext-HRD（Ambry Genetics）是常用测试的示例。更广泛的 HRD 流程的一个主要挑战是对临床 VUS 变异的解释（例如罕见的错义和内含子变异，可能会改

变 RNA 剪接），导致部分剪接或漏剪接。为了定义这些检测的最佳实践，欧洲医学肿瘤学会（ESMO）转化研究和精准医学工作组启动了一项系统综述[118]。

三、拷贝数变异（CNV）

CNV 是指涉及基因（或基因的某些特定区域）拷贝数增加或减少的结构性变化[119-120]。有些作者将拷贝数变异（CNV）用于生殖细胞发生改变时，而将拷贝数改变（CNA）用于体细胞[121-122]。不过在本章中，我们将一律采用 CNV 一词来描述基因拷贝数的所有变化，无论其细胞来源。

在许多基因（如 *BRCA1*、*BRCA2*、*CHEK2*、*MTUS1*、*TP53* 和 *hTERT*）中发生的 CNV 与乳腺癌的发生和进展等病理作用有关[123-124]。此外，*HER2*（*ERBB2*）的扩增或过表达在近 20% 的乳腺癌中发生，并且是靶向治疗的重要生物标志物[125-126]。与荧光原位杂交（FISH）和免疫组织化学（IHC）等技术相比，基于 NGS 的 HER2 表达评估更可靠，因为误差结果更低[126-127]。

虽然 CNV 检测的金标准方法是多重连接探针扩增技术（MLPA）和阵列比较基因组杂交（aCGH），但相比之下，NGS 可减少遗传性基因疾病筛查中的检测次数和花费，因而被广泛应用。研究表明，通过 NGS 评估 CNV 的检测结论比起基因表达评估更为稳健，从而加强了 CNV 作为 BC 生物标志物的重要性[124]。研究表明，CNV 在肿瘤学中具有多种应用，包括乳腺癌患病风险评估和预后预测，具有重要的临床价值[121,124,128-130]。

2011 年，Chattopadhyay 及其同事发布了第一个与癌症相关的 CNV 多人种数据库 CNVIntegrate[131]。这个数据库和其他包含健康个体数据的 CNV 数据库，如 PanSNPdb[132] 和 Korean Variant Archive（KOVA）[133]，提高了参考基线基因拷贝数的构建和 CNV 注释的水平（见表 20.1）。随后，多个 NGS 分析的 CNV 检测工具被开发出来，使得识别短至 50bp 的变异成为可能[134]。两种算法是目前流行的 CNV 检测方法，即读数深度（RD）或称读数计数（RC）和配对端映射（PEM）或称读数对（RP）。这两种算法都应用统计和聚类方法。然而，RD/RC 更适合检测确切的拷贝数、大片段插入和复杂基因组区域中的拷贝数变异，而 PEM/RP 更适合检测串联重复和转座子（插入和倒位）。一些研究者最近评估了这些工具在灵敏度和特异性方面的表现[135-136]。他们强调了在检测多外显子改变方面表现不佳，但在检测大片段 CNV 方面表现良好的工具。因此，Truty 及其同事强调了良好参考基线基因拷贝数的构建对于识别 CNV（主要是基因内变异）的重要性[137]。

四、基因融合

获得性染色体重排属于肿瘤特征，与人类不同类型组织的肿瘤发生过程相关[138]。融合基因源于易位、倒位、复制或缺失的染色体重排，这样的染色体重排会导致两个不相关的基因连接[139]。融合基因可能通过以下方式促进肿瘤进展：①产生具有活性的激酶或转录因子；②放大生长因子信号；③使凋亡因子失活；④促进不受控的细胞生长[140]。基因融合长期以来仅在白血病和肉瘤中被描述[139]。然而，随着 NGS 技术的出现，基因组重排正在不同类型的肿瘤中被发现，包括乳腺癌[141]。

第一个被发现的与乳腺癌有关的常见融合是 *SEC16A-NOTCH1*。Robinson 和他的同事对 41 个乳腺癌细胞系和 38 个乳腺肿瘤的 cDNA 进行了测序，除了 *SEC16A-NOTCH1*，还报道了许多其他的基因融合 [142]。另一个在乳腺癌中被深入研究的基因融合是 *ETV6-NTRK3*，其在乳腺组织中的表达导致完全外显的多中心乳腺癌的发展。此外，研究表明，*ETV6-NTRK3* 融合蛋白足以启动乳腺肿瘤的发生 [140,143]。

一些研究已确定对于开发新型靶向治疗具有临床意义的基因融合 [144-146]。例如，FDA 已批准酪氨酸激酶（TRK）抑制剂恩曲替尼（entrectinib）和拉罗替尼（larotrectinib）用于治疗 TRK 融合阳性的肿瘤（无论其肿瘤组织学如何）。*NTRK* 基因融合在大多数实体瘤中发生频率较低，但在少见的肿瘤，如分泌性乳腺癌中出现频率较高 [147-148]。

基因融合在耐药机制中也起着关键作用，这是 BC 死亡的主要原因 [149-150]。例如，有证据表明，*ESR1* 突变或改变其配体结合域的融合是内分泌治疗耐药的重要驱动机制。根据对 990 个原发性管腔型乳腺癌样本进行 RNA 测序分析，几乎 2% 的样本包含涉及 *ESR1* 的前两个非编码外显子与 *CCDC170* 基因融合的常见融合转录本 [151]。因此，尽管内分泌治疗是雌激素受体（ER）阳性乳腺癌的有效治疗方法，但其有效性可能会受到肿瘤细胞耐药性的影响 [146,152-153]。Christie 及其同事在关于 *ABCBC1* 基因（编码细胞外输药物的糖蛋白）的检测中检测到了多个融合。*ABCB1* 中被指出的融合与化疗后高级别浆液性卵巢癌和乳腺癌患者的耐药机制相关 [154]。

RNA-seq 是检测融合转录本最常用的方法，因为它仅关注基因组中表达的区域。除了相对成本低廉且快速外，它还可以同时检测多个融合变体 [140,155]。RNA-seq 还可以通过计算机算法在公共数据库中探索，从而识别新融合，这已经成为精准医学流程中检测融合转录本的有效方法 [156]。一些肿瘤基因融合数据库包括 TumorFusions/TCGA Fusion Portal[157]、FusionHub[158] 和 FusionCancer[159]（见表 20.1）。

许多研究试图评估生物信息学工具用于识别基因融合的效果 [160-163]。在 RNA-seq 分析中最常用的策略是：①将读取片段与参考序列比对，以识别表明重排的不一致匹配；②将读取片段组装成更长的转录本，识别与染色体重排相容的嵌合转录本。基因融合的可靠性可以通过直接与融合转录本重叠的嵌合读段（分裂读段或连接读段）的覆盖度来衡量，或通过不一致读段（每一对读段分别映射到连接点的两侧）来衡量 [162]。为避免出现假阳性事件，融合基因可以通过两种或更多算法的组合来检测。由于读取长度较短，可靠的检测在计算上很困难，并且需要使用成对序列来重叠融合连接点 [164]。

除了 NGS 之外，还有几种方法可用于检测基因融合，如逆转录聚合酶链反应（RT-PCR）和 FISH。相比于 FISH 和 RT-PCR 方法，在一组临床样本中，RNA-seq 将诊断率从 63% 提高到 76%[164]。使用相同的应用程序，Edgren 及其同事为 BC 鉴定了 28 个有前途的融合基因候选者 [165]。IHC 也用于基因融合检测。它是一种广泛实施的技术，比分子方法具有更低的周转时间和成本。然而，对于 TRK 融合来说，单独的阳性 IHC 测试不足以确认诊断并提示需要 TRK 抑制剂治疗，因为当前可用的 IHC 检测方法敏感性和特异性较低。分子检测是必要的，以确认或排除 *NTRK* 基因融合 [166]。

五、肿瘤突变负荷（TMB）

肿瘤突变负荷（TMB）是指体细胞突变数目按编码基因组区域长度进行标准化的值［每百万个碱基上的突变数（muts/Mb）］。肿瘤突变可以在细胞表面产生新抗原，高 TMB 通常与新抗原增加和更好的免疫治疗反应性有关。TMB 测量可能增加更多患者从这些疗法中受益的机会 [167-169]。Krasniqi 等人证明，乳腺癌（BC）亚型之间的肿瘤负担存在很大的变异性，特别是在激素受体（HR）肿瘤之间——HR 阴性肿瘤通常比 HR 阳性肿瘤具有更高的 TMB[168]。

尽管基于免疫检查点抑制剂 PD-1/PDL-1 的治疗可以使多种癌症患者受益，但研究表明，对于乳腺肿瘤，只有一小部分患者，如转移性三阴性乳腺癌（mTNBC）患者，才适合进行免疫治疗[170]。2021 年，FDA 批准了帕博利珠单抗用于高危早期三阴性乳腺癌（TNBC），NCCN 指南（版本 1.2022）[86] 建议 TMB＞10 muts/Mb 的患者可以使用帕博利珠单抗。因此，TMB 检测可能会增加更多患者从这些治疗中受益的机会。

全外显子组测序（WES）可直接准确测量 TMB，但其花费较高[171]。相反，靶向 NGS panel 是评估 TMB 的稳健、经济且更为快捷的替代方法[172-173]。Chalmers 等人建议，大约 1.1 Mb 的外显子结合区域足以可靠地评估 TMB[171]。当前用于 TMB 分析的 NGS Panel 包括 Foundation One CDx（1.8 Mb）、MSK-IMPACT（1.5 Mb）、TruSight Oncology 500（1.94 Mb） 和 Oncomine Tumor Mutation Load Assay（1.7 Mb）。

由于多种因素，如样本质量、脱氨基化伪迹、TMB 面板大小、测序平台、生物信息学流程、突变类型[同义和（或）非同义]以及切割点定义等，将 TMB 应用到常规临床诊疗中仍然是一项挑战[171-172,174]。生物信息学解决方案通常涉及以下几个步骤：①序列质控；②对测序数据进行参考基因组的比对和排序；③根据变异的情况使用不同算法（如 GATK 和 Mutect2）；④变异注释和过滤；⑤通过考虑肿瘤内所有变异并除以测序基因组的总大小来计算 TMB[175]。

因此，标准化的 TMB 测量方法对于比较结果和确保检测的适用性至关重要[174]。尽管缺乏共识，但一些作者已经表明，来自不同实验流程的结果具有高度相关性，这表明在不同的临床实验室之中建立可靠的 TMB 评估方法是可能的[176-177]。

六、微卫星不稳定性（MSI）

微卫星（MS），也被称为短串联重复序列（STR）或简单序列重复（SSR），是长度在 1~6 个核苷酸之间的简单重复序列，通常重复 10~60 次，并分布在整个基因组中[178-179]。它们在人类基因组中占约 3% 的比例，主要位于非编码区域，仅约 8% 的 MS 位于编码区域[180-181]。

由于 MS 区域高度重复的特性，DNA 聚合酶在 DNA 合成过程中很难准确复制该序列[182]。因此，在 DNA 复制过程中，MS 往往会因滑动而错配，导致插入或缺失一个或多个重复单元[179,181]。在正常组织中，这些错误会被 DNA 错配修复系统（MMR）检测出来并纠正。然而，在肿瘤细胞中，参与 MMR 的基因可能存在缺陷，允许微卫星重复次数的改变，这个过程称为微卫星不稳定性（MSI）[182]。

MSI 具有重要的生物学和临床意义。MSI 分析可检测 DNA MMR 缺陷，有助于理解癌症发病机制和预防。此外，MSI 可用作某些癌症的有用诊断工具；它能够预测肿瘤对某些化疗药物的反应，并具有预后意义[180,183-184]。

MSI 最早是在结直肠癌（CRC）中发现并被广泛研究的，15%~20% 的 CRC 具有 MSI 表型[179,185-190]。MSI 表型在一些结肠癌、胃癌、胰腺癌和子宫内膜癌中已经被很好地描述。然而，在乳腺癌（BC）中，MSI 表型还没有被很好地理解[178,183,191]。

大多数报告都描述了 BC 患者中 MSI 的发生率较低，并且对于 MSI 状态的预后价值显示出不一致的结果 [183,192-195]。然而，关于 BC 的 MSI 发生率的现有数据仍限于特定的起源、亚型、种族或人群，这些因素已被证明影响了其他癌症中 MSI 的频率。此外，这些研究使用了与 CRC 标准化相同的微卫星标记，这可能无法反映 MSI 表型的实际状态，因为大多数提示 MSI 的微卫星标记是特定癌症类型特异性的，在 BC 方面尤其具有挑战性 [178,180,182,196]。因此，在得出结论之前需要使用其他标准进行进一步调查。

在癌症中检测 MSI 的方法包括 PCR、IHC 和 NGS 等。MSI-PCR 被认为是金标准方法。传统上，使用荧光多重 PCR 从正常和肿瘤组织中提取 DNA 样本进行配对分析，随后通过毛细管电泳比较 5 个微卫星标记（BAT25、BAT26、D2S123、D5S346 和 D17S250）的扩增情况来分类肿瘤为高度微卫星不稳定性（MSI-H）、低度微卫星不稳定性（MSI-L）或微卫星稳定性（MSS）。标记的突变状态允许对肿瘤进行分类。MSI-H 在 5 个标记中有 2 个或更多不稳定，MSI-L 仅在 5 个标记中 1 个不稳定，而 MSS 在任何标记中均未表现出不稳定性。然而，它的局限在于同时只能评估相对较少的微卫星位点 [179,185,187]。

在这个意义上，NGS 在 MSI 研究中显示出巨大的潜力，并且已经有几种基于 NGS 数据的生物信息学方法用于检测 MSI（MSI-NGS）。MSI-NGS 显示出与 MSI-PCR 可比较的结果，在 MSS 背景中可以检测出 1% 的 MSI，具有同时分析大量微卫星标记的优点，取决于所应用的方案而范围为 5 个到数百个位点 [191,194,197]。然而，它们也有被测序深度和面板（Panel）大小等因素影响的缺点 [198]。

NGS 的 MSI 算法不断发展，其中一些广泛使用的算法包括 MSIFinder[198]、MSIpred[199]、MANTIS[200]、MSIseq[201]、mSINGS[197]、MSISensor[202] 和 MOSAIC[180]。通过与预先建立的模型比较每个 MSI 区域并将其分类为稳定或不稳定。为了降低分类偏差，模型必须包含足够的研究癌症数据。此外，微卫星标记的选择可能会影响每种癌症类型的 MSI 检测率，并且选择不恰当的标记会增加无法确定结果的比率。一些算法还基于微卫星位点重复的突变负荷和突变类型的改变，需要适合 WES 的大型面板。第二种方法通过比较正常样本和肿瘤样本数据来衡量 MSI 的稳定性，从而增加了成本 [203]。

第三节　遗传咨询

NGS 检测使遗传咨询发生了结构性的改变，遗传顾问面临各种挑战。有许多商业化基因检测和使用具有临床相关基因和具有疑似或有限 / 矛盾证据（中等到低外显率基因）的更大的面板，多基因检测应谨慎选择。面板可以以不同的方式分组，例如，以特定疾病为基础的面板、基于指南的面板或综合癌症面板，每种都有其利弊 [204]。

NCCN 指南（版本 1.2022）[86] 建议对具有强或中等致癌性证据的基因进行多基因检测，其中不包括对乳腺癌的 *CDKN2A* 筛查。*CDKN2A* 是众所周知的黑色素瘤和胰腺癌的易感基因，与其他肿瘤类型有潜在关联 [205]。LaDuca 及其同事证明了具有胚系 *CDKN2A* 致病变异体的乳腺癌患病风险的增加，这些变异体以前未被报道 [206]。*CDKN2A* 致病变异体携带者不符合 NCCN 标准，其缺乏癌症筛查可能导致遗传性 BC 的诊断不足。相反，许多已确定的致病变异体仍然不会改变医学管理，即使是对于理解良好的基因和扩展面板检测也会增加 VUS 的检测率。因此，更多基因和（或）更多患者甚至是健康女性纳入基因检测范围仍存在争议[89,204,207-208]。

如前所述，遗传和环境因素也增加了肿瘤患病风险。越来越多的公司提供直接面向消费者（DTC）的基因检测，此类基因检测通常只占肿瘤患病风险的一小部分。这些检测直接面向消费者市场，没有医生的直接参与，并且不推荐用于临床应用。相应的，多基因风险评分（PRS）检测代表了一种患者管理新工具。尽管证据不足且缺乏相应的临床指南，但有两家诊断实验室目前正在提供 BC PRS。NCCN 指南（版本 1.2022）[209]不建议将 PRS 检测推荐给遗传咨询师。

医生和遗传咨询师是促进合适的基因检测和结果解释不可或缺的人员。然而，最好的检测决策并不存在。基因检测和遗传咨询是不断发展的领域，需要不断修订、更新指南以识别更多高风险患者。此外，心理社会支持也必须得到发展。

第四节　未来展望

包括三代测序在内的新技术不断发展，三代测序是指实时从简单 DNA 分子中测定遗传物质的序列，此种原理可能解决 PCR 过程中样本数量和聚合酶误差的相关问题。此外，三代测序可产生长达 30 000 个碱基的读数，使得更准确地分析假基因、倒位、缺失和其他基因重排成为可能。尽管具有这些优点，但由于其在测序中的高错误发生率（5%~20%），三代测序在临床诊疗中的使用仍非常有限。然而，一些研究小组将其与大规模平行测序或二代测序结合使用。该方法的主要代表是牛津纳米孔技术的 MinION 测序仪和太平洋生物科学的单分子实时测序技术（SMRT）[209]。NGS 的其他应用虽然尚未纳入临床实践，但具有强大的科学基础，已有多家研究小组研发相关产品。以下是一些很有前景的方向。

一、个体化肿瘤疫苗

除了微卫星不稳定性（MSI）和肿瘤突变负荷（TMB）之外，肿瘤免疫治疗疫苗也受益于 NGS 方法。个体化肿瘤疫苗（PCV）通过暴露于肿瘤抗原（TAA，肿瘤相关抗原或 TSA，肿瘤特异性抗原）诱导特异性免疫反应[210-211]。PCV 的优点包括：①高度特异性，对非肿瘤细胞和组织的脱靶损伤的预防作用；②强效体液免疫和细胞免疫反应；③安全性和稳定性；④防止疾病复发（治疗后免疫记忆）。而 PCV 也有局限性，包括高昂的疫苗生产成本和时间延迟等问题[212]。

肿瘤抗原可以来自基因（体细胞突变）或表观遗传学改变、转录组异常（例如，可变剪接和基因过度表达），以及翻译后蛋白质修饰（例如，甲基化和磷酸化）。肿瘤全基因组测序（WGS）、全外显子组测序（WES）和 RNA-seq 基因表达分析提供了关于突变基因及其表达的有用信息，有助于在肿瘤患者中识别肿瘤抗原并确定肿瘤新抗原的完整图谱[213]。

生物信息学算法对免疫原性新表位预测至关重要，在这方面已经有许多计算方法被开发了出来。肿瘤新抗原选择联盟（TESLA）是一个全球性的生物信息学联盟，致力于通过预测流程和机器学习开发靶向新抗原的正确算法。已被提出的强烈提示肿瘤表位免疫原性的关键特征包括强MHC结合亲和力、高结合稳定性、高肿瘤丰度/表达以及T细胞肽识别（低肽聚集性或高肽外源性）。此外，肿瘤类型、TMB和NGS方法也可能影响新表位免疫原性预测[214]。例如，高TMB的肿瘤可能会有多个可供生产疫苗的候选新抗原。Rooudko及其同事研究了目前可用于新抗原预测和验证的方法的优势与局限性。

大量有关肿瘤疫苗的临床前和临床研究正在进行中，但尚无相关产品获得FDA批准。例如，Moderna和默克开发了与KEYTRUDA（帕博利珠单抗）相关的mRNA-4157，用于治疗多种肿瘤，KEYNOTE-603正在评估其安全性、耐受性和免疫原性（临床试验信息：NCT03313778）。而帕博利珠单抗是一种已获得FDA批准的药物，在早期高危TNBC中与mRNA-4157联用可获益。

TNBC因为缺乏明确的治疗靶点，也是其他类似临床试验的研究领域。突变组学工程化RNA免疫疗法（MERIT）联盟正在验证一种创新的用于TNBC治疗的个体化mRNA疫苗（临床试验信息：NCT02316457）。这项研究引入了一个新概念，即个体化抗癌疫苗（IVAC®）MUTANOME。突变组学是指患者肿瘤中独特的突变组库，IVAC MUTANOME是一种基于新表位编码RNA的疫苗。Li和Bu[215]对一些正在进行的BC疫苗疗法进行了综述，Blass和Ott总结了PCV临床研究的现状[212]。

二、液体活检

寻找能够早期、准确地诊断肿瘤的微创方法，是提高患者生存率的关键，也是肿瘤学研究的核心目标之一[216-217]。液体活检利用血液、尿液、唾液、粪便、脑脊液等侵入性最小的生物学样本来明确疾病状态[218]。

液体活检比传统活检和成像技术侵入性更小、更便宜，并且比传统技术检测血液中的生物标志物（如电化学发光法）更具有敏感性和特异性。此外，液体活检的样本可以重新收集并用于以下用途：①评估疾病不同阶段的肿瘤进展；②描述肿瘤的分子特征（可能改变预后）；③评估复发或转移进展的风险；④实时分层诊疗、监测治疗方案；⑤识别治疗靶点和抗药机制（预测性生物标志物）；⑥了解不同类型肿瘤患者的转移进展情况[219-224]。

多项研究分析了肿瘤细胞与其微环境之间的交互，并识别出在血液、脑脊液、唾液和尿液等体液中检测到的肿瘤细胞或生物分子[如循环肿瘤细胞（CTC）、循环DNA（cDNA）、miRNA（microRNA）、无细胞DNA（cfDNA）、蛋白质、微小囊泡和外泌体]，表明这些生物标志物在不同类型的肿瘤诊断和监测方面具有巨大的潜力[225-231]。血样中cfDNA分析是新一代诊断方法的希望[228]。因此，液体活检越来越受到关注，其临床价值和相关优势被广泛讨论，如侵入性最小、试剂消耗低和使用便捷性[217,229-230]。

根据Fribbens及其同事的研究，最近的研究表明，在肿瘤患者的血浆中检测到的ctDNA可以提供一种强有力的非侵入性方法来检测*ESR1*基因突变[232]。因此，在正在接受治疗的患者中使用液体活检等微创技术监测乳腺癌的演变对于选择最合适的治疗方案至关重要，可能提高患者的生存率。

第五节 结 论

新一代测序（NGS）方法的通用性促进了该技术在肿瘤学研究以及包括乳腺癌（BC）在内的癌症辅助诊断中的广泛应用。NGS 使得对 DNA 中的点突变和基因融合进行评估、进行基因组和全基因组研究成为可能，因而成为精准医学领域最强大的工具之一。来自世界各地测序项目的海量数据生成促成数据库的创建，从而推动了肿瘤分子标志物识别的协作网络构建。因此，NCCN 等指南推荐了若干涉及胚系和体系突变研究的已建立的 Panel，目前既可用于乳腺癌的分子分型，也可用于靶向治疗选择，甚至可以作为预后工具。自发明之初，NGS 始终处于不断迭代更新中，目前的前沿转化研究应用（如 DNA 疫苗和液体活检）为未来的应用开启了希望之门。尽管 NGS 存在一些局限性，例如成本花费、技术可及性和分析方法局限性，但它已被证明是解密乳腺癌异质性相关标志的重要辅助手段，使得精准医学领域取得了重大进展。

第二十一章　乳腺癌耐药性及治疗的新模式

Saima Shakil Malik, Nosheen Masood　著

【摘　要】 我们正处于开发使用液体活检、机器学习和人工智能来改善患者方法的早期阶段。技术的进步必将提供更好、更便宜、更有效的治疗方案，这些方案将更简单，可供临床医生在日常临床环境中使用和学习。与液体活检相关的生物标志物的开发将有助于传统的癌症诊断方法，但对于晚期疾病，治疗策略将在疾病生物学的基础上进行修改，包括个体化医疗的概念。许多工作正在建立使用液体活检作为一个标准的护理工具，调节全球癌症患者的治疗。还需要更多的临床试验和研究，学术界和行业应加快液体活检相关研究的步伐，以便我们能够找到在不同肿瘤阶段和类型中改善患者健康状况的方法，同时深入了解潜在的治疗耐药机制。

【关键词】 癌症基因组学；癌症进化；人工智能；机器学习

第一节　引　言

克隆的进化和选择为一段时间内肿瘤对不同治疗的耐药性的发展铺平了道路[1]。当癌细胞找到了与现有治疗相反的生存方式时，就会发生这种情况。在术前（新辅助治疗）和术后（辅助治疗）系统治疗中存活的细胞产生耐药性，并导致转移和疾病复发[2]。在过去 20 年中，科学对乳腺癌的治疗做出了重大贡献，生存率大大提高，但仍有许多患者出现疾病复发和对标准 / 常规治疗产生耐药性[3]。二代测序（NGS）已成为一种强大的技术，几乎可以精确地分析肿瘤的演变，并有助于更好地理解肿瘤发生和发展的机制。尽管取得了这些进展，临床工作中却很少深思克隆演化、肿瘤内异质性以及耐药性克隆逃逸等问题[4]。因此，为了引入独特的诊断和治疗干预措施，并提高乳腺癌的总体生存率，必须了解克隆进化导致治疗耐药性的所有机制[5]。NGS 提出了一种新的应用，即匹配原发和转移样本，帮助识别样本连接、私人和共享突变阵列，并预测相当准确的进化关系[6]。在原发肿瘤生物学的基础上，乳腺癌的临床治疗主要依赖于 3 种预测 / 预后临床标志物，包括雌激素受体（ER）、孕激素受体（PR）和人类表皮生长因子受体 2（HER2）[7]。

考虑到癌症进化的动态性质，肿瘤活检提供的关于肿瘤内异质性的信息有限，而这种异质性通常会导致癌症克隆进化[8]。近年来，液体活检已成为肿瘤 DNA 和 RNA 的新来源[9]。血液用作储存各种循环生物标志物的中枢，循环肿瘤细胞（CTC）、循环肿瘤 DNA（ctDNA）、肿瘤相关巨噬细胞（TAM）、

肿瘤诱导的血小板（TEP）和循环RNA，扩展了在评估肿瘤生物学中探索和转移当前治疗范式的潜力[10]。许多临床研究探讨了CTC作为乳腺癌预后和反应预测指标的潜力。尽管在各种实验中获得的数量有限，但它们提供了在复制（DNA）、转录（RNA）和翻译（蛋白质）水平上发生的不同事件的清晰图像[11-13]。使用NGS，可以识别ctDNA中的分子变化，如点突变、扩增、重排和基因拷贝数变化。很少有癌症基因组中心开始使用CTC和ctDNA来监测全球范围内出现并影响耐药性的遗传事件和疾病反应[14-15]。因此，在本章中，我们将利用有关ctDNA的癌症基因组学的复杂知识和整合人工智能来理解癌症克隆进化的作用。它可能有助于识别除常见的FGFR、EGFR和HER2之外的新的治疗耐药靶点。

第二节　癌症基因组学

乳腺癌是一组异常细胞，发生在乳腺及其周围组织的区域。它被认为是乳房组织中的肿块或其他可观察到的身体异常，并通过使用免疫组化技术扫描雌激素受体（ER）、孕激素受体（PR）或人表皮生长因子受体2（HER2）进行分子鉴定。这3种受体是将乳腺癌分为不同亚型的基础，如Claudin low、基底样、正常样、HER2富集、管腔A或B[16]。表皮生长因子受体（EGFR）、CK 5或6的表达以及Ki67蛋白水平也用于癌症的分类。与HER2阴性管腔A亚型组织相比，HER2阳性患者的预后更差，肿瘤生长更快。管腔B亚型为HER2阳性，侵袭性较弱；HER2富集型也是HER2阳性，但ER-和PR-型，与管腔A亚型和B亚型相比，预后最差，生长速度最快。同样，正常样乳腺癌细胞几乎是正常的，癌细胞极少，增殖蛋白的基因表达降低。*BRCA1*基因突变在女性中非常常见，其中大多数为ER、PR和HER2表达的三阴性，通常被称为基底样乳腺癌[17]。与其他亚型相比，Claudin low癌症患者Ki67和标记基因水平降低。最常见的乳腺癌患者类型都是三阴性的。当用曲妥珠单抗治疗时，HER2富集的患者的成功率高于其他患者。三阴性乳腺癌（TNBC）患者对激素治疗或靶向治疗方案的反应最差，因此，它们大多与化疗药物联合使用。基底样乳腺癌多采用新辅助治疗，而管腔A亚型患者则采用内分泌治疗[18]。在给予任何类型的治疗选择或药物之前，都要进行详细的遗传和生理分析。进行许多不同类型的测试，包括使用PCR、RT PCR、免疫组化、Western分析等进行分子谱分析，因为许多分子亚型可能具有不同的遗传图谱。因此，如果没有详细的遗传分析，就不能将精确的药物归因于任何亚型（图21.1）。研究表明，虽然三阴性乳腺癌是乳腺癌的一种分子亚型，但其基于分子表达的差异仍然可继续分出不同亚型[19]。

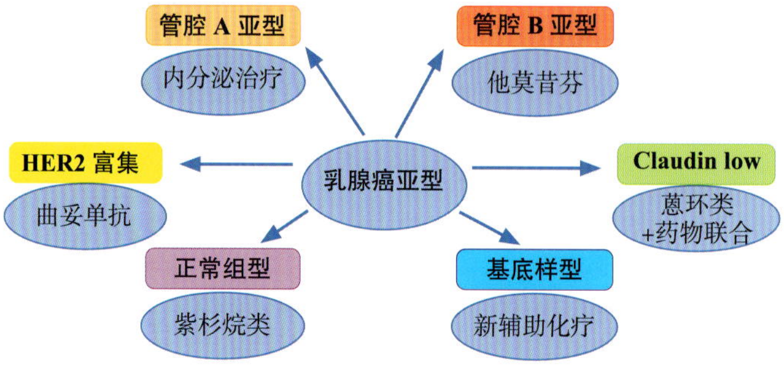

图21.1　乳腺癌的亚型及其可能的治疗方法的信息

第三节　癌症进化

研究癌症时，主要关注的是癌细胞是如何随时间进化的。它们是如何产生抵抗的？是什么让它们随着时间的推移而改变？最初，“癌症进化”是指引发恶性肿瘤的细胞发生变化，并获得从不属于它们的特征。它们学会从一个地方转移到另一个地方，最终产生耐药性。当今肿瘤学家的主要关注点是遇到这种进化，首先我们需要知道原因。第一种是肿瘤细胞的异质性，即细胞类型不同，其细胞分裂速率和对外部刺激的敏感性也不同，导致肿瘤内的表型和基因型差异[20]。肿瘤细胞主要是具有相似基因型和表型特性的细胞克隆，也可能是单个肿瘤细胞突变而产生的不同类型细胞的细胞亚克隆。亚克隆细胞的数量与具有转移和较高复发率的疾病的严重程度成正比[21]。肿瘤的异质性不仅发生在肿瘤细胞群体之间，也发生在不同个体之间。每个人都是独一无二的，携带着不同于其他人的恶性细胞类型。

异质性可能是空间的，也可能是时间的，这两种类型都会导致癌症的进化[22-23]。异质性的主要原因是不同的，但主要是遗传不稳定性导致高突变率形成大量亚克隆细胞。研究发现，BCL11A、FOXA1 和 CDK4 与导致癌症的肿瘤内异质性相关[24-25]。这种异质性的另一个原因是表观遗传率。有研究显示，已知启动子和增强子会改变蛋白质的表达，并导致细胞克隆的改变，如在表现出耐药性和药物敏感状态的细菌中所见。当药物连续给药时，启动子和增强子不再识别靶点并导致结构性表达，而不是由药物控制，但如果药物退出并在间隔后再次给药，则启动子识别并对治疗做出反应，这是由于异质性。表观遗传学的异质性可归因于组蛋白修饰、DNA 甲基化和增强子以及许多其他现象[25]。

另一个有希望的新发现是在肿瘤细胞中发现的染色体外 DNA，但在正常细胞中没有发现[26]。由于它们是染色体外的，并不是以孟德尔的方式在代际间转移，因此它们的确切生理学仍然未知。HLAI 表达变异是免疫系统减弱导致癌症增殖的原因之一（图 21.2）。

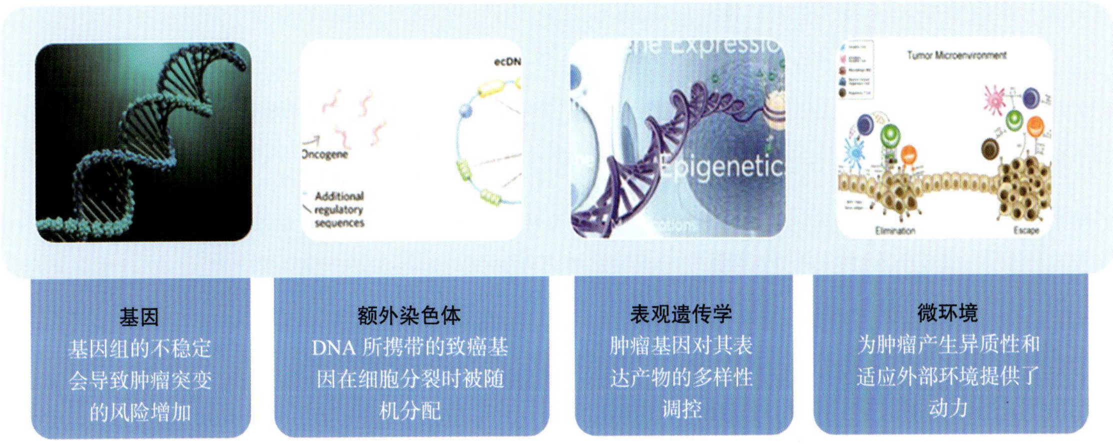

图 21.2　导致癌细胞进化的不同因素的作用模式

进化论者将进化过程分为线性、分支、趋同和平行进化等理论[27]。大多数癌细胞具有生存优势，可以存活更长时间，而其他细胞则会死亡和减少。这被称为线性进化模型；乳腺癌细胞显示出这种类型的细胞组织。大多数癌细胞都有不稳定的基因，它们发生突变并以较高的速度增殖，从而成为主要的细胞类型。这一理论被称为分支进化理论，如结直肠癌。趋同进化表明，在外部环境相同的情况下，同一患者不同区域的肿瘤细胞以相似的模式突变，肾癌细胞在不同研究人员的研究中证实了这一理论。有时不同的细胞群由于相同的外部环境的压力而发生突变，并且在进化方向上是一致的，这种肿瘤表现出平行的进化。

第四节　循环肿瘤 DNA

关于应用、方法和临床试验，大部分的 DNA 被包裹在细胞内，但有时会发现 DNA 在血液中循环。这种DNA可以作为一种非常有用的工具，用于识别包括癌症在内的许多疾病。肿瘤细胞如果存在于体内，也会导致血液中循环的游离细胞 DNA，通过液体活检很容易检测到。液体活检是一种无创方法，令患者很满意，通过这种方法可以做出许多诊断[28-29]。这些循环肿瘤 DNA 可以通过实时 PCR 或二代测序来检测。最大的优点是识别肿瘤的类型和严重程度，并可对患者进行个体化药物治疗，从而获得更好的生存率和最低的复发率。突变分析反映了循环肿瘤 DNA 的用途之一，也可用于其他检测。血液中循环肿瘤 DNA 的大小也可以以超过 60% 的准确率确定其起源组织[30]。有时在肿瘤 DNA 中也发现甲基化和其他表观遗传变异，可以区分早期和晚期进展的胰腺癌。非整倍体是循环肿瘤 DNA 中检测到的另一种突变，也可以确定癌症的类型和进展[30-31]。

个体化抗癌治疗是分析循环肿瘤 DNA 的主要目标领域之一。研究非小细胞肺癌的研究人员确定了癌症克隆及其突变，然后以该途径为靶点。大多数突变在 *EGFR* 中，可以通过使用酪氨酸抑制剂如吉非替尼和厄洛替尼来克服[32-33]。不幸的是，由于 EGFR 激酶结构域中的 T790M 点突变，患者对该疗法产生耐药性。这种突变也可以在循环肿瘤 DNA 中检测到。

转移性癌症患者现在使用一种称为免疫检查点抑制剂（ICI）的新疗法进行治疗。接受 ICI 治疗的患者的影像显示疾病的伪进展，这种治疗可能对患者产生毒性。这些都是最重要的缺点[34]。使用循环肿瘤 DNA，可以预测免疫反应，并可以在体外测量毒性水平。循环肿瘤 DNA 水平也与放射成像相关，如果是 HNC（头颈部癌症），循环肿瘤 DNA 的预处理代表了肿瘤学家在计划将计算机断层扫描作为放射治疗的一部分时预期的肿瘤体积[35]。循环肿瘤 DNA 的大多数常见用途如图 21.3 所示。

手术后，血浆中循环肿瘤 DNA 的检测可用于监测微小残留疾病。这一概念于 2020 年 12 月被批准进行试点研究，研究结果将于 2024 年公布。同样，另一项名为“转移性胰腺癌患者循环肿瘤 DNA 的预后价值：两项临床试验的事后分析”的研究报告称，近 57% 的患者在转移性胰腺腺癌中显示循环肿瘤 DNA，并证实这些可作为独立的预后标志物[36]。

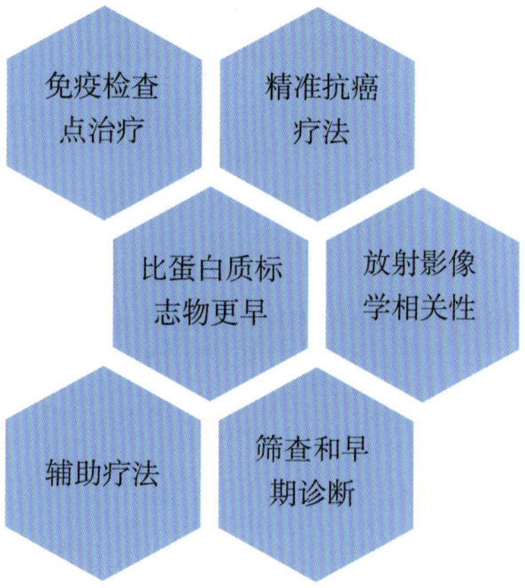

图 21.3　循环肿瘤 DNA 在不同肿瘤学领域的应用

第五节 人工智能和机器学习

在人工智能中，机器学习是一种使用计算机根据可用信息预测和分类不同模型的模型。1950 年，该术语由 IBM 员工塞缪尔 [37] 首次提出。从那时起，机器学习显著地改变了医疗保健领域。计算工具通过分析疾病模式、诊断和照顾患者以及个体化用药，使人口健康受益。所有这些特征都有助于减少临床医生的错误、检测脓毒症和改善治疗决策。

NGS（新一代测序）技术的惊人革新推动了组学数据的产生，急剧降低了基因组分析成本并催生了海量数据，对生命科学领域产生了深远影响。如何利用大量的临床基因组事实，以及由此产生的后续靶向治疗，这一任务已被推到了激进和创新分析的前沿。研究人员预计，这一庞大的基因组学数据本身将有望在未来几十年实现先进的计算手段 [38]。对于生物信息学家来说，探索和测试先进算法的新选项是一个巨大的挑战，以便编码和存储科学信息，从而将准确的基因组和转录组数据共享到对疾病发病机制和药物基因组驱动治疗反应的渐进和创新理解中 [39]。

NGS 技术可产生大量数据，从突变到变异，从基因表达水平到甲基化状态，以及更多的基因组变化。所有这些数据都是复杂的细胞和分子生物学系统的一部分，它们发展出复杂的途径、网络和自然生物系统。因此，需要具有最高准确性和效率的计算工具来利用这些生物信息以改善未来患者的预后（图 21.4）。正如我们所提到的，NGS 正在产生大量的组学数据，它将继续产生更多的数据，具有挑战性的部分是存储、转换、计算能力和产生可靠的分析结果，最终能够为患者带来决策和治疗的改善 [40-43]。因此，可以考虑以下技术方面和关键策略，以应对当前和未来的挑战。基于生物信息的性质、复杂性和新颖性，各种机器学习算法可以产生不同的性能线索。因此，需要选择能够回答所有潜在问题的算法。如果以直观和可解释的方式呈现所有这些复杂分析的结果，例如生存曲线、图形表示或曼哈顿图，这将会非常有帮助。算法的设计应确保其在计算上具有可扩展性，并能够整合复杂临床 / 生物数据的可变成分，以成功解释遗传 / 转录组信息的含义、功能和结构，从而将其转化为操作治疗 [44-45]。

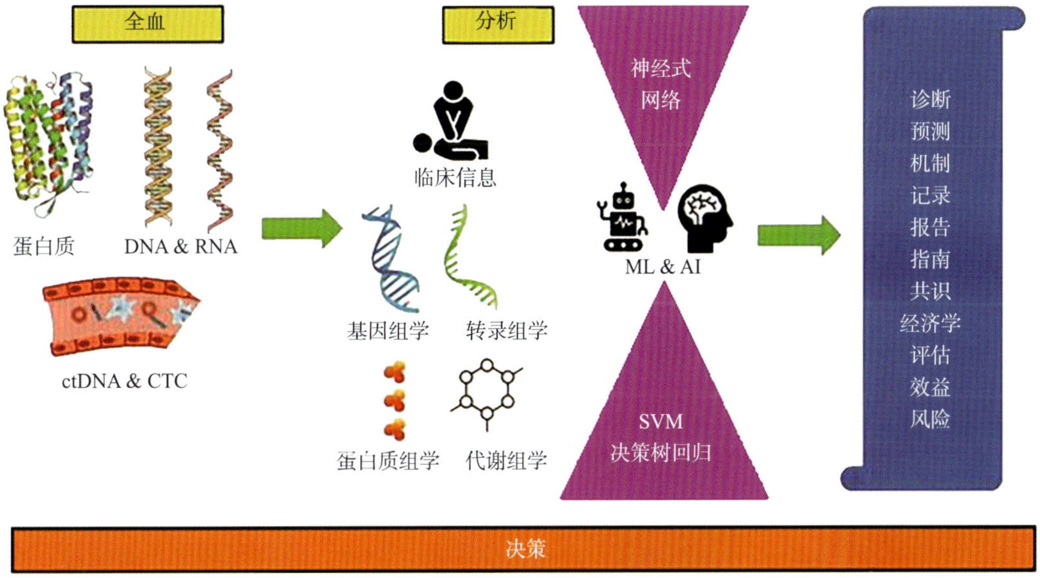

图 21.4 高效医疗保健决策步骤示意图

很久以前，临床医生就开始使用精确/个体化医学的概念，以获得更好的治疗或生存结果[46]。因此，基本上，生物信息学家已经提出了使用机器学习和人工智能技术向临床医生和外科医生提供实时反馈的想法，以便提高为患者提供的护理价值和生活质量。癌症涉及许多遗传、表观遗传、环境和流行病学因素的复杂相互作用，是一种异质性疾病，使其基因组更难以理解[47]。基因组数据依赖于许多不同的细胞和分子机制以及相互作用的途径，因此，全球各地的研究人员正在努力开发机器学习技术，以解释如此庞大而复杂的数据。计算、生物学、临床和数学研究人员/科学家正在鼓励构建更准确、更可靠的机器学习技术，以管理海量信息[48]。机器学习技术背后的概念是，模型将有助于推断、解释、预测和澄清观测数据。一旦机器被教导使用已知的数据集，它就可以使用该模型来解释未来的数据[49]。

基因型和表型具有复杂的潜在关系，这在肿瘤环境中非常复杂，通过复杂和相互关联的生物化学和生物物理过程以及未知因素（如基因组与个体消费的各种食物形式及其社会环境/经济环境的关联）进行持续的进化转化，使得通过机器学习技术实现接近人类的预测变得更加困难。因此，相信最适合训练模型的“变量”可能会采用类似人类的环境，并处理不断变化的数据[50]。

在处理预测建模应用程序时，一个重要的问题是缺少/缺乏一些信息。例如，有时我们没有患者所有诊断检测的正确临床记录，如果这些记录能够根据各自的诊断来推断治疗效果，这将非常有帮助。因此，为了克服多元逻辑回归中数据缺失/缺乏的问题，研究人员开发了一种被称为替代决策树的替代模型，以精确预测原发性乳腺癌患者的诊断和治疗结果[51]。最近的一项关于乳腺癌病例的研究使用了主成分分析，并通过支持向量机显示表达是紫杉醇敏感性的有效指标，准确率为82%。他们还报道了表达和拷贝数对吉西他滨敏感性的重要性，准确率为85%。对于这个拷贝数，考虑了3个基因（*NT5C*、*ABCC10*和*TYMS*）的分布，以及其他7个基因的表达，包括*RRM1*、*ABCB1*、*RRM2B*、*ABCC10*、*DCTD*、*CMPK1*和*NME1*。但考虑到肿瘤阻滞的核酸的完整性，吉西他滨支持向量机仅显示62%的预测准确性[52]。因此，有人提出，确定亚型丰度和核酸完整性也有助于改进模型，并预测精度和灵敏度。因此，需要包括可能影响从旧肿瘤组织块获得高质量基因表达数据的能力的因素/变量，并可能有助于提高支持向量机的性能。考虑到肿瘤细胞和血小板的关系，研究人员在不同癌症类型和对照组（健康个体）之间使用了可变的机器学习技术和RNA测序。他们分别报告了71%和96%的准确率来定位原发性肿瘤，并将患者的局限性或转移性肿瘤与健康组织区分开来。尽管报告了这一准确性，但他们发现了一些局限性，如队列的异质性、其他指标对血小板的影响以及mRNA降解[53]。

麻省理工学院和哈佛大学的研究人员构建了一个补丁水平的预测模型，使用训练过的卷积神经网络来区分肿瘤和正常/健康补丁。在转移性乳腺癌前哨淋巴结活检全幻灯片图像的分类和肿瘤定位过程中，结合病理学家的诊断和机器学习技术的预测，降低了85%的人为错误率。自然语言处理算法有助于从病理报告和自由文本乳腺X线摄影中自动检索病理和乳房摄影结果[54]。因此，研究人员使用这些算法发现ER阳性肿瘤与推测的边缘相似，HER2过表达的肿瘤可能具有多形性和异质性钙化。这些发现使我们得出结论，机器学习技术可以显著有助于准确的疾病诊断[55]。

考虑到可能影响患者信息、健康风险、生活方式改变、肿瘤细胞相互作用、其微环境、遗传和表观遗传影响、体细胞和肿瘤细胞基因组质量、液体活检时间、治疗、药物和剂量表的变量，临床设置中对机器学习技术的需求迅速增加，治疗反应、不良反应、众多测序平台限制以及在使用机器学习技术时处理各种变量的公正能力可能有助于实现治疗选择，从而改善患者的整体健康状况。在使用机器学习或单细胞基因组技术时，选择一种能够准确分离单细胞的技术至关重要，否则，结果可能会在分析过程中被打乱。因此，基于生物技术的公司正在努力引入简单、快速、高精度、高通量和可顺利复制的单细胞分离方法 / 试剂盒 [56-57]。在全基因组扩增技术的发展过程中，已经考虑了许多其他选项，如假阳性、PCR 伪影、扩增偏差、嵌合体和基因组丢失。为了获得临床相关信息，必须仔细研究基因组信息的类型，即 DNA/RNA[58]。

尽管数据科学家正在用循环肿瘤细胞 [59] 或 DNA[60] 构建进化树，但仍需要更多的研究来预测反应生物标志物和预后，为肿瘤学家提供一系列最佳治疗选择 [61]。这需要通过生物学家、数据科学家、数学家和临床医生的合作来实现。此外，需要对模型进行测试，并以生物学家和临床医生更容易理解的方式重复该模型，以便他们在将其应用于治疗之前重新发现并仔细检查所有可能性。它将通过在疾病诊断、预后和治疗中使用机器学习和各自的模型，而不是仅仅依靠先前发表的文献，帮助建立临床医生和患者的信任。需要考虑的另一个重要方面是保护。目前可用的大多数模型都强调进化保护，但在设计模型时需要考虑功能保护，因为所有进化保守序列 / 基序 / 结构域在基因组中都不是功能保守的 [62]。在选择机器学习和人工智能时，检查算法的灵活性至关重要。算法应该能够适应临床试验中的常规结果。例如，二进制、连续（特别是事件发生时间），并做好足够的准备来处理协变量。此外，应开发它们，以处理不同的遗传和临床异质性，作为包含不同癌症故事的临床试验 [63]。因此，为了认识到机器学习和人工智能的重要性，麻省理工学院、哈佛大学和 IBM 发起了为期 5 年的研究合作，资助 5000 万美元，以研究癌症耐药模式的潜在机制。他们正在使用 IBM Watson 的计算和机器学习方法来探索所有肿瘤类型的耐药性。他们正在尝试生成大量肿瘤基因组序列数据，这些患者对不同治疗或辅助治疗有反应，但在后期出现耐药性 [64]。研究人员正在使用 Watson 进行数据分析和基因组模式识别，这可能有助于临床医生 / 肿瘤学家预测耐药性和敏感性。因此，首先需要了解不同癌症中的耐药性模式、分期 / 分级和转移性参与、导致耐药性的时间和因素，在不久的将来开发出有用和有帮助的相应算法。

最终，科学家们正试图将 NGS 生成的数据与人工智能分析的数据联系起来，形成广泛可用的开放网络，如 ICGC 和 TCGA，这些网络可以教育、评估和支持癌症研究和治疗 [65-67]。其中一个正在进行的项目是美国临床肿瘤学会开发的 CancerLinQ，并塑造癌症护理的未来。这是一家非营利的健康相关技术公司，旨在利用循证研究和医学提供患者护理、生活质量改善和治疗实践。他们正在收集美国所有癌症患者的数据，并建立大规模数据存储库，以规范临床工作流程并提高工作效率 [68]。但是，要了解癌症的演变及其潜在机制，还需要进行更多的研究。许多研究人员已经探索了不同癌症中的耐药机制和不同技术的使用，这可以帮助临床医生及时做出决策，以管理患者的健康 [69-72]。

第六节　利用液体活检、机器学习和人工智能调控免疫系统

日复一日，史蒂文・罗森博格（Steven Rosenberg）通过利用免疫系统对抗癌症的梦想正在实现 [73]。逐渐地，肿瘤消退和完全治愈带来了许多突破性和令人鼓舞的故事，使研究人员和资助机构对快速发展

的免疫治疗领域产生了兴趣。许多临床试验正在全球范围内进行，涉及单独免疫治疗或与其他治疗相结合。我们的身体拥有一个由细胞、组织、系统组成的网络，这些网络可以建立对外来颗粒的免疫力。但在某些情况下，癌症仍然可以找到隐藏或克服这种免疫力并损害个人健康的方法[74]。癌症免疫治疗对黑色素瘤患者的治疗做出了重大贡献[75-76]。此外，人们已积极发现其他癌症类型的预后预测因子[77-80]。研究人员分析了一个大型癌症队列的全基因组，并提出了一种替代方法，可能更有效地触发免疫反应[80]。使用各种肿瘤类型的研究验证了免疫编辑，并提出了肿瘤固有抗细胞溶解活性的基因扩增和免疫抑制因子，如 PDL1/2[81]。然而，关于免疫编辑的潜力及其对患者健康的影响，仍有很多内容需要探索[82]。细胞毒性 T 细胞（CTL）和肿瘤相关巨噬细胞在某些癌症中的作用得到了很好的发展，但其他免疫细胞的临床相关性仍未被识别[83-85]。因此，需要进行深入的基因组、转录组和翻译学分析，以增加对抗肿瘤反应的理解，并为乳腺癌选择有效的免疫疗法。利用免疫系统的基本目的是开发这样一种抗体，使免疫系统能够有效识别和对抗癌细胞。因此，基本上我们正在考虑两种不同的免疫疗法。首先是个体化药物或治疗的概念，通过从患者身上提取一些细胞，对其进行修饰以阻止癌细胞的生长，并将其（无癌细胞）注入患者的血液中，以对抗转移。另一种方式是大规模生产非个体化药物，通过检查点控制机制发挥免疫作用，对抗癌症。它可以与其他治疗方案相结合，以克服耐药性[86]。放疗和化疗可以调节和提高肿瘤细胞对免疫疗法的敏感性。在过去几年中，各种肿瘤类型的 DNA 都伴随着大量的突变，突变基因编码的新抗原在当前癌症免疫治疗中具有重要贡献[87]。分离和保持肿瘤浸润淋巴细胞的生长培养是一项艰巨的工作，因此，新鲜肿瘤样本的可用性可以简化这一过程，并将作为从患者中检索新抗原特异性 T 细胞的捷径[87]。识别外周血肿瘤反应性 T 细胞群背后的原因是聚焦细胞毒性 CD8+ T 细胞群，负责表达表面分子程序性细胞死亡 1（耗尽 / 活化 T 细胞的一种众所周知的生物标志物）。其中一项针对 4 例黑色素瘤患者的研究，幸运地从其中 3 例患者的血液中提取了突变特异性 T 细胞[88]。这激发了科学家们开发和探索可靠的液体活检提取和检测方法，在为乳腺癌患者提供免疫治疗时具有更高的灵敏度[89]。随着 NGS、机器学习算法和人工智能的进步，科学家们相信，液体活检研究的进步将有助于开发肿瘤特异性 T 细胞及其产品，并更好地了解乳腺癌耐药性机制。

第七节　结　论

癌症在全球范围内以惊人的速度增长，其遗传方面仍在研究中。研究人员已经确定了许多基因，如 *BRCA1*、*BRCA2*、*HER2*、*NEU* 等，但仍需要确定更多引发乳腺癌的基因参与模式。癌细胞不仅会在同一类型内快速演变，也可以迅速转化为其他不同类型。癌细胞不断发生变异，并产生更能适应生存、增殖以及掌控宿主的新细胞。为了克服与乳腺癌预后和疾病严重程度以及个体化药物和治疗相关的问题，目前正在使用许多需要机器学习的新工具。人工智能有助于识别现有技术（如液体生物检测和循环肿瘤 DNA 鉴定）中的空白领域。这是一个相对较新的领域，有望解决许多与乳腺癌相关的问题。